生命的圣火

——宗教与医学纵横谭

主　编　郑怀林　甘利仁

副主编　王　惠　张　锋　郑　琪　张　勇

　　　　郑林科

编　委　谢晓丽　张育贤　王周兴　李书林

　　　　袁若华　郭五保

中医古籍出版社

图书在版编目(CIP)数据

生命的圣火/郑怀林等编.—北京:中医古籍出版社,2007.7
ISBN 978-7-80174-543-9

Ⅰ.生… Ⅱ.郑… Ⅲ.医药学—关系—宗教 Ⅳ.R-05

中国版本图书馆CIP数据核字(2007)第109643号

生命的圣火 郑怀林 甘利仁 主编

责任编辑 伊广谦
选题策划 高福庆
封面设计 回归线视觉传达
出版发行 中医古籍出版社
社　　址 北京东直门内南小街16号(100700)
印　　刷 北京金信诺印刷有限公司
开　　本 787毫米×960毫米 1/16
印　　张 30.75
字　　数 483千字
版　　次 2008年1月第1版 2008年1月第1次印刷
印　　数 0001～4000册
书　　号 ISBN 978-7-80174-543-9
定　　价 46.00元

科学没有宗教就象瘸子，宗教没有科学就象瞎子。

——爱因斯坦

医学的目的是社会的。它的目的不仅是治疗疾病，使某个机体康复。而且它的目的还要使人能调整以适应他的环境，作为一个有用的社会成员。

——西格里斯特

真正使我们陷入困境的，都是那些我们对自己不理解的东西。

——唐纳德·A·理德

作者简介

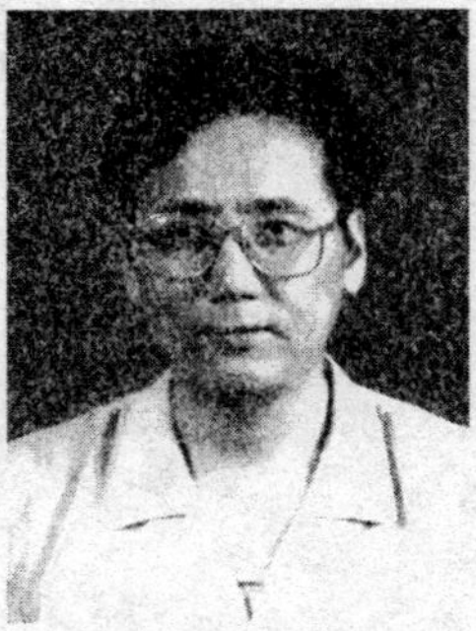

郑怀林，陕西省中医药研究院文献信息研究所副所长，研究员。陕西省岐山县周原人。文革初返乡务农，自学中西医，在岐山县杜城医疗站从医并任站长。1972年就读于西北大学历史系，兼修医药人文学科，义务诊疗服务，曾撰写了《中国医学史略》等史稿论文。

因决意从医，1979年由政界调入陕西省中医药研究院，专业从事中医药及医史文献研究、卫生志等工作。通过成人继续教育，专业研修，又获中医大专文凭、传统医学博士学位。现任医学人类学研究所所长，兼任世界传统医学联盟学术委员、中华医学会医史分会常委、中国科技史学会医学史专业委员会常委、中国中医药信息研究会中医药信息数字化专业委员会委员、陕西省科技史学会副理事长、陕西省科技史学会医史专业委员会名誉主任委员、陕西省中医学会医史文献中基分会副主委、陕西省医学会医史分会主任委员等职。受聘兼美国西谷大学教授，国际卫生研究院教授及博士导师，西安新文明医护学院教授及中医师带徒导师。为执业中医师、陕西省作家协会会员，陕西省反邪教协会常委。被聘为陕西省监察厅第四届特邀监察员。

先后承担各级各类科研课题九项，在国内外发表学术论文二百多篇，主编并出版医著三十余部。获科技成果奖、优秀论著奖多项。致力于医史知识工程等研发，潜心医学人类学的本土化。对现代医学与传统医学并重，注意采撷世界各大传统医药体系中的良方善技，吸取民族民间医药中简便廉验的方法和养生保健经验为用。注重中医数字化及应用，在全科医学中突出专科专病专方、针灸推拿、膏贴等中医特色。其事迹业绩被数十部辞书所收载刊登。

前　言

医药是人类最为普遍的一种大众科技文化，有其非常悠久的历史。自从新生代第四纪出现了最早的人类以后，医药文化便在原始人群的多种实践活动中开始氤氲形成，并在史前文化的沃土上生根发苗，传承和发展起来，历经漫长的风雨洗礼，朝着文明的曙光延伸，并接受着实践的检验而趋向科学。

医药科技文化的发展水平是由生产力所决定的。当人类文明的阳光最早照耀在上古时期东方大地的时候，医药学在这些地区也较早地发展起来了。那时东方的底格里斯河与幼发拉底河流域的古巴比伦，恒河流域的古印度，黄河与长江流域的中国，以及东北非洲尼罗河流域的古埃及，都先后跨进了文明社会的门坎。这些文明古国的出现及其医药文化的繁荣，为人类医疗保健逐渐提供了初步的基本条件，同时也在人类医史上点燃起了医药科技文明的圣火，驱散了迷雾和阴霾，照亮了医学发展前进的道路。

在世界传统医学各个体系中，以中国的传统医学最为典型，其学术体系数千年一脉相承，不曾中断，且传承久远，其学术内容博大精深，学术体系比较科学完备，对于人类医药文化的发展产生了深远的影响。时至日今，中医、中药、针灸，已传到世界一百多个国家和地区。在这种意义上说，中医药学及其针灸学不仅仅是属于中国的，也是世界医学的重要组成部分之一。

中国是一个多民族的国家，现有的56个民族各自的传统医药皆属于中国传统医学范畴。中国传统医药学在其发展史上吸收了各地区各民族的医药经验，从而形成了多元一体化的格局。同时中国传统医学甚至也吸纳了域外的一些医药文化，因而它是最具世界传统医学特色的一种医学。

印度传统医学历史悠久，学术内容丰富，医技精湛，递嬗至今，在南亚和东南亚比较盛行。阿拉伯传统医学在中世纪曾是辉映东西方医林的一座灯塔。东北非洲的古埃及医药文明曾与亚洲和欧洲的许多国家及地区的古典医学交相辉映。欧洲的古希腊医学和罗马医学的相继崛起与兴替，其学术源远流长。南美洲和北美洲固有的传统医学，历经沧桑，曾遭受西方殖民主义者的严重毁坏，濒于灭绝，后经几代人的不懈努力，终于使多种体系的传统医学得以共荣发展。大洋洲原名澳洲，源于西班牙文，意为“南方的陆地”。大洋洲及太平洋诸岛屿的传统医学近些年来也开始受到人们的重视。

众所周知，从文艺复兴以后，在传统医学的基础上，逐渐产生了实验分析的新的医学理论体系，并与传统医药学发生了明显的区别。特别是以解剖学、生理学为先导的医学革命，呈加速度发展态势，促使了现代临床医学及医学各科的全面发展，从而在世界医林中出现了“现代医学”与“传统医学”并存的局面。在两种医学相互撞击、磨合、融会的过程中，又产生了“结合医学”。至此，世界医林中存在既有数千年历史的“传统医学”，又有数百年以来的“现代医学”，还有近百年的“结合医学”。

“传统医学”、“现代医学”、“结合医学”，这三种体系的医学，都是人类医药科技文明的宝贵资源，凝聚着人类防病治病的学术经验和聪明智慧，它们三者已走上了和谐发展的道路，并在人类的医疗保健方面继续发挥着无可替代和不可或缺的重要作用。

医学是科学，然而宗教则是社会意识形态之一，它是有关“彼岸世界”的观念。宗教相信在此岸（现实）世界之外，还存在着一个超自然的彼岸世界，因而产生了宗教的崇拜和信仰。按历史唯物论观点分析，宗教乃是支配着人们日常生活的外部力量在人们头脑中虚幻的和与现实颠倒的反映，人间力量采取了超人间力量的形式。

宗教并非和人类与生俱来，宗教观念也并非出自人类的天性，它是人类思维发展到一定阶段时才出现的一种文化现象，随着社会历史的发展和科技文化水平的提高，宗教将会自行走到其终点。所以说，宗教不是亘古不变的，而医药科技文化则始终保护着亿万生灵。

自从有了人，就有了人类的医疗活动。医学是人所创造的，而不是神所创造的。神灵曾是人们精神世界中“虚幻的太阳”，有其慰藉作用。但是先有人而后有神，神也是人所创造出来的，或者说是人创造了神，而不是神创造了人。在历史的进程中，万灵之长的人终于发现，人类自己才是世间最可宝贵的高极生命，人应该善待生命，研究问题，和谐相处，科学发展，对社会及其环境负责。

远在混沌初开的那个时期，在先民最早的意识中，神灵观念并未产生，那时的人们对自然现象不甚理解。最初的人类曾分不清自己与自然的区别，因而在自然面前往往也无能为力。经过漫长的艰难岁月，先民们开始将自然力加以人格化，进而敬畏而予以崇拜，遂演变成为神灵，因此最初的宗教是自然宗教。自然宗教是以自然事物和自然力作为崇拜对象的宗教，也被称之为原始宗教。从对自然的崇拜到对神灵的崇拜、图腾崇拜、祖先崇拜；从多神崇拜发展到一神崇拜；由部落宗教进而发展为民族宗教。进入文明社会后，有些民族宗教的发展乃至成为世界性宗教，如佛教、基督教、伊斯兰教。

人为宗教是借助于人为力量而发展起来的宗教。然而自发宗教也有其人为的成分。宗教作为一种历史文化现象和一种意识形态，至今还有许多人在相信宗教，据说在当今世界上仍有五分之三的人是宗教信仰者，这在一定程度上也反映了当今宗教文化的普遍性与群众基础。在古往今来的宗教文化中，蕴涵着一些有关医药学的内容；医药学中特别是在传统医药学中，有时也涉及到宗教文化。所以说宗教与医学的关系，是人们不容忽视和回避的，而是一个值得重视和需要研究的问题。

如上所述，宗教属于神学，它与医学是不同质的两种文化，因而二者有着本质的区别，并且各自的发展取向等等也各不相同。可是宗教与医学并非绝缘，在医史上宗教与医学虽非同源，但却曾经同流。医药卫生及保健文化的起源始于史前社会，医学的文化源头比宗教的起源更为久远。然而医学的萌芽曾与史前巫文化在相当长的时期内共存、发展。当人类社会进入文明阶段以后，由于历史的前进和科技的发展，医学与宗教最终还是分道扬镳了。这种文化上合分的印记却时隐时显，若明若暗，比较微妙。在古典医学和传统医学发展史上，宗教与医学的这种关系尤为明显。在早期的巫师中，不乏有懂得一些医药卫生方术的人。科学包括医学在内，在中世纪的漫漫长夜里却曾被视作神学的婢女，那时经院医学盛行，医学的发展受到神学的种种束缚，甚至不能越雷池一步。在近代史上，西方教会对医学家的迫害曾非常残忍，这也是抹之不去的事实。然而在医药文化交流、社会慈善事业和医疗救护中，宗教界人士所作出的种种努力，其功亦不可没。世界宗教的一些经典思想对医德的影响和对医务人员心灵的塑造，也曾产生过一定的良性影响和裨益作用。

宗教毕竟是人们用幻像、想像去虚构的一个理想的天国神灵世界，用以满足人们的某些精神需要，幻像和想像具有无比自由的时空和变化无穷的神奇功能，或可在一定程度上安抚人们不安平的心灵。宗教教义及其理论大多是一些规定的训诫，教士们为了宣扬其宗教，有必要借助于各种方式方法和工具去为自己的宗教服务。由于医药卫生是最贴近人们生活的一种科学，在这一点上，宗教也用医药以利其传教。

历史发展到今天，人生的价值和人类的位置日益重要，以人为本，人文关怀和科学精神的弘扬，期盼和平，早已成为世人的共识和时代发展的要求。爱因斯坦早就说过："人类的一切经验和感受中，以神秘感最为美妙；这是一切真正艺术创作及科学发明的灵感源泉。"（《林同华《美学心理学》，浙江人民出版社 1987 年版第 89 页）爱因斯坦还说："宇宙宗教情感是科学研究的最强有力，最高尚的动机。"（《爱因斯坦文集》第一卷 282 页）随着医学在各领域的发展，关于宗教与医学的研究已成为一个热门话题。重新审视这方面的文化现象，对于医教研和医药卫生科普等工作是很必要的，对于坚持科学发展观和构建和谐社会也有其重要作用，同时也有助于人们识别伪科学和反对邪教。

高科技日新月异地发展，使当今世界已成为一个地球村，各国人民更需要科技文化上的交流与沟通。在世界医林中，百花竞放，万紫千红，争芳斗艳，呈现多元交融的发展态势。为了深入地研究和普及医药科技文化，造福于大众，服务于社会，我们在中医古籍出版社领导和伊广谦研究员等各位老师的指导下，从纵横十二个方面、七十个专题入手，做了力所能及的探索和研究。同时也查阅和引用了相关的研究论著，在此特向这些专家学者和同道们表示诚挚的感谢，并在本书之末附录了主要参考书目。

在本书的编述过程中，我们历经三年，数易其稿，增删修改，始方完成。参与本书编写的作者们，各自从不同角度，围绕宗教与医学这个话题，发表了自已对宗教与医学的见解，同时也希望借此求教于各位同仁，从而使我们能把这一研究继续深入持久地进行下去，争取能为读者提供有益的参鉴，是乃至盼。

郑怀林

2007 年 6 月 28 日定稿于古城西安

目　　录

四、婆罗门教与医学

五、佛教与医学

六、基督宗教与医学

七、伊斯兰教与医学

八、道教与医学

九、民间宗教与医学

十、宗教与医学心理学

十一、宗教习俗与医药卫生

十二、宗教与医药文化的交流

附录

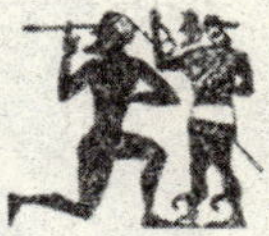

一 原始宗教与医学

自从人猿揖别之后，人类医药卫生学的萌芽就在史前文化中蕴育发生，医史的源头便从这里喷涌奔流，医事活动的火炬也从这时候点亮燃烧并传承。医药卫生文化的源本就在这样的时空里开始了，她朝着文明的曙光一直伸展。涓涓之水足以成川，星星之火可以燎原。有人说“医巫同源”，非也！巫作为一种原始宗教，并非是与人类同生而来。据对史前考古资料的研究，认为最早的原始宗教是在旧石器时代晚期才产生的。当时的巫师兼及原始宗教与医疗活动。这种文化上的关联，甚至从后来的古文字中也可以反映出其印记与蛛丝马迹，如繁体汉字“医”字的一种异体，其底部还带有“巫”字。尽管如此，“医”与“巫”毕竟不同质也不同源，而只是曾经在各自的童年时代有过同流同路的特殊历程。这种医巫关系的分合隐现，几度风雨，几度春秋，甚至在相当一个历史时期中，二者藕断而丝连。即使在当今的民族志与原始部族的本土文化中，“医巫不分，神药两解”的医药遗风仍有残留。当人类进入成年之后，回眸并反思往昔的峥嵘岁月和耐人寻味的轶闻史事，不禁会为人类童年时期的稚气而感到惊诧，同时也会引起人们对先民医药史事无限的遐思与无尽的联想，医药卫生学的起源和人类童年的医事原来也曾是这样！？

1. 原始宗教与朴素的医药文化

当最早的人类从地球新生代第四纪出现以后，人类医药卫生文化也同时开始从史前社会的沃土上萌发。古猿成为“完全形成的人”，即最早的人类——猿人，其体质也在继续发展，直到进化为现代人，这期间经过早期猿人、晚期猿人（又称直立人）、早期智人（又称古人），到了晚期智人（即新人或称现代人）阶段。新人体质特征与现代人已无大的差别，这时的人类已经遍布亚、非、欧、美各大洲。

作为万灵之长的人类，在其创世和传承文化的过程中，也在创造着医药卫生文化。原始社会的生产工具主要是石器，根据石器制作的情况，可将以打制石器为主的时代称之为旧石器时代，而把以磨制石器为标志的时代称之为新石器时代。大约在旧石器时代晚期以前为原始群阶段，而在旧石器时代晚期以后，才相继进入原始公社的母系氏族公社、父系氏族公社。人类开始从被动地适应自然界，逐渐发展到使用和制造工具，有目的地改造自然界，所以从某种意义上说，人类可用作医疗的有尖状器、砭石、竹木针、骨针等。在旧石器遗址中，有用火的痕迹。人类发现了火的作用，学会用火、保存火种和人工生火，使用火来照明取暖除湿，驱赶虫兽，烧烤食物，提供熟食，这对于扩大古人类的食物范围，促进人脑和人类体质的发展，减少疾病、保持健康等，均有极为重要的意义。甚至使火疗、热熨也有了可能。

在生产劳动中，人脑和人身体的其它器官也随之进化，从而使人类有了思维能力和意识的特征。新石器时代的先民，有人工拔牙的特殊风俗习惯，这在有些地方的考古文物和古人类化石中时有发现。人工拔牙，这无疑要依赖于手术。而焚屋、弃屋迁居的风俗在史前社会也较为常见，可能是出于某一种宗教信仰文化的原因，这其中也含有一些防疫的因素。但原始社会毕竟是人类的童年时代，在人们的理念中还带有它那个时代的文化特色，其中原始的宗教思想对于医药卫生文化的影响是相当大的。两小无猜，巫与医在各自发展和走向成熟的过程中，个性的特征各有所张扬，毫厘之别，行将造成千里之差。愈到后来，二者逐渐地出现疏离和愈加显明的区别，那已经是人类从野蛮时代跨入文明的门坎，而进入阶级社会那个阶段的事情了。

在旧石器时代晚期，原始宗教意识已经产生。原始的宗教是巫教的形式，巫教开始是泛神论，史前人类通常都生活在神秘主义与仪式主义的文化氛围中，于是在巫教中出了“巫师”。繁体汉文“医”字的一种异体字，或古文献记载的部落医者，皆带有“巫”字底，这正好是反映了医巫传承的一个鲜明的文化符号。因此便有了医药的“巫源说”，或曰“神创论”，即认为医学根源于巫。这种观点在国际医学史界曾颇为流行。但人类医药卫生文化的发祥年代与人类历史的起始同步，尽管巫也曾承担着为族人治病的职责，并以其独特的方式对原始医学卫生文化做出过贡献，然而巫与巫教毕竟是人类发展到一定阶段才出现的，并非与人类的历史同时发生，也非与人类的医药卫生文化的起源同时开始，人类医药卫生文化的历史要比巫的出现更早。更何况在人类文化史的消长中，“医”总是长寿的，而“巫”则是短命的。这是人类科技文化基因所决定的。

大约在公元前 7000～前 6000 年间，中国的先民以及西亚地区的居民，都已经掌握了制陶技术。在青海大通出土的新石器时代舞蹈纹彩陶盆内壁上，绘有五人一组手拉手的舞蹈纹饰。这可能是反映一种与原始宗教有关的活动。古代的巫者，也往往善舞，故而古有“巫者，舞也”之说。无论是出于什么目的，舞是有益于增强体质的，能调动人的体能，有助于营造欢乐的气氛，或以喜胜忧，能使不良的情绪得以宣泄、转化、消解。

关于人的肉体生命从何而来这一问题，曾深受原始人的关注，这是生殖器崇拜的一种起因。原始人当有了对生殖的神秘感之后，便开始对生殖器进行崇拜。当人们从群婚制过渡到母系氏族阶段时，女性在氏族中占统治地位，那时的人们认为女阴、女性乳房、妇女的生育能力是伟大的，如红山文化辽西喀左县东山嘴出土的陶塑孕妇像是：裸体、乳房突出、阴部有女性体表符号。又如青海柳湾出土裸体女性人像壶，其人像的女阴十分突出。其它有如佤族的“出人洞”象征女阴。而“打儿窝”的风俗在南方和北方都有遗存，往“打儿窝”里投石，据说是为了“种子”，而从“打儿窝”里打出一颗石子则可能是“得子”，整个过程是一种“求子”仪式。“打儿窝”原始的象征意义是特指女阴，这实际上是对女阴的一种崇拜。过去，苗族、白族地区的妇女不孕,要去拜女阴石。摩梭人甚至曾把山洼、湖泊也视为女阴。

自从母系氏族公社进入父系氏族社会以后,男性的社会地位提得最高,于是男性生殖器及其生殖功用被认为是神秘伟大的。象征男根(男性外生殖器官)的石祖、木祖、陶祖等遗物比较多见。如绍兴禹穴前的石祖,西双版纳傣族山上的石祖,皆有男性生殖器崇拜的象征意义。有的地方人们甚至还把山峦、钟乳石、长石视为男根。过去一些地方的妇女求子,往往要到男祖前去进行祈拜,由此可知原始生殖崇拜的深远影响和潜意识的传承枝蔓。

祖先崇拜是在家庭形成之后的事了。《易·序卦》所说:"有天地然后有万物,有万物然后有男女,有男女然后有夫妇,有夫妇然后有父子,有父子然后有君臣。"从人伦的产生、班辈的出现、身份等级的形成,祖先崇拜才有了可能和基础。祖先崇拜一般只是对已故的先辈和远祖的崇拜,如中国人对盘古、伏羲、女娲、神农、黄帝、后稷等人的崇拜等,然后出现了女寿星王母娘娘、老寿星南极仙翁。在《山海经》中王母被描绘成为一个"豹尾、虎齿而善啸"的形象。甘肃省泾川县的王母宫有一巨型石雕,它所表现的王母,正是这种王母原本模样的写照。王母可能是以虎豹为图腾标志的氏族首领,据说她保藏着不死之药,可赐予人以生殖能力。所以汉文化圈中,人们惯常认为祭拜王母娘娘,可保平安健康。进而对王母大加人为地神化,或以其身体比附大自然,以其力量当作神力,这也是一种对祖先的崇拜。人们进而又将自然神、生殖始祖、英雄崇拜统统联结在了一起,于是后世有了伏羲创医药、神农创医药、黄帝创医药等等传说,这也绝非空穴来风,而是事出有因,查有实据,是不可否认的文化事象。

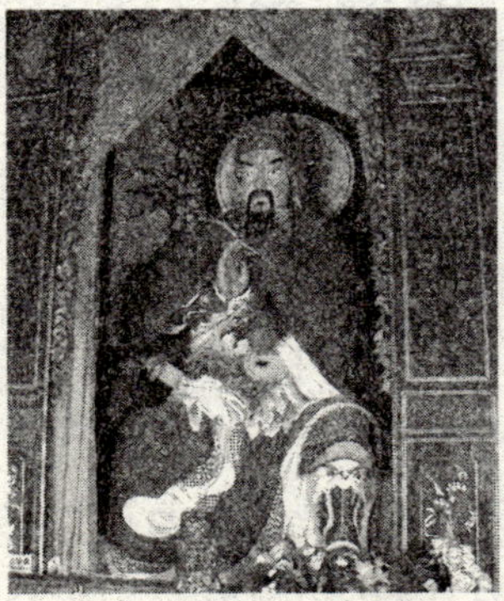

后稷

从生殖崇拜岩画所见,生殖崇拜是原始社会带有普遍性的一种精神文化现象,它实质上是有关人类社会能否得以延续的理念问题。中国汉族神话中的女娲抟黄土造人,西方盛传的耶和华用泥土造人,虽是发生在不同的文化圈中,但惊人的相似之处是,人类的塑形材料竟都是"土"!土生万物,土也生人。认为肉体来自大地的思想,实际是自然崇拜的遗风。在古老的八卦中,坤者,土(地)也,母也。即使现代人也把大地比作母亲。人是大地之子，人若终老了，也应回归到母亲那里去，人土为安，投身于母亲的怀抱，是为一大轮回。可见人们的恋土情结，实际上也是一种隐示性的恋母情结，其由来久远，根深蒂固。这种集体潜意识流传了几千年，还将产生深远的影响。不过文化在其传承中往往与时俱进，不断地在发生变衍，并被赋以新的内容。

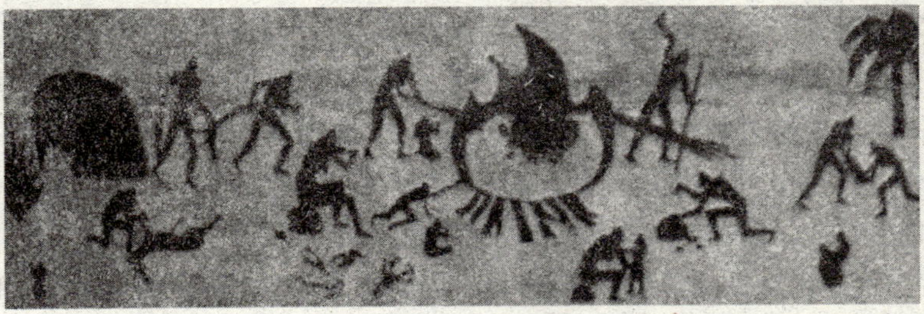

岩画与先民的生息图

在中国发现的生殖崇拜岩画，包括男根、女阴、交媾、生育、舞蹈图象等方面的内容。新疆等地的史前岩画，有以动物图像为主的，也有反映先民对太阳、生殖崇拜的。在新疆呼图壁县康家石门子的生殖文化的岩画中，较集中地反映了原始社会后期的生殖崇拜。在那幅大约一百二十余平方米的岩画上，布满了大小不等的男女人像，他（她）们或衣或裸，或立或卧，不少男子形像的生殖器和睾丸都被清楚地刻画或夸大地显示出来。女姓的形像多为裸体，她们或伏在男子的身上，或男女呈交合姿态。在岩画的下部，刻画着群舞图像，形象地表现出了那时的人们祈求生殖、繁育族群人口的激越情态与强烈愿望。呼图壁岩画规模宏大，雕刻细致，保留着远古质朴的艺术特色。呼图壁县康家石门子的生殖文化的岩画，实际位置是在该地一个山区草场的山崖岩面上，其生殖崇拜岩画至今犹在，画面和图像仍清晰可辩，当是古代生活在这一带游牧民族生殖文化风俗的艺术写照，因而也被现代一些生殖文化学者和性学专家誉为最有代表性的一幅远古“性文化”杰作和文化遗存。呼图壁岩画底部距地面约有 3 米以上，而地面凸凹不平，岩画被刻在一面陡峭的山崖石壁上，岩画的外周的山坡险峻，要在此地搭架并刻画这样一幅大型画，即使是现代人，也实在是不太容易的事。倘若没有崇拜的狂热和执着的精神，那确实是不可想象的。类似的生殖崇拜岩画，还在新疆塔城地区的巴尔达湖、阿勒泰地区，青海怀头，内蒙古巴丹占林、白岔河、呼和楚鲁、阴山，宁夏贺兰山，以及甘肃、四川、广西等省区的岩画，也多有与医相关的画面，有些与导引相似，有的是原始人求嗣、生育的写照。在一些岩画旁，还刻有小孩图像，表明那时的原始先民已经对性交与生育的关系有了较为明确的认识。新疆阿斯塔那出土的伏羲与女娲交尾图，这也无疑是反映远古人类生殖崇拜的，并且已经带有了西域与内地的某些文化上的联系。

有关生殖文化的岩画石刻，寄托着先民们渴求种族蕃衍的良好希望，折射出先民们重视生命和种族的人丁兴旺，以及强烈的生存意识，同时也带有浓郁的巫文化的色彩。为了祭祀或庆祝狩猎或畜牧丰庆，人们热烈地歌唱、跳舞，欢呼。这些欢快的运动当然是有利于心身健康的。上述岩画的年代，大约都在三千年以前。医与巫有不解之缘，“舞”与“巫”字音相近，“巫”也有舞蹈之义。《说文解字》：“巫，祝也，能斋肃神明者，在男曰觋，在女曰巫。”广义的舞蹈也有导引等有关医疗体育的内容。

中国古籍文献《独异志》中记载：“昔宇宙初开之时，有女娲兄妹两人，在昆仑山，而天下未有人民。议以为夫妻，又自羞耻。兄即与其妹上昆仑山，咒曰：天若遣我二人为夫妻，而烟悉合；若不，使烟散。于是烟即合。其妹即来就兄，乃结草为扇，以障其面。今时取妇执扇，象其事也。”这在民族志中，以及现代的苗族、侗族、瑶族、傈僳族、彝族等许多少数民族中，都有类似的民间传说和民俗事象。

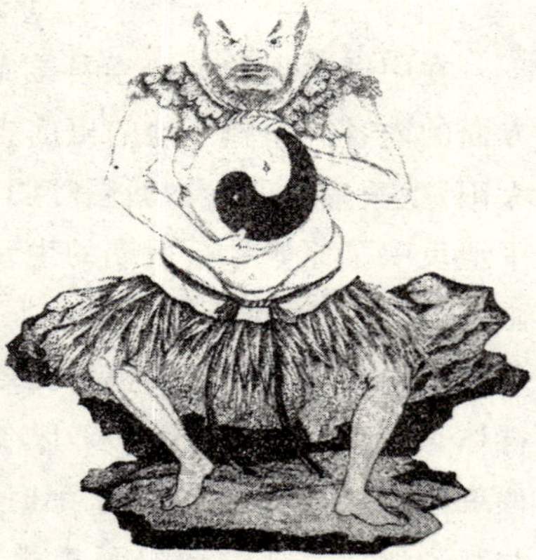

人文始祖伏羲

神话传说中仍然有生殖崇拜的痕迹，清代陆次的《峒溪县志》说：“苗人腊祭曰‘报草’，祭用巫，设女娲、伏羲位。”认为人是由男女交媾生殖而来。在族内婚俗盛行时，先民们大概逐渐意识到近亲婚配所生的子女，有的发育不良、畸形，有的夭折。因而族内的近亲婚配禁忌已成为氏族、部落中成员的共识，被沿袭了下来。中华民族的先祖很早就意识到“血族婚配，子女疾夭，同族婚配，其生不繁”的道理，所以历来禁忌近亲结婚。在纹身习俗的多重社会功能中，纹身包括有禳除灾难、医治疾病、防止虫蛇咬伤等诸多功用，这在婚姻制度上也被认为是对防止近新结婚有重要意义的。同姓同族不婚的严格禁忌，曾在很大程度上得益于纹身。由于不同氏族有不同的图腾和纹身符号，按风俗这就可以有效地防止血亲通婚。

从往古的历史时期一直到后来的世俗社会，那些不育不孕的育龄期男男女女们，往往惯常地去祈求神灵，希望能赐给自已以子女，这可能还与人是由灵魂和神物送来的观念有关。“麒麟送子”是最多见的信仰，此为图腾感生神话的遗风。胡朴安在《中华全国风俗志》中记述：“龙身缩短，上骑一小孩，在堂前行绕一周，谓之麒麟送子。”各地又有“抱泥孩”、“偷子”、“拴娃娃”等祈子习俗。古书上所记述的伏羲氏，系由其母华胥脚踏了雷泽大迹而感生的。神农、黄帝、尧、后稷等，也都一一是由于其母感应神异而生的。当然也有吞鸟卵所感生的，如《诗经》中有“天命玄鸟（小燕子），降而生商”。《史记·殷本纪》：“殷契，母曰简狄，有娀氏之女，为帝喾次妃。三人行浴，见玄鸟坠其卵，简狄取吞之，因孕生契。”《史记·秦本纪》说女修吞玄鸟的蛋而生大业。在这种巫文化中，神秘的巫云遮住了人们灵性的视野和理性的智慧，阴差阳错，两性结合而生子的作用反而退居其次，或被神秘的感生巫术的面纱掩饰了起来。所以《说文解字》谓：“圣人皆无父，感天而生。”古人对此神而化之，便以为是神圣感天而生子，故对人间的最高统治者古称为“天子”，意为上天之子。原始人对生命来源的认识，似乎是神秘莫测的，但探寻和归纳起来，却是原始思维的神秘互渗律在起主要作用，然而这在当时的文化氛围中却是很自然的事象，用现代科学的思想方法进行剖析，也并不难理解。

拜物教是指在神灵观念未明确产生之前，原始人把某些特定物体当作具有意志的活物而加以崇拜的一种宗教。所崇拜的对象既可以是自然之物，也可以是人造之物。这种残余在文明社会中仍然继续存在，如护身符等等。在原始社会后期，已有了拜神教的萌芽，即人们所崇拜的不再是物体本身，而是精神体、神灵，或那些虚无飘渺的东西。

在新疆罗布泊考古发现的一具干尸，据碳^{14}测定，其年代为距今三千八百年左右，与这具古尸的随葬品有麻黄枝，麻黄枝被置于尸体头下胸前，这反映了当时当地的先民对麻黄的特殊崇拜。据有人推测认为，麻黄是那时当地人的一种护身符。麻黄在很早的时候就被中国人作为一种常用的药物，至于那时的这些当地人是否也知晓麻黄的某些特殊药理作用，还不得而知当初他们的具体用意。在铁板河河岸出土的一具女性古尸身上裹有羊毛织物，戴羊毛尖毡帽，穿皮制鞋子，有草编篓筐，其中有大小麦粒，这些反映出那时候当地人生活生产及保健卫生方面的状况。遥远的医药史事扑朔迷离，而笼罩在巫文化中的有关医药活动的史影则依稀可见。那时居住于边疆的先民，可能是游牧于葱岭以西及以东地区的塞种人。古希腊历史学家希罗多德（公元前484～公元前430年，或公元前420年）在所著《史书》中已记有"带着所崇拜的植物叶子"的萨迦人。英人斯坦因在《塔里木考察记》中提到在古楼兰附近发掘出了用羊毛布包住的小捆麻黄，并说："这几年西洋才作为猛烈药剂的这种碱性药物（麻黄），在最古的伊兰人中往往赞赏神奇的Haome草和印度的Soma，以为是一种为神和人所喜欢的甘美的饮料。"西方人认为这种植物有某种令人感到神秘的作用，可能与此种药物的功用有关。现代药理学研究证实，麻黄的草质茎中含有麻黄碱、伪麻黄碱和挥发油等，其药理作用有发汗、解热、利尿、平喘，可兴奋呼吸中枢神经与血管运动中枢神经等，特别是在服用较大剂量时，其精神兴奋作用尤为明显。以此目之，麻黄的这些作用是否已被那时的人们所发现，从而在应用的同时，可能将它当作灵物加以崇拜。

动物崇拜在远古时代已十分盛行，喜鹊也可能最早是医生的标志，或曰医生的图腾。这从山东微山出土的"扁鹊画像石"即可以得到证实。东南沿海一带正是鸟图腾崇拜盛行的地区，所以有关扁鹊的神话最早盛传于海岱地区，也是不难理解的。自古以来，人们普遍地将鹊噪作为喜事的预兆，更兼喜鹊飞翔有翩飘之貌，遂在医界中衍生出了"神医扁鹊"的初形，或为医帜，后来逐渐地嬗衍成为人们对良医的一种赞誉美称。

原始人类还不能真正认识到自己生命的含义及与动植物生命的差别，他们曾把灵魂视作生命的本体。甚至一些无生命的物体也被误认为是有生命的。认为一切都是活着的、有生命的、与人类是一样的，万物皆有灵体。没有了灵魂也就等于失去了生命。那些本来没有生命的东西或可赋予以生命，而有些已经死了的东西忽然活了起来，被认为是灵魂附体了，或灵体回来了。古人认为人有生命，当然是基于人有灵魂，灵魂可以脱离肉体和生活的环境而独立存在，也可依附于某人而使之具有生命力。在"万物有灵"的氛围中，灵魂意味着生命本质。限于历史与科技的发展水平，那时人们的观念或认为人有肉体和灵体。倘若人无灵体，则是行尸走肉。人在睡梦之中时是灵体出壳，离体而自由行游，或以为灵魂与肉体同在，才算是真实的生命。

史前先民罹患的疾病很多，其死亡率亦高，婴儿成活率低，在西安半坡史前遗址中，考古人员发现了许多小儿陶棺，其上有孔，据分析猜测认为，这可能是先民为小儿亡灵出入所留的通道。并且这些小儿陶棺多在成人墓地范围之内，可能是希望在冥冥之中，小儿仍能象在阳世一样与大人相依为命，得到大人长辈的呵护和关照，且不至于寂漠孤独。这是远古人类灵魂不灭观念的一种具体的反映。

大约在古埃及人能制作木乃伊的两千年以前，位于智利和秘鲁太平洋沿岸的青可洛人就已经有了制作木乃伊的技术。其制作的方法及对死者身份要求与古埃及有所不同。青可洛人不分男女老少与其人社会地位的高下，凡死后都要被制作成木乃伊。这是由于他们相信死去的人总有一天会复活过来的缘故。另外，青可洛人制作木乃伊形制曾历经了黑式、红式、灰浆式三个阶段。如制作黑式木乃伊之前，必须洗净死尸，然后用石刀拨去尸体的皮、剔除肌肉、取出内脏、切下头颅、挖去组织，而对四肢则不作处理。皮被浑桶揭下来之后要放入海水中使其保持柔软，以便最后能覆盖在尸骨上。随后在颅骨里塞满稻草与草木灰，用草杆把头骨与下巴捆绑在一起，用两根直木棍支撑脊椎骨与头颅，以下分别至两条腿，并以草杆缠定。再一道工序就是以枝条和稻草填塞骨架。在胸膛中填上草和灰浆（由灰、水、海狮血、鸟蛋或鱼胶等物组成），在体表涂上灰浆，在头颅的前部浇上一层陶浆，待凝固后即成，同时要在陶浆上刻出鼻子、眼睛、嘴（多呈“O”形）。最后在尸体上盖上皮肤、若皮肤因缩小不够用，就用动物皮来代替补足。还要在头颅上粘上头发，在尸体的面部涂上一层锰漆，即成黑色，至此黑式木乃伊才算做成。

至公元前 2800 年，青可洛人的黑色木乃伊已不再制作了。而代之以红色木乃伊，制作红色木乃伊只挖取内脏，用仙人掌的刺为针，以人的头发为线，作切口缝合，用草杆扎起来，以灰浆粘在头部背后，漆成红色，不过木乃伊的面部被漆成黑色。

约公元前 1700 年，青可洛人采用更简单的方法只对尸体外部作一些处理，在体表涂上厚厚的灰浆作为保护层（用砂和鱼胶等组成），由此可反映出青可洛人对防腐的认识与经验。

玛雅人早已知道用朱砂水浸泡尸体以防腐。在秘鲁和厄瓜多尔两国边境密林中的印第安人部落希瓦洛人群中保留着缩头术，经处理过的缩小了的人头可以长期的保存而不腐烂。这是一种秘术，外人不得而知，其目的也可能是出于某种宗教的原因。

从丧葬过程以及古人头脑中的鬼神观念可知，原始人类对于尸体常怀有一种惧怕的神秘感和尊崇感。除了天葬有剖割，或如布朗族在孕妇的葬俗中，有剖腹取胎的作法，特将尸体、胎儿、胎盘分别埋葬。大多数民族都有尊重尸体完整性的习俗。即使当年的契丹人，族中若有贵人死去，要破腹取出内脏、以盐处理尸体后缝合刀口，再罩上金银面具或铜丝网等，企图使尸体能够在外形上完整存放久远而不朽。古人千方百计保存尸体的种种努力，并未招致亡魂的回归，但工莫妄费，却为世人留下了丰富的防腐经验，有一定的实用价值。

在尸体没有腐烂之前，原始人恐怕还不认为死者是真正的死亡，他们希望暂时离开肉体的灵魂，能够象作梦和昏迷一样，说不定在什么时候就能复归肉身，使死人活过来。假死或一时休克病人的复苏，可能也是一种直接经验。原始人的二次葬习俗，可能是基于一种信仰，或以为血肉是属于人世间的，要等到肉身腐烂之后，当没有复活的希望之时，死者才能进入灵魂世界，方可最后埋葬。陕北一些地方，至今还保留这种风俗。在此过程中，无疑是需要借助于人体解剖知识，特别是对骨骼有了比较直观的认识之后方可进行。招魂的习俗或仪式肯定与认为灵魂离开人们相去不远，或走上迷途有关，也或许是基于对人们体验到了肉体生命的重要价值和生存的快乐。如若肉体生命结束了，会使人感到失落、恐惧。由于这种心理定势的作用，对于后世人们在活着的时候讲究养生延年，死时则期盼起死回生，上层人物和方外术士渴望长生不死的思想，其影响力最为深远。

鬼神崇拜与祖先崇拜结合在一起，从而构成了原始崇拜的主体。而自然崇拜、图腾崇拜、生殖崇拜等，都随着时间的流逝都退为次要。所以鬼神信仰是从原始时代流传至今，鬼神观念等原始崇拜和信仰，是原始崇拜的一种形式，它直接间接地影响着人们的生死观、疾病观、医疗观。从原始群进入氏族公社之后，神灵观念充斥着人们的头脑，医药之神，瘟神等也都逐渐地在意识形态中氤氲。原始宗教的萌芽正是从灵魂观念开始的，人类又从图腾崇拜、神灵崇拜的漫长历史年月中形成了原始宗教，并与那时的医药卫生文化相伴而行，在神化和朦胧的氛围中二者共同度过了自己的童年。

2. 巫与医

巫术起源最早，作为准宗教，巫术试图通过超自然力量来对客体施加影响和控制，幻想以特定的行为和术式来影响或控制客观对象。巫术与神灵观念相关联。巫是人与神灵的中介。在巫术中包括了原始的科学萌芽在内。史前人类社会到处弥漫着神秘气氛，甚至无处不充满着神秘感。那时候的人类思维、社会构成、行为、文化等等，或深或浅无不打上巫术的烙印，或浓或淡，无不染上巫术的色彩。

考古工作者在甘肃省秦安县五营乡大地湾遗址的F441号中，发现在这个距今约四千五百至五千年以前的仰韶文化后期遗址的房基上，有原始人的祝由地画。地画图象上部正中一人，头部较模糊，上身为长方形，下部两腿交叉直立，似行走形状。在此象右侧，有黑色残迹，据推测可能为一个人的形象。左上侧，绘有一个人像，其形有如行走模样。在人像的左下方，绘有反“丁”字形的图案。考古学者认为，在三个人形像中，中间为一男性，其左侧人物胸部突出，似为女性。整个地画是一幅似为家人治疗疾病的场面。无疑是采用的驱赶巫术。地画上的巫师和女主人，他们右手各持一尖状“法器”，左手抚着头顶，下面画的“棺材”，内画两个象征害人生命的魔鬼。巫师与女主人举动着手中法器、好似口中念动咒语，围绕着“棺材”走动，尖状法器象征性地刺戮患病者，作驱赶病魔与除却邪气的演示，然后将驱邪之物复盖在“棺材”上，反“丁”字形符号大概是镇邪的符。所以此地画被视为“祝由术”的写实图象。

巫除了用其神秘方术给病人以心理上的“治疗”之外，还会用药物和一些医疗器具为人治病。《山海经》谓诸巫有巫咸、巫相、巫彭等众多的巫师。顺势巫术治病，也可以不在病人身上进行，而假借以物。如婆罗洲达雅克人有这样一种习俗，每当某一妇女难产之时，就往往让一个男巫在屋门外假装孕妇，男巫须在自己怀中抱一块大石头——假装胎儿，然后这位男巫模拟产妇腹内婴儿在出生时的躁动欲出的各种动作，男巫要一直折腾到婴儿生出来为至。印度人还有一种治疗黄疸的方术，是试图将病人身体内外的黄色病理现象转移给黄色的动物，如画眉、鹦鹉等等，或者让病人死死地盯住那些黄色的鸟儿，自以为这样一来，黄疸病人的病就有可能自愈。作为一种巫术不难理解，但这种方术真的能治愈黄疸吗？若从医学科学的角度去评判，那是毫无道理可言的。

在四川凉山地区，彝族将巫师称之为“毕摩”，在彝语中“毕摩”又有“教师”之义。据此可知，“毕摩”实际上是那些具有一定文化知识，同时也兼通医药，而又未能脱离生产劳动的知识分子。“毕摩”在他们的巫事活动中，实际上也常常运用医药知识作为其方术的重要补充，如有的“毕摩”在念经之后，刻意要让病人喝一碗用各种草药煎熬的所谓神汤，以治疗或缓解某些病症，有的“毕摩”一般都亲自采药并制药以治病疗伤，有的“毕摩”能进行非药物的按摩等治疗，有的“毕摩”能熟练地采用熏、洗、蒸等外治方法治疗风湿性关节炎等骨伤科病、一些皮肤病、外科病和内科等病症。有的“毕摩”还能运用彝族传统的酒吹法治无名肿毒、疖肿、淋巴结肿大、蛇咬伤等症，他们在这些方面积累并传承有相当丰富的经验。所谓的酒吹法，是“毕摩”用口含白酒来喷吹于肿胀患处，前后一般需要至少半小时，甚至两三个小时，据说可以达到活血化瘀、疏通经脉、导气止痛、消毒疗伤的目的。巫术盛行和长期的传承，一方面阻碍和破坏了彝族医药科技的正常发展，另一方面却运用和保存了民族民间一些传统医药的知识。如《供牲献药经》是彝族古典文献《作祭经》的一个组成部分，是祭奠死者时巫师唱诵的一种经文，虽然具有浓厚的宗教色彩，但是也确实有一部分内容是反映了彝族朴素的医药卫生学思想和医疗实践经验。《供牲献药经》写于明嘉靖十四年(1535)，曾广泛流传于云、贵、川三省。《供牲献药经》是著名历史学家、社会学家马学良教授于 1947 年在云南省禄劝县团街区安多康村彝族巫师张文元家调查时发现的，后经马教授翻译整理出彝汉对照本。书中记载了大量的医药文化方面的内容，其中涉及到内科学、妇科学、儿科学、外科学、骨伤科学、胚胎学、药物学及方剂学等朴素理论和实用技艺，在内科学主面，记载了十八种病证及其治疗，如冷病、瘦病、落水得病、哮喘病、寒热往来病、瘴气病、眼花目眩病、中毒、哼病、嚎病、呃逆病等。妇科学方面，记载了不孕证、性淡漠等。外科学方面，主要记载有癞病、痒病、痈疽的症状及治疗。伤科学方面，主要记载了跌打劳伤及犬咬伤的治疗。《供牲献药经》中对于有关胎儿在母体中的发育过程也作了较为详细的描述。《寻药找药经》是一本古彝文书籍，书中记述和描写了祭师参与寻药的传闻史事。彝族最早没有医生，人生了病就搞“跳端公”、“送鬼神”和医药治疗等“神药两解”的方术。而这些巫师既从事宗教活动，又掌握一定的医药知识为人治病。《指路书》又名《人生三部曲》，大约成书于明末清初之际。此书属彝族丧葬仪式唱诵的经书，内容主要讲死者的祖先某人曾在何地生息。所谓“指路”是给死者的灵魂指明道路，把死者的灵魂从当地沿着迁徙来的路线送回彝族祖先的发源地。该书中也记载了大量的医学理论，对彝族男子生平活动的描述及对妇幼保健、人体发育、胎产的论述比较详细。《超度书·吃药好书》一书中有介绍药物的专篇，包括药物二十五味，治疗九种病症，在二十四味动物药中重点介绍了五种动物肉和十种动物胆的功用。这些动物药均系彝民经常狩猎所能捕获的动物，其如野猪、獐子、熊、麂子、猴子、鹰、乌鸦、鱼、蛇等。

苗族是中国较大而古老的少数民族之一，大多居住在黔西南布依族苗族自治州、松桃苗族自治县、关岭布依族苗族自治县、紫云苗族布依族自治县、镇宁布依族苗族自治县，毕节、铜仁、安顺、遵义等地区，贵阳、六盘水等市，湖南的湘西土家族苗族自治州，城步苗族自治县、靖州苗族侗族自治县等，湖北的鄂西土家族苗族自治州，四川的黔江、秀山、酉阳土家族苗族自治县，彭水苗族土家族自治县等，广西的融水苗族自治县及隆林、龙胜、防城等各族自治县，海南的保亭、琼中黎族苗族自治县，云南的文山壮族苗族自治州等。历史文献记载和民俗资料表明，苗族来源于黄帝时的“九黎”，尧、舜、禹时的“三苗”。

苗族医药的起源很早。苗族民间有“千年苗医，万年苗药”之说，而苗族医药见诸史籍的时间也很早。苗父，上古巫医，一称第父。《韩诗外传》对苗父有所记述。西汉刘向在《说苑·辨物》记载：“上古之为医者曰苗父，苗父之为医也，以管为席，以刍为狗，北面而祝，发十言耳。诸扶而来者，舆而来者，皆平复如故。”又《古今医统》说：“苗父，上古神医，古祝由科，此其由也。”相传这位苗父就是上古时代苗黎族的巫师（巫医），巫师治病主要是祈祷禁咒术，但也兼用些酒、草药等。据考证认为，苗父可能就是苗族传说中的药王爷。湘黔一带苗族民间传说，药王爷周身透明，有翼能飞，不畏艰险，为人寻找药方。故有“一个药王，身在八方；三千苗药，八百单方”的说法。至今苗医仍非常崇敬药王，在行医过程中大凡治好病，就要以杀鸡祭祖的方式来敬祭药王。

在过去缺医少药的时代里，几乎是每个苗族村寨都有自己的巫师。当村寨里的人生病之时，就常请巫师为病人施行巫医方术，如《宋史·蛮夷列传》记载：“西南诸夷，……疾病无医药，但击铜鼓、铜沙锣以祀神。”据道光《凤凰厅志·风俗篇》记载：苗民“疾病延医服药之外，惟祈祷是务，父母病则延老者，……为请命于神，谓之打十保护。童子病则延巫为之解煞，名曰杨关。”在民国《剑河县志》中记载：“民知尚稚，笃信鬼神，患病者不事医药治疗，惟乞灵于巫祝，有跳神走阴诸名色”。民国《兴仁县志》也记载：“黑苗巫曰密那，遇病延之，杀犬而禳，名曰打老魔。”除史书和地方志中有关苗族医巫治病的片段记载之外，清代的稗官野史和艺文中对此也有记载，如田雯的《黔书》记载：“苗人……病不服药，惟祷于鬼，谓巫为鬼师，鬼师乘以愚人”。清代梁雪绳的《黔苗词》中说：“病来不解神农药，杀犬屠牛事鬼师。”苗族这种“巫医一家，神药两解”的医疗方式在个别地方还有存在。苗族的巫师曾被称为“巴对雄”、“相孬嗄”、“笃能”。女巫被称为“迷婆”、“迷那”。有一部分巫师掌握了一些医疗技术，用“画水”巫术来治病，不同的病因念不同的咒语。在施行巫术的同时，兼用草药治病。又有一些巫师已演变为职业苗医，但在行医过程中，仍带有一定的巫术。苗医的滚蛋疗法，就与苗族巫师的敲蛋占卜有一定的关联。其它如化水疗法、踩铧口疗法等，也与巫术有关。据有关文献所载，清代苗医救死扶伤的事例不少，表现在内外妇儿各科的医疗方面，且有“行医上门，送药到手”的医风。云南《马关县志·风俗篇》记载：“苗人……有良药接骨生筋，其效如神。”贵州黄平苗医杨氏世代按五经论治，颇有特色。过去苗族遇人病则请苗巫主持祭神：如剧病，则祭雷神；重病，则祭罗孔神；小孩肚痛，则祭五谷鬼；眼痛不愈，则祭茶神；久病不愈，则祭风神;患奇病怪疾,则祭麻阳大王。黎族遇有人生病,认为是“大祖先鬼”回来寻食所致,一般要举行“请祖牵牛”或“请祖吃牛肉”,以讨好祖神。苗族专用于治病的巫术“画水”,根据病因的不同,画水时所念不同咒语,对水的称谓也不相同。如遇突然昏倒的急症称“将军水”;骨哽咽喉者称之为“鹭丝水”;烧伤烫伤皮肉者称“雪山水”;外伤出血不止者称“担血水”;大凡刀伤者则称“封刀口水”。

湘西、黔东北的苗族巫医“巴代”,在其巫术中,常常结合苗医药等疗法。据道光《凤凰厅志·丧葬篇》记载:“苗地多产药饵……,其药名诡异,非方书所载,或吞或敷,奏效甚捷。”《兴仁县志》载白苗“喜居高山,常采草药,售于市,转徙不恒”。说明在这之前苗族医药已经形成,但苗医却长期地在“巫医合一”的医药卫生文化氛围之中传承。苗族医药作为一种传统医学被人们认识和重视是近代的事。汉医药的传入是在全面改土归流之后,而西医的传入则是在民国以后。在漫长的历史年月中,广大苗族人治病和保健全靠自己的苗医苗药。

土家族传统医药受本民族的梯玛文化影响,土老司(即“敬神的人”)用“法术”与医术和药物给病人治疗。土家族传统医药也受到巴文化、楚文化、巫文化、傩文化等多元文化的影响,使其早就被烙上了巫文化的印记,因而土家族民间也曾有医巫相伴并存的现象。从某种意义上讲,巫医对土家族传统的医药文化起到过一定的传承作用。

占卜是古人预测未来吉凶最常用的手段,也是历史上比较普遍的一种文化现象。巫师在诊病、测断预后时也用占卜。占卜方法,多种多样。如侗族、黎族曾盛行杯珓卜,侗族还曾有杯跤卜,水族、怒族、侗族、羌族曾有鸡蛋卜,不少民族有鸡卜,锡伯族用立筷子来卜知儿童病因,还用察灯笼火光的方法来诊病,瑶族过去在遇到大病、重病、危病时,用水卦和床卦,羌族用羊骨卜测问病因,水族曾用蛋卜、满族曾用铜镜和幌铃问卜、畲族用扁担卜、独龙族的刀卜叶卜竹卜、鄂伦春族用枪斧卜,苗族用于诊断疾病的占卜方法较多,如有草卜、米卜、草鞋卜、蛋卜、过阴、吊秤锤、照水碗等,怒族占卜诊病的有手卦、珠卦、酒卦、刀卦、竹签卦、鸡蛋卦、绵纸卦等法术。拉祜族巫师也常以占卜为诊断手段,判断预后,傈僳族用白纸占卜。以占卜测病的方法自古以来多种多样,其在各地的传承也各不一样,甚至还不同程度地影响到现代社会。

巫术曾被作为治疗的方法，如在历史上拉祜人发觉走路时脚酸腿痛，就认为是路神作怪，须祭送路神；身体不适，头晕、肚痛、眼红，则认为是遇上冷饭鬼、山鬼，须祭送冷饭鬼、山鬼；小孩常病咳嗽、感冒，认为是枕头鬼作祟，须祭祀枕头鬼。由于受灵魂不灭观念的影响，一些民族则认为人既有肉体也有灵体，当人的肉体出生时灵体就附带而来。若人的肉体死亡后而亡灵不灭，灵体还可投胎等等。假如人的灵体离开人时，人就会生病。白族、蒙古族的博教、以及傈僳族民间都曾有此观念。还有一些少数民族曾行黑巫术，用“五海”、“放禁”咒人生病，巫师以“扎布人”、“放阴箭”、“放飞刀”、“埋狗头”、“扎鸡头”、“封八字”的方术，使人生病或病死，或用巫术勾摄某人的灵魂使其人生病等等。不过这种黑巫术历来被世人所反对，进入现代社会以后基本上被革除。

如上所述，既然人们认为鬼神能致病，那么通过温和的方术如祈祝禳治就可能祛病。人们遂认为是哪个或哪些鬼作祟使人生病，就祭那个或那些鬼。这在苗族、黎族、达斡尔、白族、基诺族、傈僳族、鄂伦春族、鄂温克族、满族、苗族、毛南族、怒族、土家族、维吾尔族、彝族、瑶族民间，以往都有过此俗。另有以驱赶鬼神的方术来治病的，德昂族、侗族、高山族、蒙古族、普米族、羌族、撒拉族、畲族、土家族、维吾尔族、瑶族、彝族、壮族等民间都曾有过此俗。还有使离体之魂回归的方术，如侗族、京族、壮族都有“赎魂”仪式。汉族治小孩受惊有“收惊”和“叫魂”术，壮族、苗族、拉祜族、黎族、土家族、仫佬族过去为病人“招魂”，锡伯族用“摆灯笼”的方式为有病儿童招魂，皆为巫术。而赫哲族、蒙古族、鄂温克族、仡佬族、毛南族、门巴族等族常采用综合巫术来治病。蒙古族博教巫师为治病而举行的宗教仪式称“行博”。一般经历祈祷请神、附体下神和送神三个基本程式。其中有包括询问病人病因、占卜和说教等。博治病时据说在必要时甚至用嘴咬烧红的铁，然后向病人的患处喷热气，或用光脚板踩踏烧红的铁铧，然后再去踩病人的患处。有的博或用草或纸做成偶像然后烧掉，替病人祛除病祸，称之为“送替死鬼”。也有“叫魂”的。蒙古族博教巫师用法器或灵物治病。哈萨克族巫师用向病人的胳膊或胸脯喷水、写祷文、祈祷等方法，以医治“过敏症”、“传染病”、惊恐症、癫痫病、精神失常等病。柯尔克孜族巫师曾有借畜祛病、跨人体除病、匕首驱魔等。毛南族曾有围村、安灶、开库、夜啼书等治病的巫术。锡伯族曾信奉火神，故有以借火神之力驱除病魔的法术。壮族也曾有“青符压鬼”、“别针平安”、“挂镜照妖”的驱病巫术。

毛南族过去用芦苇草叶打结制成的驱鬼灵物叫“榜”，据说在外出或居家都有用场。不少巫师兼通医药，如白族、独龙族、哈尼族、哈萨克族、蒙古族博教巫师除了行祭祀神灵，驱逐病魔等巫术之外，也为患者摸脉诊断，施用按摩、冷热敷、放血、正骨等民间医术和用药物治疗疾病。

原始宗教的巫术在相当大的程度上有背于医学科学，但有对病人及其家属的安慰功效，也有传承医术和草药等疗法的作用。仫佬族主要聚居在广西罗城仫佬族自治县，他们早期信奉社王神，依靠草药、巫医治病，至今尚未形成比较成熟的本民族医药学。

纳西族医药学的成就被纳西先民以自己的象形文字写进了东巴经书中，内容包括人类的起源、发展、病因学、诊断学，药物学和治疗学。纳西族的医学以“精威五行”和“金蛙八卦”为其基本理论。其医药知识与原始宗教交织在一起，具有神秘的色彩。纳西族的神职人员“东巴”多兼做“医生”，故纳西族的传统医药学往往被称之为“东巴医药学”。20世纪初有人搜集玉龙本草标本三百二十八种，整理成册，阐述了纳西族用药的有关情况。1990年发现的东巴文医药经书，记载了五十多种病症，六十余张处方。纳西族先民很早就以草药防病治病并延续至今，民间巫医一般掌握数十种当地草药，以及行施扎针、拔火罐、草药熏鼻、火草点穴，草药外治等方法。清代丽江鸣音乡冷水沟大东巴阿普肯命的本草专著《称恩说律》载草药200余种，他医术精深，其书也在东巴之间流传甚广。纳西族在应用本民族医术治病的同时，也应用其它民族的医药手段治病。

高山族是对台湾省原有少数民族的统称，包含泰雅、赛夏、布农、曹、鲁凯、排湾、卑南、阿美、雅美等族在内。高山族的原始文化与大陆东南沿海的原始文化同属一个类型，他们的先民也曾相信巫医，并在相当长的历史时期中，他们医巫不分。巫医常所使用的物品有巫具箱、神珠盒、陶管珠、猪骨、猪皮、小铁刀等。台湾排湾族巫医治病，常右手持小刀，左手持猪骨、皮，坐于祭板前。在祭板上一般置巫具箱、葫芦、神珠盒等，在右下角置树叶。巫医以小刀切割猪皮置树叶上，然后把叶子向外抛去，以示祭诸神，求得鬼神息怒而期望患者病愈。

高山族同胞后来在与汉族的文化交流中，逐渐地学到了许多祖国医药卫生知识，以及制药技术与一些珍贵药材的培植方法，并为南药的发展作出了应有的贡献。樟脑是台湾的特产，它有杀虫辟蠹、通窍辟恶、祛寒湿、治癣疥等功用，也是高山族民间常用药之一。在长期的生产活动中，高山族人民掌握了一些医疗保健知识及治疗方法，并把这些医药卫生学知识应用到内、外、妇、儿科各科疾病的防治方面。高山族民间禁忌近亲通婚，有的连同姓之间也禁忌通婚。高山族有文身、嚼槟榔等风俗，据说这些也都是出于他们生活及健康的一种需要。

基诺族主要分布在云南省，至 20 世纪 50 年代，基诺族尚处于原始社会末期。基诺族有自己本民族传统的医药，但也曾有治病求巫医的习俗，如举行各种祭祀活动，通过念咒作法以解除病人的心理压力，消除恐惧，以达治病的目的。相传基诺族的老医祖是阿匹欧欧，她是创世女神的化身。基诺族医药文化由于尚处经验医学阶段，还没有形成其系统的病理学，但基诺族医者认为人体内脏的各系统、各组织器官都相互协调、相互滋助，同时也相互制约，从而保持了机体的相互平衡，维持人体的生命活动。基诺医大多数都通过眼望、口问、手摸三种方法来了解患者的病史、病情、临床症状及体征。然后根据所得到的资料，综合分析、归纳推断，得出对“病”的诊断，以此作为立法、组方、用药的依据。基诺族医师治疗方法有药物治疗法、按摩，刮痧、拨火罐、扣击、拍打和精神疗法等，据说对治疗多种常见病疗效颇佳。

佤族主要分布在云南省，在历史上佤族的“魔巴”多兼巫医。“魔巴”的社会地位较高。其治病主要是“神药两解”。水族聚居在贵州省，他们也曾长期巫医两用。

德昂族认为人的生老病死、疾病流行等，皆由恶魔缠身。德昂族有专门的驱鬼活动——恶哄，将恶鬼驱赶出寨子。侗族对于致病的瘟神、痘娘（天花），采用先礼后兵，即请法师敬祭，若仍不肯罢休，再采用驱、打、撵、塞、避等法。也采用“打邪家”，驱鬼安魂；或“跳端公”驱鬼。黎族则通过“念氏族谱系”请祖先驱鬼；用“系保安线”的办法来驱鬼。就连高山族、蒙古族、普米族、羌族、撒拉族、畲族、土家族、维吾尔族、瑶族、彝族、壮族都有此类记载。

侗族每逢有人生病，就举行“降童子”，企图将病人的魂魄从瘟神那里夺回来。侗族的“赎魂”的仪式，是在夜里举行，巫师陪病人带着祭品到野外敬鬼神。据说在敬鬼神时，须砍一个带叶的树枝插在地上，巫师一边念咒，一边卜卦。若得阴卦，说明同意赎回。然后在花树上找，倘若找到蜘蛛，则将它放入预先准备的纸筒里装好，并且认定病人体内的魂魄已经赎回。就在回家以后，用蓝布缝一个小袋，用三片茶叶和七粒白米（象征病人的“三魂七魄”），连同蜘蛛一起装入袋内，封好后给病人背在身上。认为这样灵魂才得以附体，病人方可康复。京族有“麻蓝赎魂”，壮族也有“赎魂”方术。侗族若遇到小孩受惊吓后夜眠不安，精神不振，额头青筋显现，尤以印堂处更为明显。此时就要请巫师进行“收吓”，给小孩收回受惊魂魄。其方术是：巫师面对病孩念咒，在小孩额头、印堂上画一道符，再在小孩手（男左女右）画一道符，然后将手掌收拢握拳即可；另外，还采用“叫魂”，将小孩因惊吓而失落的灵魂呼唤回来。居住在贵州天柱、锦屏、剑河一带的侗族，当人生病时，则举行“吃全猪”仪式，企图以此达到保魂的目的。俄罗斯也有遇小儿惊吓而采用“收魂”来驱鬼的方术。黎族为病人招魂的方术有“娘母招魂”、“跳祖先舞”等，属于巫术范畴。壮族有“招生人魂”的方术。锡伯族有为儿童招魂的“摆灯笼”，以及直接称之为“招魂”的巫术。苗族认为小孩最易掉魂，孩子面黄肌瘦，吃不下饭又查不出什么原因，就得请巫师来“叫魂”。拉祜族认为生病是病人的魂离开了自已的肉身，漂游到祖先生活过的地方去了。因此，要请巫师“摩八”来“叫魂”。“叫魂”又有“叫人魂”和“叫水魂”之不同。仫族族遇小孩生病也请法师“叫魂”。土家族若小孩不思饮食，终日昏昏沉沉，日见枯瘦，须作“喊魂”，将被吓丢失的魂魄喊回。彝族民间有“哈咕”方术，“哈咕”的汉语意思即谓“叫魂”。

蒙古族博教巫师为治病而举行的宗教仪式称“行博”。一般经历祈祷请神、附体下神和送神三个基本程式。其中有向巫师“博”或“巫都干”询问病人病因等困惑问题，求其占卜和说教。在古代，有的“博”也用一些极端的手段治病，例如嘴咬烧红的炒铁，然后往病人的患处喷热气，或用光脚踩踏烧红的铧，然后再用光脚去踩病人的患处。有的“博”用草或纸做成偶像然后烧掉，替病人祛除病祸，所谓“送替死鬼”。也有的“博”用“叫魂”法。“博”和“巫都干”的治病方法，除了用祭祀有关神灵，驱逐恶魔等巫术之外，用一些合乎科学的治疗方法。蒙古族博教巫师专门用来治疗的法器叫“吉达”，也称“七星宝剑”，将它放在病人的某个部位或某个器官上面，然后再诵咒治疗。此外，还有两种法鞭，一种叫"恶力奄鞭"，专门用于治疗"安代病"；另一种叫"晃哄鞭"(铃鞭)，主要用于驱除病人身上的"病魔"(科尔沁"博"通常也用此鞭来治疗"安代病")

维吾尔族从三叉路口或大路中央拾些草木棍，在石板、土坯或"砍土镘"上点燃使其冒烟，并让病人跨过青烟，认为"熏烟术"可以消灾祛病。维吾尔族有移病于它物的祛病巫术，如移病于动物的"阿西拉希"，移病于食物的"阿瓦克饭"，移病于鸡蛋的"移病于蛋"，移牙病于树的"移栽病牙"等等。

哈萨克族巫师"毛拉"兼搞宗教医学，他们向病人的胳膊或胸脯喷水，欲以医治"过敏症"和"传染病"；认为通过祈祷，可以医治惊恐症、精神失常，甚至危重病情。为了给癫痫病人驱邪，"毛拉"在纸上写一句祷文，迭三折包在干净布里做成护身符，缝在患者的衣襟或衣领背后；用笔在碗里写祷文，随后用水洗涮叫患者服用。哈萨克族认为，巫师"巴克思"有治愈疾病的技能。如果有人昏迷、精神失常和妇女难产时，请"巴思达"来念经、祷告、跳神或聚在牲畜旁边，对唱"巴迪克歌"，认为这样可祛除疾病，或驱邪外出，向自然界转移疾病，从而达到治愈的目的。哈萨克族有些"巴思达"在从事巫术活动的同时，也采用民间医药，为患者摸脉诊断，用药物治疗疾病。

柯尔克孜族巫师有借畜祛病、跨人体除病、匕首驱魔、乌楚克塔西等。毛南族治病巫术有围村、安灶、开库、夜啼书等。锡伯族信奉火，常借火神之力驱除病魔，方法是"摩擦木梳"；还采用"感应巫术"。壮族驱病巫术有"青符压鬼"、"别针平安"、"挂镜照妖"。

毛南族用以驱除魔鬼凶神的灵物"榜"，系用芦苇草叶打结制成。它可用于外出口渴要喝山泉时，放一支"榜"于水边，认为喝了不会生病；家中有人生病，放置"榜"于大门边，以示外人不能把魔鬼带进屋内；带饭出门，在饭篮上放一支"榜"，意为不会被魔鬼作祟生病等。

白族的巫师懂得医药。独龙族的巫师"龙萨"除替病人驱鬼外，还治病。侗族巫医安坛供奉药王，颇通医药。哈尼族的巫师"贝玛"，驱赶各种鬼魔，同时也常兼施以一些医药。

鄂伦春族曾信奉多神，认为有些神会使人生病，如主宰各种疾病的神、司周身疼痛的神、能使人昏迷不醒的神、主头痛胸痛的神、主疯的神等，而主天花、麻疹、伤寒及发热病的都是一些女神。鄂温克族、达斡族、毛南族、布依族、怒等族民间也有类似神灵致病的原始信俗。

纵观医史，几乎是所有的民族，大都经历过“巫医并存”这样一个特殊的历史阶段。甚至“巫医”的影响，在世界上至今仍未彻底绝迹。“巫”是古老的原始宗教的一种表现形式，历史上它的影响大小及其存在的时间长短，在各民族历史上是有所差异的。历史上的匈奴族相信巫医，据文献记载，匈奴本民族的医生（属于巫医），治疗外创重症有用干羊粪热熏的方法。这在《汉书·苏武传》和《治百病方》中有具体的方药和验案。同时热熨法和刺血疗法也颇盛行。《魏书》说：“乌丸，东胡也。匈奴冒顿么其国，余类保乌丸山，因以为号焉……俗有病，知以艾灸，或烧石自熨，烧地卧上，或随病痛处以刀决脉出血，无针药。”由此可见，历史上的“巫医”其本身就带有“巫”和“医”的特色，因而有关医药民俗中传流至今的“巫医”文化就不难理解了。

在人类历史的早期阶段，巫师们所拥有的知识曾高于一般人，当巫师出现后，又往往承担着治病的职能，巫师在治疗疾病时，有时施行巫术，有时也用医药技术，其中有的巫师更偏重于医。《山海经·大荒西经》说：“有灵山：巫咸、巫即、巫肦、巫彭、巫姑、巫真、巫礼、巫抵、巫谢、巫罗，十巫从此升降，百药爰在”。《海内西经》说：“巫彭、巫抵、巫阳、巫履、巫凡、巫相，……皆操不死之药以距之。”在《世本》中更进一步说：“巫彭初作医。”虽是人类在童年荒远时期的神话与传说，但却是一种可鉴的史影，并非空穴来风，在缺乏正史材料的情况下，也可作为一种医史的佐证。在人类医药卫生文化早期发展的一定阶段，巫师曾将最初的医疗活动和知识集中起来，并加以神秘的思考，使之系统化，有其历史的作用。

巫彭是传说中之巫医，《山海经》有载。《说文解字》有“巫彭初作医”的记述。据考，巫彭乃黄帝臣，帝命与桐君处方尽饵，湔浣刺治。一说巫彭是商周之际的一位巫医，其医疗除用巫术为人治病外，还掌握有药物知识为人治疗疾病。

巫妨也是传说中之巫医，一作巫方。隋巢元方《诸病源候论》中说：“中古有巫方，立小儿《颅囟经》，以占夭寿，判疾病死生，世所相传，有小儿方焉。”可知他是上古时期擅长于小儿科的一位巫医。

在古代，巫无论作为一种宗教，还是一种从事巫教职业的人，或是在广义上作为一种文化，其复合体是伴随着历史的前进从“野蛮时代”而跨进文明社会门坎的。其形式或许在变，但巫文化的内核、价值取向，以及它的发展定势是不易改变的，只是科学的发展会挤压巫的生存和发展空间。当科学的发展昌明了，巫文化的灵光才能暗淡失色。

殷商时正是巫文化盛行的时期，在殷商以前的城子崖遗址中，考古发现有十六块都带有钻痕的卜骨，可以推知是当时的“巫”所为，他（们）可能拥有一些文化知识，是当时的文化人。

大量的民族志史料也证明，人类文明的早期，巫医在医药活动中曾充当过重要角色。鄂伦春族的“屋托领”是指得了天花或麻疹而又病愈的人演变而来的，专为天花或麻疹患者治病；达斡尔族的“巴西尔”，以领娘娘神专治疥癣和骨伤等病，“巴列钦”是专治妇产科病的女巫医；锡伯族的“道奇”专供“狐家”和“仙家”，用巫术诊治疾病；赫哲族的“巴奇朗”也是专门治病的巫医。早在《管子·权修篇》中就记载：“上恃龟筮，好用巫医。”一直到汉代，在匈奴人中间“巫医”承担着重要的医疗治病的角色。

巫是古老的原始宗教的一种表现形式。由于少数民族大多居住在边远山区，生产力比较落后，原始宗教的影响更为明显。而且，这种影响至今在有的少数民族中仍然存在。通过对有关文献和古风遗存的考察，发现其影响主要表现为对疾病病因的认识、诊断手段、治疗方法和预防卫生等方面。

巫对医学的发展曾起过一定的作用，特别在史前时期更是如此。但巫与医毕竟不是同源的东西，而当巫医成为医药科学发展阻力的时候，巫医则走向其反动的方面，“巫”与“医”的对抗和分道是必然的事情。“巫”与“医”二者曾有合流，最终却分流各行其道，它们是两种不同质的、不同取向的文化。医药的萌芽比巫的出现要早，“医”也不起源于“巫”，只是各自在其发展的某一个历史阶段，二者同路相伴而已。

3. 傩与医药卫生

傩文化最初就与医学有关。傩舞之风，在周代颇盛。大傩是在腊月前驱逐疫鬼的一种巫术活动。舞者头戴假面具，手持干戚等兵器，用以驱除疫鬼，或曰驱傩。后来由官方传播到民间，从北方转迁到南方，有许多傩面具，在西南民间、民族地区保存最多。这种傩舞，后来成为民间的一种巫舞。

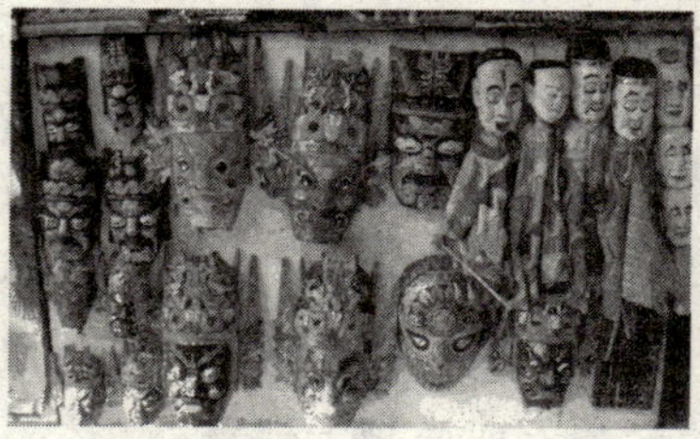
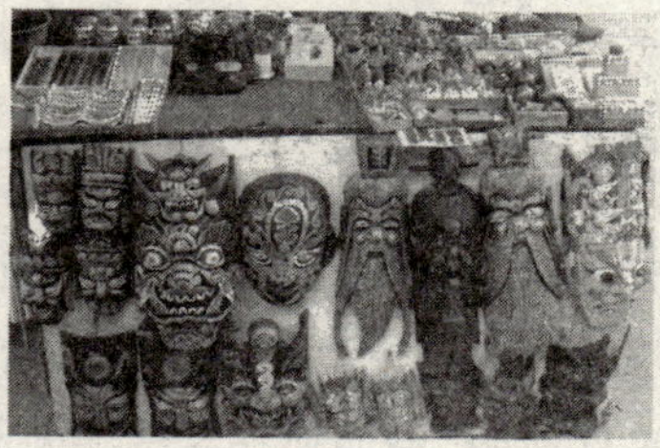

傩面具

《后汉书·礼仪志》对大傩逐疫的仪式记述颇详：

“先腊一日大傩，谓之逐疫。其仪选中黄门子弟，年十岁以上，十二以下，百二十人……皆赤帻皂制执入鼗。方相氏黄金四目，蒙熊皮，玄衣朱裳，执戈扬盾。十二兽有衣毛角。中黄门行之，冗从仆射将之，以逐恶鬼于禁中。夜漏上水，朝臣会侍中、尚书、御史、谒者、虎贲、羽林、郎将、执事，皆赤帻陛卫，乘舆御前殿。黄门令奏曰：……请逐疫。于是中黄门倡，侲子和曰：甲作食凶，胇胃食虎，雄伯食魅，腾简食不祥，揽诸食咎，伯奇食梦，强梁祖明共食磔死寄生，委随食观，错断食巨，穷奇腾根共食蛊。凡使十二神，追恶凶，赫女躯，拉汝干节，解汝肉，抽汝肺肠。汝不急去，后者为粮。因作方相与十二兽舞，欢呼周遍，前后省三过．持炬火送疫出端门。外驺骑，传炬出宫，司马阙门，门外五营骑士，传火弃雒水中。百官宫府，各以木面兽能为傩人师讫。设桃梗郁儡苇茭毕，执事陛者罢。苇戟桃杖，以赐公卿将军特侯诸侯云。”

这是何等的规模、何等的威势煊赫而又诚笃虔信的巫术仪式！从帝王到臣下，一年的健康无疫、身家性命尽委于此举了，这都是基于巫文化的力量。

有人认为《九歌》中的“大司命”也是一首傩祭驱逐瘟疫之神的歌。其中有对瘟神下降时的狂傲姿态的描述，也有人与瘟神互动以及群众驱疫胜利的场景。

侗族信奉多神，其中有医仙、药仙、传播天花的“萨多”等。侗族的“冲傩”又称“侗傩”，或称巫师。以往人们误认为，人失去灵魂才生病，生病是由鬼神作祟所致，必须进行“招魂”。据说招魂仪式是由“冲傩”将画好的五张神像置于前额，用红布包扎，一般无傩面，或有的地区头戴傩面，而不必将神像置于额前。另有四个木偶像，两大两小，排列在病人床前，“冲傩”手持师刀令牌，念咒语，施法术，然后由“冲傩”的助手“敢僮”到野外去追魂，或在外捉到几个虫子，将虫子置于病人枕旁，表示灵魂已被召回。侗族的“冲傩”或据病人患病的时间测算病人患的是“命病”还是“身病”。凡认为鬼怪致病的称之为“命病”，即敬奉鬼神求其和解；非鬼怪致病的称之为“身病”，即用药物治疗。一般“冲傩”要掌握几十个病症和近百种的常用药物。如咳血用中药仙鹤草煎服，治便血病症时常煎服草药胡颓子或尚靠告挝等。

有人认为大傩之舞后来演变成为萨满教而流行于中国的北方、苏联西伯利亚及爱斯基摩人之中。《鸡林·旧闻录》称：萨满教为东夷一种宗教，在很早以前，满洲地区民间有迷信萨满教的习俗。其后萨满教传播到了松、黑、马三江下游一带。南及朝鲜咸镜诸道，都曾盛行萨满教。凡人患病辄延男巫（男萨满），亦有女觋（女萨满）到病家来。萨满作法时左执鼓，以铁丝贯钱数十枚，敲鼓，蹈足而行。援桴鼓之，使钱不相并，取其铮锹有声。腰围裙曳地，先喃喃作咒，旋作狐鼠精魅说话。能作幻术，以利刃刺病人患处，甚至截作两段，刀出如故。吉林临江等处亦有此陋俗。这是萨满巫师单人作傩的样式。当年的清皇宫内，中国云贵等省，都有或单人、或数人的方相巫师作此傩舞，头戴鬼怪面具，手执戈矛及乐器，身穿盔甲，貌似一副誓与鬼怪魑魅决一死战的架势，表现出激越昂扬的姿态。

在中国南方的一些少数民族中也有类似大傩逐疫的宗教仪式。独龙族的“南木萨”（或“纳木萨”）即民间巫师，被当地人认为是“天上派下治病的终身朋友”。其下属有四至十个助手，各司治病、救魂、砍鬼及占卜等职。“南木萨”有所谓的“慧眼”，据说能看见人体病根；“南木萨”为人治病时“滴天药”于病人头顶，施障眼法隔着病人肌体取出诸如小黑石头、绳索等物，或用嘴吸出黑沙水之类，谓之病邪物。进行这些仪式时，“南木萨”摇法器铜铃，敲单面皮鼓，腰围嵌海贝腰带等，边歌边舞。这在文化学上属于萨满巫师的傩术类。

4. 萨满教与原始的医疗

萨满教的流行相当广，北亚通古斯语各族也都信仰萨满教。萨满教作为一种原始宗教，也曾在西伯利亚、中亚、西亚、东北亚、南亚，甚至在北欧、北美、南美和非洲的一些地区和民族中也有流行。在中国，萨满教主要流行于北方阿尔泰语系诸民族中，例如曾在蒙古族、锡伯族、达斡尔族、鄂温克族、鄂伦春族、赫哲族、维吾尔族、哈萨克、柯尔克孜、满族等少数民族中流行过。萨满教的核心思想是相信万物有灵。

萨满，又作沙曼、萨玛、沙玛、撒麻、撒瞒、珊蛮等。萨满是原始宗教萨满

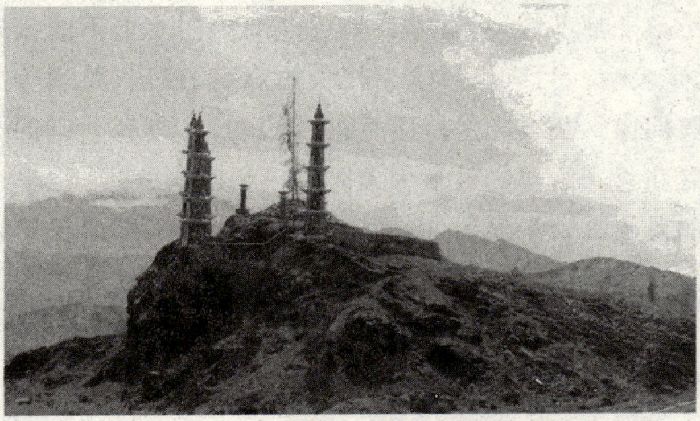

敖包

教的代言人——巫师，男女皆可充当。《三朝北盟会编》一书说："珊蛮者，女贞语巫妪也，以其变通如神。" 萨满的职能有多种多样，担任巫医为治病是萨满的职能之一。锡伯族的萨满多由女性充当，专治那些久治不愈的病，一般多系神经精神病。锡伯族的萨满也采用一些术式、咒语、药物、器具等为人治病。美国学者摩尔在《宗教的出生与长成》中说："人病了，除请萨满作法赶鬼之外，同时还须服用药草、树根及吐泻之剂，并受熏灸和按摩，而野蛮人所用的药和所施的熏灸按摩，有的真有治病的功效，等到以上所说的几项成为驱鬼术中非有不可的部分时，萨满也就成了医士的先驱。"这说明早期的

"巫"与"医"之间并不完全对立绝缘，而在人类童年时期的社会环境中和文化背景下，"巫"与"医"在技艺方面有一定的联系。萨满与精神病症往往有他们的某种不解之缘，据有关民族志学资料所见，北亚各族的精神病，北极歇斯底里，俄罗斯的一种狂症，这些病人在其发病时与萨满作法时的表现非常相似。所以不少研究萨满文化的学者认为，萨满几乎无一不是时作癫狂的精神失常者。弗·格·博格拉兹在《楚克奇人》一书中写道："可充任萨满者，往往是那些神经质的，易于激奋的人。在楚克奇人中，我所遇到的萨满，无不动辄即如癫似狂。许多人几近歇斯底里，有些简直到了半疯癫的地步。"萨满有男有女。凡充当萨满，都必须向有经验的老萨满学习神词、神术，学习给人诊治疾病的方术，3 年期满方可为人治病。在萨满文化熏陶下，人们也相信萨满能驱邪治病。萨满一般可分为四种类型：即送魂萨满，能治一般病；"巴奇兰"，既能卜卦，又能治一般病；专主祈祷或向神说情的萨满；"阿哈"是能治精神病和时疫病的萨满，他所领的"德斯户"，据说是最清洁的神。妇女和小孩子都不能接近，尤其是行经期的妇女更不能接近她，否则就会生大病，乃至丧命。另有以旗子为代表的瘟病、痘疹、黄病等病的标帜，以及伤寒娘娘等偶像。萨满既主持原生巫教活动，又具有一定的文化知识，时常还能用天然药物和简单的医术为人防治一些疾病。

据有关的民族志资料显示，萨满出于对民族的高度责任感，治病时十分的虔诚认真。大凡要作一名称职的萨满，平时还须要修练功夫，千方百计使其能够精力充足，以完成各种神秘的技艺；并注重修身养性，常远离村寨去山林静坐默思，颐气养神，以便在治病时发挥其主观能动性。

萨满治病是一个复杂的过程，其间医术与巫术密切结合，其结果主要的可能是心理治疗与医疗效果共同在发挥作用。当然，萨满治病过程始终体现着萨满教的思想观念，医疗活动皆服从于此。萨满在诊断、卜测患病原因时，惯常要把病因与神灵罪责、祖先见怪、恶魔作祟相联系，并相应地采取献牲、还愿、跳神、与恶魔斗法、过阴追魂等法术措施用来治病。萨满的诸种疗术多在跳神治病的仪式中施行，或成为萨满教仪式的重要组成部分；萨满所用药物也多被视为神赐之物。即使是萨满随时进行的医疗活动，也是以萨满教观念为统帅的。勿庸置疑，从表现形式上看，萨满作为医者，主要通过为族人跳神治病体现出来。萨满及其被治疗的患者在治病过程中，所持有和显露出的观念以及萨满所采用的形式无不带有神秘色彩。但萨满医药与方术却也时常在发挥着它实际的医疗保健等功效。

赫哲族聚居在松花江、黑龙江和乌苏里江沿岸，他们以渔猎生产为主，兼采药，拥有一定的医药经验。他们信萨满教，医巫不分，使用当地草药治疗各种疾患，发现传染病则“用车载病者，於深山大谷以避之”。采取的是这种原始的隔离措施。但赫哲族所信奉的萨满教中，其医病的萨满称作“巴奇兰”，而主治精神病和时疫病症的萨满则称作“阿哈”。“阿哈”是娘娘神的奴仆。娘娘神种类很多，其中有瘟症娘娘、天花娘娘、麻疹娘娘、水痘娘娘等。有人生病，举行“萨满得染”（跳神祛病）仪式。一般分四步，即：请神；探病因；抓魂；谢神。它综合了祭神、收魂等巫术。在原始宗教活动中的萨满治病具有心理暗示作用，采取心理疏导、祝说病由、音乐舞蹈的方式与方法。赫哲人过去在相当长的时期内有病靠萨满。天花、霍乱、黄疸、伤寒、痢疾等传染病不知夺取了多少人的生命。有的全村而丧、有的合家而亡。相传在一次天花大流行中一个赫哲人村庄死得只剩一位老人，他悲伤欲绝、眼泪都哭干了，于是创造了“口衔琴”，用弹奏来表达赫哲人的悲哀，每次弹奏，总使人们听得同情落泪。

鄂伦春族聚居在黑龙江省和内蒙古自治区的东北部，曾以巫术治病，兼用草药等治疗多种疾病。鄂伦春族的聚居在萨满医药文化颇盛的地区，常用的植物药多供外洗、内服、食疗。医疗法还有拔罐、按摩、热敷、捏法、刮眼皮、针刺，以及用矿泉水洗浴，用于多种病的治疗。

鄂温克族自称是“住在大森林怀抱中的人们”。他们传统信仰萨满教，部分人同时信仰藏传佛教或东正教，甚至还保留着原始图腾崇拜的遗风。过去长期医巫不分。

老萨满为人治病，采药、取药、制药，掌握一些有疗效的动植物药，为牢记其形态，不忘其疗效，萨满常用这些动、植物形体制成许多神偶。如蟾蜍皮，治口眼歪斜、心脏衰弱、疗毒等。北方满族、鄂伦春、鄂温克、赫哲和西伯利亚地区的尼夫赫、埃文基等民族都敬刺猬为神，常以木雕刻其神偶敬奉，或将刺猬皮晒干，直接奉为偶神。萨满得知刺猬皮具有行气止痛、止血、止腹痛的功效，所以用刺猬皮来治疗反胃呕吐、肠风等急症。

萨满一般也珍藏着一些祖传验方，讲究采药、制药，因而萨满也往往成为该部族民间医药知识的传承人。在墨西哥发现有史前萨满诊疗的形象文物。印第安人的部落一但热病流行，萨满便用喷术进行集体治疗，消毒驱邪。喷术效果最佳者当是喷药，喷药前萨满必先漱口，口中不能有疮和牙病。喷药要用鼻子呼吸，瞬间喷出。医者喷药后要用白水嗽口或用解药。

萨满常用吸吮法治疗毒蛇咬伤、毒虫叮伤、疮疗等，用嘴吸出患者伤处的毒汁、脓血。吸毒时，不但很累，而且常有为此而中毒身亡的，这反映了萨满的一种悲壮的职业献身精神。中国珞巴族巫师也曾使用此法治病。

萨满在为人治病时，必然会将种种神秘的仪式和方法引用进来，随着萨满教观念的发展，其仪式日趋繁复。对萨满治病虔诚信服的患者，往往在接受萨满治疗后，常会解除心理负担，调动了他们的积极体能，因而有助于身体的康复。对于特定时代的特定群体来说，这些方法具有其积极的心理暗示作用。

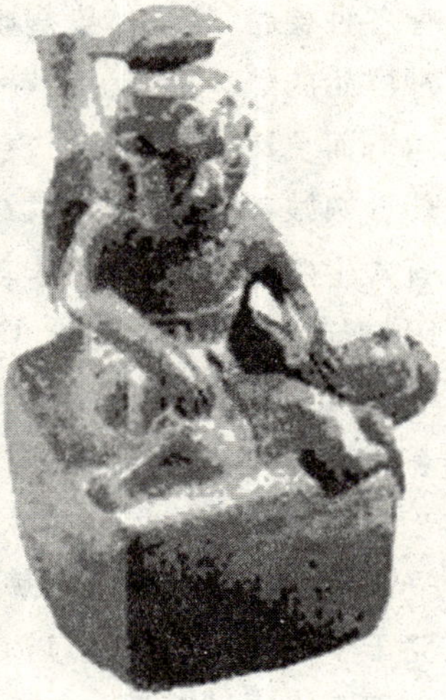

墨西哥文化中萨满诊疗像

在萨满教的神殿中，与疾病治疗有关的神计有司病神、药神、生育神等。达斡尔族供奉的娘娘神，有哦梅（主生育）、俄沃查（治瘟疹）、绥得（使眼光）、库库（管子孙）、乌吉乌（送生）、特者乌（养育），职司皆与儿童有关。

萨满教崇拜的七老星即北斗七星，认为七老星能赐给人民以健康和长寿。满族人家普遍祭祀的“佛多妈妈”，原为始母神，后演化为护婴女神。由于先民曾视疾病为某种超自然力所致，因而治疗这些疾病同样需要超自然的力量，由此就产生了形形色色的司病神。

萨满的知识相对较丰富，但其最主要的职责是祛邪除病。萨满在相当长的历史时期是唯一的医生。萨满对传承医疗经验，在改变氏族的生存境遇和条件，解除族人的一些病患，同时也有助于人口数量的相对稳定与增加，在这些方面萨满有其贡献。

萨满教是维护氏族自身存在意识的产物。萨满医对族人治病祛患的责任感强，世代传承着为氏族服务的精神。满族的一位老萨满在遗训中说：萨满要有仆者的风格，寒来身御，危来首冲，百苦亲受，百草品尝，临危不惧，临难不惶，此类萨满众神拥之，众神亲之，因得神要，化险为夷。这也是萨满医精神的写照。萨满还负责婚育指导、妇婴保健等。他们通晓催生术、保胎术和孕妇营养知识。

蒙古族的“牙思必拉其博”，即专门从事接骨、正骨的博，他们治病不再降神，虽然有时也口中念念有词，或采用一些不无迷信色彩的方式，但是他们有一套相当精湛的技术，颇具科学道理，是非常珍贵的民族医学遗产。

蒙古族的整骨术与古老的巫都与博关系极为密切，从文化渊源上蒙古族民间习惯称自己的整骨术为整骨博。如内蒙古哲盟科尔沁传统蒙医正骨世家的正骨术是蒙医正骨术的典范，其创始人是娜仁·阿柏(1770～1855)，她被誉为科尔沁的正骨“神医”。娜仁·阿柏是蒙古族萨满大师呼和初后裔的徒弟，而呼和初则是成吉思汗当年最为崇拜的萨满大师。娜仁·阿柏是科尔沁萨满首领好布格太的后代，是真正的蒙古正骨术的“沃得根”(女性萨满医生)。她从小就聪明好学，经常向喇嘛医生学习蒙医药，通晓蒙医药。娜仁·阿柏在15岁时开始行医，遂在内科、神经科方面渐有名气，尤擅长于蒙医正骨术。娜仁·阿柏以视伤肢功能、听骨折擦音、问发病经过、察疼痛程度、摸伤肢变化等方法来诊断病情，并根据具体病情采取不同的措施。例如遇到开放型、或粉碎性骨折病人，娜仁·阿柏就先用挤取死碎骨的方法予以治疗，用蛇蛋花宝石按压法止血镇痛，再用青铜镜和银杯按摩接骨；遇到颅骨凹陷的骨折病人、或肋骨蹭型骨折的病人，则首先采用拔罐提骨复平法；遇到脊柱骨折病人采用两腿上吊牵拉法进行复位；四肢骨折时，用牛皮、髓骨、蒙古栋等夹板和兔子毛、绵羊绒毛、幼小兽类的皮、油鞣革等加压垫进行固定。娜仁·阿柏提倡对骨折病人要以食补，注意选用牛奶、牛羊肉、野兔肉和炒米等饮食。除此之外，她还提出了“以震治震”、“先震后静”、“震静结合”的方法，以人工震动来治疗脑震荡，配合蒙药来治疗骨折等等，甚有疗效。1800年秋季，在原哲里木盟十个蒙旗的三百名萨满进行法术和正骨比赛中，娜仁·阿柏技术超群，受到大王爷的尊崇，被赏赐以玉石腰带、七星宝剑、象牙筷子等奖品。娜仁·阿柏以其高尚的品德，精湛的医术受人们的尊敬和爱戴。她把自己七十年的正骨技术传授给儿子包达日玛，并留下训诫说：“做一名骨科医生，首先必须有一颗洁白得象牛奶一样纯洁的心。”她要求自己的学术继承人对病人要心地善良，不分贵贱，一视同仁。娜仁·阿柏不但医术上，而且在医德方面，皆堪称医家之楷模。在娜仁·阿柏去世之后，当地官府为她修建了陵墓。至今，每当清明节，都有人前往娜仁·阿柏的墓地去祭祀这位蒙古族正骨术的"沃得根"。

整骨喷酒法是一种留存至今的蒙古族传统疗术。整骨是医生用自己灵活的双手整复分散的骨折。喷酒法则是在喷酒的同时整复治疗骨折的一种方法，据说这是由古代萨满医生传下来的。

蒙古人称萨满教为博或黑教，蒙古人的安代博，主要以跳安代舞来治疗精神患者，缠魔安代的功能主要是治疗狂躁型精神病人，失恋安代的功能是治疗所思不遂，抑郁成疾的患者。这种古老的治病方式流传到近现代，并逐渐演变成蒙古民间以娱乐性和锻炼性为主体的安代舞。

安代病是蒙古族对年轻妇女因爱情和婚姻不幸所致的精神病症的统称，即"熬日嘎安代"。另外，还有一种称之为"阿达安代"，相当于民俗文化精神病的"附体病。"

本病以年轻妇女为多见。病因常与恋爱、婚姻不幸有最为直接的关系。患者不思饮食，沉默寡言，情绪抑郁，精神不振，日渐消瘦，重者则卧床不起，仅靠药物治疗往往难以取明显效果。

本病在蒙族民间最有效的疗法即安代舞与唱词，故名。安代舞可分为婚事安代舞、病魔安代舞和田间安代舞三种，其形式内容与唱词也不尽相同。而用于治疗本病的安代舞是乌日格安代舞。"安代"在蒙语中有"抬头"的词意，有的也译为"熬恩代"。其基本动作就是"踏地甩巾，绕场而歌。"唱词大多即兴而作，非常富有感染力。这是一种在蒙族群众中特别是在内蒙古东部区的哲里木盟和昭乌达盟一带流传的具有浓郁民族民俗特色的情志疗法。场地一般选在农家的脱谷场，场中心立一个石滚，晚上须要灯笼火把照明。乌日格安代舞一般分为八式：

一是招引。一开始舞动，歌手就用歌把病人引出来，病人通常由其丈夫或年长的妇女搀扶着走到舞场中央，在椅子上坐下。歌词如：把年的黑发放开啦，啊！安代！不要坐着发闷啦……。

二是诱导。用歌词和舞蹈来诱导、引导病人参与到人群中来。歌词如：爱情如落空，千万莫悲伤……。

三是激起。当病人被那欢快的舞姿和优美感人的唱词所唤起后，整个场面开始出现高潮。歌词如：走身下地舞起来，象旗子一样飘动，离开椅子站起来，跟着大家跳起来哟……。

四是联欢。其歌词、曲牌很多样。其中的歌词如:在那河的岸边上……唱呀!小姐哟!

五是问名。是探问病由,了解病人的心理状态,诱导病人说出自己内心的隐情。歌词如:名字叫做啥?街上见过面,赶猪说过话。门前曾相遇,赶牛把话拉。……红马恋马桩,孤家有牵挂。……说出真实话,真名叫什么?当病人开始答话时,歌手们便根据情况来劝导病人,安慰她受伤的心灵,歌词如:柳树长在哪里,它就在哪里扎根;你嫁到什么地方,就在哪里安息你的灵魂。……。

六是钻金门。待病人的病根找到了,场上的热烈气氛也到达高潮。由十二名歌手分成四组,每组三人,镇守东西南北四大门——四大天门,首席歌手领着病人从西门沿北门、东门对唱,当到南门时方钻开大门。首席歌手唱道:我女娃,命不佳,得了疾病害了她。……。

七是送病魔。在大路上烧掉象征病魔的草人,然后引病人跨过火,歌手唱朝代歌。

之后,引人走到备好鞍子的骏马前,把病人扶上马,送到事先安置好的保密地方,只有病人的丈夫、亲人中极少数知道其具体地方。

八是隐匿休养。待百日之后,病人往往可以康复如常,从此过上正常人的生活,病可告愈。在此期间,病人不许离开其住所,饮食起居均由其丈夫和亲属照顾,使病人得以安心静养,日渐康复。

相传很久很久以前,"在郭尔罗斯旗,有一位勤劳善良的吉尔格老人,膝下只有一个十六、七岁的女儿。这姑娘能歌善舞,是老人唯一的安慰。有一天,姑娘饮食不进,全身无力,精神萎靡。老人看着病重的女儿,焦急而心痛。他四处奔走,请求名医诊治,可是女儿的病情毫无起色,老人只好套上勒勒车,载着心爱的女儿,前往外地求医。他们不知求过多少神医手,女儿的病情仍无转机。一天老人拖着疲惫的双腿,赶着勒勒车来到黄沙弥漫的哲里木盟库伦旗,突然勒勒车轴断了。吉尔格勒老人看着奄奄一息的女儿,想着自己的命运,心里难过极了,为了抒发内心的哀怨,为了鼓舞病重的女儿,老人悲伤地绕着断轴的勒勒车,边歌边舞。""正当老人越唱越悲伤感人的时候,美丽的姑娘忽然慢慢地起来了,并走下勒勒车随着阿爸的歌舞,翩翩起舞,女儿和阿爸就这样唱着跳着,过路的客人都感动得和他们一起又唱又跳,舞圈一个又一个逐渐扩大着……。当人们尽情歌舞完后,这姑娘的病竟然奇迹般的好了。"(《上海中医药杂志》1980.4.44～45.)

按惯例安代舞一般于七、八月当地农闲季节进行，场地一般在碾打脱粒粮食的空场上进行，时间长短不一，要有较多的舞伴参与，病家事先必须准备好足够的米、面、油，置好休养地方、马匹和导具等。在休养期一般不服药，但饮食宜丰富，睡眠须保证。

人类医药文化的一些技艺不仅在医史的"活化石"中可以直观地觉察得到，而且在史前的文化遗存和古人类化石中也可看到其端睨。新石器时代是史前颅骨外科的巅峰时期，颅骨外科手术中的穿颅术又称作"钻孔术"或"环钻术"。而那种认定早在远古时代人们就做过此类手术的说法，曾使考古学家们感到难以接受。做过钻孔手术的最古老颅骨发现于欧洲，可以上溯到公元前六千年左右甚至一万年前。在印加考古中也发现有关于颅脑手术的壁画。穿颅术也在亚洲时有发现，1978 年天山阿拉沟塞人墓葬中，一青年妇女头顶部有一直径为 0.5 厘米的钻孔，是钻颅术所致。此与其它地方塞人墓葬出土的钻颅术所致的头骨相似，也可能是出于宗教与医药的某种需求。人类学家从公元前 6 世纪某些巴勒斯坦人颅骨上切割下来的方形小骨推测，这可能是人类的颅骨外科手术所留下的史证。可见穿颅术在远古人类的文化中曾普遍地存在过。

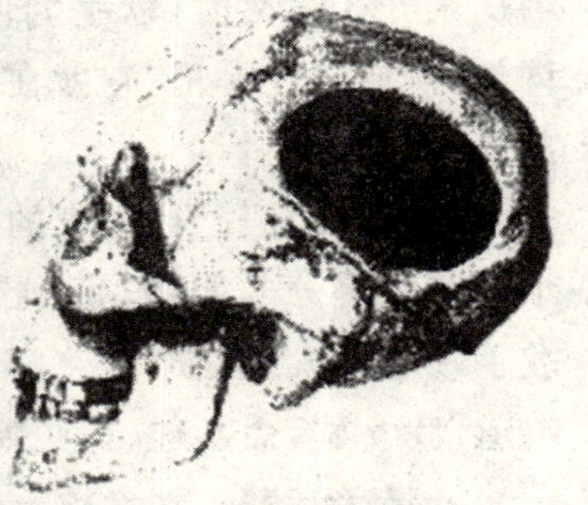
穿颅术化石

颅顶的钻孔器具是用锐利的石钻。在大量的穿颅手术头骨中，个别亦有存活的迹象。钻孔术后来很可能发展成为人们所接受的颅骨外科学的一种手术方法，被用来医治战场上的伤员。其初始的目的可能是基于某种宗教信仰的原因，如钻孔以求驱邪外出，止其头痛等等。

早期的针刺放血，也可能带有某种神秘的用意。远古先民所用的针具依时代而论，计有石针(砭石、砭针)、竹木针(箴)、骨针、陶针，甚至已使用了金属针(鍼)。《山海经·东山经》记载:"高氏之山，其上多玉，其下多箴石。"考古发现的刀形、剑形、针形砭石，多用来治痈肿，亦可刺络放血。或治疗小儿惊吓、风湿等症。

从以上的文化事象可以看出，"医""巫"并存的现象曾是历史上许多民族所共有的文化特征，医疗活动往往以巫为主，药也服从于“巫”，药力是通过巫力而显现的，巫师同时也是医生。巫师的重要职能之一，便是能为人们治病。“医”与“巫”，医疗和巫术密切结合，医术心理与巫术心理自然地结合，求药和求巫都统一于医疗活动中，这在史前医疗文化史上其实并不罕见，而是屡见不鲜。

“医”与“巫”的结合，使萨满的医疗活动带有极浓重的神秘色彩，随着自然科学和医学知识的不断积累，人们对自然和人类自身认识的不断提高，萨满治病则出现尴尬。而时光老人公正的评判证实，“医”与“巫”的分离是必然的，是不以人的意志为转移的。那种认为各民族之“医”多出于“巫”的说法是对医史的一种错觉，也是不符合历史实际的。

5. 原始宗教中的医药文化取向

医药卫生文化的载体是多样性的，而原始宗教并非是唯一的载体，其它有如民俗、行为、口传经验等等，也都可传承医药经验。

先民们在摄取食物的过程中认识了药物，有时治好了病，有时因饥不择食，或缺欠经验，引起食物中毒，在经验中得到启示，从食物中分化出药物。植物类药物的发现，与原始农业生产活动关系密切，动物类药与渔猎和畜牧关系紧密。以上这这些经验主要靠民俗传承。在一些少数民族尚无文字记载的历史年月里，医药卫生的经验靠民俗来继承和发挥作用，如普米族用野芦子藤打蜂虫，用羌活、独活、木通泡酒口服，治腰腿痛和风湿关节炎。鄂伦春族用熊胆拌温水，口服或擦患处治疗眼病；用摩加其、木克切草根或翁流东茎熬水口服治腹泻；用鹿心治咳嗽。鄂伦春族、佤族、景颇族等少数民族，虽无专职医生，但在民间却会拥有一定的用草药来治疗疾病的经验。由于

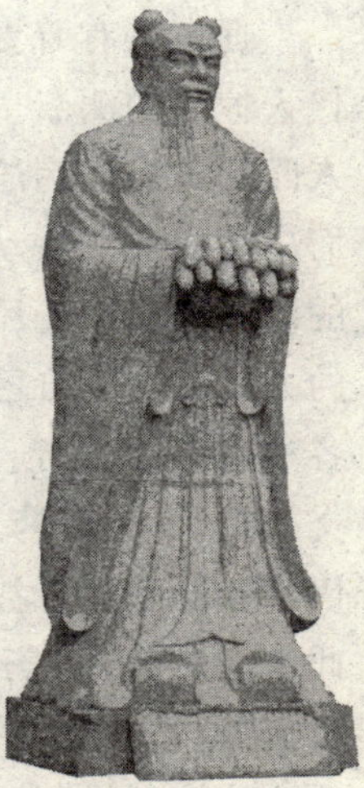

神农

农耕文化的崛起，也使得人们对植物药物的认识日益广泛。

在旧石器时代晚期的北京山顶洞文化遗址中，曾发现有赤铁矿粉末及用其染制的器物。新石器时代考古发现的某些葬俗，如头向、随葬生产和生活用品，人头面可能被普遍涂以红色染料等。据研究认为，这大概都带有对死者灵魂的一种缅怀之情，也从一个侧面说明，原始的巫教意识在那个遥远的年代里已经萌生。巫教开始是泛神论，认为一切都是有灵魂的。对于原始人来说，世上一切都是神秘的。在先民们的眼里，神灵充斥着整个世界和支配着一切。人们既要从事生产活动，为了生存的需要和族群的繁衍，在生产力还不发达的社会里，人们又要求借助于神灵的保佑，因而很需要一个能够沟通人与神的媒介，于是在巫教中就出现了“巫师”。“巫师”既要主持原生巫教活动，又具有一定的文化知识，能用医药为人防治一些疾病。赫哲族的修林库萨满，是专门治病的巫师，珞巴族的巫师“汝郭布”精于占卜和巫医，其中虽有荒唐之处，也不乏原始的医药知识与一些简单的治疗手段。

人类是天才的猜测者，大抵从人猿揖别之后，先民们在极其艰辛的生存实践中，就把敏锐的目光投向那广袤无垠的大地，星汉璀璨的苍穹，关注着大自然的一切，审视着这大千世界各种变幻难测的关系，莫明其中的奥秘。到后来，人们逐渐认识到，人是世间一切事物中最可宝贵的高级生命，为万灵之长，终于发觉人类及其文化本身才是一个耐人探索的谜宫。

远古人有着更灵敏的感觉，耳聪目明，凭着直觉、经验，往往会做出使现代人惊叹的测断。仰观天象，能识别日月星辰的变化、季节的更替、及其与人间的灾病疫疠的关系；俯察地貌，能辨识水土地理对人的损益。通过深入而广泛的实践活动，积累了朴素的医学预测学经验，孕育了传统医学预测学的萌芽。依据先民们的实践经验和对未来及未知的强烈神往，他们用神话的方式塑造了自己理念世界中的“先知”、“先觉”、“圣人”、“真人”、“神仙”等各种具有远见、预见才能的非凡人物。其如中国的伏羲、神农、黄帝，既是人文初祖，又是医药之神，是智慧的化身与传说中的祖宗形象。《医学源流歌》伊始就说道：“医之始，本伏羲，画卦发明阴阳理。制嫁娶，别男女，中华文明由此基。神农氏，辨药性，参赞天地造化功。教稼穑，讲养生，烝民粒食易膻腥。黄帝咨，师岐伯，《内经》作而医道备。明五气，合天人，发明针灸功最巍。”

传统医学预测学是世界各传统医学体系中不可或缺的组成部分，它凝聚了人类在漫长的沧桑岁月中所积淀下来的医学智慧，对人类的医疗保健事业发挥过并将继续发挥其应有的作用，并且还将会产生深远的良好影响。

许多民族志学资料及古文献记载上古的巫文化中包容着一些传统医学预测学的经验。巫作为那个时代的知识人，他们所掌握的预测知识与技艺埋藏在神秘文化体系之中。巫术预测作为后来传统医学预测学的伴影，曾长期影响着传统医学预测学的发展，这些都曾在医巫不分的时代互渗为用，而在医巫分流之后，巫术中的有关预测的内容被宗教与数术所继承，盘据在神秘主义的殿堂，传统医学预测学则以其科学性趋向于显示性雅文化，取向于文明并走上了科学的发展轨道。

认为医学起源于巫或巫医，持“巫源说”这种观点学者认为，医药从其开始就与宗教、巫术有着不可分割的联系。该观点在国际医学史界颇为流行。一个民族原始文化的起源，与该民族所信仰的原始宗教有着密切的关系。作为最早的医生，萨满在承担着为族人治病职责的同时，也以独特的方式对原始医学的起源和发展做出过一定的贡献。

原始人的集体表象意识，基本上属于一种下意识的精神活动，神秘互渗是一种不自主的思维观念，而当人类的意识发展到神秘互渗的阶段，可能已有了思维作为自己的言行指导，巫术成了巫师手中一种专利技术，行之不殆，笃行不衰。他们相信一切都是神秘互渗的。这种互渗挪移，可以通过巫师所操作的巫术行为做到，这是巫术行为的心理基础。巫术的行为心理基础即是神秘互渗律，但巫师能娴熟地运用它，目的是试图控制自然。其行为特征则主要是一种错误的联想造成的巫术技艺，通过这种技艺，企图达到巫术的目的。

相传古代曾有个一名曰俞跗的人，据《韩诗外传》记载：“中古之为医者曰俞跗。俞跗治病，不以汤药。搦木为脑，芒草为躯，吹窍定脑，死者复生。”又如《说苑·辨物》说：“中古之为医者曰俞跗，俞跗之为医也，搦髓脑，束肓膜，吹灼九窍而定经络。死人复为生人。故曰俞跗。”这种顺势巫术，在行事之先制造一个模拟的草偶人，对着草偶治病，误以为如此这般，真正的病人相应也会同时治好。据说大小凉山的巫术法师们曾长期沿用类似的作法。

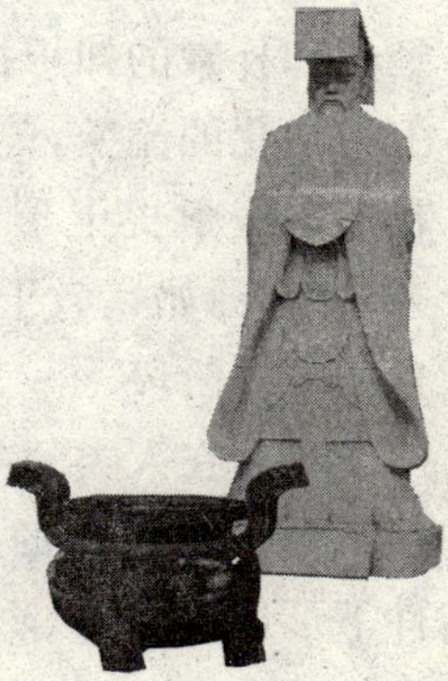

黄帝

《黄帝内经》在提到祝由术时说：黄帝问岐伯：我听

说往古的人们治病，只使用移精变气的治疗大法，可祝由而已。而当今社会上治病，则使用带有偏性的药物治其内，用针灸和砭石治其外，有时能治愈，有时也不能治愈，这是为什么呢？岐伯回答说：往古人居禽兽之间，动作以避寒，阴居以避暑，内无眷慕之累，外无伸宦之形。恬澹之世，邪不能深入也。所以唯用移精祝由的疗法就可以了。而当今之世则不然，忧患缘其内，苦形伤其外，又失四时之从，逆寒暑之宜，贼风数至，虚邪朝夕，内至五藏骨髓，外伤空窍肌肤，所以小病必甚，大病必死，因而用祝由之法已不能很有效地起作用了。(《素问·移精变气论》)《灵枢·贼风》中也有近似的记载：岐伯说：先前的巫医，因知百病之胜，并且先知其病之所从生，可祝而已。这里所谓的"祝由"，据唐代医家王冰的注释，是专指"祝说病由"。由此可知，上古时祝由治病，也是一种最基本的治疗方法；祝由或由巫医操作；基础是相信鬼神致病；岐伯将祝由愈病的原理解释为上古无邪深之病，精神气乱可用祝说病由而达到移精变气的目的，这与今日的某些心理治疗有其一致性；实际上在《黄帝内经》以前的医学时代，医事中不同程度地杂拌有巫术的一些成分。

古代的人应用占卜预测，对于疾病而言，似无直接的治疗作用，但对巫文化氛围中的病人心理的影响却是非常重要的，不亚于祝由术。占星、占梦与占筮术，也多与上古医学有一定的联系。

巫是人类史前历史发展到一定阶段才产生的。它从产生以后，曾把人类医药的经验予以汲取、传承变异，给比较质朴的医药经验和朴素的知识披上一层灵光，这种医药卫生文化的流变，曾在古代医学史上特别是在上古医学史上形成了一个医巫合流的混杂时期，原始宗教干预当时医药卫生科技文化的特殊阶段。

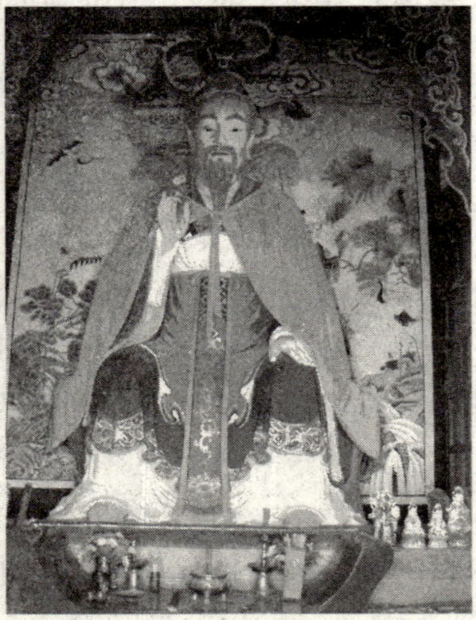
中华医祖岐伯

巫是在人类幼年时期社会生产力低下、认识和征服自然的能力较弱的特定历史条件下形成的，进入阶级社会后又带上某些人为的骗术，这也注定了它要走向衰落的必然去路。

随着中国古代农耕文明的崛起，人们在造成一个人化的环境的同时，逐渐地打破神秘主义的世界，显示了人的价值，不断冲淡对神的信仰。医药知识与经验开始逐渐从医巫合流的堤岸内分流出来，并按照自身的规律发展，而且愈向前发展，医巫的流向分歧愈明显。文化价值的取向成为医巫的分水岭，医药的取向是科学文明与精英文化，而巫则基本上转向下层位文化和神秘主义。

回顾巫医在医学发展史上的作用和地位，应当指出：在不同历史时期巫医的作用是很不相同的。在人类医药卫生文化诞生及其发展之初期，巫医作为有一定医药卫生知识的人，在积累总结利用医药卫生知识方面所起的作用，是应当给予以肯定的。然而当医药卫生文化发展到运用科学观点探求疾病病因和治疗的阶段时，巫医则不再是促进医学发展的力量，而是转化为阻力，甚至成为反医药卫生科学的一种势力。

《生存哲学》一书指出："宗教的世界萌发于一种人的独特的生活关系之中。在原始时代的条件下，原始的人类……逐渐意识到有一个远远超出其体力和职能所能企及的世界。对他来说，这一世界似乎能产生巨大的效力，使他无论打仗、狩猎、收获均遂如人意。相反，无论生、老、病、死或者失去妻儿和牛、羊都受到这个超然物外的世界的支配。所有这些，使人产生了一种试图改变这种不可思议的神奇作用的愿望及其实现的方式，而这种神奇的作用是人的体能、祈求、天资以及对这一世界的虔诚所不能左右的。因而希望将这些超凡的神的力量引向自己，希望与这些神建立特殊的关系以致和它融为一体。所有这些举动都导致了早期的宗教热情。随之出现了巫师这种职业。"但人类的一切知识和技艺，都是从实践中得来的，医药卫生的起源同样离不开人类的生活实践、生产实践、医疗实践和各种社会实践。实践出真知，实践是检验真理的唯一标准。一切医药卫生学经验和知识，须要无条件地接受医药卫生实践的不断验证，并在广泛深入的医药卫生实践中开拓前进，有所发现、有所发明、有所创造，不断地从必然王国趋向医药科学与真理的自由王国，才能使医药卫生学健康发展。

罗伯特·玛格塔《医学的历史》中指出："在人类寻求解除病痛的过程中，最初的方式是来自于巫师的实践。原始时期人们认识自然的力量十分有限。巫师们的职责使其在医学方面不断探索。慢慢地他们成了能辨认有害植物的人，成了能摹仿动物自疗或使用草药治病的智者，有趣的是这些不断发展起来的本领在他们眼里，却只是能帮助人们更加相信其符咒法力而已。”尽管这种说法有偏颇之处，所述的原始宗教与人类早期的医药文化却是不无关联的。

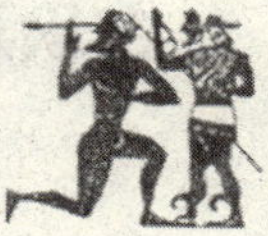

二 古代的民族宗教与医学

古代的民族宗教，是指古代文明社会的宗教而今已不再流传者，它既有其超越史前宗教自然崇拜和拜物教的方面，但又保留了史前宗教的某些残余。古代的民族宗教与医药卫生文明有着一定的联系，从“太阳升起的亚细亚”至“日中的阿非利加洲”，再到“夕阳光辉下的欧罗巴洲”，最早的民族宗教与刚跨进文明门槛并充满新生光华的医药卫生文化相互映衬，折射和装点着这些人类医史舞台上早先出场的重要角色。文明古国的那些医药文化的精英，曾为世界上各民族的人文关怀精神和医药科技精神构建率先垂范，影响极其深远。谁能想到现在处方左上方的“Rp”，竟是古埃及宗教神话中“贺鲁斯的眼睛”。古希腊医神阿斯克雷庇亚斯手中的蛇杖，曾几何时又成为医学神圣的标帜，传到东方竟变衍成了针灸针上盘着的一条龙！人类医药文化的传承衍变与发展充满了神奇，古代的民族宗教与医药卫生学之间的种种文化上的联系悠长而又扑朔迷离，需要借助于科学的望远镜和显微镜来仔细地审视辨析。

1. 古埃及宗教与东北非医学

埃及地处东北非，是世界四大文明古国之一。早在旧石器时代，埃及就有先民居住。他们一开始并不是聚居在尼罗河流域，而是逐渐地迁徙到尼罗河谷地带才定居下来的。他们是由北非的土著居民与来自西亚的塞姆人融合而形成的，在语言上属于哈姆一塞姆语系。公元前 4000 年前后，埃及南北出现了两个奴隶制王国。公元前 3100 年前后，上埃及和下埃及统一。公元前 332 年亚历山大征服了埃及，使延续了三千多年的法老埃及终结了，被划入了亚历山大帝国的版图之内，在埃及的希腊统治者，所建立的是托勒密王朝。他们一方面推行希腊化，同时也被埃及的传统文化所熏染。公元前 30 年，托勒密王朝被罗马的屋大维所灭。公元 395 年后，埃及成为东罗马拜占庭帝国的领地，直至公元 642 年。其后阿拉伯帝国在二百多年间使埃及实现了阿拉伯化，古埃及人融合到阿拉伯世界中去了，古埃及灿烂的文化也久湮人间，至 19 世纪才被人们重新发现和破译了出来。

在地理上，埃及是亚非欧三大洲的交汇地带，在文化交流上埃及有着特殊意义。埃及医药文化对东西方产生过深远的影响。古埃及人曾信仰多神，其神像多为半人半兽与人物形像。这些神一般都是由原始社会被他们所崇拜过的图腾和祖先的形像演变而来的。当年在古埃及南方的上埃及人，把头戴白色王冠的鹰作为自己的保护神——荷鲁斯。荷鲁斯本是希埃拉孔和埃德福地区的部落神或地区神。由于这些地区的首领也是荷鲁斯的崇拜者，后来又统一了埃及，于是荷鲁斯便从部落神一跃而成为古埃及的国家神——太阳神。太阳的运行被埃及人认为是鹰在空中的翱翔。在古埃及的宗教壁画中，荷鲁斯被描绘成一只头佩日轮的神鹰，或头戴王冠的鹰头人，这是古埃及君权神授的象征。相传处方左上方的“Rp”或“R”一撇的符号，是古埃及“贺鲁斯的眼睛”。“Rp”或“R”一撇虽在当今的处方中司空见惯，但这一标帜的渊源可上溯到古埃及的宗教神话，在古埃及神话中，鹰形苍天神荷露斯是俄赛里斯与圣母希斯的遗腹子。

在古埃及的宗教画中，荷露斯是一只头佩日轮的鹰，或是一个头戴王冠的鹰头人。他的父亲俄赛里斯，为埃及宗教中的王室丧葬之神，死者的主宰。他的名字在古埃及象形文字中为一眼睛置于宝座之上的符号，其涵义至今尚不清楚。其形象为一尊木乃伊干尸，头部露出，并戴双重王冠，表示统治上、下埃及之意。他手持权柄。在公元前2400年的金字塔文中已记载其在复杂的葬礼中的中心位置。死去的法老都要在葬礼中模拟俄赛里斯“死而复生”的仪式，以求得永生。在葬礼的圣剧中，俄赛里斯为一半人半神的角色形象，故学者又认为他本来可能是一个历史人物，后期兼具农耕丰产神的职能，被演绎成死者的救主。他的故事后来在希腊、罗马被广为传播。伊希丝是俄赛里斯的妻子，是最受人爱戴的女神，既是温情之妻的象征，又是哺育圣婴的圣母形象，被认为是基督教故事童贞女马利亚的雏形。她的名字在古埃及的文字中是“宝座”之意。希腊、罗马宗教中对伊希丝特别崇拜。塞特被称为“上埃及之主”，因杀死兄弟俄赛里斯而被人们当作恶神。在荷露斯懂事尚且年幼之时，他为了报杀父之仇，找塞特讨还血债，不幸被塞特击伤了眼睛，他的母亲伊希丝赶快请来众人之神贝斯医治眼伤。贝斯形象为一个奇怪的侏儒，但他保护人们不受蛇蜥、恶魔等伤害，也帮助生育中的妇女，有时具有“无所不在”的性质。贝斯运用他的智慧治好了荷露斯的眼睛，恢复了视力，从此埃及人就将荷露斯的眼睛看作神的保护与健康的象征。经过漫长的民俗文化传承变异，最终以象形双眼的符号来表示神的守护与康复的象征意义。

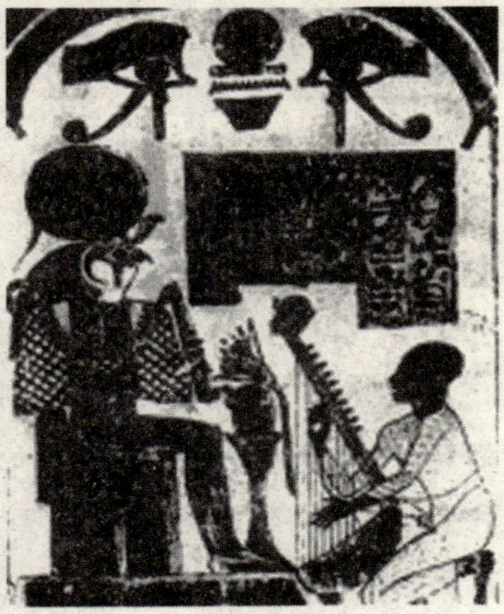

荷鲁斯的眼睛

塞奇梅特是妇科女神医，曾是古代国王舒雷的御医。尤擅长治眼病，相传他还为荷露斯治过伤病。

中世纪，医师与炼金术将贺鲁斯的眼睛的象征符号写在处方上。在漫长的历史上，终于演变成现代处方上这个标帜字样。

古埃及专司生育的女神迈斯亨奈特，其形象为头顶花砖的妇女，或砖身女首，象征蹲在砖上即将临盆的产妇。在“双公正殿堂”中，她站在天平近旁，天平秤盘上置放死者的心脏，死者正在接受众神的检验和衡量，以决定该死者的去向。作为生育神，她参与转生仪式，她也充当助产之神，助法老降生，帮助人们祛除磨难。身形为河马但秉性善良温顺的埃及女神伊庇，被称为“神秘的守护女神”、“伟大的伊佩特”，主宰生育。金字塔时代，法老尊其为“己母”，并祈求其为自己哺乳、养护。

古埃及的女战神塞赫迈特、女神马芙代特和伊西丝，混沌之神和太阳神阿蒙，都兼通医药，治病救人，消灾禳难。赫凯特女神为蛙首人身，专司创造和生育；妇女临产时都要佩戴她的神象，以求保护，使母子平安。霍伦是保护神，兼医职，可为人治伤病，又被视为死亡之神，迦南神话说，他曾栽种“死亡树”。相传法老陵墓的守护神迈尔特塞格，为人首蛇身，或为一盘曲蜷的眼镜蛇形象。它发怒时，可喷出毒液惩罚别人；当发现该人有悔改之意时，又能立即使之创伤痊愈。

《荷马史诗》中说：“在埃及肥沃的大地上，生长着各种各样的草药，有的对人类有利，有的却有剧毒，那里的居民个个精通药理，为其它地方的居民所难及，因为他们是神医派埃昂的后代。”埃及陵墓绘画上的洋槐树，其树胶含有天然杀精子剂乳酸，从公元前1550年起，就被古埃及人用来配制避孕药剂。

古埃及最早的文字是图形文字，后来逐渐演变成了音节符号和指意符号，进而形成了一音一符的二十四个字母。所有的字母只标辅音，不标元音。由各种符号构成词组，共计约六百多个词组。可见，古埃及文字是由字母、音符、词组组成的一种复合性文字。为了书写方便，经过长期探索试用，于第八王朝时终于出现了一种草书体，到中王国时草书体已广泛流行，只有那些正式的文件和铭刻才用象形体。古埃及人的书写材料是纸草和芦管笔。纸草是下埃及的特产，可将这种植物的茎杆制成长条，一一排列，连结成片，然后压平，晾晒干，磨光而成为一种轻薄、有韧性的书写纸。写成的纸草文献可卷成卷轴。便于携带和收藏。书写笔是用芦管制成，墨汁是用菜汁加烟渣调制而成的。时经数千年之后，考古学家与历史学家在埃及尤其是在上埃及故地发现了一些纸草文的有关医药文献：如《史密斯纸草医学文献》、《埃伯斯纸草医学文献》、《赫尔斯特纸草医学文献》、《柏林纸草医药文献》、《康氏纸草医学文献》、《伦敦纸草医学文献》，在开罗还发现了一些有关医学的纸草医学文献。这些都是直接反映古埃及医学的珍贵史料，其中也不少是用宗教方式和方法来诊疗疾病的，如咒语、魔法等。《埃柏斯纸草医学文献》在首卷说："现在先从供人身各部应用的药物制造讲起。我同 Het—Aat 诸祭司，庇护的神，永生的王，救难的王，降生于希利俄波利斯。我在圣母庇佑下生长于 Sais，万物主援我以驱除诸神的病和人类各种灾难的咒语。各符咒分载于我的头部、颈部、上臂、肌肉、下肢，以惩罚使疾病进入我肌肉的众神。他们置符咒在我的下肢上，为的是使疾病进入我的肌肉内、头内、上臂、躯干和下肢，这时赖（Ra）神就要怜恤我，说：我保护他免受敌人的攻击。他的指导者赫美斯教他此咒语，著成此书，并称颂全知的圣贤和追随他为释疑的医生。凡是神所爱的人得生；我是神所爱的人，所以得生，给病人配制身体各部所用药剂时宣念咒语，必须念千遍不厌。这是治所有疾病的书。这是伊希丝治愈了荷露斯的一切痛楚；也照样治好我吧。伊希丝啊，你是一位灵巫，把我治好吧，解除我的魔媚鬼惑和痼疾恶病，也如你治好你的儿子荷露斯一样吧。"当然这种现象在古代社会也是不鲜见的。

埃及人驱瘦鬼"扎尔"仪式颇盛行。"扎尔"是一种邪恶的幽灵，可以附于人体，使人生病。所以人们认为治病必须驱除"扎尔"。埃及流传一种招魂术（实际上是催眠术）。招魂时熄灯，当人进入睡眠状态时，便为在场的人诊断病情，告诉一些治病方法。埃及人还认为发疯、癫狂都是恶魔缠身的结果，疾病是鬼神的报复等。

古埃及的僧侣、巫师也往往兼及医疗，纸草文中尚有关于巫术、魔法、占星、咒语、符等内容。他们往往把某些病的原因归结为"恶魔侵入"人体所致，所用的方术也无非要驱邪外出，从而使病人得以康复。在史密斯纸草医学文献中，就记有抗鼠疫和向女神伊希丝求救的咒语。古埃及僧侣每乘着祭日（神诞之日）要在神前作法，凝视自己手中所握定的宝石，闭目入静后为人答复疾病防治与预后情况，占卜休咎。实际上是在自觉不自觉地使用催眠术。

古埃及的医生有三种：一是普通医生；二是念咒语的巫医生；三是画符治病的巫医生。反映了当时医、巫混杂的情况。古埃及医生习业是在神庙中接受学校式的教学训练，同时须会祭祀、通晓文与巫书。著名庙堂医校如赛伊斯神庙医校、希利俄波利斯神庙医校、孟菲斯的神庙医校，柏林纸草医学文献就是在神庙遗址上被发现的。

综上所述，藉此可以追溯昔日古埃及医学卫生文明的状况和宗教医学的某些特色。

2. 金字塔、木乃伊与医药

金字塔是埃及古王国时法老为自己建造的高于地面的方锥体陵墓。因外观象似汉字的“金”字，故称“金字塔”。第三王朝法老（即国王）的墓是一高达 57 米高的六级梯形状的金字塔。而第四王朝法老的金字塔最为高大。该塔基每边宽 232 米，塔高 146.5 米，塔身由每块重 2.5 吨的二百三十块巨石垒筑而成。其内修有通道、石阶、墓室，并有雕刻、绘画等。据说是十万人历三十余年才修成。此后，随着国势的日渐削弱，法老的金字塔也越来越小。在今开罗附近仍保存着七十多座金字塔。金字塔的建筑艺术，表现出了古埃及人的聪明智慧和惊人的科技成就。金字塔也与医药有一定的关系。据说法老胡夫在建造金字塔时每天给奴隶的食物中有大蒜，古埃及认为大蒜是力量的象征。并且将领也让兵士吃大蒜，期望增强战斗力，减少疾病。据说，在金字塔某处停留一会儿，可以使头痛等病很快减轻或逐渐痊愈。金字塔之谜——法老的咒语。据说法老怕死后有人掘他的墓，写下了诅咒掘墓者死亡的咒语。千百年来，不少人因进入法老的墓室而死去，现代也有些考古学家、博物学家因此而莫明其妙地丧身。据分析，不是法老的咒语有那么大的威力，而在于墓地中的毒药，或木乃伊体内的病菌，甚至是某些致癌物质在起作用。往往那些接触法老墓地中的物品、木乃伊，及翻阅埃及古书的人，最容易出现一种病，叫“古埃及疹”，使人皮肤发生红斑，呼吸困难。史书记载，在埃及第一个法老曼尼斯时期（即公元前 3000 年）就种植了有毒的植物，如鸦片、毒胡萝卜、附子、麦角等。砒霜、水银等矿物毒药也都被使用过。古埃及艳后克莉奥派屈拉，据说是当时一位配制毒药的高手。古埃及人还知道蝎、毒蛇、毒蜘蛛、蟾蜍等的毒性及其应用。这些毒药均有使人中毒死亡的作用。从这里可以窥视到古埃及人对药物的认识和应用的一些情况。

制作木乃伊并非是古埃及人的发明，因为在此之前美洲人早已会制作木乃伊，尽管方式方法有所不同，但制作目的都是出于对生命回归的良好期盼。木乃伊是古代法老们试图让灵魂复活的一种墓葬方式。古埃及人非常看重身体，这从他们的墓葬习俗特别是制作木乃伊的习俗中能清楚地看到。制作木乃伊的灵感，来源于远古时期盛行的图腾崇拜，以及死后化神的想法。对古埃及人来讲，他们最关心的是通过这些祈文的念诵，能将神性注入死者身体中，同时确保身体的完整，以使各个部位都能正常运作。

古埃及人为防止尸体腐烂而用独特的方法制作成的干尸，即木乃伊。其制作方法有三种：最高级的方法，是用铁钩从尸体的鼻孔中掏出脑组织，并将药物灌注到尸体的空脑壳中进行清洗干净。然后从尸体侧腹切口，取出尸体内脏，用椰子酒和香料将腹腔中清洗干净，充填以乳香、没药、桂皮之类的香料，然后缝合，在曹达中浸七十天后，用麻包裹，外涂树胶，敛于特制的木棺中。埃及人认为心脏是人的中心，不可取出，其它脏器取出后放入专用的瓮中另作处理。将松树油注射进尸体的腹腔，在曹达中浸泡数日后，内脏被溶化，肌肉被分解，尸体只剩下皮肤与骨头。木乃伊放在金字塔的石室内或密闭的墓地中，可经久不坏，这反映了古埃及人已有了丰富的防腐知识。同时，通过制作木乃伊，使人们对人体的解剖部位与外科技术及缝合包扎技术有一定的提高。从现存的木乃伊身上，还可以观察到一些疾病如天花、冠心病、动脉硬化、埃及血吸虫病、骨病等的病理痕迹，是病史研究的重要实物史料。

考古发现的公元前 13 世纪时埃及拉美西斯二世的木乃伊，于 1979 年在法国巡展达七个月之久。其间，一支由医生、微生物学家、植物学家和其它各类人员组成的科研小组，对拉美西斯二世的遗体进行了多学科研究，发现该木乃伊的内脏与肠子都被掏空，而在腹腔中填塞着车前、大荨麻、亚麻、黑胡椒籽、黄春菊，烟丝等植物，大概是为了起防腐、杀虫作用。同时证明，烟草不仅仅是美洲人最早发现并独有，在文化交通条件限制隔阻的历史条件下，古埃及人已经把烟草当作防虫蛀的药物了。这种方法对东方各国影响较大。作为一种信俗，制作木乃伊与古埃及人的宗教信仰有关。古埃及人曾认为，人死后还可复生，故千方百计地想办法保持尸体不致腐烂。

古埃及人很注重尸体防腐，故创造了专司酿酒和防腐香剂与香料制作之神舍塞姆。他与丧葬仪礼有直接关系，认为该神能使木乃伊防止腐烂。

3."神医"与宗教疗法

伊姆荷特普是古埃及第3王朝左赛王的宰相和建筑师，相传他是第一个设计建筑金字塔的人。在埃及许多庙宇中均列有他的神位。他的形象，从不列颠博物馆所藏的画象看，是一位端坐而专心阅读一张展开的纸草文卷的学者，在医学史书上多采用此图。他以足智多谋、学识渊博著称。据说斯密斯纸草医学文献，概出于他之手。在他死后，人们为其修筑了庙宇，人们常来朝拜这位"健康之神"。连古希腊人也对他非常崇拜，视为神医。他的名字伊姆荷特普的意思是"平安来到的人"。约在公元前525年，当波斯人占领古埃及之后，伊姆霍特普被尊为真神。各地为他建有神庙，记有他行医的业绩。在孟菲斯等地，他最受崇拜，被誉为健康之神。埃及人奉他为神明，希腊人把他与希腊的医学之神阿斯克雷庇亚等同看待。在埃伯斯发现的莎草纸手稿里的一些处方，据推断可能就是来自于伊姆贺特普。

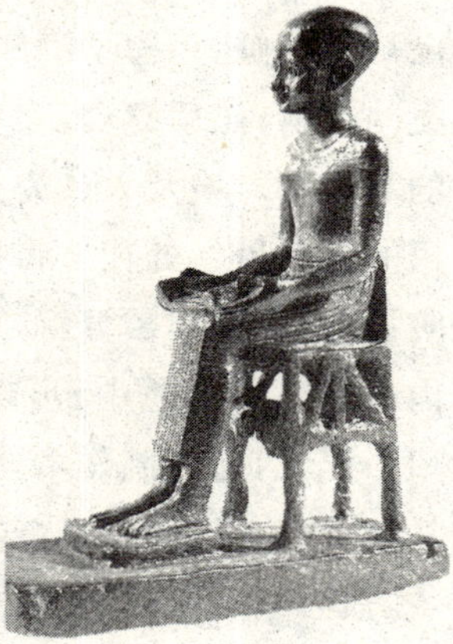

伊姆霍特普

相传古埃及托特曾编著有埃尔密特丛书三十二卷，其中包括医书六卷，分别记述疾病、治疗工具、药物、方剂等，人们把托特当成圣者。赛奇梅特是妇科女神医，曾是古代国王舒雷御医，尤擅长治疗眼病。

在古埃及早期的历史上，国王常与医药有很重要的联系。据文献记载，古埃及第一王朝的创世主梅涅斯的儿子曾编著有解剖学书。第一王朝第五世王加斯蒂可能研究过人体的脉管情况。第三王朝的国王优瑟尔有"治病者"的雅号，其庙上碑额誉称其为"神医"。第四王朝创业主斯诺夫罗（公元前2830～前2530年？），也与医疗联系密切。在公元前2600年的一个墓碑上，刻记有一个医师长和他的药箱。另外，约在公元前2400年，有个名叫爱利的人担任过医长，绰号为"直肠的牧人"。那个时候已有了许多专病专治的医生，例如牙医等。

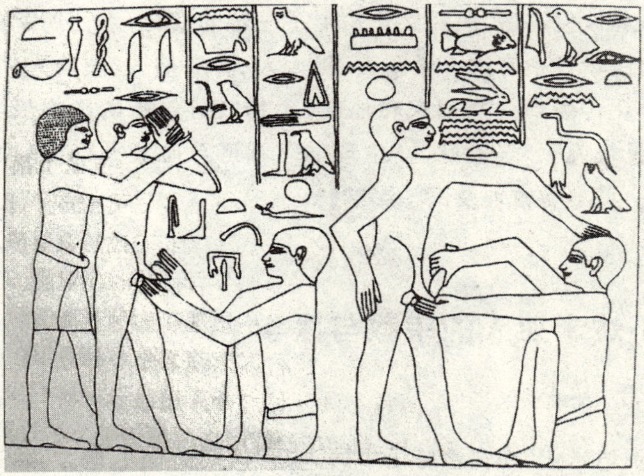

古埃及割礼

在古埃及，医学法规和宗教条文常难以区别，如古埃及的卫生法规规定：要清洁室内外环境，注意饮食，对屠宰的动物肉要由祭司检查可否祭祀，如不合卫生要求，不许食用。祭司只准穿白色衣服，饮用开水和滤过的纯净水，禁食猪肉和豆。对祭司的个人卫生，身体洁净，规定甚严，如每日和每夜须沐浴两次，每三日剃头发一次。按习惯法，男子必须在14岁前后行割礼，这不仅仅是古埃及人，埃塞俄比亚和哥普特人也是如此。在当地男性古尸中都没有包皮，可证此法执行相当严格。在公元前2500年左右的埃及浮雕上，有割礼的图形。这幅画中位于左侧的外科医生对他的助手说："扶着他，别让他晕倒在地上！"埃及的象形文字在此浮雕旁铭记着这句话。不许在妇女月经期间性交。《死者书》认为手淫是一种可耻的罪行；严禁坠胎和弃婴；新生儿要用白麻布裹身，断乳后用牛奶喂养，后添加青菜；要为小儿提供玩具和活动场所，有许多合乎医学要求的养生保健条文，实际上来自魔术观念和教徒礼节。古埃及法规定：男孩要施行包皮环切术，每月作定期预防性灌肠，习惯使用吐剂及时排除胃肠积滞物。

古埃及是一个有多种宗教的王国。古埃及已有了专职医生，且分工非常细。古埃及时代疾病很多，被人称为“疾病的故乡”。这从一个方面也促使了医学的进展。尽管古埃及的医学有了一定的进步，对疾病的治疗与养生保健也已广泛使用药物，但巫术仍有相当的地位。

埃及被异族侵占后，医药文化发生了一定的变化，然而所幸的是埃及希利俄波利斯医学校中有许多希腊人、犹太人、腓尼基人、波斯人来此受业，使埃及医药文化传播到这些国家和地区，尤其以对希腊的影响最大。如希腊医学中的“灵气说”、“气动脉”、“生理学”，脉搏与血液循行如尼罗河潮汐的涨落等学说，莫不受古埃及医学影响。

4. 美索不达米亚人的宗教与医学

“美索不达米亚”在古希腊语中词意是“两河之间的地方”。这两条河一是幼发拉底河，一是底格里斯河，故“美索”是指“两者之间”，而“不达米亚”则表示“河”。两河发源于小亚细亚东部（土耳其境内）的亚美尼亚高原，经南部平原，最后流入波斯湾。但两河流域的人们习惯上却自称之为巴比伦尼西亚。

美索不达米亚是人类文明的发祥地之一，在两河冲积所形成的这片美索不达米亚平原上，最早期苏美尔人与其后的各支闪族，曾为缔造美索不达米亚文明而扮演过重要角色。那时的两河流域植被广覆，水源充足，土地肥沃，人烟稠密，犹太人称这里是人间“天堂”。大约在公元前 4000 年前后，苏美尔人在美索不达米亚南部建立了乌尔（位于今伊拉克的巴格达东南约三百公里的穆盖伊尔，距今约七千年）、埃利都、拉伽什、乌鲁克等城邦国家。苏美尔人在两河流域最早创造了文字，他们的文字由全象形到能画出特征，再由图画而发展到直线图形，起初是从右向左直写，后来由于创制了书写的泥版，遂改用楔形文字，从左向右而上下书写。苏美尔人用削尖的芦苇杆、骨标、木棒在粘土制成的软泥版上压出由横、竖、斜等笔画组成的各种文字，落笔处印痕深而宽，提笔处细狭，笔画象木楔，故名楔形文字。苏美尔人所创造的表示人体的字，某一部位可能就有一个相应的字来表形义。用乳房和腹部连在一起来表示怀孕妇女。考古发现有一组由二十五块泥版组成的产科文献，开头记有“当妇人有疾时”的字样，还有一套由十二块泥版组成的文献，开篇就有“当巫医进入病人的房内时”的记述。这种楔形文字在相当长的历史时期中流传于西亚各地，曾被阿卡德人、巴比伦人、亚述人、腓尼基人、赫梯人、波斯人长期所沿用。

公元前 30 世纪初，有一支闪族来到美索不达米亚的北部，在阿卡德建立了国家，逐渐地统一了两河流域，从而终结了苏美尔人的统治，开始了阿卡德人入主两河流域的历史，建立了萨尔贡帝国，继承了苏美尔人的传统文化。公元前 2191 年阿卡德被闪族游牧民库提人所灭，苏美尔人再度复兴，恢复了对美索不达米亚南部的统治，建立了乌尔第 3 王朝。好景不长，公元前 2007 年苏美尔人的政权被来自东部的埃兰人所推翻。从此，苏美尔人退出了统治舞台，被闪族取而代之，建立起了古巴比伦帝国与亚述帝国。

古巴比伦统治者原是来自叙利亚草原的一支闪族阿摩利人，在攻占了巴比伦城以后，以此为中心建立国家，称巴比伦人。他们继承了苏美尔人和阿卡德人的文化成果。在第六代国王汉穆拉比时统一了美索不达米亚，定都巴比伦，形成了强大的巴比伦帝国。公元前 1595 年古巴比伦被北方入侵的赫梯人所灭。在此一千多年后，西部沙漠地区的一支闪族迦勒底人，在巴比伦建立了新王朝，遂称“新巴比伦”。

公元前 3000 年代末，塞姆族人建立了亚述王国。亚述人是美索不达米亚北部(即今伊拉克的摩苏尔)一支闪族，其所建的国家是一个强悍的军国，以黩武恐怖为其特征。他们在美索不达米亚统治达千余年之久，历经早期亚述、中期亚述、亚述帝国三个历史时期。公元前 3000 年末至公元前 17 世纪的早期亚述，为其城邦国家建立及其统治时期。公元前 18 公元～前 17 世纪的中期亚述，还受小亚细亚米丹尼人的统治，他们于公元前 14 世纪才得以独立。后期亚述(前 10 世纪～前 612 年)为西亚强国，较早使用铁器工具，武力也强大，建立起了一个东邻伊朗高原，西临地中海，北及南高加索，南到波斯湾和埃及的强大军事帝国，定都于尼尼微。亚述人对外野蛮扩张，成为西亚与北非的霸主。公元前612年，新崛起的新巴比伦王国与伊朗高原的米底人联合攻克了尼尼微，至公元前605年亚述帝国灭亡。

直至18世纪后期，无数块刻有楔形文字的泥版在尼普尔城（现称“努佛”）被发现。其中有一块藏于大不列颠博物馆的泥版，直到1953年才最后被宾夕法尼亚大学的楔形文字专家萨玛尔·克莱默教授和他的同事们成功地破译出来。原来这是一个治疗手册，主要记述的是医方，还列有草药的名录，它是三千年前的遗物。其中所记载的是药物。在尼尼微城的亚述巴尼拔皇宫的考古发掘中，发现有一千多块泥版文献记载与医学有关的内容，这些泥版文献的形成时间较前者为晚。

泥版文献记载了当时医生所见的疾病，病人所服用的药物以及禁忌等，还记载有医生出诊包中备有的绷带、药物、器械等。在医疗上，宗教式的疗法有魔法、妖术、魔鬼崇拜、符咒、献祭祷神保佑等。在亚述巴尼拔图书馆中记有这样一首祷文：“……疾病、虚弱、痛苦和悲伤临到他的头上……我冒犯了神——得了病并在你面前哭泣……，饶恕他的罪吧，请赶走他的寒热，使他免于痛苦……。”那时的僧侣在采用唯心方法治病时，燃烧羽毛使其发出臭气，让病人嗅，或服用腐烂的食物等。据称这样可以使侵入人体的病魔外出。并且在门窗、床头镶上或贴上绘有魔鬼的图象，据说魔鬼自己看到真面目也会吓跑，可以使人不得病。

巴比伦人很早就注意观测天体星辰变化，及其与人类疾病的关系，逐渐地产生了天人一致的观念，天气、星辰的正常对于人的健康影响很大，上天垂象，往往会给人以某种预兆性的提示。故而崇拜天、地、水，认为这三者对人类的生命健康至关重要。

早在六千年前，米索不达米亚的苏美尔人就开始将占星术与医疗逐渐结合起来，他们认为人一生下来就要服从星相命运，并试图通过占星术、气候与季节的变化来推论治疗疾病。不仅仅是巴比伦人，就是亚述人也对占星术很重视，他们用占星术来推断治疗效果的好坏、手术的成败和分娩的吉凶等。因那时的占星术与医学关系甚密，故有占星医学之称。占星医学这种神秘的方术，曾长期地流传于古代东西方各文化圈中，并各有其本土化的特色。

亚述帝国灭亡之后，新巴比伦王国的势力从美索不达米亚扩展到叙利亚、巴勒斯坦等地。新巴比伦王尼布甲尼撒在位的40多年间，国势强盛，曾攻克了腓尼基商港，战败埃及，洗劫耶路撒冷，使数以万计的犹太人沦为“巴比伦之囚”。新巴比伦王尼布甲尼撒一直将其势力范围扩展到地中海之滨，并大兴土木，建造了空中花园、伊什塔尔门等，闻名于世。

巴比伦人崇拜古老的医神，早期的医学充满神话色彩。大约在公元前2000年时，两河流域的医学几乎都掌握在僧侣手中。巴比伦的卜师兼医师称阿希普，是以咒、卜为主的内治僧侣医生。大凡高明的医生，亦多效力于宫廷。也有些教外医生和外科医生，按照他们的医疗经验与遵循一定的法规而行医。

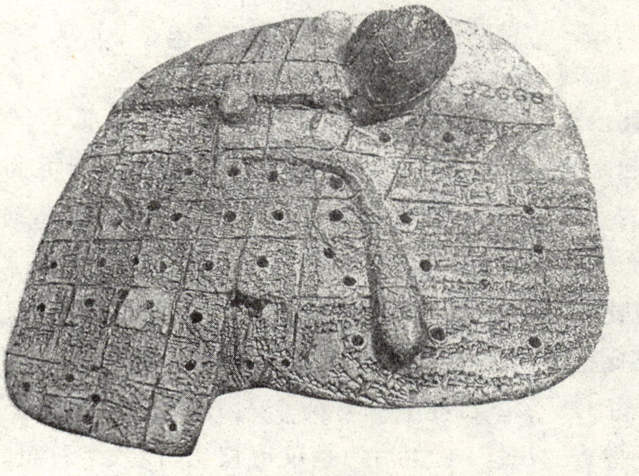

肝占模型

由神职人员所撰写的泥版文献记述了有关医学的内容。苏美尔人认为血是生命机能的源泉，也是生命活力的输送者，而肝脏则是藏血的重要器官，所以在人体中居于最重要的位置。他们诊疗疾病首重肝脏，通过肝占来测断疾病的风气在巴比伦医学曾异常盛行。《圣经》旧约中就记有古巴比伦肝占的资料。古巴比伦人重视肝脏，认为肝是人体最重要的器官，是非常神圣的东西，在陶质肝脏模型上刻记有文字，认为肝脏是“灵魂”的居所，胆管长的寿命长；如发现肝脏大或右侧脏器大时，表示吉利兴旺。肝门静脉切迹如发生改变，是流行病魔留下的脚印等等。巴比伦人藉此而获得了一些解剖学知识。由于肝占的盛行，故留下了有些肝脏的陶模文物。巴比伦医学中常提到的胆石症、肝藏灵气之说，一直影响到古罗马名医盖伦。

公元前538年，波斯帝国推翻了新巴比伦，美索不达米亚并入了波斯帝国统治的版图之内。从此，美索不达米亚古老的三千五百年连绵相递的文明终结了。波斯人继承了美索不达米亚的一些文明，其后巴比伦地区又受到希腊、罗马和伊斯兰文化的冲击，并与之融合。然而沙漠终于湮没了美索不达米亚昔日的辉煌文明与医药卫生奇迹，尘封在了历史的积淀之中，留下了无尽的时空记忆和述不完的古今对话。

5. 法典中的宗教思想与医学

在古巴比伦第六代王汉穆拉比（约公元前1792～前1750年在位）时，国势逐渐强盛起来，基本上统一了两河流域。为了进一步巩固和加强专制主义中央集权的奴隶制，汉穆拉比一上台即着手法典的制订，终于在统一巴比伦尼亚后颁布了这部比较完整的法典——《汉穆拉比法典》。

《汉穆拉比法典》是以古典的阿卡德文学语言的韵律写成的，比较通俗易懂，用古巴比伦人广泛流传的楔形文字刻在一根玄武石柱上。该柱高约2.5米，周围约1.5米。石柱上部有两个人的浮雕像：左边坐着的是太阳神沙马什，他手握着“权杖”；右边站的是汉穆拉比，他双手打拱，象征在指受太阳神的司法权力，来统治万民。本法典长期以来被当作巴比伦法权的基础。

1901年，这一久湮之文物在伊朗的苏兹被法国考古学者发现，将3节断柱拼接起来，尚为完整，这可能是古波斯人入侵两河流域后搬回去的。现存于巴黎卢佛博物馆。法典的大部分铭文明晰可辨，只有个别地方漫漶不清。据尼尼微和后期巴比伦诸城发现的有关本法典的抄本校补，可以看出，《汉穆拉比法典》共分为三部分：①引言，主要宣扬汉穆拉比的权力是神授的，并表彰了汉穆拉比的功绩。②正文，共有282条：1～5条是关于审判的规定。6～25条是关于盗窃动产和奴隶的规定。26～88条关于各种不动产的占有、继承、转让、租赁、抵押等方面的权利和义务。89～126条，关于借贷、经商、债权等方面的规定。127～194条是关于婚姻家庭的规定。195～214

条，关于伤害不同等级的人所给予的不同处罚的规定。215～240条，关于各种职业人员报酬和责任的规定。241～277条，关于租用工具、牲畜及雇工的规定。278～282条，关于奴隶等内容。在法典记载医药的条文有四十余款，约占整个条文的1/7。它是研究古巴比伦医学的重要史料之一。③结语，歌颂王权，诅咒反对者。

巴比伦是一个多神教的王国，据法典所记，与医疗卫生有关的神有：聂尔加——管疾病与死亡的神，神女宁都——管生育的神，宁卡拉克——管医疗的女神。法典结语中说："埃阿这位伟大的神君对命运的决定胜过其它人的决定，他是神中之圣，领导一切，使我长寿，……。"又说："阿努的女儿宁卡拉克经常在爱·库尔祝我健康，也将使他（注：反对者）的关节发生无法减轻、医师不知病根、又不能用绷带使之平息的痼疾、恶病、痛苦万状的溃疡，病像致命的咬伤一样无法根绝。"

6. 医学的神话与世俗的医学 ▶

古苏美尔阿卡得神话中的母亲之神宁胡尔萨格，当其丈夫恩基生病、身体八个器官染病时，她几经周折终于治愈了恩基的病患。并创造了专司颚、齿、胁肋等部的医神。她还能赐于不孕妇女以婴孩。苏美尔神话中女医神有古拉（又称芭乌、芭芭）、达穆。相传沙玛什是古阿卡得神话中的太阳神，能用双翼驱除病魔，被尊为医神。

古巴比伦神话中的创世女神阿鲁鲁，也兼助产接生，被视为妇女儿童的保护神。美索不达米亚人曾崇信自然，他们的医神是月亮，掌管药草生长。《马克鲁》泥版中多次提到植物有驱除病魔的作用。慈善女神伊丝达是管生育之神，保护产妇。相传巴比伦医神马都克善治百病。埃阿是专门的医神。宁朱尔撒格也是很重要的一位女医神。尼努塔为众医之王，其子宁吉施纪达承其父业。他们的医学标帜也曾是蛇和杖。巴比伦神话中人物宁特尔是主管生育的神。恩觊神掌管水源与水质卫生，也是男性功能的保护神。伊南娜是爱神，她关爱生命，为人消灾灭病。

在巴比伦和亚述的医学中，巫医负责交通人神；普通医生只负责采用医药和手术治疗疾病，为民众也为统治者服务。尽管巴比伦和亚述那时的医学带有一定的巫术色彩，但他们仍花费很大精力来观察自然，积累医药经验，期望医疗水平能够不断提高。他们对于眼部疾患开出的处方是一杯啤酒和洋葱片。这可能是由于洋葱可以刺激眼泪生成，据后人研究发现，人的眼泪中含有一种有自身保健作用的酶，这无疑对于眼病的治疗是有益处的。医生用橄榄油来按摩眼部。又通过一种仪式：即用青蛙胆汁和酸奶外敷于眼上。其它多种多样的药方，如水果、花、叶子、根茎，诸如橄榄、月桂、水仙、水莲、桃金娘等植物的外皮；还有驯养和野生动物的各种脏器，一些矿物质如铁、铜、铝，也被用来治疗各种疾病。

古巴比伦人称医生为“懂得水”和“懂得油”的人，由于制药、治病中广泛应用水和油，故名。还有的地方流行治疗“罪行病”，认为疾病是对于罪行的惩罚，所以患此类疾病的人须要僧侣医生作治疗，并向僧侣医生坦白自己的患病“罪行”，然后僧侣医生戴上狮相面具施行驱魔法术。僧侣医生所施的此种法术，在那个历史年代和文化氛围中，可能带有某些精神疗法的色彩。古巴比伦人还认为有一群神和女神决定着他们的疾病与健康，而恶神有七个，每个恶神会使身体的某一部位生病。僧侣医生充当了沟通人与神的中介角色。宗教、魔法与医学混杂地充斥于那个时代人们的头脑。

美索不达米亚人曾认为“7”是个不祥的数字，每逢7或7倍的日子，医生就不接诊病患者。坎拜尔·汤普森在《论古巴比伦的魔鬼》一书中考证说，古巴比伦人盛传的“真言”中，有一位神圣的魔术师——水神“亚”，他被认为是美索不达米亚所有医生的祖师。而这首“真言”则说：

“他们是7，7就是他们！
在大洋深处的7是他们，
他们是在天堂饕餮大食的7，
他们在海洋的最深处繁殖。
他们既不死硬也不柔弱，
他们犹如沧海漫游的暴风，
没有妻子，也不生儿子，

他们既不懂仁慈，也不知道怜悯，
从不倾听祷告和哀求。
他们象放养于群山中的马……，
是亚的邪恶的怪物。
他们是上帝宝座的支架；
他们站在大路上弄脏小路，
在瘟神面前开路，是比尔的勇敢斗士。
他们是邪恶的，他们是不吉祥的！
他们是7！ 他们是7！
他们是双料的7！”

人们对7这个神秘数字的崇拜和敬畏由来已久，此俗流行地域颇广，形式也不尽相同。最早，古美索不达米亚人认为“7”是个不祥的数字，在每月的第7天，国王不上朝，不接见任何人。古巴比伦人关于“7”的习俗，对犹太人安息年的数字，希波克拉底转变期理论，以及星期日之形成，都不无关系。由此可见由这一习俗播散所产生的影响，既是比较宽泛的，也是相当深远的。

亚述的医学与宗教都是用流行范围很小的古苏美尔语记载的。有些文献上记有“到病家去的念咒师”的字样。亚述和巴比伦晚期，人们常用一些污秽之物让病人内服或外用，据说他们的目的是为了驱逐病人身体上的魔鬼，而这些魔鬼有七种，每种魔鬼可使身体的某一部位生病。那些对人们有保护特性的善神，则保护着生灵以免其涂炭，如马吐克就是帮助人类保健，为人治病的一位善神。伊斯塔尔是主管多产的女神，她能保佑妇女、孕妇和产妇。

7. 古希腊人的医神

荷马时代的医药文化具有纯朴的性质，可是在此以后，巫文化对医学的影响逐渐地浓厚了起来。

在古希腊神话中有关医药的内容颇多，并且流传久远。相传太阳神阿波罗也具有治病的能力，甚至认为他就是医药的发明者，充任众神之医。阿波罗的姐姐阿提末斯被认为是妇女儿童的保护神。阿波罗的两个女儿：海金娜是卫生之神，后世“卫生学”一词就是由她的名字而来的；巴拿西是药物治疗的庇护神，后世“万应药”一词就来源于她的名字。相传阿波罗与阿提末斯把医术传给开隆，开隆又把医术传给天神阿波罗之子阿斯克雷庇亚。

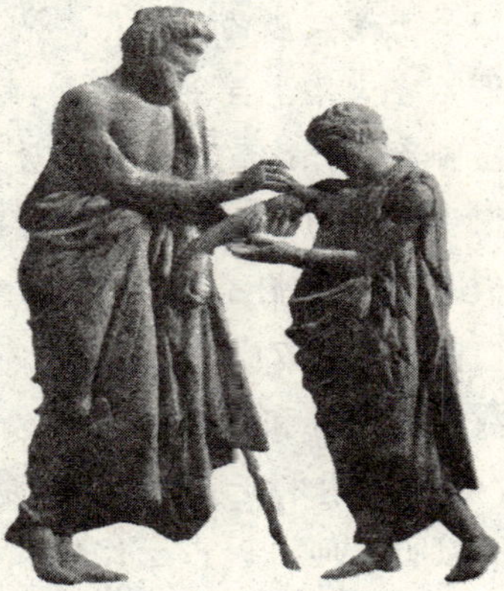

医神为人治病

在荷马时代的传统中，阿斯克雷庇亚是古希腊神话中的一位神，勿庸置疑，他既精通医学，又主管医学。据说在他出生之后，被母亲弃于荒山，一说其母死于分娩，而他被遗弃。当此之时，阿斯克雷庇亚被人救起，一说是牧羊人所救并养育大，一说为马人基戎收留并抚养成人。他后来随师学医时，日尝百草，经苦心钻研而医术日渐高明。相传阿斯克雷庇亚曾是阿尔戈英雄的医师。关于他的轶闻趣事很多，且美妙动人。传说有一天，阿斯克雷庇亚看到有一条正在蜕皮的花斑蛇，蛇在蜕皮之前僵直无神，而在蜕皮之后立即变得敏捷强壮起来。于是阿斯克雷庇亚反复沉思，若有所悟，遂试想要从其中寻找让人们返老还童的方法。经过数年不懈的努力，阿斯克雷庇亚终于掌握了起死回生之术。特别是在特洛伊战争及战后的事件中，他作为军医随师征战，挽救了很多重危病人，治疗了很多创伤。一次，阿斯克雷庇亚为人治病的时候，又有一条毒蛇盘绕在他的手杖上，阿斯克雷庇亚把蛇杀死了，但随后又来了一条毒蛇，口衔药草，把那条死蛇救活了。从这件奇妙的事情中，阿斯克雷庇亚悟出了医学的真谛。他认为如果说疾病是一种毒，那么毒蛇可以制毒。大凡可以制毒或具有顽强生命力的生灵，也可能会治愈人们的疾患或能疗伤救命。所以在阿斯克雷庇亚的手杖上总有一条蛇缠在上面。在七月的夜空中，南天中闪耀着的蛇夫座和巨蛇座，相传就是阿斯克雷庇亚和他手杖上的花斑大蛇。相传阿斯克雷庇亚的女儿海姬亚负责喂蛇与公益福利。蛇一直被人们视为治疗奇迹的象征。

世传的阿斯克雷庇亚的塑象、浮雕、硬币象，与阿波罗的形象相似。阿斯克雷庇亚是古希腊神话中颇有法力的神家，他身兼多种神职，更是医神和消除灾病之神。传说他在伯罗奔尼撒战争时，曾制止了瘟疫流行，后来他与太阳神相混同。古希腊的医生们，大都声称自己是阿斯克雷庇亚的后裔。学医出师时要向阿波罗、阿斯克雷庇亚等神像宣誓，誉称阿斯克雷庇亚是一位“伟大无比的医生”。

由于许多国家和地区都有崇拜阿斯克雷庇亚的习俗，使阿斯克雷庇亚逐渐地成为享誉世界的一位医神，他的蛇杖遂被作为医帜，从传统医学乃至现代医学，以致成为整个世界医学的标帜。流传于世的阿斯克雷庇亚画像，被描绘为端坐于药室、四周堆满医药和医疗器械，或为手拄蛇杖的圣者。阿斯克雷庇的两个儿子波利达里奥和玛卡翁，承其父业，亦皆为医神。不仅在欧洲，在埃及达夫罗斯地区，人们对阿斯克雷庇亚及其蛇也很崇拜，向他求医、膜拜者络绎不断，祭祀颇盛。科斯岛上有阿斯克雷庇亚的圣地，该岛上的名医被认为或自认为是阿斯克雷庇亚的后裔，并以此而自豪。东方的传统医药特将蛇杖本土化为针灸针上盘着的一条龙，颇有奇趣。这一医帜也被近现代医学所沿用。

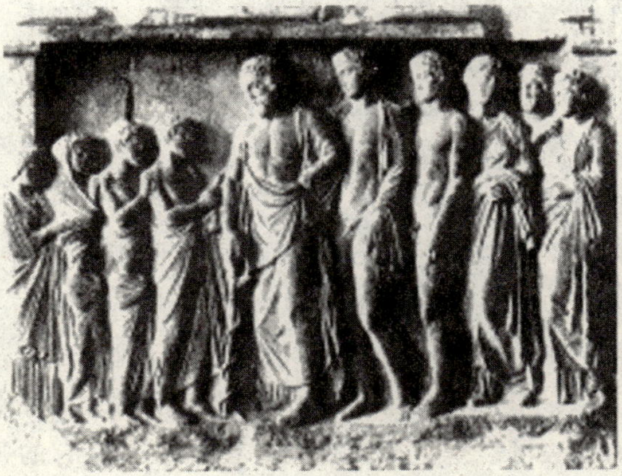

阿斯克雷庇亚像浮雕

源翁是古希腊神话中的医神之一，他与阿波罗、阿斯克雷庇亚齐名并称。相传哈得斯守卫地狱入口时被赫拉克勒斯射伤，遂去奥林匹斯山宙斯的宫殿求医，源翁在其伤口上敷以少许油膏，其伤口即愈。阿瑞斯与狄奥里得斯搏斗中负伤，也曾被源翁治愈。

普罗克里斯是古希腊神话中的一位医生，他甘愿自己忍受痛苦和牺牲，而使他人获得幸福，因此普罗克里斯为人们所尊崇称道，被评赞为“最高尚的圣者和殉道者。”古希腊人认为普罗克里斯传授给人们的是工程技术和医疗技艺。

古希腊神话中还有司药女神斐罗尼娅、采药神伊阿皮斯，医者有阿勒克萨诺尔、戈尔加索斯、尼科玛科斯兄弟、福科斯、墨兰波斯，小儿医神赫卡忒，伊菲阿纳萨女医神等。天国的这些神话可视为尘世间人类医事的反射或史影，并被赋以神奇的色彩和壮丽悲美的故事情节，久传而不衰，播远而有趣。

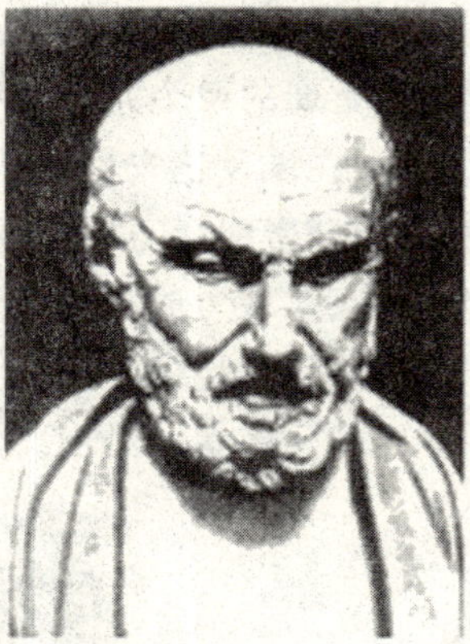
希波克拉底

自古以来，西方把阿斯克雷庇亚奉为医神，并且建有神庙。祭司们曾用暗示疗法在庙中为患者治病，这就是所谓的神庙医学。公元前770年前后，古希腊人建造了一座阿斯克雷庇亚圣殿来供奉医神。在此以后，类似的医神圣殿日见增多。古希腊的神庙医学据说多达二百所以上，并且这些神庙多建在风景秀美的地方。民间医疗的习俗多与医神阿斯克雷庇亚有关，以神庙为主要的活动场所。在医神圣殿中，治疗的方式方法是洗浴和斋戒，或用毯子包裹病人，使病人在羊皮上睡觉、禁食，有的则采用献祭、斋戒、矿泉浴、按摩、涂膏、放血或使用泻、吐等剂，也有些人要在神像下睡一夜或几夜，期盼能有个好梦而使疾病被治愈。于是有祭司常于夜深人静之时，妆扮成神的模样来为在神庙中过夜的病人以精神治疗。

据文献记载推测，古希腊人早就有催眠术。开始，古希腊人把催眠术用于宗教活动中，使人呈显某种莫明其妙的幻觉，导演出种种不可思议的行为与事情。催眠的方法可以是把视力引向自己的肚脐。有的则采用阿波罗神庙中僧侣所用的“神托”之法，即在神庙里的地面上掘开一个窟洞，洞里升腾着硫磺性的蒸气，术者经在施术前几天禁食，在心身疲备时走进那窟洞把蒸气吸入，使精神朦胧，进入催眠状态，从而作出种种预言，或有言中应验的偶合现象，则大加渲染，使人信以为真。这种方法后来在古罗马人、波斯人、犹太人那里都曾采用过。或者神职人员催眠诱导病人，有的病人竟然获愈。在希腊阿解亚的"舍利奴"神庙所进行的神秘的催眠凝视法，是把一面古镜正面朝上放入浅涸的井底，人从井口俯视，便会呈现出一种朦胧的姿态。并将这种方法用于治病，如有病人前来求治，施术者使病人俯视井底镜面的人像，又在病人身旁讲些安慰宽心的话语，有些病人竟会自觉症状减轻了许多。治愈的病人要付给医神圣殿以诊金，还要送牌匾一块，匾上写诊疗痊愈的情况。其效应是可使其它前来的病人得到心理上的暗示。而那些专职的医生，若果疗效不佳，也须去医神圣殿去求助。但神庙疗法当时在古希腊医疗方面并未占主导地位。

在公元前5世纪，神学医术还盛行于古希腊。当时民间有各种经验医学的组织，那些打着"阿斯克雷庇亚"旗号的游医组织，逐渐地嬗衍成为一个纯粹的民间医生组织。至公元前4世纪时，古希腊医学才逐渐地走上专业化的发展之路。

8. 古罗马人早期的宗教与医学

古罗马位于意大利半岛（又名亚平宁半岛），地处欧洲南部，原本是欧洲古代的一个城邦。公元前30～公元476年，为罗马帝国阶段。这是古罗马最辉煌的时期。公元395年古罗马分裂为东西两部分，即以君士坦丁堡为中心的东罗马和以罗马城为中心的西罗马。公元476年，日尔曼雇佣军首领废除了西罗马帝国的末代皇帝罗慕洛·奥古斯都，西罗马帝国灭亡，这标志着古罗马奴隶制的终结与西欧封建领主制度的开始。

古罗马时灿烂的文化对欧洲乃至世界都有重要而深远的影响。罗马早期的文化颇多继承伊特鲁里亚和古希腊的文化，于公元3世纪之后罗马文化发展已达到较高水平。在医药卫生方面也有许多突出的成就。罗马帝国时期的医学最为辉煌。由于亚历山大利亚医学对罗马的影响,使得罗马医学在欧洲逐渐地独领风骚。

古罗马神话中的农神西尔瓦努斯,他也兼通医药,能为人祛除疾病,其事迹颇与中国神农相似。这反映了医药的起源和发展与农耕文化的密切关系。波提娜是古罗马神话中的女药神,专司儿童用药。

高卢、爱尔兰和不列颠等地古克尔特人崇拜女神、医神布里吉特,她是个人首鸟身的神,类似山东出土的汉画象石上的"人首鸟身"的医神,在其写意方面有相象之处。意大利神话中的医药女神安吉提娅,与古希腊神话中基尔克相似。普鲁士神话中的医神奥斯韦基斯,相传可祛除病邪,保护人类,使人康泰。

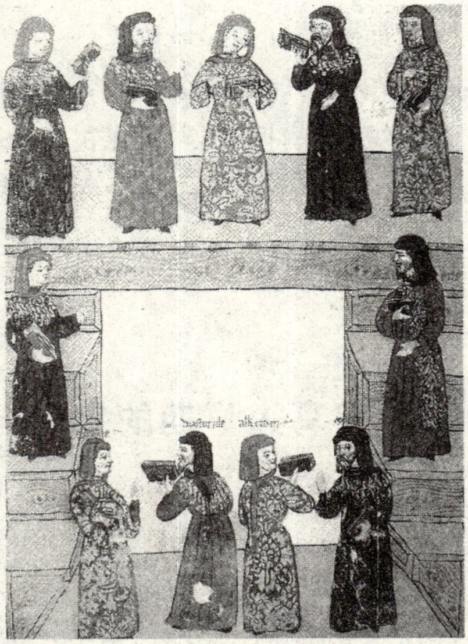
盖伦及其他医家

在发现于德意志的一座罗马外科医生坟墓中,有一整套用青铜制造的钻孔手术器械。那件管状钻具上有一根可在手术最初阶段为钻具定位的拆装式中心针头,一根拉弓和一只护手杯,据专家考证,那可能是穿颅手术的一套器具。穿颅手术很可能是在不使用麻醉剂的情况下进行的,而史前的穿颅手术,堪称人类最早施行的外科手术。由此可印证远古穿颅术在西欧的传承与发展。1865年,一位考古学家对法兰西南部的一座石器时代陵墓进行了考察,找到了一块人头骨,其上有一大块骨头被锯下来,锯孔的一边好像被抛过光。以后,这块颅骨经重新研究,相关报告认为,所谓"抛光",其实是"切下骨骼之后再生的骨组织"。经过切割的骨骼表面会露出小孔,而在这块骨骼痊愈之后,则组织迅速生长,遂将小孔堵住,从而形成平滑的表面。这一发现,无疑是四千多年前外科手术获得成功的确凿史证。还有一具在英格兰的克赖切尔丘陵出土的四千年前的颅骨,也带有做过外科钻孔手术的痕迹。值得注意的是,那块圆形颅骨是用石制工具从患者头部切割下来的。骨组织重新生长的情况清楚地表明,患者至少活过一个相当长的时期,或曾一度恢复了健康。但这块圆形骨骼一直由患者加以保存,这显然是为了得到好运并在他去世后同死者一起被埋葬的。

曾作过穿颅手术并遗存下来的人类颅骨,在考古工作中已多有发现,从欧洲史前时代的石阵建造者到秘鲁的印加人,概莫能外。然而惟一的例外地区可能仅仅是埃及,因为在那里,干扰在世者的身体是被宗教所禁止,所以迄今在埃及的考古发掘中,尚未发现作过穿颅手术的人类颅骨化石。

据研究证明,施术是为了消除颅骨骨折以缓解因骨骼碎片触及大脑所带来的痛苦。考古学资料证实,新石器时代是古代"颅骨外科学"的巅峰时期。

米诺斯文明时期的一套器械发现于克里特岛上的纳夫普利翁陵墓,制作于公元前15世纪,其中包括手术钳、钻具、解剖刀、一件用来做体内检查的大型扩张器以及打制成特殊形状的石头和大理石,后者估计是用来磨碎药剂的工具。但这些外科器械则与古典时代的希腊样品几近相同。除制作材料为红铜之外,它们与其一千余年之后出自希腊各医神神庙的青铜器的或铁制的穿颅手术器械也并无明显的不同之处。

9. 中国上古宗教与医药卫生文化

夏代人用药的情况虽无翔实史料,但考古出土的某些发现已经显示了一些值得注意的迹象。偃师二里头文化遗址出土的墓葬已有朱砂,其三、四期文化层的数十座墓葬底部铺有大量的朱砂,厚度可达2~3厘米。朱砂色红如血色,象征生命与活力,据研究推测,这可能是出于某种宗教意识。

中国上古时期,最高统治者敬天命,自为是上天之子,故称天子。统治者宣扬君权神授思想,而巫则是天与人交通的中介。那时的巫医具有双重身份,既能交通鬼神,又兼及医药。相传上古时期这种巫医或兼医药的巫师不少。由于巫师群体内部进一步地分化，便出现了比较专职的巫医。殷墟甲骨文中的“巫妹”（《拾》一一·一O），就是一位治小儿病的女巫医。又据《周礼·大聚》说：“乡立巫医，具百药，以备疾灾。”反映了那个时期巫医在朝野普遍存在的情况。巫教观念的严重存在与积淀，人们医药经验的积累与传播，是巫医得以生存的重要条件。《商书·盘庚》中有“高后丕乃崇降罪疾”、“先后丕降与汝罪疾”等记载，这反映的是盘庚时期统治阶层的人们对某些疾病原因的一种认识。殷人以为鬼神是直接使人致病的重要因素，或上帝“肇病”（《乙》七三O四；七九一三），或祖妣“降咎”（《乙》三四O二；二O九七），或鬼神“乍（止它）”（《存》二·三八·四）。因而祭祀鬼神、禳除疾病的巫风盛行。其主要方式是：向祖先举行“梏”祭，诉说病情祈求保佑；举行御祭以除病；祭神以求制止疫病；祀祭于祖先神灵，请求解除疾病；乞请神灵除病。这些都是当时人在疾病面前无能为力的一种表现。这当然这不能代表当时对疾病治疗的整个情况。

巫从形式上看是采用的巫术，然而这种巫术气氛对患者可能会有安慰和精神支持的心理作用，而治病则用药物，或采取技术性治疗。如“秉枣”治疟（《明》一O五），巫医在施术时常要用禁咒之类的巫术，《岣嵝神书》说：古人“咒枣治疟，执枣一枚，咒曰：吾有枣一枚，一心归大道，优他或优降，或劈火烧之。念七遍吹枣上，与病人食之，即愈。”由此可以推知上古巫医治病的一些情况。

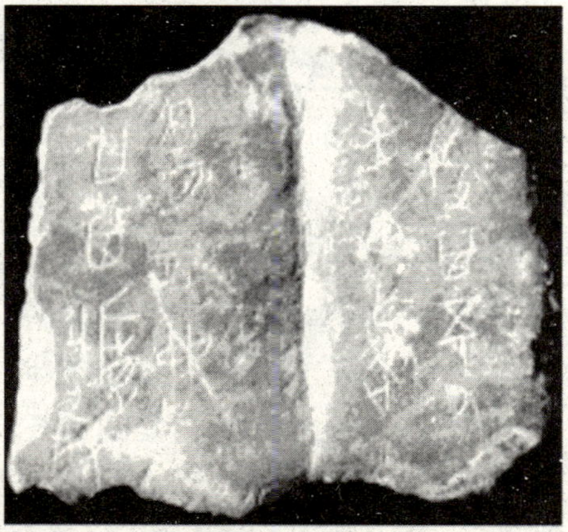

记有头痛病的周原甲骨

占卜在人类历史上曾广泛存在过，商周时期的占卜大抵以动物占和植物占为主。在大量的甲骨卜辞中，涉及到当时的诊疗知识，这些记载大多是零散的，然而涉及到多方面，如天帝、祖妣、鬼神等超自然病因，巫术禳治等，虽有药疗、灸疗、针疗、推拿按摩、助产和用手术拔牙、接骨复位等疗法，但这一切都笼罩在巫术的氛围中。卜辞中记载的这些医药史料，是反映商周时期巫与医药的一面镜子。

周族是一个以农为主的农耕民族，在植物占式的基础上，形成了以占筮为手段的《周易》巫文化体系。

《周易》中涉及疾病的材料大多也是零散的，比较集中的是"艮卦"，例如："(艮上艮下)[艮]。艮其背不获其身，行其庭不见其人，无咎。"是说只注意到背部而不保护全身，即只知局部而不顾整体，就象一座宅院无人居住一样没有用。"初六，艮其趾。无咎，利永贞。"是说脚趾最易受伤，但人们却往往认为这是小毛病，不太注意它，这样身体是不可能健康的。"初二，艮其腓，不拯其随，其心不快。"是说人的下肢肌肉应当丰满，但现在却不长肉了，这种局部反应可能是病态，使人心里不愉快。"九三，艮不限，列其夤，厉、薰心。"这是说健康人的背厚腰圆，而现在这个人却腰胁部干瘦，可能是有病了，使人心里焦急。"六四，艮其身，无咎。"是说要注意保护胸腹部，因为这是人体重要脏器所在的部位，只有保护得好才不会生病。

在"艮卦"的卦辞和爻辞中，已涉及到整体观念与医学的问题。从"艮卦"可见，在西周时期，医学已相当发达。"艮卦"的全卦讲注意保护身体。卦辞说全身，爻辞分部说。由下而上，从脚趾说到头部，每部分谈生理、也谈心理或思想，并且提出整体护理，防微杜渐等观点，这些都是中医药学的优良传统。《易经》还涉及到许多疾病、药物和卫生保健的知识。

夏、商、西周时期巫术的内容极为纷杂。巫术与医药的联系仅是当时庞大的巫术体系之一部分。从当时的史料分析，与医药有关的巫术，基本上是白巫术，也就是说其目的愿望并非凶恶，与意在害人的黑巫术不同。这类白巫术从主观上是想在神秘的环境中预占到未来的情况，或采取有效的防治措施来控制并治愈疾病，而企望给人以健康。卜筮巫术是商周时最常用于诊疗活动的一种巫术。除此之外，还有：

禁咒，在施行一些巫术前，要配合以语言，如咒枣治疟之术。其方式与敬重鬼神恰恰相反，而是以语言配合模仿巫术活动而进行。禁咒术在特定的文化环境中，对鼓舞病人的勇气，增强病家的信心或可有一定的作用。祝术是中国巫术特色之一，是以语言施行的顺势巫术，可能还要配以其它器具或物品。

祝祭，是期望得到天帝、祖先和神灵的保护，有一定的精神支撑作用。《史记》记载："初，成王少时病，周公乃自揃其蚤（爪），沉之河，以祝于神……成王病乃瘳。"周公借助了接触巫术的方式而后行祝。当然病愈的原因是多方面的，迷信者总将行巫术与疾病的痊愈拉在一起，错误的认定二者是因果关系。

祝由，它是以语言为主要手段并辅以一些仪式以祛除病邪的巫术。行术者与患者都想通过祝说病由，而使病邪解除。据研究考证，还不能完全否定祝由在古代特殊的环境中所具有的某些心理治疗的因素。

禹步，夏代的巫术也相当盛行，相传大禹本人也曾亲自主持祭祀和占卜活动，并对当时的巫文化产生过一定的影响。《法言·重黎》追述："姒氏治水土，而巫步多禹。"李轨注："禹治水土，涉山川，病足，故行跛也。……而俗巫多效禹步。"还有一种传说，《洞神八帝元变经·禹步致灵第四》说："禹步者，盖是夏禹所为术，召役神灵之行步。……然届南海之滨，见鸟禁咒，能令大石翻动。此鸟禁时常作是步，禹摸逐写其行，令之入术。自兹以还，无术不验，因禹制作，故曰禹步。"《禁经》受禁肿法中说："五日旦，即作法禹步法，闭气握固，若治病时，作想此手作热铁，又想前人病如雪，手著病（处）即散。又治病时常在病人生气上，若病人头上有浮肿，不得顿治使尽，即伤人，当留少许，明日更治。"关于禹步的使用，尚有3、7、9步之区别，还记载有与呼吸相配合的方式方法。禹步之法是逐渐形成的，但与夏、商、周时期的传承是分不开的。

释梦，殷墟甲骨文中有"多鬼梦"（《前》四·一八·三；《簠》杂六五；《后》下三·一八；《库》一二一三）及"畏梦"（《余》一·二）的记载，认为梦、病，皆与神灵有关。依古人的认识看，梦是自己的魂灵在神灵世界的活动。所以周人对梦更加重视。《周礼·春官·大卜》说："掌三梦法：一曰致梦；二曰觭梦；三曰咸梦。"在《春官·占梦》中最早注意了梦与健康的关系，但在解释上多陷入神秘之中。《诗经·小雅·斯干》中歌说："大人占之，维熊维罴，男子之祥。维虺维蛇，女子之祥。”这是最早用梦来预测生男育女的记载。

祓除、傩舞及桃苅，这些均属于行为巫术。《周礼·女巫》“掌岁时祓除衅浴。”郑玄注：“岁时祓除，如今三月上巳，如水上之类，浴以香薰沐浴。”本是一种洗浴、洁身、健体的活动，而在巫术观念中，则认为这样可除灾灭病。后来，祓除虽已民俗化，但却带有一定的巫术色彩。上巳节时所行的沐浴，实际上可能是一种带有巫术色彩的水疗法。祓除活动中，特别是利用春天的桃花水洗涤妇女身上的不洁，美其名曰洁身洗垢，实乃驱鬼求嗣的一种神秘仪式，只不过在相当程度上已经民俗化罢了。

桃苅，是用桃木柄芦苇梢作扫帚，古人认为它有驱赶魔鬼邪恶及疫病的作用，《礼记·檀弓下》说：“君临臣丧，以巫祝桃苅执戈，(鬼)恶之也。”除此之外，如《周礼·夏官·戎右》所记载的“赞牛耳桃苅。”古人还有用桃木作的弓和棘作的矢，进行消灾的巫术活动。

甲骨文中还有“庚戊卜，宁于四方，其五犬。”(明氏藏片)可能有如后世以五犬御邪恶毒蛊的巫术活动一样。

感生巫术，最早的感生巫术，可能是远古人对男女结合与怀孕之间关系的不甚了解而作的一种解释，其后则与氏族图腾崇拜有关。这种感生巫术传说，贯穿于夏、商、周漫长的历史过程之中。《吴越春秋·越王无余外传》说：“禹父鲧者，帝颛顼之后，娶于有莘氏之女，名曰女嬉，年壮未孳，嬉于砥山，得薏苡而吞之，意若为人所感，因而妊孕，剖肋而产高密。”人们认为大抵一个君王的出现，都会有如一种具有灵性的植物种子、或鸟卵钻入妇人的肚子，或踩踏了巨人或巨兽的足迹而发生的感应，从而为图腾感生神话又蒙上了一种君权神授的神秘面纱。

卜筮预测人体生理、健康与疾病，最为典型的莫过于古人对妊娠和产期的推断。如果说在夏、商、周以前，人们对人口的世代接续，对于妇女的停经、怀孕及生产的一系列生理变化尚不能正确解释，那么至少在商周时期人们对两性结合而生育的现象是会有所认识的，并且也积累了一定的经验。《易经》中所记载的“女子贞不字，十年乃字”，“字”即生育的本意字，是说妇女在房子里生养孩子。《易经》此语，在这里主要的是对于产育经验的一种总结。殷墟甲骨文尚有预测分娩时间的卜辞。预测结果且甚准确，例如：“甲申卜，殻贞：帚(妇)好冥(娩)，不其妫？三旬㞢(又)一日，甲寅冥(娩)，尤不妫。甲申(卜,殻贞):帚(妇)好冥(娩),妫?王占曰:其佳丁冥(娩),妫;其佳庚冥(娩),引吉。三旬㞢(又)一日,甲寅冥(娩),不妫,佳女。"(《乙》七七三一)。以上卜辞乃武丁为妇好占卜,预测三十一天之后分娩,不会生男,预测如在丁日分娩,是男孩,如在庚日分娩,大吉,而妇好果然如三十一天前所预测,在甲寅日产一女孩。类似卜辞有五、六条,计算预产期达到如此准确的程度,或认为这是一种偶然的巧合。如果揭去占卜的神秘外衣,在冥证的外壳之中,可能包容了某些实证的经验。应当指出的是,殷人经过长期实践、观察、总结,所获得的产育方面的宝贵经验是不能否定的。即使在偶然之中也可能会有必然的成分,对于殷人在产育预测方面所达到的相当高的水平,是需要分析和值得肯定的。

商周时期社会上出现了许多巫师,他(她)们能代鬼神发言、歌舞等,还能医治疾病,有的参与朝政,指导国家政事,策划国王的行动。

周代巫术仍然比较盛行。人们有病常向上帝祝祷,以求痊愈。周公姬旦即曾祝卜祈求欲以己身代武王之死。据《周礼》所载可知,那些卜、祝、巫等神职人员,其主要职责也与医药卫生有一定的关系。

中国原始神祇中,掌管疾病疫疠的为疾病之神,如《山海经》所说,西王母"司天之厉及五残"。"厉"即"疠","疫疠";"五残"即五刑残杀之事,同样属疾病之类。《管子》中有五厉之说:"昔尧之五吏五官,无所食,君请立五厉之祭,祭尧之五吏。"至后世,"五厉"就衍为"五瘟神":"五方力士,在天为五鬼,在地为五瘟。名曰五瘟。春瘟张元伯,夏瘟刘元达,秋瘟赵公明,冬瘟钟仕贵,总管中温史文业。"(《三教搜神大全》)又称"五瘟使者"。蚩尤也曾被称为"瘟神总管"。《述异记》说:"太原村落间祭蚩尤不用牛头。今冀州有蚩尤川,即涿鹿之野。汉武时,太原有蚩尤神昼见,龟足蛇首,大疫。其俗遂为立祠。"后世或有人称颛顼为"疫神帝"(如蔡邕《独断》所说)。因其"有三子,死而为疫鬼。一居江水,为疟鬼;一居若水,为魍魎鬼;一居人宫室,善称人小儿,为小儿鬼。"(《搜神记》)《山海经》中的情况与之相类似。《山海经》时代显然要比甲骨文时代更进步一些,《山海经》大致可区分出属于内科病的计有:迷、瘕、畏、蛊、惑、劳,心痛,跗肿、狂、瘴、踩、风、腹痛、痴、忧、疟、噎、厥、愚、妒、腹病、心腹之疾近30种。可归于皮肤体表外科病类者共十五种:胝(底)、肿、疥、痔、腊(皴)、疠,瘿、疣、疽、痈、骚、瘸、瘘、白癣、痤。可归为五官科类病症者5种：聋、眗目、嗌痛、瞢等，共计约有四十多种不同的疾病。

《山海经》虽然是一部巫书，但其中除载有一些医疗的内容之外，记载药物的内容也不少，大约记有一百二十多种药物：《山海经·南山经》中约记有十四种之多，有“佩之无瘕疾”的、“食之无肿疾”的、“佩之不聋”的、“食者不蛊”的、“可以已痔”的，以及能使人不疥、不惑、不妒等药；《山海经·西山经》中的药约有二十八种之多，有防皴裂的、治心痛的、治耳聋的、治疥的、杀虫的、治痔的、毒鼠、治瘿瘤的、治的狂、治寒热的等等；《山海经·北山经》中的药约计有二十一种之多，有治诸疮的、有御百毒的、有止痢的、有止喝的、有治精神情志病的、有止痛的，似乎还有防疫病的等等；《山海经·东山经》中的药约有六种，有治皮肤病的、也有预测疫病药等等；《山海经·中山经》中的药约有五十种之多，有治瘿瘤的、有治白癣的、有防治瘟疫的、有治皮肤病的、有防治蛊病的、也有服之不字（不孕）的等等。《山海经》中还记载木瓜、甘露、杞、芍药、芎劳、雄黄、芜、芥、柘、柞、枳、柏、柳、苣、术、苴、韭，枣、椒，桂、桃，荆、栗、桑、梅、鹿、麝、犀、樗、桔，榛、榴、谷、蓍、菽、槐、榆、葵、白芷、菊、蘘、蘼芜、虫、龙骨、门冬等四十多种可入药或兼食用的动植矿物。

《山海经》中保存了诸巫的一些资料：在“开明东，有巫彭、巫抵、巫阳、巫履，巫凡、巫相，夹窫窳之尸，皆操不死之药以距之。”“大荒之中……有灵山，巫咸、……十巫从此升降，百药爰在。”实际上《山海经》所记的巫者多巫医，巫皆能医，都采药，或以不死之药“距死气、却更生”。可见那是个医巫混同的时代。

古代已经消失了的少数民族，仍留有其医药卫生民俗。在陕北清涧县出土的鬼方（古匈奴先民）墓葬中，有一个刻着人体骨骼结构的图形，尽管其目的不一定是为了医学，从一个侧面却反映了古代鬼方人对人体结构形态的朴素认识。

许多民族志学资料及古文献记载，上古的巫文化中包容着一些传统医药学的经验。巫就是那个时代的知识人，他们所掌握的医药卫生知识与技艺，被湮没隐藏在神秘文化的体系之中。巫作为后来传统医药学的伴影，曾长期影响着传统医药学的发展。在医巫不分的时代二者互渗为用。而在医巫分流之后，巫术中的神秘文化内容被宗教与数术所继承，盘据在神学的殿堂，传统医药学则以其科学性趋向于显示性雅文化，取向于文明并走上了科学的发展轨道。

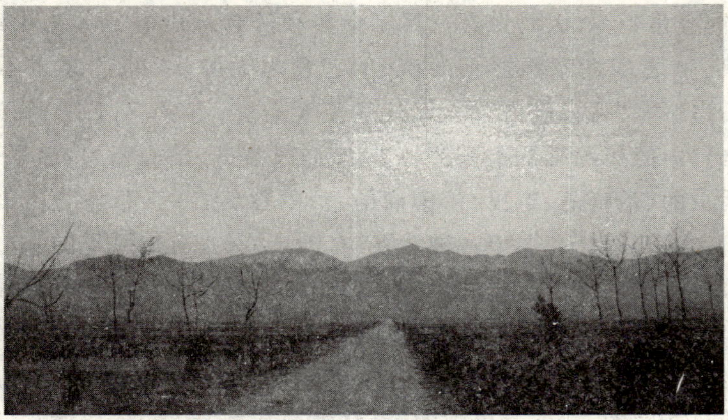

中华医祖故里

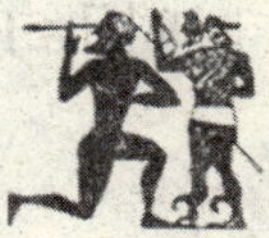

三 犹太教与医学

《旧约全书》本是犹太民族所信仰的犹太教的教典，其中记述了有关医药卫生的片断内容。通过《塔木德》的传承，这些文化基因深深地影响着犹太民族的心理、行为、文化圈和文明的传承与发展。犹太人的《法规，关于精神品质和道德行为的条例》中有句名言说："爱护自己的身体，保持身体的卫生与健康是一种宗教义务，是对上帝的崇敬；而不顾惜自己的身体，或者故意糟践自己的身体，则是一种罪孽……。"出于对生命的善待和对身心健康的重视，犹太医药人员自古以来，就以负责的态度为人类的医疗保健事业而精勤不倦地工作，并在医药卫生的许多领域里做出了他们应有的奉献，而彪炳于千秋。

1.《旧约全书》中有关医药卫生的记载

犹太人，古称希伯来人，又称为以色列人，其历史相当悠久。犹太民族是一个勤劳聪慧而又多灾多难的优秀民族。

希伯来人在公元前 18 世纪由于遭遇饥荒，他们举族流落到了埃及尼罗河三角洲的歌珊地区，一度沦为法老的奴隶。据《出埃及记》所载，希伯来人在埃及居住了四百三十年，备尝奴役之苦。大约在公元前 1500 年，犹太部族首领摩西率领他们从埃及返回巴勒斯坦，在西奈山立《摩西十诫》，创立犹太教，犹太人自此从多神信仰开始向一神教过渡。犹太教的经典《圣经》(基督教称之为《旧约全书》)约成书于公元前 5 世纪～公元前 1 世纪，既是希伯来人的历史、宗教、传说、神话、诗文的汇编，也是人类文化的一份珍贵非物质遗产。

早期的犹太医学，带有浓厚的神秘色彩，其病因、病机与诊疗及康复，似乎都与宗教信仰有着密切的关系。《旧约全书》虽非医药卫生学著述，但记载的有关医药卫生史料却很多。

《旧约全书》即犹太教的经典，简称《旧约》。《旧约全书》包括《律法书》、《先知书》、《圣录》三部分，共三十九卷。古代犹太人认为疾病是上帝对人的一种惩罚，故治病必求其神甫来禳治。如果人遵守"十诫"，或许不会生病。这在《旧约全书》中体现得非常充分。它是犹太教的先贤们经过数百年的收集、考证、整理而成的。《旧约全书》中所涉及的医药卫生及保健学内容比较多样，至少有二百多个条目。

《旧约全书》对灾难医学的记载较多。犹太民族在漫长而又艰难的历史年月中，忧患意识较强。在《旧约全书》中多次讲到了灾病、瘟疫流行，甚至人畜身上生疮起疱而发展成"疮灾"，其流行、严重及难治和突发等情况说明，每在大灾之后，最易引发瘟疫流行。《民数记》在记述"亚伦救人民"的事迹时说："遭瘟疫死的，共有一万四千七百人。"《申命记》指出："在大麻风的灾病上，你们要谨慎。”瘟疫给人们所带来的内伤、伤残、死亡，并不亚于一次战争。

为了医治心理上的因灾病所造成的创伤，犹太教义充当了当时社会性广义心理治疗的良方，犹太教教人们怎样以顽强的精神来生活，怎样理智地预防与处理诸多突发事件与灾难。其教义的内容有一定的心理治疗与安慰作用。凡人力不能为者，则假以神的力量，可谓一种精神支撑力。

另外，人们借助药物来医治灾病，以酒来安慰心灵。“为止他的疼痛，拿乳香或者可以治好。”(《耶利示书》)甚至洗浴、熏香、食疗、斋戒，采用必要的预防措施，也是防御灾病必不可少的方法。

《利未记》对皮肤传染病的记载特别具体：

“……人的肉皮上若长了疖子，或长了癣，或长了火斑，在他肉皮上成了大麻风的灾病，……祭司要察看肉皮上的灾病，若灾病处的毛业已变白，灾病的现象深于肉上的皮，这便是大麻风的灾病。祭司要察看他，定他为不洁净。若火斑在他肉皮上是白的，现象不深于皮，其上的毛也没有变白，祭司就要将有灾病的人关锁七天。第七天祭司要察看他，若看灾病止住了，没有在皮肤上发散，祭司还要将他关锁七天。第七天祭司再察看他，若灾病发暗，而且没有在皮肤上发散，祭司要定他为洁净，原来是癣；那人就要洗衣服，得为洁净。但他……将身体给祭司察看以后，癣若在皮上发散开了，他要再将身体给祭司察看。祭司要察看，癣若在皮上发散，就要定他为不洁净，是大麻风。”

“人有了大麻风的灾病，就要将他带到祭司面前。祭司要察看，皮上若长了白斑，使毛变白，在长白疖之处有了红淤肉：这是肉皮上的旧大麻风。祭司要定他为不洁净，不用将他关锁，因为他是不洁净了。大麻风若在皮上四处发散，长满了患灾病人的皮，据祭司察看，从头到脚无处不有；祭司就要察看，全身的肉，若长满了大麻风，就要定那患灾病的为洁净：全身都变为白，他乃洁净了。但红肉几时显在他的身上，就几时不洁净。祭司一看那红肉，就定他为不洁净，红肉本是不洁净，是大麻风。红肉若复原，又变白了，他就要来见祭司，祭司要察看，灾病处若变白了，祭司就要定那患灾病的为洁净，他乃洁净了。”

“人若在皮肉上长疮，却治好了；在长疮之处又起了白疖，或是白中带红的火斑，就要给祭司察看。祭司要察看，若现象洼于皮肤，其上的毛也变白了，就要定他为不洁净，是大麻风的灾病发生在疮中。祭司若察看，其上没有白毛，也没有洼于皮，乃是发暗，就要将他关锁七天。若在皮上发散开了，祭司就要定他为不洁净，是灾病。火斑若在原处止住，没有便是疮的痕迹，祭司就要定他为洁净。人的皮肉上若起了火毒，火毒的淤血成了火斑，或是白中带红的，或是全白，祭司就要察看，火斑中的毛若变白了，现象又深于皮，是大麻风在火毒中发出，就要定他为不洁净，是大麻风的灾病。但是祭司察看，在火斑中若没有白毛，也没有洼于皮，乃是发暗，就要将他关锁七天。到第七天，祭司要察看他，火斑若在皮上发散开了，就要定他为不洁净，是大麻风的灾病。火斑若在原处止住，没有在皮上发散，乃是发暗，是起的火毒，祭司要定他为洁净，不过是火毒的痕迹。”

“无论男女，若在头上有灾病，或是男人胡须上有灾病，祭司就要察看。这种灾病现象若深于皮，其间有细黄毛，就要定他为不洁净，这是头疥，是头上或是胡须上的大麻风。祭司若察看头疥的灾病，现象不深于皮，其间也没有黑毛，就要将头疥灾病的关锁七天。第七天祭司要察看灾病，若头疥没有发散，其间也没有黄毛，头疥的现象不深于皮，那人就要剃去须发，但他不可剃头疥之处。祭司要将那长头疥的，再关锁七天。第七天祭司要察看头疥，头疥若没有在皮上发散，现象也不深于皮，就要定他为洁净，他要洗衣服，便成为洁净。但他得洁净以后，头疥若在皮上发散，就不必找那黄毛，他是不洁净了。祭司若看头疮已止住，其间也长了黑毛，头疮已然痊愈，那人是洁净了，就要定他为洁净。”

“无论男女，皮肉上若起了火斑，就是白火斑，祭司就要察看，他们肉皮上的火斑，若白中带黑，这是皮上发出的白癣，那人是洁净了。”“人头上的发劳损了，他不过是头秃，还是洁净，他顶前若掉了头发，他不过是顶门秃，还是洁净。头秃处或是顶门秃处，若有白中带红的灾病，这就是大麻风，发在他头秃处或是顶门处。祭司就要察看，他起的那灾病，若在头秃处或是顶门秃处，有白中带红的，像肉皮上大麻风的现象，那人就是长大麻风不洁净的，祭司总要定他为不洁净，他的灾病是在头上。”“身上有长大麻风灾病的，他的衣服要撕裂，也要蓬头散发，蒙着上唇，喊叫说：不洁净了！不洁净了！灾病在他身上的日子，他便是不洁净，他既是不洁净，就要独居营外。”

对于患者衣物发霉的处理：

"染上大麻风灾病的衣服，……若是发绿，或是发红，是大麻风的灾病，要给祭司察看。祭司就要察看那灾病，把染了灾病的物件，关锁七天。第七天他要察看那灾病、灾病或在衣物上，经上、纬上、皮子上，若发散，这皮子无论当作何用，这灾病是蚕食的大麻风，都是不洁净了。那染了灾病的衣服，……他都焚烧。"

"若灾病在衣服上，……没有发散，祭司就要吩咐他们，把染了灾病的物件洗了，再关锁七天。洗过以后，祭司要察看，那物件若没有变色，灾病也没有消散，那物件就不洁净，是透重的灾病，无论正面反面，都要在火中焚烧。洗过以后，祭司要察看，若见那灾病发暗，他就要把那灾病从衣服上……都撕去。若仍现在衣服上，……这就是灾病又发了，必用火焚烧那染灾病的物件。所洗的衣服，……若灾病离开了，就要再洗，就洁净了。""这就是大麻风灾病的条例，无论是在蓝色衣服上，麻布衣服上，经上，纬上，和皮子上作的什么物件上，可以定为洁净或是不洁净。"

对皮肤病患的要求是洗衣服，剃毛发，用水洗澡。

对房屋发霉的处理：

"房屋中，有大麻风的灾病，房主就要去告诉祭司说：据我看，房屋中似乎有灾病。……灾病若在房子的墙上有发绿或发红的凹斑纹，象洼于墙，祭司就要出到房门外，把房子封锁七天。第七天，祭司要再去察看，灾病若在房子的墙上发散，就要吩咐人把那有灾病的石头挖出来，扔在城外不洁净之处，也要叫人刮房内四围，所刮掉的灰泥，要倒在城外不洁净之处，又要用别的石头，代替那挖出来的石头，要另用火泥墁房子。"

"他挖出石头，刮了房子，墁了以后，灾病若在房子里又发现，祭司就要进去察看，灾病若在房子里发散，这就是房内蚕食的大麻风，是不洁净。他就要拆毁房子，把石头、木头、灰泥，都搬到城外不洁净之处。在房子封锁的时候，进去的人必不洁净到晚上；在房子里躺着的，必洗衣服；在房子里吃饭的，也必洗衣服。"

"房子墁了以后，祭司若进去察看，见灾病在房内没有发散，就要定房子为洁净，因为灾病已经消除。""这是为各类大麻风的灾病和头疥，并衣服与房子的大麻风，以及疖子、癣、火斑，所立的条例。指明何时为洁净，何时为不洁净。这是大麻风的条例。”

犹太教所采用的隔离、洗衣、洗澡、禁止淫乱，对于对灾病的防治，都具有一定的作用。

《旧约全书》对卫生的要求甚严，但主要则表现在以下几个方面：

漏症患者的戒洁。《利未记》指出：“人若身患漏症，他因这漏症就不洁净了。他患漏症，无论是下流的，是止住的，都是不洁净。他所躺的床，都为不洁净，所坐的物，也为不洁净。凡摸那床的，必不洁净到晚上，并要洗衣服，用水洗澡。那坐患漏症人所坐之物的，必不洁净到晚上，并要洗衣服，用水洗澡。那摸患漏症人身体的，必不洁净到晚上，并要洗衣服，用水洗澡。若患漏症人吐在洁净的人身上，那人必不洁净到晚上，并要洗衣服，用水洗澡。患漏症人所骑的鞍子，也为不洁净，凡摸了他身下之物的，必不洁净到晚上；拿了那物的，必不洁净到晚上，并要洗衣服，用水洗澡。患漏症的人，没有用水涮洗手，无论摸了谁，谁必不洁净到晚上，并要洗衣服，用水洗澡。患漏症人所摸的瓦器，就必打破；所摸的一切木器，也必用水涮洗。”“患漏症的人痊愈了，就要为洁净自己计算七天，也必洗衣服，用活水洗身，就洁净了。”“人若梦遗，他必不洁净到晚上，并要用水洗全身。无论是衣服，是皮子，被精所染，必不洁净到晚上，并要用水洗。若男女交合，两个人必不洁净到晚上，并要用水洗澡。”“女人行经，必污染七天；凡摸她的，必不洁净到晚上。女人在污染之中，凡她所躺的物件，都为不洁净，所坐的物件，也都不洁净。凡摸她床的，必不洁净到晚上，并要洗衣服，用水洗澡；凡摸她所坐什么物件的，必不洁净到晚上，并要洗衣服，用水洗澡。……男人若与那女人同房，染了她的污秽，就要七天不洁净，所躺的床，也为不洁净。”“女人若在行经期以外，患多日的血漏，或是经期过长，有了漏症，她就因这漏症不洁净，与她在经期不洁净一样。……女人的漏症若好了，就要计算七天，然后才为洁净。”

“你们要这样使以色列人与他们的污秽隔绝，免得他每玷污我的帐幕，就因自己的污秽死亡。”这是患漏症和梦遗而不洁净的，并有月经病的和患漏症的，无论男女，并与不洁净女人同房的有关条例。

其它不洁的有关条文规定：“摸了人死尸的，就必七天不洁净，那人到第三天，要用这除污秽的水洁净自己，第七天就洁净了。他若在第三天不洁净自己，等七天就不洁净了。凡摸了人死尸，不洁净自己的，……这人必须从以色列中剪除。”“人死在帐棚里的条例乃是如此：凡进那帐棚的，和一切在帐棚里的，都必七天不洁净。……无论何人在田野里摸了被刀杀的，或是尸首，或是人的骨头，或是坟墓，就要七天不洁净。”“要为这不洁净的人，拿些烧成的除罪灰，放在器皿里，倒上活水。必当有一个洁净的人，拿牛膝草蘸在这水中，把水洒在帐棚上，和一切器皿并帐棚内的众人身上，第三天和第七天，洁净的人要洒水在不洁净的人身上，第七天就使他成为洁净。那人要洗衣服，用水洗澡，到晚上就洁净了。”“除污秽的水没有洒在他身上，他是不洁净的。……并且那洒除污秽水的人，要洗衣服。凡摸除污秽水的人，必不洁净到晚上，不洁净的人所摸的一切物，就不洁净，摸了这些物的人，必不洁净到晚上。”(《民数记》)有关军营的卫生。《申命记》中指出：“你出兵攻打仇敌，就要这避诸恶。你们中间若有人，夜间偶然梦遗不洁净，就要出到营外，不可入营。到傍晚的时候，他要用水洗澡，乃至日落才可以入营。”“你在营外也该定出一个地方作为便所。在你器械之中，当预备一把锹，你出营便溺之后，用以铲土，转身掩盖。”另外，凡打仗回来，军事中所用的金属器物如金、银、铜、铁、锡、铅，凡能见火的，都“要叫它经火，就为洁净，然而还要用除污秽的水洁净它；凡不能见火的，你们要叫它过水，第七天，你们要洗衣服，就为洁净，然后可以进营。”(《民数记》)

丧葬卫生。《创世纪》第五十章“雅各的死和埋葬”中说：“约瑟伏在他父亲的面上哀哭，与他亲吻。约瑟吩咐伺候他的医生，用香料熏他父亲；医生就用香料熏了以色列。熏尸的常例是四十天。”后来约瑟在一百一十岁时寿终正寝，也被人用香料熏了才收殓安葬。

至于犹太人所沿用的香料，《出埃及记》中说：“……要取上品的香料，就是流质的没药五百舍客勒，香肉桂一半，就是二百五十舍客勒，菖蒲二百五十舍客勒，桂皮五百舍客勒，都按着圣所的秤，又取橄榄油一斤，按作香之法”，调成圣膏油，而“圣香”则“要取馨香的香料，就是拿他弗、施喜列、喜利比拿；这馨香的香料和净乳香，各样要有一般大的分量。你要用这些加上盐，按作香之法，作成清净圣洁的香。”

饮食卫生。《旧约全书》明文规定了那些东西可吃，那些不可吃。不吃自死的动物的肉，不吃动物的血、蹄筋，不吃发酵的食品。《利未记》中说：

"在地上一切走兽中可吃的乃是这些:凡蹄分两瓣,倒嚼的走兽,你们都可以吃。但那倒嚼或分蹄之中不可吃的,乃是骆驼;因为倒嚼不分蹄,就与你们不洁净。水番,因为倒嚼不分蹄,就与你们不洁净。兔子,因为倒嚼不分蹄,就与你们不洁净。猪,因为蹄分两瓣却不倒嚼,就与你们不洁净。这些兽的肉,你们不可吃。死的你们不可摸,都与你们不洁净。"

"水中可吃的乃是这些:凡在水里、海里、河里、有翅有鳞的,都可以吃。凡在海里、河里,并一切水里游动的活物,无翅无鳞的,你们都当以为可憎。"

"雀鸟中你们可以为可憎不可吃有雕、狗头雕、红头雕、鹞鹰、水鹰、乌鸦、驼牛、夜鹰、鱼鹰、鹰、鸬鹚、猫头鹰、鹈鹕、秃雕、鹳、鹭、蝙蝠等。只有翅膀用四足爬行的物中,有足在地上蹦跳的还可以吃,如蝗虫、蚂蚱、蟋蟀、蚱蜢等。如果河里的鱼死了,河水也腥臭了,就不能吃这河水了。"

割礼的卫生意义。犹太人男孩出生后第八天要割礼,又称"割阳皮",这是犹太教的一种圣行,要求所有的犹太男子都要割礼。最初的割礼可能是由父母给儿子施行的,作为上端特选子民中在肉体上永远的"立约证据",方能成为合格的一员。后来这一习俗由专门的割礼师施行,达到使包皮翻起,阴茎头能暴露出来。割礼的习俗在一些古老民族中亦有传承,尽管开始未必出于卫生学的意义,但在施行割礼的人群中,男子的阴茎癌发病率很低,甚至妇女的宫颈癌、子宫癌及附件疾病的发病率也很低。

犹太人的医药知识从形式上明显地受到犹太教的熏染。他们总认为疾病是上帝对人类所施加的一种惩罚,而精神的信仰与祭司则在医疗活动中起着重要的作用。观念的东西是可变的,而生老病死的规律则是不以人的意志为转移的。在医疗实践中,理智的、有经验的、有一定医药知识的人们,还是尊重事实,按科学行事。《历代志下》中记述:"亚撒作王三十九年,他脚上有病,而且甚重,病的时候没有求耶和华,只求医生。"犹太教反对巫术、邪法,善待生命。

对于妇产科知识,《旧约全书》多所记载。许多处记载妇女分娩时的疼痛、滞产、难产时的危险症情,甚至说话辩理中也常引此为例证。所以犹太人中早就有收生婆,并且有一定的名气。《出埃及记》中说:"有希伯来的两个收生婆。一名施弗拉,一名普阿。埃及王对她们说:你们为希伯来妇人收生,看她们临盆……,希伯来妇人与埃及妇人不同,希伯来妇人本是健壮的,收生婆还没到，她们已经生产生了。”另外，对于妇女的产育、月经也颇多论及，还规定：“若有妇人怀孕生男孩，她就不洁净七天，像在月经污秽的日子不洁净一样，第八天要给婴孩行割礼。妇人在产血不洁之中，要家居三十三天。……她若生女孩，就不洁净两个七天，像污秽的时候一样，要在产血不洁之中，家居六十六天。”(《利未记》限于历史条件与科学水平，再兼宗教的神秘思想，那时的犹太人还不能对“洁净”给以科学的解释，但要求产妇居家修养是可贵的经验。

在生育问题上，犹太人主张多子女，对于小儿的乳养、护理，男孩的割礼，小儿的断奶等都很重视。《旧约全书》中记载有“双胞胎”，手足皆六指(趾)，“浑身有毛，如同皮衣”的“毛孩”。

《旧约全书》记载生理现象说：当妇女天癸(月经)绝了，表示身体开始衰老，不能再生育了。另外，人的梦，往往是外界刺激留下的印记，“饥饿的人，梦中吃饭，醒了仍觉腹空，或象口渴的人，梦中喝水，醒了仍觉头昏，心里想喝。”(《以赛亚书》)，认为梦或有一定的预示性。

关于人的寿限，《旧约全书》中提到不少百岁老人。据现代医学科学对人的寿限推算方法，如果养生得法，人寿当在百岁之上。

《旧约全书》中所记的病种颇多，计有痨病、热病、火症、疟疾、痔疮、牛皮癣、疥、癫狂、眼瞎、眼睛视物昏花、聋哑、耳鸣、秃头、虫兽伤、扭伤、跌伤、骨折、脱位、烂骨、麻风、肠道病、哮喘、鼻衄、相思病、醉酒、难产、不育症、不孕症、瘸、血癣、火斑、漏症、塌鼻子、驼背、矮矬、梦遗、崩漏、外伤致残等。另外，还记有一些人格障碍、性变态的病。认识到麻风病有传染性。但对“麻风病”的病名概念上似乎不完全与现代医学关于麻风病的描述等同。从其教典的文献所见，那时的“麻风病”包括了其它的一些皮肤病在内。

《申命记》说：“妇人不可穿戴男子所穿戴的；男子也不可穿妇女的衣服。”这起码对防治异装癖是有裨益的。《旧约全书》坚决反对乱伦、妓女、娈童，认为行淫、玷辱女性是犯罪行为。

犹太人所用的香药很多，可入药用的植物及动物、矿物类，计有桂皮、菖蒲、皂荚、檀香、无花果、风茄、玫瑰花、水仙花、百合花、乳香、没药、沉香、核桃、凤仙花、番红花、石榴、葡萄、桑、野葡萄、栗、橡、棕、芦苇、大茴香、小茴香、黄杨、杉、硫磺、茵陈、艾、相柏、酒、甜酒、哪哒、香水、蜜、醋、碱、松、葡萄酒、甘露、泉水、苦菜、葱、蒜、芫荽、珍珠、西瓜、黄瓜、杏、红柏、牛膝草、麻、大麦、小麦、守宫(壁虎)、鱼类、蜡、橄榄、枫、杨、榧子、蒺藜、松香、红豆等。

《以赛亚书》中记载了开垦土地、种植大茴香与小茴香的过程:"原来打小茴香,不用尖利的器具,轧大茴香,也不用碌碡,但用杖打小茴香,用棍打大茴香。作饼的粮食是用磨磨碎,因而也不必常打。"在用药治疗方面,《旧约全书》多次提到用"无花果饼贴疮"的治疗经验。风茄是一种类似于马铃薯的蔬菜,于收割麦子时成熟,据说有促性欲的作用。古犹太人于新婚时常用风茄。在《雅歌》中就记有新婚时"风茄放香"的风俗。鉴于酗酒后所表现的东倒西歪、呕吐状态,警示"那些清早起来,追求浓酒,留连到夜深,甚至因酒发烧的人",真乃"祸哉"。(《以赛亚书》)现代研究证明,人一般早晨时对酒很敏感,此时饮酒贪杯,极易损伤身体,尤其是肝脏。所以古犹太人要求人们于此时戒酒有其道理。《箴言》说"酒能使人亵慢,浓酒使人喧嚷",酒使人犯错误,"无智慧","好酒贪食的,必至贫穷","谁无故受伤,谁眼目红赤?就是那流连饮酒,常去寻找调和酒的人。酒发红,在杯中闪烁,你不可观看,虽然下咽舒畅,终久是咬你的蛇,刺你如毒虫"。又如吃蜜,虽爽口有营养,但服食过量亦无益处。《箴言》告诫说:"你得了蜜吗?只可以吃够而已,恐怕你过饱就呕吐出来。"

犹太人的外治法有如沐浴、贴敷、烟熏等疗法。外科中已采用类似绷带的包扎、修脚、割治等手术。似乎已有类似人工呼吸抢救病人的方法。《列王记下》中说:"以利沙来到,进了屋子,看见孩子死了,放在自己的床上,他就关上门,只有自己和孩子在里面,他……上床就伏在孩子身上,口对口、眼对眼、手对手,即伏在孩子身上,孩子的身体就渐渐温和了。然后他下来,在室里来往走了一趟,又上去伏在孩子身上,孩子打了七个喷嚏,就睁开眼睛了。"这可以说是一则成功的抢救验案。

随着医事的发展,医学的律令与法规也在《旧约全书》中有所记载:"人若彼此争斗,伤害有孕的妇人,甚至坠胎,随后却无别害,那伤害她的总要按妇人的丈夫所受的,照审判官所断的受罚。若有别害,就要以命偿命,以眼还眼,以牙还牙,以手还手,以脚还脚,以烙还烙,以伤还伤,以打还打。"(《出埃及记》)"人若打坏了他奴仆或婢女的一只眼睛,就要因他的眼放他去得以自由,若打掉了他奴仆或婢女的一个牙,就要因他的牙放他去得以自由。"

(《出埃及记》)“行邪术的女人,不可容她存活。”“凡与兽淫合的,总要把他治死。”“人若使他邻舍的身体有残疾,他怎样行,也要照样向他行。以伤还伤,以眼还眼,以牙还牙;他怎样叫人的身体有残疾,也要照样向他行。”(《利未记》)

又有法医测断的验案。《列王记上·所罗门审断一件困难的案件》说:“一日,有两个妓女来,站在王面前。一个说:我主啊,我和这妇人同住一房;他在房中的时候,我生了一个男孩。我生孩子后第三天,这妇人也生了孩子;我们是同住的,除了我们二人之外,房中再没有别人。夜间这妇人睡着的时候,压死了她的孩子。她半夜起来,趁我睡着,从我旁边把我的孩子抱去,放在她怀里,将她的死孩子放在我怀里。天要亮的时候,我起来要给我的孩子吃奶,不料孩子死了。到天亮,我细细地察看,不是我所生的孩子。那妇人说:不然,活孩子是我的,死孩子是你的。这妇人说:不然,死孩子是你的,活孩子是我的。她们在王面前如此争讼。王说……拿刀来。人就拿刀来。王说:将活孩子劈成两半,一半给那妇人,一半给这妇人。活孩子的母亲为自己的孩子心里急痛,就说:求我主将活孩子给那妇人吧,万不可杀他。那妇人说;这孩子也不归我,也不归你,把他劈了吧!王说:将活孩子给这妇人,万不可杀他,这妇人实在是他的母亲。以色列众人见王这样判断,就都敬畏他,因为见他心里有神的智慧,能以断案。”这里当然是在赞美皇权与神权,政教合一。而所罗门在位则是公元前10世纪,他是当时以色列的国王。

《旧约全书》对医生的要求也有明文训诫:“如果一个医生能够治疗而不给治疗,即便有别的人可以给病人施治,他无异于犯了谋杀罪,因为此刻也许他有特别高明之处,能够治好病人。”能治与治不了是一个医生的水平问题,而能治却不予治疗,那就成了宗教法律问题,是要承担严肃的法律责任。这一思想对于塑造犹太医家的职业道德是非常重要的,并且产生了深远的影响。

2.《塔木德》中的医药卫生知识

公元前2世纪～公元6世纪这一时期，史称犹太人的塔木德时期。塔木德是因《塔木德》经典而得名。《塔木德》全书二十卷，被誉为犹太人的第二部圣经，或谓这是犹太人五千年文明智慧的基因库。《塔木德》在犹太人中，几乎是人手一册，并且终生都需要学习它，因而也被誉为"犹太人日常生活的伴侣"。《塔木德》曾被译成十多种文字，被"称为影响人类文明的巨著"之一，"是真正的传世经典。"《塔木德》的内容庞杂，题材广泛，其中包容了一些医药卫生的知识，这些内容恰似一部大众医药学或家庭保健手册。

《塔木德》及其注释本中对于解剖有所描述。按犹太教义，犹太人对从事解剖、观察尸体都认为是不合法的，甚至对妇女的月经也认为是不洁的。但犹太人在医学研究上往往从实际出发，他们对于医药卫生科技都抱有宽容的研究态度。然而难能可贵的是，在《塔木德》中多处提及有关胚胎学知识。如胚胎发育的各个部分，在子宫中的位置，营养状况。《塔木德》中认为"精子本身就复合，而不是瞎子生瞎子，残废生残废。"构成人的新生命的不单独是父亲或母亲，男女双方都对新生命有着不可或缺的作用。《塔木德》时代的人，似乎已认识到了某些优生的问题，并积累了一些有益的经验。《塔木德》说："身材高的男人不得娶身材高的女人，以免他们的孩子长成瘦高条；身材矮的男人不得娶身材矮的女人，以免他们的孩子长成侏儒；漂亮的男人不得娶漂亮的女人，以免他们的孩子过分漂亮；皮肤黑的男人不得娶皮肤黑的女人，以免他们的孩子长得过黑。"当时的这种认识在现代人看来也是有一定道理的。

《塔木德》中对肺部某些疾病是有传染性已有所认识。从病人面部苍白或涨红的形色中已能推知循环系统是否干扰；根据皮肤的体表变化、体表温度、伤口的分泌物、病灶周围的毛发颜色来鉴别诊断各种皮肤病；已能区别角膜斑点、角膜炎、视网膜脱落。认为白喉作为一种传染病能引起窒息性死亡。他们还认为肺、肝、肾、胃的病是由微小的虫子所致，消化道的一些病是由于思虑过度而引起的；惊吓可引起心动次数增加；脊柱中索状组织的伤害可导致瘫痪；胆汁受阻可引起黄疸。《塔木德》的作者似乎已朦胧地认识到某些精神病、神经病的遗传倾向。同时他们也对肺瘤、肝硬化、干酪性变质等病理情况比较清楚。犹太人还注意到饮食、酒醉、纵欲等，都是可致病的因素。并且某些昆虫，动物也能使人染病，水质不好也可致病。

《塔木德》中已提到粉剂、药酒、植物汁、番脂油、绷带、缚压、香熏等多种疗法。认为新鲜的肉与蛋类是最有营养的；油煎食物或太油腻的食物则难以消化；常吃新鲜蔬菜、饮洁净水有利于健康。要求一个城镇至少有一个医生和一间澡堂。犹太法禁止人们住在没有澡堂的城镇。“如果沐浴系用热水，而浴后不用冷水，那就象铁放进熔炉后没有淬入冰水一样。”这种热冷交替的洗浴被后世证实是有保健和治疗作用的。犹太人用洗澡和矿泉水来增强体质，甚至用来治疗疾病，特别是防治皮肤疾患。他们在洗浴后还要在身上抹上护肌药，以滋润皮肤。他们用草药来防治消化道疾病及其多种病，但禁用于孕妇。他们还懂得用鸦片来止痛、催眠，他要求用量不宜过大，使用不宜长久。

犹太人在外科手术中已采用了“睡眠药”来麻醉，以防疼痛休克。据那时文献记载，外科要有特殊的手术室，可行环锯术、截肢术、脾脏切除术等。在做手术时要保持手术室及医生工作衣的干净。

犹太苦修教派注重于经验与理论的研究，或加入一些宗教仪式与秘术，他们注意用草药来防治疾病，又强调心理的作用。还表现出了对人的关爱，对病人的呵护，甚至在安息日也可以去看医生，不算违犯教规。

犹太人对卫生的注重是有传统的。保证用水的洁净与无毒，保持身体与精神的清洁。另外，按摩、日光浴、体育活动等，是个人卫生与社会卫生重要的内容与传统。《大众塔木德》中说：“圣哲的门徒禁止住在没有医生的城市。”“肉体的干净导致精神的干净。”“保养好身体最重要的因素是清洁，……饭前饭后一定要洗手。……人不应该把喝过水的杯子递给别人，这对生命有危害。”《塔木德》说，按犹太人的教义，“男人和他的妻子之间的性交是神圣的和纯洁的，……不应该认为性交是丑恶的和可厌的”。“纯洁的性行为是知识的秘密”。“适当的性行为是只要进行得恰如其分，就能达到某种精神上的高度。比这些更为伟大的秘密就是以男人和女人方式结合的天堂般身体的秘密。”又说：“只要我们控制了冲动而不是为它所控制，性关系就是积极和美好的，当性驱动变得无控制和无节制时，它们则可能搞垮个人甚至社会。”

《塔木德》还引述了迈蒙尼德《法规：关于精神品质和道德行为的条例》中的话说：“爱护自己的身体，保持自己的身体和健康，是一种宗教义务，是对上帝的崇敬；而不顾惜自己的身体，或者故意遭践自己的身体，则是一种罪孽，是对上帝的亵渎。”

《塔木德》指出：“保养好身体最重要的因素是清洁，它不但仅次于虔诚，而且是虔诚的最重要的组成部分。饭前饭后一定要洗手。凡吃面包之前不洗手的人，犹如嫖娼而犯罪。凡对洗手漫不经心的人，将被从世界上铲除。吃面包不洗手也同吃不洁的面包。”“这种未洗的手会使眼睛瞎，耳朵聋，还能招致息肉病。洗手至少应洗三遍。有三种出汗对健康有益：生病出汗、洗澡出汗和劳动出汗。”

《大众塔木德》：“拉比伽玛列说，我因三件事而羡慕波斯人：他们饮食有度，如厕有度，房事有度。他们吃的基本原则是：吃（胃的容量）三分之一，喝三分之一，留三分之一的空。一般都是吃最简朴的饭，无论是出于节俭，还是出于健康。”“不要坐得太久，这对痔疮不利；不要站得太久，这对心脏不好；不要走路太多，这对眼睛不好；而应该三分之一的时间坐着，三分之一的时间站着，三分之一的时间行走。”

《塔木德》引述名人名言说：“愉快的心境会让人保持活力，欢乐会使人益寿延年。”“妒嫉和愤怒使人夭亡，紧张渴求使人早衰。”“有三样东西可以使人恢复良好的精神状态：美妙的声音、景色和气味。”“喝酒不喝水的人白天口臭，夜间喉咙疼。”“如果一个人吃过饭后不活动和行动，他吃的东西就会烂在胃里，这是口臭的开端。”“甜菜汤对心脏和眼睛有好处，对肠道的好处更大。”“早晨早起床并吃早餐，夏天防暑，冬天防寒。”“吃早餐可以去热御寒，防风驱魔。”“食有节制的人睡得安稳，他能黎明即起，感到精力充沛。而失眠、消化不良、腹痛的人大都是贪食者。”“一个人要是像照顾他坐骑的的牲口那样照顾自己的身体，便可免除许多严重的疾病。”“适量饮酒有很多好处，它可以使身体保持健康，还能医治多种疾病。”“大蒜有几种好处：它舒身暖体，使面部有光，增加精液，杀死绦虫。小萝卜和鱼也极有利健康，鸡蛋是最有营养的食品，尤其是煮鸡蛋。水果中最有营养的是枣，它既可以增加身体热量，又可以理顺大便，增强体质，并且不伤心脏。”

在《塔木德》中还引述不少名医的精彩医论，其如迈蒙尼德《保持青春活力》中的名言：“锻炼是保持健康、驱除大多数疾病的主要方式，……据医生说，任何运动都不及身体的运动好处多。”但“为了保持健康，锻炼时间不宜过长。”“当一个人在他前所未有地浮想联翩，长时间地沉思，拒绝社会交往，或者当一个人回避以往他所有的愉快体验时，医生在他消除极端情绪，精神状态有所好转以前，拿他毫无办法。”“为了增强生命的力量，人们应该拿起武器，并给病人讲令人心情愉快、兴致高涨的故事，谈论吸引注意力的事情，使病人和他的朋友发笑。人们应该挑选那些让人愉快的人来陪伴和看护病人，这对任何一种疾病都是必要的。”“医生的错误的大小与后果的严重程度并不相等，有时候他们犯了很严重的错误，病人却得救了，而有的时候，他们在治疗中犯的错误不大，病人也认为那不会有什么后果，可是这一错误却成了病人的死因。让一切明智的人们都警惕这样的教训吧。”

《塔木德》认为：“肉体和灵魂对于人的一生负有同等的责任。二者互为影响，邪恶的灵魂会败坏肉体，而病态的肉体也会污染纯洁的灵魂。”而在塔木德时期的犹太学校中，医术是学术课程之一，因而那些犹太籍的从医人员，或知晓医药卫生常识的学者，其文化素质都相对较高。犹太法师兼医生撒母耳还为医学卫生定下了一些规矩。撒母耳指出，骆驼畜队可能把疾病从甲地带往乙地，故应注意疾病的流传；家庭成员有病，也应与无病的人隔离；不要在墓地、废物堆附近打井汲水。水井要加盖，以防蛇等毒物污染；食物宜新鲜，餐具要洁净；不提倡亲嘴，而可代之以亲吻手背，防止病从口入；当疾病发生流行时，不要到人口稠密的地方去，以防止疫病从空气中传播。

《塔木德》说：“无论谁遇到了伤病而疼痛，要让他去看医生。”那时犹太人对医生很尊重，医生的社会地位仅次于贵族。在城市社区中必须要有外科医生与内科医生。那时尽管还没有专门的医院，但一些圣所的庭堂，养育院，犹太会堂等都可当作诊疗室和住院处。手术室要求用大理石材料砌贴，须保持干净清洁。医生可以在家坐等病人，亦可应邀出诊。医生对本地的社会情况比较熟悉，故政府与民众对社区医生犹为信任。可是对于医生的要求也相当的严格。如《密西拿》所说"不正直的医生是死亡天使的同僚。"这与中国人在一千多年前认为的那种"含灵巨贼"式的医生,几乎是同义词。然而在犹太人中,行医往往是不免费的。《塔本德》说:"行医不取报酬的人什么都不值。"但也不是绝对的,因为病人中有贫富之分,对贫病之人,那些好心肠的医生也时常采取随心付筹的办法,或免收医药费。意大利的犹太名医阿玛图·路希塔努的《誓言》说:"我一直在为一个目标而努力奋斗,那个目标就是能惠及众生。……我所追求的不是因病人的慷慨而使我富有,而是通过我的关心与勤勉,病人可以重新获得他们失去的健康。我对一切人都平等看待,不论他们的宗教信仰是什么,……我从来没有使人致病;在诊断时我总是讲真话。我对药贩子通常没有好感,除了那些我认识的,在技术上和良心上都比别的药贩子强的人。开药时我根据病人的耐药力适量给药。我从来不向人透露他人托给我的秘密。……我出版了许多讨论医学问题的书,我无意以此获利。我对此注重的一件事,那就是我可以以某种方式为人类的健康贡献点什么。"艾萨克·伊斯雷利《医生指南》中说:"不要向付不起钱的人索要医疗费,也不要拒绝给人治病。给穷人看病要格外小心。"亚伯拉罕在《病人也是常人》中说:"医学在不断进步,可是医生和病人的关系却在日益恶化。对医生来说讲得好听一点,这种关系的变化是由于医学发生了变化。在古代,除了理解、同情和个人的慈爱之外,医生可以给病人的东西不多。医学的巨大进步,使人们必得成为专门人才,如果他们想与某一医学领域的进步同步前进的话,而这种专业化又迫使医生的形象发生变化。……在治疗病人时他(医生)还有伦理上的责任。医生和病人之间存在的不止是商业贸易,不止是一个人类标本和一个医生之间的职业性关系,而是一种深刻的、人与人之间的关系,涉及到关心、信赖、责任。……医生和病人之间有一种契约,他能识透病人生命的隐秘,影响病人的生活态度,他往往决定着病人的命运。医生的角色通常有着极大的权威,而病人的心情则往往无比焦灼而又无可奈何。实际遭受痛苦的是病人,而医生则是病人希望的化身。"《塔木德》一再强调医患关系问题,认为医生与病人之间非常重要,且具有多重意义,是双向的。特别是在病人处于病痛之中的时候,医生的作用和重要角色尤其突显,医生简直是病家对健康与生命的希望之所在。

当犹太人讲到医患关系时,《塔木德》引述了一段诙谐有趣的话说:"当你(患者)需要他(医生)时,你尊他若神明;当他帮你脱离危险,你视他如救星;当你已病消除难,你拿他当凡人;当他给你送来账单,你把他看做瘟神。”在对医生的职业道德的要求方面,《塔木德》引经据典,强调医生的天职,是治病救人。如果医生见死不救,那是失职,无异于谋杀罪。因为危急关头,病人的生死或许掌握医生手中。

《塔木德》指出:“赡养父母,作为对父母养育之恩的回报,是永无止境的。只要你对万物的造物主的敬重还没有消失,赡养双亲的律例将与你同在。”“不管你是十恶不赦的罪犯,还是遵纪守法的臣民,都得把孝敬父母看成是自已的天职,哪怕你是落魄天涯,衣食无着。”“在鸟群中,老鸟通常呆在窝里,因为它们无飞行之力了。而此时此刻,强健的小鸟在飞翔,盘旋在大地和海洋的上空,为它们的父母搜集食物……。对于那些从来不为父母着想的子女来说,和这些动物比起来,不感到惭愧吗?”《塔木德》引述了迈蒙尼德《适用于逃跑者的法律》中的话说:“犹太《法典》中谈到,有一个年轻的人,名叫爱西,他有一个苛刻的年迈的母亲,几乎母亲所有的要求他都照办。直到有一天,年迈的母亲说:‘我想要一个和你一样英俊年轻的男人做我丈夫。’于是,他离开了母亲和自已的家人,逃到巴勒斯坦,在那里安家落户了。”用这个故事,迈蒙尼德引导人们怎样照顾精神不正常的父母的看法:毫无疑问,爱西是自由了,从子女对父母的责任中解脱了,但他是有罪的。如果父亲或母亲在精神上有一些异常,儿子应当尽最大力量来满足父母病态中种种不切实际的想法。如果父母病情恶化,子女实在无法忍受这种折磨,他可以离开双亲,逃离家乡,但要委托某人照顾自已的父母。

关于殇逝和临终关怀的问题,在《塔木德》中似乎也被注意到了。约瑟·卡罗曾说:“可以告诉重病人,他应该注意自已的事务。如他借钱给别人或存钱在别人那里,或者别人借钱给他或存钱在他那里,他应该把这些事情交待清楚。但也应告诉他,用不着因为问他这些问题 而害怕死期迫近。……当病人死期将至时,建议他忏悔。并向他说明:‘有许多人忏悔以后没有死去,也有许多人没有忏悔却死去了。也许你忏悔得好,你还会得到生命’。”从而使病人无悔地走完人生的旅途,或期盼会有起死回生的奇迹出现。

犹太人的医药行业,要用棕榈树枝和番油树来作为医帜,用以象征吉祥和康泰。尽管《塔木德》对于医药卫生的问题记述得如此周详，但《塔木德》并非医学著作，其中所记述的内容还有相当的局限性。

3. 中世纪犹太医家 ▶

自从犹太民族发生大流散之后，犹太人开始遍布世界各地。一方面是犹太学者及犹太医生，希伯来文是他们的母语文字，他们一般都程度不同地懂拉丁文、阿拉伯文、希腊文。因而中世纪的犹太医家，在翻译医药文献，进行医药学术交流方面作了大量的工作。这种学术文化的交流与相互沟通是双向互惠互利的，既促进了外界对犹太医学的了解，又使得犹太人能够很好地吸收欧亚各地古老的医药文明，来充实自己。另一方面，犹太医药文明从中世纪至文艺复兴前后，比较被医家与学者重视。例如英国的培根(1220～1292)曾说，基督教的医生往往忽略了与犹太医生的比较，这是因为他们缺乏希伯来文与阿拉伯文的缘故。然而中世纪有相当一些医药经验是由这两种文字保存下来的。直至 16 世纪的著名解剖学家维萨留斯，他曾专门去学习过希伯来文，并从这种文字所记载的医学文献中汲取了不少有益的经验，来启迪自己对解剖学的研究思路。后来在其《组织机体》这部专著中常采用希伯来文来脚注有关的学术问题。摩赛劳伦斯于 1518 年在任莱比锡大学校长的讲演中，尤其强调了学习希伯来文对培养医学生和发展医学的重要作用。对于信奉基督教的医学生来说，更应该到“藏有希伯来文的图书馆”的医学文献中去挖掘整理，很好地继承其知识技艺。犹太医家还与基督教的聂斯托里派试图从经院医学的桎梏下解救古希腊医学。与此同时，也有一些拥护皇权与基督教的势力，出于种种目的与动机，反对并限制犹太医学、犹太医生及其行医。相对而言，穆斯林则对犹太医学及医家表现出了宽容的态度，故不少犹太医生在阿拉伯世界得到了比较平等的待遇。在近东、中东一些地方的医学教育中，希伯来语也是一种较流行的语言。随着阿拉伯文化影响的扩大，犹太医药文化也相当有市场。

公元6世纪的犹太学者兼医生亚撒·犹第斯曾著有医书,他还与几位医生创立一所医校,他用希伯来文撰写医学书稿,包涵了东西方医药的学术经验。他的书中有古希腊、古罗马、巴比伦、古埃及、波斯、印度等国的解剖学、胚胎学,生理学、卫生学、诊断学、药物学及临床医学的内容。他还翻译了《希波克拉底文集》的部分内容,以及盖仑的医著。亚撒的医学书把医术与医德同时并重。该书不仅仅在犹太医学教育史上有重要的学术价值与文献价值,而且对当时的欧洲与阿拉伯的医学教育的影响也颇为深远。

9世纪成立于萨勒诺的医校,在中世纪是最有名的医校。当时在萨勒诺医校中就有犹太人于其中任教,他们根据古老的并写在羊皮纸上的希波克拉底、盖伦和阿维森纳的经典著作,给学生详细解释。

犹太名医亚·他巴,同时也是公元9世纪生活在波斯的犹太天文学家。托勒密其子曾于833～861年为哈里发的御医,以眼科而著名。他在《智慧的伊甸园》一书中论述了药物学、胚胎学等。他曾被阿拉伯医药学校聘为教师。那个时代,还有一个名叫以撒·犹第尔的犹太医学家。他在医著中论述医疗技术,对于发烧、饮食及诊断学中的尿检法尤有阐发。他非常注重医德修养与医生的文化素养。他的著作不仅对阿拉伯医学,对于中世纪的欧洲医学也曾产生深远影响。从11～16世纪,他的医著被译成拉丁文等多种文本,并于欧洲印行。

伊萨克·犹大(约850～941)是犹太人,出生于埃及,曾任埃及王的御医,著有《定义论》、《元素论》、《单方》、《论尿》、《论发热》等,其中《论发热》尤受推崇。此书与希波克拉底和盖论的医著一起被中世纪后期牛津大学、巴黎大学医科作为教材。

犹太医生亚伯拉罕(931～982)出生于奥特朗托附近,他的药理学,尊崇古典医著。他在世时享有盛名,甚至教会的显贵人物,如有名的罗萨诺修道院院长尼洛,都去向他请教。萨尔顿指出,有这样一些人在南意大利创设了医学中心,从而给以后萨勒诺学校的繁荣开辟了道路。

中世纪的欧洲医学也如同其它学科一样,被禁锢在基督教神学的统治之下,医药学术明显地滑坡。而在东方兴起的阿拉伯帝国则展示出了对医药文化兼采众长的博大胸怀。对于许多既精通犹太医学,又懂拉丁语、希腊语及阿拉伯语的犹太学者、医生来说,他们在积极地把古希腊医学、罗马医学的文献及医药科技向阿拉伯世界的传播方面,发挥了极为重要的作用。

格夫退叶在《哲学家传记》一书中提到:巴士拉医生马西尔朱卫是哈里发奥马·阿不杜·阿齐兹时代的以色列学者,其真名叫马西尔·吉斯,精通医学,在奥马尔时主持翻译爱赫兰·格斯的医学著作,完成于哈里发穆尔时代。他的另两部著作是《食物的力量及益损》和《草药的功能及益损》。

10世纪时,西班牙犹太医生沙普鲁特曾与一位僧侣用阿拉伯文翻译了一部古希腊医书。11世纪时,活动于开罗的犹太医生伦哈姆,在其医著中还研究探讨了有关埃及妇女身材矮胖的问题,涉及有关体质学、营养学原因。11世纪的犹太人亚·弗伦任埃及哈里发的御医,收藏有大约两万卷书籍。11世纪在西班牙南部安达卢西亚有位名叫柴拉里希的人,是该地区最有名望的犹太医生,也是一位精通拉丁文的学者。柴拉里希于1080年用叙利亚文、波斯文、希腊文、拉丁文、西班牙文编写了一部药学辞典。又有一位犹太医家名叫本弗里斯特的人,被巴塞罗那国王聘为宫廷御医,还用阿拉伯文编著了一部妇科学专著。

12世纪,犹太医学的发展比较兴盛,甚至形成了犹太医学的学术流源,其代表人物是多诺洛,他在其医著中就记述了一百二十种治病方法以及临床应用的情况。

阿维罗斯(1126～1198)是一位哲学家和医家,他最著名的医学论文《选辑》是盖伦体系的医学百科全书,阿维罗斯最杰出的学生是穆萨·义本·麦穆恩(1135～1204),以"麦莫尼兹"的名字更为人知。他并不是阿拉伯人,而是犹太人。他转而研究亚里士多德学说,尝试调和信仰和动机二者的关系。由于他有希伯莱文化传统和犹太人的血统,因而引起了正统信徒对他的敌意。麦莫尼兹象他的老师一样,也是一位医哲兼优的饱学之士。在他的医学著作里,特别有趣的是一本建议写给苏丹萨拉丁郁闷的长子的书,书中包括饮食和卫生的注意事项,这部分内容传至13～15世纪时,成为意大利作家撰写健康和卫生书的范本。

犹太人格雷夫斯(约12世纪人)曾从耶路撒冷到南欧一些国家,以及到意大利西南港口沙莱诺一带行医,他对这些地区的眼病防治作了大量的调查研究,被公认为当时最有名的眼科专家,其眼科专著被译成为多种文版。

12世纪末～13世纪初,犹太人进入到法国南部,虽也受到种种宗教与法律的限制，但对于犹太人的行医，在这里却比在西班牙的情况要宽松得多。因而不少原来在西班牙与葡萄牙的犹太医生，便乔迁到法国，他们把阿拉伯文的医籍翻译成希伯来文与拉丁文，从而使这些阿拉伯文医籍赖此而得以保存下来，如阿维森纳的《医典》即曾被翻译成希伯来文。蒙特利尔医校的相当一些教师是犹太医家。有些私人学校也开设犹太医学课。15～16世纪时，有些欧洲医校不招收犹太籍学生，于是犹太人士就开办了犹太医学校，这里的教师无疑也是犹太医家，培养的学生也是犹太人，讲授及教材都用希伯来文。

在享有盛名的萨勒诺学校里，有两位最有名的犹太学生，他们后来也是医学教师，一位是本维纽塔斯·格拉萨斯（11～13世纪），一位是以撒·犹大。本维纽塔斯·格拉萨斯生于耶路撒冷，为尼古拉·普利波西塔斯的学生。本维纽塔斯·格拉萨斯在萨勒诺和蒙彼利埃任教，他用拉丁文写了一部极有名的论眼科疾病的课本，名为《实用眼科》，或称为《眼科检查法》。该书有拉丁文、英文、法文和普罗旺斯文等数十种不同的版本。在五百年中一直被学术界同行认为是眼科学的经典著作。

迈蒙尼德斯（1135～1204），是犹太族神学家、哲学家、名医。他出生于班牙科尔多瓦。他早年师事于科尔多瓦的著名学者兼医生阿维罗埃斯。阿维罗埃斯著有一部百科全书式的著作《全书》，其中既有丰富的医哲思想，也不乏医药知识的记述。迈蒙尼德斯曾游历摩洛哥和巴勒斯坦的不少地方。1165年他定居埃及从事犹太教活动，以其渊博的学问及医学知识而出名。1170年他被聘为埃及阿尤布王朝萨拉丁苏丹的御医。他的医学思想主要汇集在《医学原理》一书中，又名《摩西格言》，约成书于1190年，后来被译为希伯来文、拉丁文。他的另一部著作《保护身体健康》，这部书是他献给萨拉丁患忧郁症的长子的，于1480年第一次在佛罗伦萨出版公世。迈蒙尼德斯还撰写了不少论文及小册子，其中的《论性交》是献给苏丹哈马的，共有十九章，涉及性保健知识。此书曾风行于世，多次被翻印，流传于世。他的《毒药与解毒药》写于1199年，该著述中有关于狂犬病、毒虫的蛰刺、叮咬及其解毒之法，并附有临床验案以供参鉴，后有法文、德文译本行世。在医学思想上，迈蒙尼德斯注重人的身心健康及治疗，他认为健康的身体是健康心灵的基本条件，只有这样，人才有可能去发展自己的才智与道德，过上符合道德的生活。因而迈蒙尼得斯把医学视为一种修复身体上的缺损与心理上异常的技艺。他要求医生不仅仅要精通医疗技术，还要具备人文方面的素养，所以他的医德思想尤其得到人们的推崇。迈蒙尼德斯虽比较遵奉古代名医的医道，但绝不迷信、盲从。他对医学诊断学、治疗学、药物学，以及对于疑难病、中毒的诊治等方面颇多创见，并且对传统医德的继承与弘扬不遗余力。其学术影响不仅仅局限于犹太文化范围，在阿拉伯世界及欧洲医界也享有崇高的地位。迈蒙尼德斯逝世后被安葬在巴勒斯坦的太巴列，犹太人视其墓地似圣地，常来这里参拜凭吊。而开罗的犹太人在身心不适时，也常到迈蒙德斯教堂去休息疗养，以求痊愈。

中世纪犹太女性医生颇具能名，其中有位叫米格莉亚，于13世纪末在巴黎行医，并从事医学教育。

由于犹太医家在医学教育中所起的重要作用，故蒙特利尔市的大学曾以大理石刻有犹太医家的肖像，以示纪念。在隆内尔曾有犹太人创办的医校，颇有特色。从这所医校培养出的有名的犹太医家有亚斯特鲁（1684～1776），由该校毕业而后成为该校校长，并被路易十五聘为御医。他本是西班牙犹太人的后裔。

15世纪末，西班牙与葡萄牙人驱逐犹太人，使大批原居住在这里的犹太人迁移到荷兰、意大利、希腊等国，也有一些迁移到西亚、北非一带。他们继续行医，在医界仍然起着重要的作用，甚至是占据学术带头或先导的地位。这种优势在欧洲文艺复兴之后更加鲜明。例如16世纪犹太人的世医之后鲁斯坦纳斯，曾在西班牙中部城市当医生，后来迁居阿姆斯特旦，既是当时一位医德高尚的名医，又是著名的医学评论家、学者、医史学家，他编著有十二卷本的医学史。布鲁德斯（1470～1540）曾任葡萄牙宫廷御医。后来迁移到比利时北部海港城市安特卫普，他对盖仑的医学理论与静脉放血术颇有研究，并撰写有医学专著。其子后来在威尼斯、英国行医，撰写并出版了关于发烧病人的食疗学书，流传颇广。另外，犹太名医洛皮斯曾于16世纪下半叶任英国伊利沙白一世的御医；犹太名医卡斯特罗（1550～1627）曾任丹麦国王的御医，其后又为几位德国公爵和王子当私人医生，著有妇科书。他的儿子在汉堡行医，后任瑞典皇后的医生，著有《辨解书》。他以犹太医家所取得的成就为事实，对反犹太的攻击进行了辩解，《辩解书》可谓一部犹太人著的医药卫生学术史专著。卡斯特罗家族中的有位医生，在反犹太风潮的逼迫下，迁居到阿姆斯特旦之后，成为当地著名医家和犹太社区的领袖人物，深孚众望。

意大利社会一度对犹太人采取接纳的政策，因而那些被驱逐或遭迫害的犹太人来到这里，在很短的时间里，犹太医生就成为当时教皇、红衣主教、公爵的私人医生。教皇尼古拉斯四世(1287～1292 年在位)曾任命犹太籍的摩德该为教廷医生。1292 年，教皇庞尼菲斯九世也曾任用一位犹太人做自己的私人医生，后来两人结为挚友。尽管意大利也有反犹太势力，但犹太医家以自己高明的医术、理想的疗效和良好的医德，而得到广大民众的信赖，在那些缺医少药的地方，犹太医家更加受到当地民众的呵护和欢迎。在 15～16 世纪意大利医界中，涌现出一些犹太籍的医药学名家：拉特(? ～1515)曾先后任教皇亚历山大六世与利奥七世的医生，在社会上声望很高。蒙塔托(? ～1616)从葡萄牙迁至意大利，他于 1600 年任佛罗伦萨的费德南大公爵的医生。1611 年他任法兰西皇后的私人医生。犹太人亚斯考里是有名的药学家，他的药学著作被当作教课书一直沿用到 18 世纪。

16 世纪前后，蒙特利尔的撒波他家族，是表面上皈依基督教的犹太人。第一代撒波他于 1450 年为马塞实的名医，五十多年后他被聘为蒙特利尔大学教授，其子在该校习医，其孙安东尼成为皇家学院的著名教授与院长，1560 年成为蒙特利尔大学校长。其孙吉恩于 1577 年为教授，1693 年成为该校的副校长。

北欧的犹太医生声望与地位虽相对较高，但在人数与影响方面则不及南欧。

犹太医生在土耳其，也在上层社会里尤其被重用。15 世纪，哈蒙在格拉那达王国当医生，到达君士坦丁堡以后被任为宫廷医生，从此，他们家族在大约一百年中都世袭御医，享有盛名。犹太人奥地于 1534 年从葡萄牙赴印度，他在印度考察与研究植物药等，于 1563 年出版了他的《印度药物与医学大全》一书。

犹太籍的桑切斯家族，在葡萄牙、西班牙医界有很好的口碑，其影响至法国南部，最负盛名的是 F·桑切斯(1562～1632)，他先后任蒙特利尔、吐鲁斯两市的医学教授，并有医学专著行世。

由于有些大学不接纳非基督徒的犹太医生，所以一些犹太人医家去开业行医，同样也颇受人们的欢迎，尤其是在贵族阶层中。犹太人的药品商和香料商从很远地方把药品运到当地，在他们中间有些人偶尔也给人看病。女医生或助产士常常为女患者治病，但并不是所有女性患者只能看女医生，也不是女医生只能给妇女和儿童看病。如果只有医学院毕业生能够行医，那么犹太人和妇女将没有合法的行医资格，犹太妇女可能只进行外科治疗，或者常常去照顾那些男性病人。当局若允许犹太人行医，那么可能会与其它组织特别是医学行会或医学会发生冲突。可见犹太医家在中世纪家处境是非常受排挤的。

4. 犹太人的卫生习惯与宗教 ▶

衣：犹太人贴身穿一种亚麻或皮革制成的长袍。外出要系好腰带。平常穿的外衣多用羊毛或棉布制成，白天挡风雨，晚上遮盖身体，天热时以防晒。妇女一般戴面纱。男子用头巾缠头。

食：犹太人主食是饼——被视为“生命线”。饼用小麦面或大麦面做成，吃饼不用刀割，只许用手掰。在逾越节的一周内，须食用未得发酵的面包。食物还有豆子、蜂蜜、牛奶、羊奶、骆驼奶、奶酪，蔬菜有葱、蒜、韭菜、瓜类。水果有葡萄、石榴、无花果、橄榄。平素较少吃肉。一般食牛肉、羊肉、禽肉。按《旧约全书》规定，马、猫、猪、狗、自死的动物及动物的血、虾、蟹、贝类是不洁的，禁食。按犹太人的习俗，每逢过年，人们都要吃一些有祝福意义的食品：圆面包——象征着长寿延年；石榴——祝愿在新的一年里做出的好事象石榴籽那样多；蜂蜜——意味着来年的日子似蜜甜。

住：东方的犹太人仍恪守着犹太教的正宗礼仪，住在传统的住宅里，保持着古朴的生活风格，有较良好的卫生设施。犹太人的家庭观念较重，几代人同居一处，尊老爱幼。在安息日里，举家学习教典，谈论问题，快乐的时光大都是在家内得到的。犹太教信徒，结婚那天新娘需到犹太会堂去沐浴更衣，新郎须理发，新婚之夜床上沾有血渍的亚麻床单须妥善保存，它既是新娘贞节之根据，也是新人结合的证明。

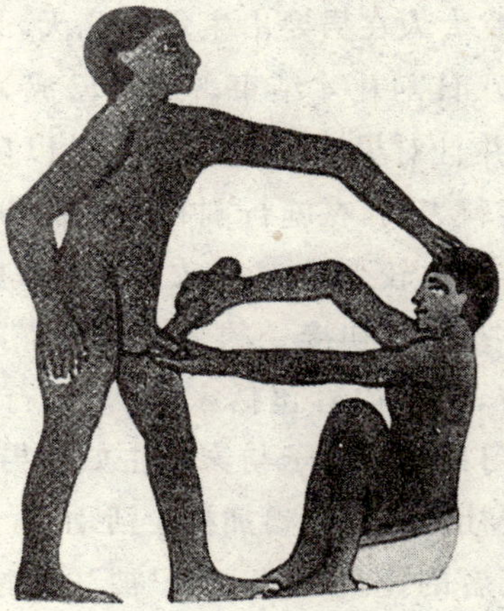

割礼习俗

生育和教育：犹太人希望多生子女，尤其渴望生男孩。据《圣经》记载，犹太人很早就有专职的产婆。孕妇分娩时，丈夫一般不要在场，婴儿出生后要用盐水擦洗，认为这样可以使孩子长得结实。然后裹好新生儿，交给孩子的母亲哺乳。犹太男孩在出生的第八天要举行割礼，这是犹太教的一项要礼仪，也是男性特选子民一个标记。对男孩施行包皮环切手术，这并不是犹太人的首创，最早在埃及就有施行割礼的习俗。这一古老的外科习俗，在许多民族与教民中仍被保持着。据《旧约·创世记》所述，犹太人的割礼是上帝与亚伯拉罕所规定的。上帝又对亚伯拉罕说：你和你的后裔必世世代代遵守我的约。你们所有的男子都要受割礼，这是我与你们立约的证据。你们世世代代的男子，无论家里生的，还是用银子从外面买的，生下来第八日，都要受割礼。“这样，我的约就立在你们的肉体上，作永远的约。但不受割礼的男子，必从民中剪除，因为他们背判了我的约。”当初割礼可能是由家里的长者施行的。如《旧约》是记述了亚伯拉罕为其子以及家里所有的男孩割礼，摩西的妻子为两个儿子割礼。后来割礼逐渐地程序化。一般母亲抱着出生第八日的男婴在孩子父亲的带领下，去犹太教堂举行这一礼仪，在场的人必须达到教仪规定的人数量。孩子躺在“以利亚的椅子”上被施行割礼。男婴的父亲颂词后将孩子交给割礼的人，要求施术后能使包皮翻起，阴茎头暴露出来。术后吸净割礼时的出血。这种仪式之后，孩子的父亲才宣布孩子的犹太名，在场的人都随声呼喊孩子的名字。在割礼过程中，有的还有舞蹈相配合，有的地方的犹太人在男婴出生后的几天，每天都要请一些妇女前来跳一阵舞蹈，直到第八日割礼才结束。割礼已成为犹太男子生殖卫生的一项和不可少的内容，并且对男孩的生理发育及以后的性功能，性生活，性卫生有重要意义。据资料表明，在施行割礼的人群中，男子的阴茎癌发病率极低。犹太男子的阴茎癌比较少见，并且妇科肿瘤，炎症发病率也不高。孩子一般在三岁时断奶。孩子最初接受的是家庭教育，主要由母亲教养管护。男子稍大时由父亲教育，主要内容包括家学、祖传行业、文化课。女孩子基本由母亲管教，主要学习如何做妻子与家庭主妇。男女儿童到 13 岁时举行成人礼。此时还须接受社会教育并参加社会活动。

犹太人很重视对死者的掩埋安葬，曝尸被认为是对不起亡人的野蛮行为。他们实行土葬，埋葬前要为死者洗尸并穿好衣服，不用香料涂尸防腐，不用棺木。

犹太人对于冷杉树脂和散沫花等香药比较喜好。这些都属制香料的原料。但焚香所用的香料有净乳香，还有枫脂香，是从枫树汁液中所提取出的香料。香料对于犹太人来说，从出生到结婚，至老死殡葬卫生，都离不了使用香料，这已成为习俗传承下来。在很早以前的《所罗门之歌》中对藏红花就有记述，把它当芳香类草药看待。据考证，藏红花的原产地在小亚细亚一带的山区。后来在亚欧一些国家有种植，一直被当作药物与染料来使用。

在很久以前，犹太教徒们在去耶路撒冷的沿途，就为朝圣者修建了许多的接待站，在这里面也可以接待有病的人，此为诊所或医院的雏形。犹太人的这一创举，也直接地对基督教的善行产生了一定的影响。

犹太人可能很早就从埃及人那里学到了神秘的炼金术。据说犹太人的首领摩西，以色列末代王何细亚都曾与炼金术的发展有关，有人认定比撒列是一位犹太炼金术师。17 世纪德国的物理学家认为《创世纪》中已涉及到一些炼金术的内容，如水银的炼制等。在公元 1 世纪时犹太人玛丽是位著名的炼金术师，她的名字在炼金文献中常被提及。在阿拉伯帝国时期，一位叫希伯劳斯的犹太炼金师，还是有名的作家。12 世纪时的犹太人阿蒂费尔斯写过三部关于炼金术的书，其人寿命很长，更被人们认为炼金术可使人获及高寿。13世纪的阿兰尼克斯是位犹太人。他在法国为炼金术师与炼金术教师。15世纪的犹太人以撒父子俩，在荷兰从事炼金术实验，虽过着隐居生活，但著作却风行于世。炼金术或称炼丹术，是药物化学的先身，对药物学的发展产生过一定的影响。

犹太人很早就注意饮食卫生，在营养调配方面亦很注重，他们制有诱人口味的红豆汤、无酵饼。水果和一些蔬菜可以生吃，而小扁豆、菜豆、蚕豆、小碗豆须煮熟方可吃。又如洋葱、大蒜等，须与其它食品汇合烹饪而吃。酿酒是犹太人很早就掌握了的技术，他们已能酿出清酒、浓酒、醋，而葡萄酒在酒类中所占比例最大。但犹太人饮酒以清酒为主。要求饮酒要节制，每次饮酒量亦不能太大。日常饮酒是为“苦心的人”解忧，给“将亡之人”镇痛。犹太人不饮烈性酒，犹太人认为饮酒过度是一种不良行为，故烈性酒一般用于医疗。犹太人从事农牧林业的历史亦很悠久，许多的粮食作物、果树及果实、蔬菜、油料都是可入药用的，如葡萄，橄榄、椰枣、桂皮、菖蒲、无花果、香脂冷杉、没药树、散沫花等。葡萄酒是比较风行的一种酒。早在公元前4000年或更早一些的历史年代，近东地区已经种植“威迪斯威尼非拉”(意为可用来酿酒的葡萄)。至公元前2500年左右，不仅仅是埃及人用葡萄酿酒，巴勒斯坦地区也有了酿制葡萄酒的作坊。《旧约全书》中指出，“喝少量的葡萄酒，并不会兴奋，反而可得到休息，并消除痛苦”等。据现代研究，适量饮葡萄酒可扩张血管，调节神经生理，能有效地防治心脑血管病，因而有益寿延年之功效。

在耶路撒冷的加利海(又称太巴列湖)和死海，二者实际上是叙一非裂谷在五百万年前形成时伴生的姊妹湖。由于该地的温泉、特殊泥浆、疗养环境条件都比较优良，来此地疗养的人很多，甚至犹太国王、罗马皇帝、拜占庭帝国的王公贵族、阿拉伯苏丹的要员，都曾赞美过这里的疗养功效。死海的水质有其奇特之处，水中含氯、钙、镁、钠、钾等成分，对皮肤病、关节炎的医疗保健作用较好。死海中的氯含量比其它海水要高出十五倍，对防治皮肤过敏有良效；溴的含量比其它海水高五十倍，对于调节神经系统的功能有效。另外，死海的蒸气不仅仅对于调适神经、增强身体的新陈代谢、抗过敏有益处，对于呼吸道疾患也有一定疗效。海水的这种雾气，还会有效地滤掉紫外线中的大部分B波射线等，使疗养者与游客不致受到皮肤损伤。另外，死海的“黑泥”是由于有机物、植物、藻类沉积而成，据说这种泥疗对皮肤病的护养非常有好处，牛皮癣患者经这种泥疗后大部分可以好转或治愈。加利海也有一种灰色的泥浆，富含微粒无机盐，形状如黄油，据研究表明，可增进人体血循环，对治疗风湿和腰腿痛有效。现代的疗养设施更趋时尚，有休闲、度假、理疗、推拿、健身等多功能服务。然而欧洲曾有人把流行鼠疫的根源推到社会贫苦阶层和少数民族头上，残废者、异教徒、摩尔人和麻风病人在基督教统治的西班牙至少要受到咒骂和污辱，犹太人受到的迫害就更可怕了。当时流传的谣言说，犹太人在基督教徒饮用的井水中投放了毒物，于是产生了瘟疫。1348 年 5 月普罗封斯的犹太人遭到了屠杀，巴塞尔的犹太人被关进木头房屋里，然后有人点起火来把他们活活烧死，据记载被烧死犹太人有 1.2 万名。同年 11 月，德国所有的城市中都发生了屠杀犹太人的事件，仅在斯特拉斯堡，就有 1.6 万人被谋杀。在施派尔，当地居民把犹太人的尸体塞入大木桶中，然后再把木桶滚人莱茵河里。数千犹太人在施特拉斯堡死于非命，尽管那时鼠疫还根本未蔓延到那里。法兰德斯地区也同样出现了屠杀，在西班牙反犹太人的骚乱也时有发生。整个犹太民族成了瘟疫的替罪羊。

星移斗转，岁月如梭，历史的年轮不断增多，新旧交替，而以人群为载体传承充变的则是习俗。在犹太人的岁时节令中融有卫生的内容。犹太历的 1 月，相当于公历 9～10 月，是犹太人的新年。人们要吃一些富有营养的食品，并相互祝福。

宋代有一批犹太人迁居开封，至明代，他们仍尊奉犹太教，实行割礼，到了清代，已不复虔诚信教了，但其医药文化却早融入世俗生活之中。明弘治二年(1489)《重建清真寺记》说：“俺诚医士，永乐十九年(1422)，奉周府定王传令，赐香。”《尊诚道经寺记》说：明正德七年(1512)，“至于鳏寡孤独，疲癃残疾者，莫不周恤，赈则给，俾不至于失所。”犹太人曾流散于世界各地，在与各国、各民族的接触交往中，犹太人冷静思考，汲取他人的长处，注重实际，关注人的生命与健康，提倡医德，开办医校与医疗机构，走方行医，以其周详的服务与良好的疗效而受到人们的信赖。

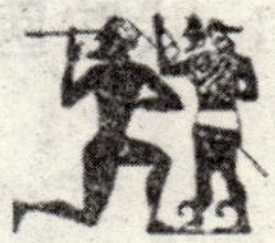

四　婆罗门教与医学

古印度土著的哈拉帕文明神秘地消失了，一支操印欧语的雅利安人从中亚细亚一带入主印度。他们的婆罗门教典《吠陀》经，传为“知识”的总汇，也曾是古印度医药卫生文化的摇篮。《阿输吠陀》(“生命之学”)成了八支医学的渊薮。从吠陀文化的襁褓中脱颖而出了不少医药学大师，其如医学全科大师啖食氏，外科大师妙闻(苏斯拉他)、内科大师阇罗迦，八支医学大师马鸣(帕库勒)。他们及其师徒们对东西方医学的影响深远。吠陀医学还在佛教医学、西达医学、草药医学中留下了其文化的印记。蜚声于世的瑜伽修炼术，究其滥觞，可上溯并导源于古印度婆罗门吠陀文化的时空氛围之中。

1. 吠陀医学

印度位于亚洲的南部，为亚细亚大陆中央南方突出的一个大半岛，而古印度则包括今印度、尼泊尔、巴基斯坦、孟加拉国等在内的整个南亚次大陆。在古代，这块大陆上的各个国家、部落政权，没有一个是自称为印度的。今“印度共和国”沿袭了印度这一名称，而它的印地语国名却称“婆罗多”(取古代婆罗多族之意)。

早在远古时期，在印度这块土地上就有人类居住，古印度第一个文明繁盛时期是哈拉帕时期，可惜这种文化突然中断了。大约公元前 20 世纪年代中叶以后，操印欧语的雅利安人大批从印度的西北部入主印度。在雅利安人中产生了婆罗门教，其经典是《吠陀》，有四部“本集”，大抵开始是流传于口头，后来才被集录成文。“吠陀”的意思是“求知”或“知识”，或解释为“圣明”或“圣经”。《吠陀》是当时人的诗集。婆罗门世代口传的《吠陀》到后来用棕榈树叶或树皮为文字载体，书写传承。这种由口传的和文字传承的《吠陀》经典，大都保持了其古朴的风貌。最初只有“三种”或曰“三明”，后来增加了一种，即所谓“四吠陀”。雅利安文化及其医学的来源是四部《吠陀》经：第一部是《梨俱吠陀》，大约于公元前 1500 年～公元前 900 年间陆续写成。其中提到药用植物，并提及麻风病、结核病、外伤等疾病，可惜语焉不详；第二部和第三部是《沙摩吠陀》和《耶柔吠陀》；第四部被称为《阿闼婆吠陀》，约著于公元前 7 世纪，其中除讲述礼仪外，还记载七十七种病名和创伤蛇毒虫的病例，以及治疗这些疾病的草药，并提到妇人病和保健术。此外还记载了兽医学，以及解剖学内容。这些《吠陀》经记载了不少医学经验和理性的内容，并论述了僧侣医生和世俗医生。吠陀医学被誉称为“神授”的一种医学，在印度传统医学史上占有重要的地位。后来续《吠陀》的书有《优婆吠陀》、《阿输吠陀》，其中所讲述健康医疗或生命学等内容，书中分医学为八科。唐代译为八医，成为“阿输吠陀系医学”的圭臬。以后印度医学家所编的医书，也大致根据此八科分类，即：拔除医方，为拔除异物敷裹绷带等外科；利器医方，使用利器治疗头部五官等病；身病医方，即似今日普通内科；鬼病医方，印度人深信各种精神病是受鬼的影响；小儿方，为胎儿、幼童、产妇之治方；解毒剂论；长寿药科；强精药科。《阿输吠陀》提出气、胆 、痰的三原素说。由三原素构成身体的七种成分，即血、肉、脂、骨、髓、精和经消化之食物。气、胆、痰三者必须平衡，其原素太过或不足，平衡即破坏，疾病由之产生。对热病特别对疟疾有较详尽的观察。

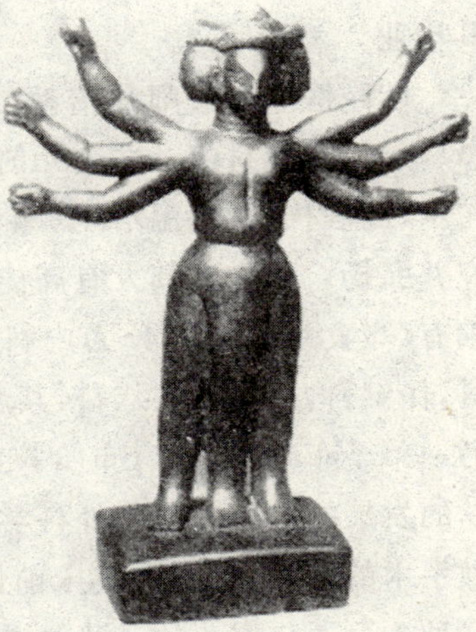
印度疟疾女神

古印度种姓制度划分的四个等级是：婆罗门（僧侣）、刹帝利（武士或贵族）、吠舍（平民）和首陀罗（奴隶）。这四个等级的学生皆可学医。刹帝利或吠舍的学生可以担任相同社会等级学生的教师；婆罗门的学生，在开始时也可以由非婆罗门教师任教。首陀罗学生，如果他有好的品质和清白的家庭出身，也可深入学习《阿输吠陀》，刹帝利和首陀罗的外科医生必须比婆罗门和吠舍的外科医生更加熟练地掌握手术刀。无论学医的学生来自哪一等级，都必须年少，家教好，具有学习的愿望和有气力，有生气、有胆量、有个性、有自我克制力、身心纯洁、理解力和记忆力强、有明晰的洞察力。貌相端庄，薄咀唇、薄舌头、直鼻子、整齐的牙齿，明亮而诚实的眼睛，宽厚慈祥的面容，良好的精神状态、口齿伶俐、待人公正、辛勤努力。必须身体强壮、遵守卫生规则、避免任何污染和感染，而且是一个正直的、有道德的人。为了保证学生完全合格，还要求学生先试读六个月，以便观察他是否适于当一名医生。

开学典礼总是选择在吉利的日子举行。在开学典礼上主持人在圣火前讲话，勉励学生们忠于神灵，努力学习，并要他们宣誓对所有病人仁慈、友爱。

学生入学和毕业都必须通过考试，入学考试往往只有20%～30%的人及格。当时学校是被一批专家把持。至于毕业考试，每一学生都必须由一位医生主考，考试内容包括《阿输吠陀》八个古典部分的各种问题，学生对这些问题必须作出毫无遗漏的回答，包括引经典据，对引语的解释，以及对解释中难点的进一步阐释。

实际操作考试也很全面，不仅包括医学领域，也包括相关学科。据说名医耆婆当年毕业时，他的老师要求他带上一把铁锹，围城走一圈，看道路两旁有哪些是非药用的植物，并把它采挖回来。耆婆按老师的要求做了，结果没有发现任何没有用处的植物，空手而回。老师对他的回答很满意，遂批准其毕业。

吠陀医学通过师徒传教，把内科和外科作为主要科目。还包括眼、耳、鼻、喉，以及儿科等。在公元前7世纪及其以前的若干年里，曾有达克沙、因陀罗、阇哩拘、德罕温塔里、瞰食等人都对《阿输吠陀》及其医学思想进行研究并弘扬。而瞰食其人有高徒六人，其中对医学贡献最大者当首推如火，他编有《瞰食集》，全书分为内科，外科，头颈病科，精神神经科，小儿科，毒物科，保健科，生殖科共八科，其后不仅述及药用植物，并涉及生理学、病理学。另一弟子布哈拉著有《布哈拉集》。吠陀医学的基本理论与方法，对其后医学的发展特别是内科与外科学影响最大。《阿输吠陀经》指出：“一点也不能做手术的医生，来到病人床前惶惶不安，好象一个初临战役的胆小鬼一般。这种人只通晓本业的一半技能，他正如一个只有一侧翅膀的鸟。”古印度崇尚医德教育，要求医学生出师行医，外表要简朴庄重，遇到重危病人要全力抢救，不得在男主人不在时接触女病人。认为病时医师好比父亲，病人恢复时医生好比朋友，病人健康时医生则为保护人。要求医生应当对病人实行保护性医疗和为病人保密。医生应不断提高医疗技术，不自夸，不谋取他人财物。学生在出师前要举行毕业宣誓仪式之后，方可行医。

按古印度婆罗门僧侣所制定的《摩奴法典》，医生最初是属于婆罗门。僧侣兼职医生，其地位最高。但随着实践医学的发展，僧侣医生的地位有所下降。《摩奴法典》中对外伤规定：“如果一个人抓伤同姓人的皮肤，或使其流血者，应处百钵那罚金；伤在肉内，处六尼什伽。”“打坏肢体，造成创伤或出血时，肇事人应该缴付治愈费用，或者，如果他拒不缴付，应处以缴付费用并罚金。”外科医师与内科医师一样，如果行医有误者，则要被处以罚金。

关于健康与疾病的三体液学说，是印度《阿输吠陀》医学的根本基础。

三种体液或叫作“三大”，即气、胆及痰。三者必须均衡才能保持人体的健康，后来将三者称为原素。此外尚有七种成分，即乳糜(消化之食物)、血、肉、脂、骨、骨髓和精。一切食物均要化为此七种成分。认为食物药剂有维尔耶、毗婆迦、拘那之性，即指物理性质，化学成分和生理活动。三者共同影响身体和疾病，依照各个人的体质来调整已遭紊乱的原素、身体成分和排泄物。这种三体液学说成了印度医学理论的基础。以后三体液学说又增加了血液，成为四体液说，但其基本理论并未改变。

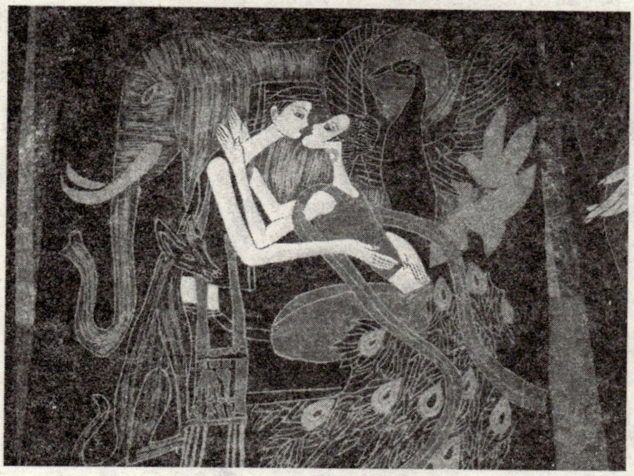

天作之合

婆罗门教也注意性学及新婚卫生，在其箴言中说：羞涩矜持的女人开始时需要亲切一些，否则，当她们被初识的男人强迫接触时，她们有时会对性生活突然变得憎恶起来，甚至对男人的性欲也变得憎恨。故男人如要接触他的新娘子，必须顺着她的性格，耐心地取得她的信任。这等要求也比较符合性心理学，是一种健康文明的性文化。

婆罗门教时期(约公元前15世纪～前5世纪)的吠陀医学传至佛教时期(公元前5～公元13世纪)，仍被沿袭、补充，并注入了有关佛教文化的内容。吠陀医学对中国和日本等国也有一定的学术影响。特别是自19世纪中叶以后，吠陀医学开始复兴，吠陀医学的高等教育及研究生培养也有了大的发展，成立学会、创办刊物、出版医著与教材等等，呈现出方兴未艾的景况。

当初婆罗门各派还编辑了一些文献，称为“梵书”，主要记述有关规定，仪式与风俗。是对《吠陀》本集的解释和阐发。其如《药道梵书》、《爱达罗氏梵书》等。与吠陀有关的经书还有《所闻经》、《家宅经》、《法经》等。这些典籍中有散载的医药卫生及保健学知识，作为一种法规、习俗在社会上广为流传。

在《千金要方·养性》中，孙思邈选录了“天竺国按摩法”，这是介绍印度婆罗门文化中传习的一种导引法，共有十八式。这套运动包括：手腕运动、胸前运动、小腿运动、下肢运动、肩臂运动、冲拳运动、托拳运动、顿拳运动、腰脊运动、颈部运动、曲体运动、捶背运动、蹬足运动、虎视运动、躯干运动、踏掌运动、蹈脚运动、全身运动等。此法由局部到全身，可根据各人的体质强弱，年龄大小，量力而行，不一定作全套运动。孙思邈说，练此法“一月后百病除，行及奔马，补益延年，能食，明目，轻捷，不复疲乏”，其功效颇为神奇。

2. 吠陀医学大师 ▶

相传啖食是公元前 7 世纪人，他对《阿输吠陀》的经文加以援引和发挥，他的六位弟子中对医学贡献最大者是如火，所著有《啖食氏集》，其书中将《阿输吠陀》详加说明，全书分为内科、外科、头颈病科、精神神经科、小儿科、毒物科、保健科、生殖科共八科，其后不仅述及医药用植物，并涉及生理学、病理学。

妙闻音译名为苏斯拉他，大约生于公元前 5 世纪，是古印度伟大的外科学家。他曾随名医在喜玛拉雅山学医，也有人认为妙闻是德罕温截的学生，为啖食的再传弟子。

妙闻的学术著述传至公元 4 世纪，由医药学家龙树整理而定型，为阿输吠陀系医学的外科学代表性典籍。妙闻注重外科医生学习修业与医德素养，告诉学生如何学医，当医生应具备的基本条件。他认为在外科学习中，应当以植物、普通动物的表皮和动物的个体来作为实习对象，练习外科手术。要在无生命物体上完成一系列练习，如在葫芦、黄瓜、西瓜上，动物膀胱和充水的皮袋上练习切割手术，在动物尸体的血管和药叶茎上练习血管吻合和结扎手术；在哺乳动物尸体上练习拔牙烧灼术，在上了蜡的木板上练习挤压术，在厚软的皮革上练习缝合术；在玩具娃娃身上练习缠绷带。将“正确的知识”、“广博的经验”、“聪敏的知觉”以及“对患者的同情”定为医者四德，并要求医生要有一切必要的知识，要洁身自持，要使患者信赖，并尽一切努力为患者服务，甚至牺牲自己的生命，虽死而在所不惜。妙闻还说：“一个人要是只懂得一门技术，那就象独翼之鸟难以飞翔；要是他能触类旁通，技术全面，那就象二轮马车一样随心驱驾。”外科医生的助手要挑选那些身体强壮、聪明能干、服从指令、乐于助人、忠心耿耿，一心为救治病人而与主刀医生配合默契者，对病人要和蔼，对同行要礼让。

妙闻指出手术前应用酒可使病人对疼痛感麻木，如果是膀胱结石、口腔疾患，术前必须禁食。手术前须要将所用的外科器械、药品和敷料等准备齐全，铺好床，请一位得力助手协助外科医生。并举行必的仪式，以调整病人与医生的心态。对处理伤口一般最后填上药膏，并用绷带缠好。妙闻书中已讲到切割、截除、划痕、取胎、截石、摘除、吸引、缝合、整骨、穿耳孔美容术、内障切除、疝修补、鼻成形等手术，腹部内脏手术，腹腔穿刺手术，还能进行剖腹取胎、治疗肠梗阻、胎儿倒转等手术。《妙闻集》所论述和记载的外科学术与技术方法，长期被印度和欧洲外科学家所沿用。这些手术方法，甚至对西方近代医学外科学也影响很大。如鼻成形手术，是18世纪英国人从印度传统医学中学得的。

阇罗迦是公元1世纪印度最受盛名的内科医学家，曾任印度迦腻色迦王的御医，是古印度内科医学的奠基人。《阇罗迦集》是阇罗迦以《啖食集》为蓝本修订增益而成的，是对《啖食集》的一次系统的整理研究，属于阿输吠陀医学典籍内科学的代表作。除临床治疗之外，《阇罗迦集》注重卫生与保健，他认为营养、睡眠、节食是保健的三大要素，并且还应注意精神调摄，遵循合理的礼俗。还对住宅卫生提出的要求，房屋须通气，光线良好，但不要受直接的光线及烟尘恶臭的侵入，并应设置浴所、厨房、便所，以及广阔的空场以供运动。他指出能使身体发育均衡，关节坚强，并令人快乐健身方法，即适当的活动与之运动，但不可失之过度，并对身心修练法瑜伽术予以提倡。

阇罗迦指出，医师对于求治的病患者，要象父亲和朋友，当人们健康时医生则要充当保护人。医生治病既不为己，亦不为任何利欲，纯为谋人类幸福，所以医业高于一切；凡以治病谋利者，有如专注于砂砾而忽略金子的人。他这些思想曾长期影响着古印度医学。

帕库勒又名巴比拉、马鸣、阿湿缚窭沙等，是古印度的著名学者与阿输吠陀系医学大师，约生于公元1～2世纪。据考证，他原来是婆罗门教徒，著有《医经八支》和《医经八支自注》等综合性医著。《医经八支》的内容分六部、八支、一百二十章，系统论述了生理学、病理学、诊断学及治疗学等方面的内容。六部分别是简述部、人体部、病理部、治疗部、疗术部和后续部。八支分别为人体疾病治疗支、小儿支、鬼魔邪症治疗支、头部五官治疗支、外伤治疗支、中毒治疗支、老年病治疗支和滋补支。前五部论述疾病治疗支，后续部论述其它七支的内容。属阿输吠陀医学。古印度医学理论系统习惯分为八支（或八科，唐代译为八医），以《寿命八支吠陀》而闻名于世。早在释伽牟尼时代的《金光经》第二十四章《寿命八支吠陀经》中，已对气、胆、痰三要素及七种物质（消化之食物、血、肉、脂、骨、髓、精）、三秽物（尿、粪、汗）的相互关系以及由其增减所引起的疾病的诊断、治疗等作了简明扼要的论述。帕库勒取其书名为《医经八支》，并在书中写道："大梵天向全人类传授寿命之吠陀，而后又经娄宿、因陀罗、准西氏、火氏分别著述《寿命之吠陀》后，广为流传，我在此仅取其要点，不繁不简地论述八支之精粹。"由于历代医家的研究传承，"八支"成了吠陀系医学的圭臬。

大约在公元8～14世纪，《医经八支》随印中佛教文化交流而传入藏区，其后传入蒙古，并对藏医学和蒙医学理论体系的形成和发展产生了重要影响。

当印度佛教在藏族地区广泛传播的同时，《医经八支》与众多的佛教著作一起用藏文译了出来，流行于藏族地区，并被编入到《丹珠尔》一书中。约在17世纪前后，《医经八支》传入蒙古地区，又被翻译成蒙文，并于18世纪初在北京刊行赤字版。

龙日格丹达尔的《医学史琉璃鉴》说："在帕库勒的众多医学著作中，《医经八支》最为有名"，"如无边的一束神光，光芒四射，通辉宇宙，如枯木逢甘露，百病消除"。

综上的所述，妙闻、阇罗迦、帕库勒，被誉为印度的三大名医，是名不虚传，当之无愧的。

3. 吠陀与印度草药医学

公元 5～12 世纪，史称印度教时期。在 4 世纪初叶，印度北部的一个小封建领主，夺取接个北部印度的诸小公国，建立了笈多王国。在这个时期，印度的文化曾一度繁荣，并传布到阿拉伯、希腊及罗马，也曾传布到中国、越南、锡兰岛及印度尼西亚。当时印度医生在国外享有普遍的盛名，伊朗和拜占庭曾给他们很高的评价。但是这种灿烂的文化，不过是为少数人所享受，人民则受着残酷的剥削。这种文化没有继续太久，其影响也未能长远。同时佛教经过数世纪的统治时代，渐渐趋于形式化，偶像化，不久佛教被新婆罗门教即印度教所驱逐。印度教是以婆罗门教为基础，同时汲收了佛教和耆那教教义及民间信仰的一些内容，其主要的经典是《吠陀》和《奥义书》，基本教义与婆罗门教类同。随着新婆罗门教的发展，又形成了毗曝湿奴教、湿婆教和性力教三个派别。在医学方面，8 世纪时摩陀婆伽罗所著的《摩陀婆尼旦那》或简称《尼旦那》，是一部研究病理和诊断的书籍，所以也叫《疾病的研究》。书中表明当时印度医生已经进一步发展了《阇罗迦集》中的对症疗法。后来，《摩陀婆尼旦那》与《妙闻集》和《阇罗迦集》一齐被译为阿拉伯文。

《治疗精华集要》的俗称即《轮授》，是根据聚众的《成就瑜伽》一书的形式来编订的，但它的新药方比较多，而且在其药方中使用了更多的药物材料。《治疗精华集要》也属“生命吠陀”经典，作者是持轮达多，生于 11 世纪中期，他一生编写了关于“生命吠陀”各部分内容的大量著作。《治疗精华集要》按照疾病的种类，共分七十九章，其结构形式与《摩陀婆医经》类似。它的价值，一方面体现在代表了《成就瑜伽》之后两个世纪内的医学进步。另一方面新增了至少五十九种本草药物。

持轮达多是杰出注疏家，他所写的《生命吠陀之光》，或者名为《遮罗迦之附随》，该书遵循了其导师那罗达多的主要观点。持轮达多又为《妙闻本集》写了一部注疏，名为《太阳疏》。他的另外五部医著是：《解脱皱纹》、《声月光》、《脱贫修善》、《感觉对象》、《一切精华集要》。在《解脱皱纹》中提供了“生命吠陀”药物的名字和性能。

由于印度古代的历史记年往往不很确切，大约在13世纪或者14世纪，有一部名为《宝光》的吠陀医学注疏；到15世纪或16世纪，湿婆达斯又为之写了另一部注疏，名为《真理月光疏》。

金属药品兴起于公元前4世纪，到10世纪之后，因为封建主及僧侣们追求长寿永年、返老还童术，因此增加了对金属药的提炼，使汞剂和硫剂药物更为精纯，从而丰富了阿输吠陀系医学的药物内容。13世纪左右沙恩伽陀罗著的《沙恩伽陀罗集》中曾提到鸦片和水银的制炼法。

西达医学起源于吠陀前期的达罗毗茶文化。在西达医学中含有吠陀医学、矿物药学等内容，西达医学崇尚湿婆与注重性医学，有明显的医用化学药倾向。西达医学在印度南部泰米尔人各邦以及斯里兰卡、马来西亚、新加坡等达罗毗茶文化占统治地位的地方比较流行。

在印度文化传承嬗变的背景下，传统医学形成了各种不同的又相互联系的分枝，印度草药医学有理论体系，内容包括科学物理、化学及精神方面。具体分为内科学、儿科学、精神病学、五官科、外科、毒理学、老年病学、性医学等八个专科。诊查疾病的方法有切脉、验尿、查粪便、察舌、看眼、听诊、触诊、检体。疗法有药物疗法、运动疗法、日光浴。另外还有外治（包括外科手术）、饮食疗法，以及索达纳疗法（相当于中医的汗、吐、下与刺络放血疗法）。印度草药医学，顾名思义是注重草药，有大约七十多种草药典籍，收载有八千多个处方，剂型多样。印度草药医学在南亚次大陆及东南亚等地颇受欢迎，现代研究工作也开展得较多。

印度草药医学是研究生命的科学，这一古老的医学体系，已传播到东西方，对当代医学的发展做出了贡献，并在东南亚各国特别是孟加拉国、印度、尼泊尔、巴基斯坦和斯里兰卡广泛地运用。

根据印度教哲学，宇宙间一切规律均由天帝所定。人们相信他把印度草药医学传给了 Darsha Ptajapati，后者又将印度草药医学传给了 Ashwinkumas 孪生兄弟。他们又传授了英迪拉大帝，因而他被认为是各派医学的祖师。

印度草药医学的基本理论产生于 Panehamahabhutas 和 Tridosha 的思

想。而人体和宇宙中的一切物质皆由 Panchamahabhutas 组成，人体、精神和灵魂是互为补充的；形体及生理现象以及各种疾病的发病机理及其病症，都可用 Tridosha 理论来解释。这种理论包括 3 种基本生物要素：运动、能量与惯性；7 种德哈图斯（dhatus）即：体液、血、肌肉组织、脂肪组织、骨组织、神经组织与骨髓，以及生殖组织包括精液与卵子，还有排泄物，

印度草药医学认为：一个人体内各种体液和身体的各种组织都处于平衡状态，又具有正常均衡消化与排泄功能，这种功能与理智、精神和灵魂的满足是联系在一起的。三者如果出现了不平衡就会生病，只有恢复其失衡状态就能消除疾病。而保健的目的则在于改善病人的生命活力，以抵抗疾病并加强病人的免疫功能。这样才能是疾病得到预防和治疗。

诊断和治疗

印度草药医生在治疗前，要对病人进行全面检查，包括脉搏检查、尿检查、粪便检查、舌的检查、眼睛检查、听诊检查、触觉刺激检查、身体结构检查。疾病的治疗，包括避除病因、合理用药、适当摄生、外科手段等。

印度草药医生一般在自己的诊所里为病人诊疗用药，或遵医嘱在自己家里煎熬草药，将药研磨成粉末等。在市区，病人携处方到药店配药。他们也有许多成药。印度草药医学的药典收录了数千个处方和多种剂型。

印度草药医学医生同他们生活和行医的社会紧密相联。乡村医师被人们既当作医师，又当作朋友、学者和社区的导师。甚至今天在农村地区，这些医师仍然是村民们遇到疾病或困难时首先求助的人。农村医师们一般不收费用，但村里人非常慷慨地送些小礼物来酬谢他们的服务。而城镇的印度草药医生则收费。但印度草药医学的医疗费用一般都比西医西药的费用低。

印度草药医学医生既有传统培养的，也有学院培养的，还有学院培养的但同时也接受了传统医体系的训练的。传统培养的医生，可能是全科医生或专科医生。在南亚，古代就有著名的印度草药医学的学校。现在，在各国约有一百五十个设备完善的学院进行大学和研究生两级的印度草药医学教育训练。在印度，全国已制定采用统一的教学大纲。中学毕业后攻大学，印度草药医学的高等教育，学习期限为五年半，要攻读博士学位则需在大学毕业后再攻读三年。

印度草药医学的研究，包括临床研究、药物研究、民间医药及经典著作

研究、医学基础学理研究、医学史研究等。

印度草药医学注重医用占星术，而占星术也拥护印度草药医学所主张的学说。甚至有人认为没有占星术，医学研究是不够完全的，而通过占星术研究却能在疾病发生前就做出预测和对于未病有某些提示。

4. 瑜伽

瑜伽术是印度的国术之一，是婆罗门教、佛教、耆那教，以及后来的印度教的教徒为求得解脱，而刻苦修炼的一种手段。在《吠陀》经中就有对瑜伽的阐述，从那以后，大量的评论和著作越来越清楚地描述了人如何采用不同形式的瑜伽来保持精神健康。关于瑜伽的一本最古老、最有权威的著作叫《瑜伽经》，一般认为《瑜伽经》成书于公元前 5 世纪。瑜伽的梵文原义有“统一”、“联合”、“结合”、“一致”、“和谐”等多种含义，从广义上讲，瑜伽是一种哲学思想，认为广大宇宙充满了“气”，气是宇宙运动的能量；即就是人体这一小宇宙，也充满了“气”，气与生命攸关，是充满活力的能量；生命修养在于调动潜伏在身心的气之能量，达到身心合一的最高境界。从狭义上讲，瑜伽是一种修炼方法，讲究调息、调心、调身，是人的精神和肉体结合的运动，追求的正是精神与肉体的结合、“气”与呼吸的结合。通过呼吸和精神的控制，达到最高境界。以此用来增进身体、心智和精神的健康。瑜伽功法和瑜伽哲学二者不可分割。作为修炼方法的瑜伽流派亦很多，它是古印度人发明的一种身心修练术。从印度公元前 3000 多年的遗迹中挖掘出来的石雕和印章上，就有人们修练瑜伽的形象，在远古的时候，印度没有书写工具，一切经典都靠口授心传，后来才有了文字记载的瑜伽文化。

如果要修习瑜伽，一个人必须找清雅僻静的地方，把一些古撒草铺在地上，然后盖上一件鹿皮和一块软布，座位不应太高亦不应太低，而且应该处于一个自以为圣洁的地方，修习时应稳坐着，通过控制心意和感官，净化心灵，并将心意集中于一点。一个人必须将他的躯体、颈和头竖直，然后凝视。

当一个人遁弃了所有的物质欲望，不为感官享受亦不为获利而去活动时，他便被认为是已经达到了瑜伽的理想境界。对于已经征服了心灵的人来说，心灵便是最好的朋友，谁不能这样做，他的心灵便将是他最大的敌人。

坐法、调息和禅定。最常见的坐法就是所谓的“莲花坐”，即盘膝而坐，眼似闭非闭，双手放膝上，手心向上，食指与拇指相接成圆形，其它三指外伸。《瑜伽经》里提到八十四种坐法（并不一定都是坐着），由此衍化出来的坐法就更多了。坐法的目的是以心灵控制肉体。每一种坐法都有其特殊的凝思点和特殊的调息，即呼吸方式。

调息在瑜伽中占有相当重要的地位，据说人的寿命同调息的频率有关。常人一分钟呼吸约十五次，吸入约二十立方英寸空气。而修炼瑜伽时，一分钟只呼吸一两次，吸入约一百立方英寸空气，这样的深呼吸可以减除人们的紧张，使修炼者的身心感到舒适。

静虑，是通过一定的坐法和调息之后，静思安神，进入与外界隔离的境界。印度教的经典《薄伽梵歌》指出：遮闭了所有的外在感官对象，将双眼和视野集中于两眉中间，停止鼻孔中内在与外在的呼吸，以此来有效地控制心意、感官和智慧后，修练的人便变得免于欲望、恐惧和愤怒。一个经常处于这种状况的人便真的会得到所谓的解脱。

强身祛病只是瑜伽术的一小部分，而瑜伽所追求的最高精神境界是“人类最高的幸福”，即所谓的“解脱”。瑜伽操姿势奇形怪状，却能增强身体。而想要达到“解脱”，首先要练好身体，所以它有上百种操法；练好了身体以后，进一步就要更加清心寡欲，与世无争，如此练到“解脱”的境界，就会不受任何世事牵连。对于死亡人们一方面感到害怕，一面却又斜眼偷看着它，人们就是以这样矛盾的心理活着。当死到临头时很少有人不感到恐怖和绝望。瑜伽认为，人是万物之灵，应以人的卓越的智慧为武器来自觉地面对死的问题。古代伟大的贤哲们都正确地面对死亡，从而最后战胜对死的恐怖。瑜伽认为，练到“解脱”的境界，不受死的恐怖，人活着就会其乐无穷，这正是身心健康不可缺少的条件。佛教开宗明义就要求信徒“观察生死无常”。瑜伽还认为，通过练功入静出现一些幻觉，可以开阔自己的思路和意境，克服对死的恐怖，认为死不仅不是生命的停止，而且可以得到比现实生活更为美好的幻境生涯。《瑜伽经》问世后的千余年，瑜伽在印度经久不衰，逐渐形成了不同的流派，最主要的有5种：格尔玛（业）瑜伽、杰恩（知识）瑜伽、赫脱（手）瑜伽、拉杰瑜伽和帕格蒂（虔诚）瑜伽。其中有的注重日常的善行，有的注重经典的研习，有的偏重于哲理的悟彻。赫脱瑜伽比较常见和流行，它除上面讲过的瑜伽修练外，还讲究"净内"，即清洗肠胃。

瑜伽是一种以三调（心、身、息）为手段达到心身实现自我控制的一系列练习方法。瑜伽述论及人体经脉穴道。梵语 nadis 相当于经络。认为人体共有七万二千条或有三万五千条"纳底斯"，其中较重要的十四条，十四条中又以艾达、平加拉、苏斯胡姆纳、布喇布玛尼、斯比特雷尼、微吉拉拉六条最重要。其中的前3条尤为重要。在经上有穴道。在打通了经穴之后，就算是通过了瑜伽功的初级阶级的最后一个阶梯，方可从事更高一级瑜伽功的训练。

瑜伽功大体分为基本功和高级功两个阶段。基本功称为"哈撒瑜伽"，或称"练形瑜伽"，包括戒律、仪式、姿势、呼吸。高级瑜伽称"雷吉瑜伽"，包括忘形、凝神、高级静功、据说可以使修习有素者进入超意识状态。

瑜伽功法由于数千年来先后受婆罗门教、佛教、印度教等宗教和传统养生文化的辗转薰陶，既有其科学的成分，也包含了不少的神秘色彩。瑜伽术是一种帮助协调人体及其精神的行之有效的养生术。瑜伽修练法教人以很舒服的姿势静坐，然后静思数分钟，从下到上专注于自己身体的内景，逐渐能取得较好的随意控制器官和组织的功能，从而减弱由植物神经支配的内脏活动，大脑神经中枢的活动也能得到改善和增强。通过修习，能有效地预防和治疗多种身心相关的疾患。不同瑜伽教派所提出的"戒律"各不相同，仪式也是形形色色的。虽然许多地方带有神秘色形，但也有不少方面具有治病的实效。

瑜伽作为一种修炼方法，对于养生保健，开发人体潜能，防治多种身心疾病有其功效，但瑜伽具有浓郁的神秘色彩，修炼时须有名师指导，以免出偏差。瑜伽源远流长，曾传播于中国，影响到东方和西方。

印度政府现在对瑜伽很重视，全国各地有许多瑜伽学习中心。一些中小学把瑜伽作为学生锻炼身心的必修课。1984年4月3日，印度第一名宇航员夏尔马乘苏联的宇宙飞船飞入太空。夏尔马的研究项目之一是用瑜伽来克服失重对人体肌肉器官的不良影响。他在太空飞行8天后返回地面，在记者招待会上说，这项实验是令人满意的。

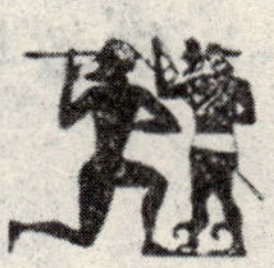

五 佛教与医学

释迦牟尼在创立佛教中兼及医护，后来佛教的“五明学说”中包括有“医方明”。高僧多通医道，遂有“僧医”济世活人的嘉话和“大医王”之美誉。龙门药方洞、少林寺的骨伤科、竹林寺的女科、塔尔寺等藏传佛教寺院的医学院、相国寺中的医方碑驰名遐迩，这在一定程度上也演绎着千古医林传奇。玄奘、义净的西行取经，鉴真和尚的东渡日本，他们在南亚与东亚医药科技文化交流史上，以其实践而重墨书写了光辉灿烂的篇章。敦煌医学卷子和有关医药卫生壁画的发现，成为再现盛唐医药的最直接的史证之一，引起了中外学者的极大兴趣和关注的目光，其研究整理工作，业绩斐然，硕果累累。

1. 佛教与医药卫生

佛教创于古印度。佛教创始人是悉达多，族姓为乔达摩，中国古代曾译为“瞿昙”。相传乔达摩·悉达多（公元前 556～公元前 486 年）是净饭王太子，生于古印度的迦毗罗卫国（现在尼泊尔境内）。在当时的种性社会中，乔达摩·悉达多家族属于刹帝利种姓。相传在他二十九岁时的一次出行中，先后遇到了四种人：①为生小孩而发痉症的产妇；②痛苦呻吟的老人；③病入膏肓的患者；④将被安葬的死者。乔达摩·悉达多对人间的这些痛苦，用婆罗门教义无法予以解释。于是他就离开了王宫，抛弃了皇家的生活，出去修行，终于创立了佛教，故人们尊称他为“释迦牟尼”，意为释迦族的圣人。所谓“佛”，是梵语“佛陀”的简译，意为“觉者”，或“智者”、“彻底觉悟的人”。佛教医学是从沙门医疗实践中发展起来的，在其发展过程中，佛教还汲取了吠陀医学的学术思想和民间的医疗经验，从而充实和丰富了佛教医学的内容。

佛教时期印度医学比较发达。传说当初释迦牟尼看到人的生老病死等诸般“苦”，并基于此而出家修行。成佛后的释迦牟尼，他四处说法、教化，普渡众生。佛教认为人的生老病死之苦，毕竟是人生在世普遍存在的现实，而佛教则主要着眼于对众生的身心疾病的治疗。佛教把疾病分为两大类：一是“心病”；二是“身病”。“心病”多指心理方面的疾病，而“身病”则多指肉体上的疾病。另外佛教还从“根”（生理）、“尘”（社会）、“识”（心理）方面来诊察审视人的疾病。这些都体现了佛教对众生身心健康方面的人文关注。相传佛祖释迦牟尼本人也精于医道，他常在自己的帐蓬里为患者看病，释迦牟尼的那些追随者也都把看护病人当成是佛教的义务，故佛也曾被誉为“大医王”。佛教禁止杀生，禁止用动物献祭，有关爱生命和保护生态的意义。但佛教禁止解剖，这对外科学的发展无疑是不利的。为了彻底解决佛家弟子的病苦，释迦牟尼指出了疗治身心疾苦的药方，提出了许多预防和杜绝疾病产生的方法。戒律作为佛家弟子的行为规范，涉及到僧尼日常生活的方方面面，包括衣食住行和七情六欲，含有许多可鉴的医疗卫生保健的经验资料。

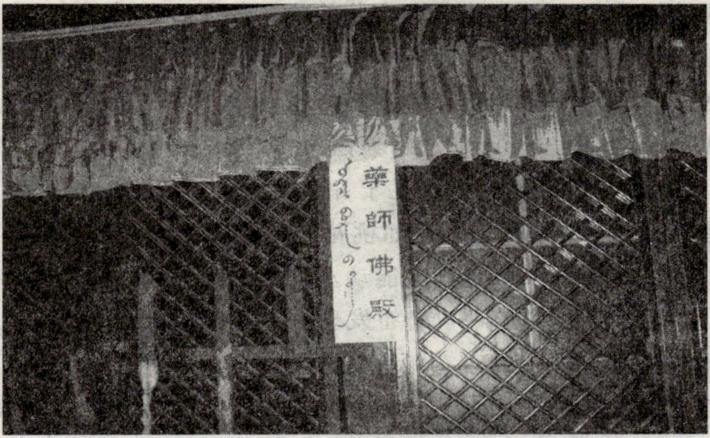

药师佛殿

古印度医学的传授，开始也曾采取师徒、父子口耳相传为主的方式方法。至公元前 5 世纪，印度就有了医校组织，培养医学生。更由于佛教的支持，古印度医学在寺庙中得到了发展，并使寺庙成为医学教育的中心。

公元前 5 世纪摩迦达国的频毗沙罗信奉佛教，他留意医学，他的御医耆婆曾在太克西拉大学学习医学。耆婆，别的译名尚有焉婆、耆宿、耆旧、耆域、祇域等。耆婆曾著有《迦叶波集》等，他在印度医学史上有着不凡的地位。耆婆是古印度王舍城的名医，他有治疗气瘿方，恶蛇所螫方，治一切疗疮神方如耆婆万病丸等。耆婆也曾被尊为佛陀医学中的医王、大医师。佛典中记载了很多的耆婆医事，涉及医理、合药、疗病等多方面。《菩萨处胎经》（姚秦凉州沙门竺佛念译）卷七记录了一首耆婆医方。其原文为："吾（佛）昔一时左肋患风，使耆域令治。耆域言：当须牛乳、象尿、舍利沙、荜钵、尸利沙、胡椒，煮以为汤，服之则差。吾昔一时在他村中游行教化，吾为马枪刺脚，孔上下彻，疼痛无量，复使耆域治之。"这个药方共有牛乳、象尿、舍利沙、荜茇、合欢皮、胡椒等七种药物，主治风病。这与传统草药医学理论一致。从《精酪书》、《轮授》、《修行道地经》、《菩萨处胎经》来看，耆婆是印度古代最受尊敬的医家之一，他的学术成就涉及到小儿方、治疗象皮病和风病等。后来他的名字也成了儿科妙手神医的代称，耆婆曾创作过治疗小儿疾病的医经传世。在佛典《迦叶仙人说医女人经》（北宋法贤译）中，耆婆与迦叶仙人都是儿科医家。《佛说长寿灭罪护诸童子陀罗尼经》（唐代佛陀波利译）中，耆婆明确指出了九种危害小儿的疾病起因。后世还有"小儿方"专著，名为《长老耆婆经》，又名《迦叶本集》。可能是认为耆婆和迦叶都是小儿医的代表，才托名他俩的名字作为该书的题目。《耆婆五藏论》于唐代出现，宋代始见著录，其源出于印度的古典医书《八支医方要集》。《妇人大全良方》记载："夫妇人妊娠十月，其说见于古书有不同者多矣。……又《五藏论》有称耆婆者，论一月如珠露，二月如桃花，三月男女分，四月形象具，五月筋骨成，六月毛发生，七月游其魂，儿能动左手，八月游其魄、儿能动右手，九月三转身，十月受气足。"在新疆吐鲁番发现的古医书《耆婆五脏论》残卷，被收藏在德国的普鲁士学士院，现有六行文字可见。

耆婆医方在孙思邈《千金翼方》卷二十一中有专门记载："耆婆治恶病三，方一十一首，论七首。"其基本内容是耆婆治恶疾、癞（相当于现代医学的麻风病）的医方与医论。《备急千金要方》卷十二"万病丸散第七"有耆婆万病丸治七种癖块，五种癫病，十种疰忤，七种飞尸，十二种蛊毒，五种黄病，十二时疟疾，十种水病，八种大风，十二种瘴痹，并风入头，眼暗漠漠，及上气咳嗽，喉中如水鸡声，不得眠卧，饮食不作肌肤，五脏滞气，积聚不消，拥闭不通，心腹胀满，并小儿赤白下痢及胡臭、耳聋，鼻塞等病，此药以三丸为一剂，服药不过三剂，万病悉除，说无穷尽，故称万病丸。以其牛黄为主，故一名牛黄丸。以耆婆良医，故名耆婆丸方。其方共三十一味，如牛黄、麝香、犀角、朱砂、雄黄、石蜥蜴等，颇多动物类药。孙思邈对此深信。在《千金翼方》的"飞炼"中，又有"耆婆大士治人五脏六腑内万病及补益长年不老方"。

有的学者认为耆域、耆婆，或是印度来华僧医的一种通称。甚至在 4 世纪初～11 世纪还流传着耆婆的许多学术著述和神奇轶事。

阿伽陀丸命名有其来由，"阿伽陀"为"净眼如来"别称，是释迦牟尼佛塑像左侧的药师佛，施良药治疗众生身心两种疾苦的药王。《大宝经》说："譬如大药师，善能治疗一切诸病，自无有病，见诸病人而于其前自服苦药，诸病人见是药师服苦药丸，然后效服，各得除病。"药师佛曾发十二大愿，其中一愿为"除一切众生病，令身心安乐"。阿伽陀丸是耆婆方之外的又一以佛教名方。徐灵胎《兰台轨范》说："阿伽陀药，主诸种病，及将息服法，久服益人神色，无诸病方。此等即所谓海上奇方，如紫金锭之类，其所治之证皆与本草不相合，而确有神验，真不可思议也。"

《华严经·普行行愿品》所示菩萨十大行愿中的"恒顺众生"一愿，就包括了"于诸病苦，为作良医"医疗思想。药师佛、药王、药上菩萨，都以善施医药著称。大乘佛教强调"佛法于五明处求。"在梵文中，"明"是指学术，佛教将古印度学术分类为：声明，即语言，文字之学；工巧明，即工艺、技术、历算之学；医方明，讲的是药石、针灸、禁咒等治疗之学；因明，即思辨规则之学（相当于逻辑学）；内明，是专以阐明佛教自宗之学。"医方明"作为佛教医学，是佛教的五明学之一，当属无疑。"医方明"包括了"于病相善巧、于病因善巧、于已生病断灭善巧、于已断病后更不生方便善巧"等技艺。主要吸收古代印度阿输吠陀医学内容而成。高僧要通五明学，其中包括医方明，养生保健的知识与技艺是其组成部分。当佛教从印度传入中国时，古代印度的许多医药知识就被以"医方明"的形式而与佛教同时带入中国。

隋代巢元方早在《诸病源候论·恶风候》中就引述说："凡风病有四百四种，总而言之，不出五种，即是五风所摄。一曰黄风，二曰青风，三曰赤风，四曰白风，五曰黑风。"这些都是用佛教和印度医学中的四大理论来解释人体的生理和病理现象。这种情况在中国一直延续了很长时间。《金匮玉函经》卷一中说："诸经藏中，金木水火土，自相克贼。地水火风，复加相乘……。经云：地水火风，合和成人，凡人火气不凋，举身蒸热，风气不调，全身强直，诸毛孔闭塞。""四大"与"五行"虽属两种文化，但在医学践中有异曲同工之妙，殊途同归之效。

唐代孙思邈在其两部《千金方》中的涉及佛教医学的四大学说、万物是药，以及有关佛教医方、卫生保健等内容的论述。《备急千金要方》引述"四大"学说："地水火风，和合成人。凡人火气不调，举身蒸热；风气不调，全身强直，诸毛孔闭塞；水气不调，身体浮肿，气满哮粗；土气不调，四肢不举，言无声音。火去则身冷，风止则气绝，水竭则无血，土散则身裂。"又云："凡四气合德，四神安和。一气不调，百一病生；四神动作，四百四病，同时俱发。又云：一百一病，不治自愈；一百一病，须治而愈；一百一病，虽治难愈；一百一病，真死不治。"《千金翼方》卷二十一"耆婆治恶病"记载："疾风四百四种，总而言之，不出五种，即是五风（黄、青、白、赤、黑风）……其风合五藏，故曰五风”，试图把“四大”与“五行”两种说结合起来，虽颇为牵强，但不失为一种尝试。所谓“四大”，是指地、水，火、风，这四者是构成万事万物的基本元素，故谓之“大”。四大学说是古代印度医学有关生理病理的一种理论。佛教认为人有病是由于地、水、火、风“四大”失调所致。“四大”的属性和作用，如地：坚，持；水：湿，摄；火：暖，熟；风：动，长。肉眼不能见到的“四大”，称“大种”；由“四大”所造而能感觉到的万物称为“造色”。佛教认为，人身由四大构成。《佛说五王经》说：“人由四大和合而成其身，何谓四大？地大，水大，火大，风大。”“一大不调，百一病生。四大不调，四百四病同时俱作。”《金光明最胜王经》卷五说：“地水火风共成身，随彼因缘招异果。”《佛说医经》云：“人身中本有四病，一者地，二者水，三者火，四者风。风增气起，火增热起，水增寒起，土增力盛。本从是四病，起四百四病。”这些翻译的佛教医论很快影响到中医理论。

唐王焘在其著《外台秘要·天竺经论》中说：“身者，四大所成地。地水火风，阴阳气候，以成人身八尺之体。骨肉肌肤，块然而处，是地大也；血泪膏涕津润之处，是水大也；生气温暖是火大也；举动行来，屈伸俯仰，喘息视瞑，是风大也。四种假合以成人身。”可见佛教医学对中医学渗透和影响，在唐代尤盛。

医史上佛教的四大学说确实影响过中医，这种理论虽然与中医的阴阳五行学说未能很好的结合在一起，但四大学说也给了中医一些借鉴，在医史上留下它们的痕迹。

佛教认为人的身心疾患，概为地水火风四大失调所致。身体苦重，坚结疼痛，痿痹，地大之病相，全身膨胀，肤肉浮满，属水大之病相；全身烘热，骨节酸梦，属火大之病相，心神恍惚，懊闷忘失，属风大之病相。佛教认为“四大不调”之病即“现病”，只要注意调养就可能避免，或医治也容易痊愈。《金光明最胜王经》还把“四大”病因比作四条毒蛇，认为地水二蛇多沉下，风火二蛇多轻举，一大不调，四大俱疾，风轻而地重，水冷而火热，互相为用。印度的哲学思想及佛教教义用“四大”来概括物质世界的坚湿暖动四种特性。四大不调，如地大不调，举身沉重；水大不调，举身膖肿；火大不调，举身蒸热；风大不调，举身倔强。而所谓“四百四病”是指地水火风各起病百一种，如一大不调，百一病生，四大不调，四百四病同时俱作。

佛教中的“百一”思想也对医学有过影响。晋代陶弘景的《肘后百一方》中的“百一”即指“百一病”。如孙思邈《千金方》所说：“凡四气合德，四神安和。一气不调，百一病生；四神同作，四百四病同时俱发。”实际上人类疾病何止四百零四种，“百一”与“四大”的理论一体化，虽说理圆通，但在实用方面难免有机械之嫌。

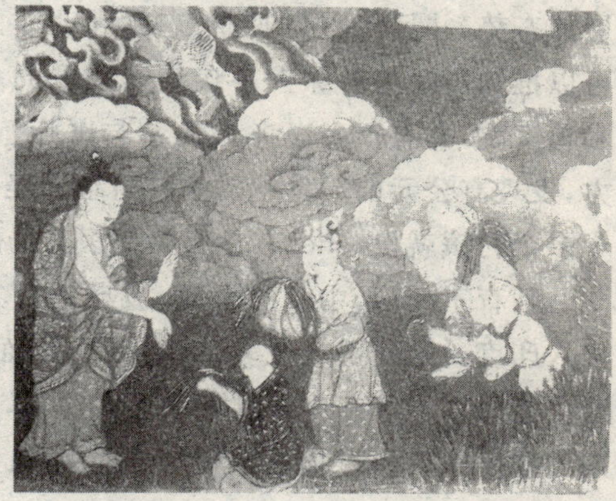
佛医

佛教典籍对人的生理，病理及护理方面的知识也颇多记载。佛教有六种病相学说，如人多昏昏，为肝中无魂；苦多忘失前后，为心中无神多恐怖癫病，为肺中无魄；若悲哭，为肾中无志；若多困惑，为脾中无意；若多怅怏，为阴中无情。佛家关注的生老病死及诸般疾苦，要求人苦行修练。在僧众与信徒中，流传着佛家的沐浴法、素食调养、热熨、香药涂身、芝麻油涂身按摩、药熏法等养生保健的方法。佛家认为香药涂身可增强生命活动、洁净身体、美容护肤、延年益寿。使神清气爽。古印度人认为，一个人如果每天能坚持洗两次澡，就可因此延年益寿。佛家注意汲取世俗中有关养生保健的学说及其经验，是来充实和丰富佛教的内容，为僧众和信徒服务，为己所用。

病称佛教称病为“病苦”，是指人的生命过程中的生老病死“四苦”之一。因病能障害善法，又称“病魔”。“生老病死”简称“生死”。佛教认为众生的“生老病死”是一种盛衰交替变化的规律。生死轮回无穷无尽，犹如茫茫的苦海，谓“生死海”。“生老病死”属于其中的“苦谛”，生是众苦所依，有了生身，才引生出老病死等诸多身心烦恼的问题。“老”是因时间变迁而引起的衰退现象。

“药王”一词最早见于佛经，佛教的药王以慈悲为怀，救人危难，又称药王菩萨。据《观药王药上二菩萨经》记载，阿伽陀就是古印度施舍良药专治众生身心疾患的药王。

佛祖释迦牟尼死后，他的儿子罗诃尔和著名门徒阿索卡国王兴办了医治人类疾病和动物疾病的医疗慈善机构。受此影响，后来在南亚佛教文化圈中，精通医道的锡兰（今斯里兰卡）国王菩萨阏沙就在他的部队中设置了医疗机构和医生，甚至为其大象和马匹也配备了医生，并在各地兴建医院。公元前3世纪佛教已成为印度的国教，此时的印度医学呈现兴盛景象和大发展的态势，并且传布到亚洲、东欧和北非。从阿育王所留的石诰中，人们就可以推知当时为解除人畜疾病所采取的多种设施，如在全国各地设立医院和兽医院，并有很多医务人员参与医疗管理。在斯里兰卡岛的锡兰古都地方，发现有公元前5世纪的病院遗址。至阿育王时期据说在全国范围内，每十多个村镇就设(shè)有一所类似医药局的诊疗机构。

阿育王死后，中亚的大夏，波斯的萨迦，安息及中亚的大月氏诸族相继侵入印度。这些民族也多信奉佛教，因而使佛教文化与医疗卫生文化的结合仍能得以继续。中国佛教朝圣者法显，在公元400年前后曾对处于鼎盛时期的印度医院作过描述。他说这些医院为所有病人提供免费医疗，使所有的穷人、残疾患者都可以在此得到救治。

佛教经典中有关于医药卫生的内容，如《佛说婆罗门避死法》《佛医经》《疗痔疾经》《除一切疾病陀罗尼经》《迦叶仙人说医女人经》《佛说胞胎经》《佛说温室洗浴众僧经》《佛说治身经》《佛说小儿经》《救疗小儿疾病经》《坐禅三时法门经》等，还散载有治疗白内障的“金篦术”，“治死胎术”，以及高僧医论等。

佛教时代印度的那烂陀大学为综合性院校，设有医学。印度的教育制度，初等教育自6岁儿童开始。从第二年起，医学就作为初等教育的必修课，即使将来从事僧侣或其它职业者也毫无例外地要学医药卫生知识，这表明古代印度对医学的重视程度。印度人认为，身体不健康，就不能保证精神上的纯洁。因此，任何宗教仪式都强调清洁和保护健康。学生的言行也必须遵守严格的规定。医学教育相当的严格，只有当教师认为他的学生学成以后，才能行医。大凡优秀的学生，一般需要学习6～7年。在学生毕业前，学生要给老师赠送一笔酬金，同时要举行毕业典礼仪式。孔雀王朝时期的太克拉西大学，据说是一所名牌医学校。培那累斯也是培养医学生的中心之一，每位教师带4～6名学生，学制为六年。

佛教医学除在印度之外，在东亚各国有一定影响。佛教医学在《大藏经》中也有记载，又如素食疗法、禅静、运动疗法等医疗养生的方术，都颇有影响。

当初佛教中所谓的发汗十三法，是热汀发汗法、热订发汗法、管蒸发汗法、帕里西耶卡发汗法、阿瓦嘎哈那发汗法、杰塔卡发汗法、阿修玛嘎那发汗法、卡鲁修发汗法、卡台衣发汗法、布乌发汗法、昆毕发汗法、库帕发汗法、霍拉卡发汗法。其方法基是采用药敷、药浴、暖房、烧石板及沙石热敷等。其后逐渐被新的疗法所替代。

杨枝（齿木），即净齿的木片。印度民间本来就有用某些植物的枝条净齿的风俗。“五天法：俗嚼齿木，自是恒事；三岁童子，咸即教为；圣教俗流，俱通利益。”（唐义净《南海寄归传》卷一）佛教把“齿木”列为僧人必备的18种日用器物之一。佛门中“嚼杨枝”的传统可以上溯到释迦牟尼本人。《法显传》载释迦牟尼在沙祇国“嚼杨枝，刺土中，即生长七尺”。唐义净《南海寄归传》说：“齿木”应选取长十二指至八指长，粗如小指头的木片或枝条。僧人每天早晨及食罢，都要在屏处将“齿木”的一头嚼成絮状，缓缓剔除齿间滞垢，再将“齿木”撕开刮舌。每片“齿木”用后即弃。“口嚼齿木，疏牙刮舌，务令清洁”，然后才能诵经礼拜。僧人出于宗教虔诚，很注意口腔卫生。在佛教流传的地区，僧人都有这种习惯。《隋书·真腊传》记载：柬埔寨人“每旦澡洗，以杨枝净齿，读诵经咒。又澡洒乃食，食罢还用杨枝净齿，又读经咒。”“齿木”实际上不限于“杨枝”。唐义净谓：“岂容不识齿木，名作杨枝。西国柳树全稀，译者辄传斯号。佛齿木树实非杨柳，那烂陀寺目自亲观。”（《南海寄归传》卷一）齿木也不仅仅限于某一种特定树枝，凡苦涩辛辣的树木如楮、桃、槐、柳、柞条、葛藤等，皆可作为“齿木”。《华严经》谓嚼杨枝有十德：即消宿食、除痰痈、解众毒、去齿垢、发口香、能明目、泽润咽喉、防唇裂、增益声气、食不爽味。《毗奈耶》指出嚼杨枝有五利。《僧祇律》说“若口有热气及生疮，应嚼杨枝咽汁。”唐义净认为：“用之（杨枝）半月，口气顿除；牙疼齿愈，三月即愈。”坚持嚼“齿木”，可以终身无牙疼之患。（见《南海寄归传》）李时珍《本草纲目·木部》记载：“杨枝硬而扬起，故谓之杨。”可用以“煮酒漱齿痛”。“柳枝去风、消肿、止痛，其嫩枝削为牙杖，涤齿甚妙”。或用白杨“煎醋含漱，止牙痛；煎浆水入盐含漱，治口疮。”由于杨枝是古代僧人必备的除垢洁齿之物，具有健身的“五利十德”，因此佛门中经常把它作为涤除尘垢烦恼，从而使心灵清静的象征。《华严经》说：“嚼杨枝时，当愿众生，其心调净，噬诸烦恼。”西晋时天竺僧人佛图澄来华，曾以“杨枝沾水”，为后赵国主石勒之子治病。事见《法苑珠林》。敦煌壁画中有杨枝揩齿图。据说当年释迦牟尼讲经传教，发现弟子口中均有异味产，并且难闻，即教以每日用树枝擦齿，解除口臭，增加味觉，可得五利。王焘在《外台秘要》中记述说，以柳枝咬扁，“点取药揩牙，香而光洁”。元代的一首诗中形容僧医说：“杨枝遍洒瓶中水，贝叶时绪芨内经。”(《送谟侍者还江阴》)《温室经》提到僧人入浴的“七物”，其中有“杨枝”。印度古俗，邀请宾朋，先赠以“杨枝净水”，祈祝健康。中国民间也有关于杨枝的风俗：在重阳、端午等“毒节”以盆置水，内插杨枝，放在家门前“辟恶”。

习俗若得到理论上的长华，就可能形成学说。印度佛教中的净地学说，相传在汉代就已传入中国，该学说信仰弥陀西方极乐世界。中国的净土宗，作为佛教的一宗，建立了自己的一种简单易行的修持方法，要求修持者要有信心、愿望，并付诸实修，即信、愿、行。观想外景(或说守外景)，或回忆一优美景色，美好事物，而一心专注之，亦有相当作用。其道理不外通过主观能动作用，构成一种良性心理状态，使其人在生理上保持康泰。

佛教密宗又称真言宗，通称金刚乘，本是印度佛教大乘学说与印度波罗门教咒术结合的产物。西晋时期在中国传播，兴盛于唐，衰落于宋明时期。佛教密宗曾是中国佛家大乘的一个重要门派。中国密宗另一重要支派为“藏密”。西藏密宗又分红教(宁玛派)、黄教(格鲁派)、白教(迦居派)以及花教、黑教等。一说黑教为西藏土著宗教笨教与密宗混合而成，不属佛教。密宗的理论与功法内容较复杂，有咒语、手印等等。其无上瑜伽部尚有男女双修法，类似房中术。这些法术多来源于印度的《吠陀》经。密宗通过一定的修炼，希望使自己肉身具有和“佛”一样的功德。

中国佛教有小乘二宗和大乘八宗。小乘佛教的基本功法可分六个阶段。禅是指炼功中静态的境界。禅宗的功法就比较简单，强调顿悟。

智觊(538～597)，后称智者，字德安，俗姓陈，号智者大师，为天台宗实际创始人。其弟子灌顶(561～632)，下传法华智威(？～681)、天宫慧威

(634～713)、左溪玄朗(673～754)、湛然(711～782)等人。世称天台九祖。天台宗以《妙法莲花经》为其所依据的经典，以《大智度论》为其指南，以《大般涅经》为其释意依据，以《大品般若经》为其观心之本。在天台宗中也大力推行禅功。所著《修习止观坐禅法要》、《小止观》、《童蒙止观》、《六妙法门》(《不定止观》)、《摩诃止观》(《圆顿止观》、《大止观》)等，将修禅统称"止观法"。主张调息、调气、调心等。智觊的"止观"功法，为后代修炼者所奉行。智觊在《摩诃止观》卷八中说："毁五戒业，则有五脏五根病起"，如杀生能致肝、目病；饮酒能致心、口病；邪淫能致肾、耳病；妄语能致脾、舌病；偷盗能致肝、鼻病。行为亦可致病。密乘无上部瑜伽认为，心理上的烦恼必导致身体中脉道缠缚阻滞，使十种气受阻或错乱，从而产生种种疾病。具体说来，例如《佛说医经》把引起身中四百四病的原因总结为久坐不卧、饮食无节、忧愁、疲极、淫佚、嗔恚、忍大便、忍小便、制上风、制下风十种。其中忧愁、嗔恚属心理失调，其余的皆可归于行为方式不当的因素。《摩诃止观》把病因总结为六类，其中四大不调中的劳累过度及饮食不节、坐禅偏差、业报四类，属行为因素，鬼魔病实际属心理因素疾患。

天台宗，一名法华宗，为中国所开创的佛教宗派之一。中国在南北朝时期，佛家学风南北不同，南方者重理论，北方者重实践(坐禅)。当时北方僧人慧文因读龙树《大智度论》有悟，创"一心之观"说，后世天台宗依此乃推已故印度高僧龙树为初租，尊慧文为二祖。

智觊天台宗修禅著作主要有以下三种：《摩诃史论》为论述"圆顿"止观之作。所谓"圆顿"，乃圆满顿超之义。修"圆顿"止观时"初后不二"，并无前后，浅深之分。"圆顿者初缘实相，造境即中，无不真实、因缘法界，……念法界，一色一香无非中道"以"法性寂然名止，寂而常照名观"，"知无明即明，不复流动，故名为止，朗然大净，呼名为观"。此种观法，盖为悟性最高境地。《释禅波罗密次第法门》说，止观，是指修行时由浅入深之层次。此书详述"世间禅"、"出世间禅"(无漏禅)以及九次第定等，可与《坐弹法要》互参照。

《修习止观坐禅法要》包括了《童蒙止观》(又名《小止观》)、《六妙门》(又名《不定止观》)两部。《小止观》本指修止观之入门；不定止观本谓："不定者，无别阶位，约前渐后顿，更前更后，互浅互深"。即前后深浅不定。最为切近者则为《坐禅法要》。

有患病者如坐禅得法则病自愈，如用心失所病即发生，一旦有病，不但影响练功，甚至危及生命，所以一要善识病源，要知治病方法。智者将发病原因归纳为由四大所发，即地、水、火、风四大。地大增者，则肿结沉重，或身体枯瘠；火大增者，即煎寒壮热；水大增者，则痰阴胀满、食饮不消，腹痛不痢；风大增者，则身体虚悬，战掉疼痛，肺闷胀急等。从五脏所发，即心、肺、肝、脾、肾。从心生者，身体寒热，头痛口燥等；从肺生者，身体胀满，四肢酸疼，心闷鼻塞等；从肝生者，多无喜心，忧虑不乐，悲思嗔恚，头痛眼昏等；从脾生者，身体面上搔痒疼痛，饮食无味等；从肾生者，咽喉噎塞，腹胀耳聋等。认为治病的方法和方式及其途径有许多种，举其要者而论，不出"止观"二种。怎样用"止观"来治疗疾病？据坐禅修法说：只要"安心止在病处"，就能治病。

所谓六妙门是指由数息或随息入手，心缘于息，通过调息以调心的一种方法。六妙包括数、随、止、观、正、净六项内容。数有二种：①"修数"；②"证数"。"修数"是指修行者调和气息，不涩不滑，安详徐数，从1～10，摄心在数，不令弛散，这就叫"修数"。所谓"证数"，是指觉心任运，从1～10，不加功力，心住息缘，觉息虚微，心相渐细。患数为粗，意不欲数，这时修行者应当放数"修随"。"随"亦有二种：①"修随"；②"证随"。所谓"修随"，是舍前数法，一心随呼吸的出入，摄心缘息，知息入出，心住息缘，无分散意，这就叫"修随"。所谓"证随"，是心既微细，安静不乱，觉息长短，编息入出，心息任运相依，意虑恬然宁静。觉随为粗，心厌欲拮，如人疲极欲眠，不乐众条，这时修行者应当舍随"修止"。"止"亦有2种；①"修止"；②"证止"。所谓"修止"，是息诸缘虑，不念数，随凝寂其心，这就叫"修止"。所谓"证止"，是觉身心泯然入定、不见内外相貌，定法持心，任运不动，修行者于此时当进入这样的精神状态。

"修观"的人，于定心中，以慧分别，观于微细出入息相，如空中风，皮肉筋骨三十六物（即诸毛发、爪、齿、薄皮、厚皮、筋、肉、骨、髓、脾、肾、心、肝、肺、小肠、大肠、胃、胞、胆、屎、尿、垢、汗、泪、涕、唾、卧、血、脉、黄痰、白痰、脂、肪、册、脑、膜），如芭蕉不实，心识无常，刹那不住，无有我人，身受心法皆无自性等，这才叫"修观"。

所谓"证观"，是指在修观时觉息出入遍诸毛孔，心眼开明，彻见三十六物，以及诸虫尸，内外不净，刹那变易，心生悲喜，得四念处，破四颠倒，这叫“证观”。

观相既发，心缘观境，分别破折，觉念流动，非真实道，这时应当舍观“修正”。正也有二种：①“修正”；②“证正”。所谓“修正”，是指既知观从心生。所谓“证正”，是指心慧开发，不加功力，任运自能破折，返本还原。修行者应当知道这其中的道理。如果离境智，欲归无境智，不被境智缚，就当安心净道。“净”亦有二种：①“修净”；②“证净”。

所谓“修净”，是知色净故，不起妄想分别，受想行识亦复如是，息妄想垢。息分别垢，息取我垢，若能心如本净，亦不得修所修及净不净，这叫“修净”。

所谓“证净”，是指当修行时，豁然心慧相应，无碍方便，任运开发，三昧正受，心无依恃的状态。“证净”也有二种：①“相似证”，五方便相似无漏道慧发；②“真实证”。

以上六妙门是从有相数息入手，修至无相，以有心之观修至无心，从有为入无为，最后达到一种全新的境界。这一修持法对佛教养生有深远的影响。

“禅”即“禅那”，意思是“心一境性”，在坚持“守一”的原则下，可以采用坐禅，还可念佛、观想等，以“制心一处”。专注一念，乐之好之，心境交融，物我两忘，久久修习，以获康健长寿。此不失为一种好的修身养性方法。佛教禅定俗称“打坐”。“禅定”的修习功夫是通过静坐，有效地控制杂念，从而于静中思考，开发“智慧”，进入佛家修行的最高境界，最终达到解脱人生苦恼的目的。俗称“和尚打坐”。相传禅宗初祖达摩，曾在嵩山少林寺面壁静坐 9 年，活了 150 岁。僧侣在参禅静坐的过程中，有一些调身、调息、调心的方法，能起到强健身体，却病延年的作用。佛家修持法门的核心在修禅（或称禅修）。

禅即“静虑”、“止观”，相当于冥想。禅修有坐禅与参禅之别，坐禅又以称如来禅，为传入中国最早的禅法；参禅又称祖师禅，是自唐代禅宗开派后，推达摩为初祖而倡导的一种禅法。坐禅要求安静，所以练禅功的人多远离人群，或隐居秘室，或遁入山林。《禅秘要法经》云：“佛告阿难，佛灭度后，佛四部众弟子，若修禅定，求解脱者，……当于静处”，“远离愦闹”，“凿仙窟以居禅”。后来的“禅林”，应与此有关，恰与“道林”对举，大都避开喧嚣的环境，去到深山老林里呼吸新鲜空气了，只要耐得了寂漠孤独，那静谧的环境，良好的自然生态，也有益于身心。修禅并非禅宗一家，佛教各宗派均习修禅。

修禅要求人既静且虑，在静中虑，并非什么都不想，也不是专以入静为能事。若一味执着于静则属“沉空滞寂”，这并不是禅的本旨。坐禅法门在对待思维活动方面，不是单纯抑制，而是因势利导，御之以道，要按照一定的方法去思维；参禅法门，就南宗顿悟宗旨来看，则既不要求抑制思维活动，也不利用思维活动，而倡“直指人心”，“明心见性”，要摒绝聪明思辩，所谓“心行处灭，言语道断”。“佛佛惟传本体，师师密传本心”，不重语言文字，重在自悟、“顿悟”。但后来禅宗僧众因不能“顿悟”，遂改为由思维入手，以求达到顿悟，实际是由惠能倡导的“顿悟渐修”，演变成了“渐修顿悟”。

显宗（密宗以外的各宗）各家，多无修命之说。其禅修方法主要在以念止念、以心治心。性命双修，使生理和心理得到健康统一。坐禅，参禅，主要在于精神境界的修持，通过修持以引起生理变化的良好效应，甚至死后肉身不化（如广东曲江县南华寺的惠能遗体，九华山的肉身菩萨，在日本的善导遗体等，皆历久而未腐烂），或与此有关。

修“菩萨行”的僧侣遵循“自利利人”的教义，采取积极入世的态度，参与各种社会活动，在养生方面表现为变被动为主动，提出为弘扬佛法而养生。

凡修持“菩萨行”的佛教徒，本着出世的精神又积极入世，已不同于初期僧侣那样悲观厌世，也不同于世俗之人那样因世事纷繁而烦恼迭起。他们看破红尘，淡漠名利，多能以忍耐、宽容、达观的态度去对待人生，处事从容不迫，善于控制情感，罕有情绪动荡，保持心理稳定。温和的仪表，恬静的心灵，这才是佛家养生和精神卫生的具体体现。

沙门，原为古印度各教派出家修道者的通称，后佛教专指依照诫律出家修道的人。僧侣队伍的组成并不单一，他们虽然过着清贫而节俭的生活，但是十分讲究个人卫生，要求“衣服常清净”（《成具光明定意经》）；他们在饮食前后，“手必净洗”；食罢或晨起，必须“口嚼齿木，疏牙刮舌，务令清洁”。其中早晨起床口嚼“杨枝”洁齿的方法，成为口腔卫生史上使用牙刷的先声。佛教徒在礼佛诵经之前都要漱澡净身，以表虔诚。《南海寄归内法传》就有这样的论述："盥漱清净，方行敬礼"。定期的礼佛，必须定期的漱澡。

佛教有"佛性常清净"之说，很注意卫生，一方面是"身口意常清净"的个人卫生，另一方面是注意环境卫生，保持寺院整洁，禁止在佛殿斋堂里吐痰。"净其房舍卧具"，"扫地令清净"。寺院佛堂所焚之香多由檀香、沉香、丁香、郁金香、龙脑香等香药制成，有消毒空气，辟秽避瘟作用。

古寺名刹大多建造在风景优美的环境中，这里空气新鲜，幽静，极少有噪声污染，对于心身健康很有裨益。可知佛学中蕴含着生态学、卫生学和建筑美学的内容。

在家的佛教徒须遵守五戒：不杀生；不偷袭；不邪淫；不妄语；不饮酒。五辛也叫五荤，是指五种辛味的菜，即葱、薤、韭、蒜、阿魏(其叶似蔓菁，根似萝卜，生熟味皆如蒜)。辛致臭，使人昏神且伐性。梁庭灿编著的《历代名人生卒年表》中所载的"高僧生卒年表"，在收录的五百六十一人中大多获高寿，比同时期的帝王和一般人都长寿。

宋钱易《南部新书》中说：唐大中年间，东都一老僧活了一百二十岁。皇帝诏问他服什么药而能长寿，这位老僧回答说："臣少也贱，素不知药，性本好茶，至处唯茶是求，或出亦日遇百余碗，如常日亦不下四、五十碗。"饮茶的习俗传到了宋代，更成了禅寺和尚的习尚。《景德传灯录》卷二十六的记载："晨起洗手面盥漱了吃茶，吃者流，凡见说事枝蔓不径捷者，谓之葛藤。"(《丛林盛事》)究其养生延年的原因：一是素食。佛教有"不杀生"的戒律，印度佛教只规定僧人戒杀但不禁止食荤。佛教传入中国后从梁武帝时期开始，僧人就是以素食为主，食谷物、豆类、蔬菜、野果、蘑菇、竹笋、黄精等，都食用植物油。实践证明，适当限制热量摄入，长期半饱的人长寿。素食对心脑血管系统的保健应该说那是非常有益的。二是戒酒色。《善生经》指出，饮酒会使人得病，恚怒、捐智，有六大损害。故要求清心寡欲，保养全形。佛教戒律规定的素食、戒酒、禁欲，对于僧众的健康无疑是很有意义的。但对于普通健康人来说，基本吃素，适量饮酒尤其是红葡萄酒，和协的夫妻生活，对于身心健康并非有害，故不可极端。三是性格温和。僧侣出家，谓看破红尘，把名与利看得较淡。高僧更善于控制情感，能保持平静的心情，个性温和，施乐好善，注意修身养性，这也是其长寿的重有原因。四是经常参加劳动和运动。僧人也须参加扫地、担水、砍柴、种菜、做饭等劳动。有的还参加一些健身运动，锻炼筋骨，起到却病延年作用。五是生活在环境优美的地方。俗说得好，“天下名山僧占多”。其如号称佛教的四大名山的山西五台山、四川峨嵋山、浙江普陀山、安徽九华山，都是环境优美的佳境，空气清新，置身其中，会使人心旷神怡，对人们的心身健康有益。所以《大毗婆娑论》说：“若有于寿，恒作、恒转；受作、受转；时行、处行；修梵行；食所宜，食应量，生者应熟，熟者弃之，于宜匪宜能审观察；服医药、用医言；避灾厄；远凶戏，由此等故，寿不中夭。”其言甚是。《阿含经》、《僧祗律》等劝世人多造浴室，一般寺院中均有浴室。《十诵律》称：“外国浴室，形圆犹如圆包，开户通烟，下作伏渎，外出内施，三擎阁齐人所及处，以巩盛水，满之重阁。火气上升，上阁水热，中阁水暖，下阁水冷，随宜自取用。无别作汤，故云净水耳。”正可谓此水为净。

佛家的养生之道与佛教理论密切相关。佛教认为人生处处充满痛苦，故主张解脱出世以成佛。

与佛教一起传入中国的印度医学中也有金针拨内障，这对中医眼科学技术的发展产生过影响。

历史上印度的眼科是很发达的。随着佛教传入，印度的眼科技术也传到了中国。金针拨翳障术约自南北朝始进入中国。北魏时佛经中有记载。《梁书》也有记载。《龙树眼论》、《龙木论》、《眼科龙木论》被翻译成中文后，印度的眼科学理论与技艺基本上传入了中国。这种金针拨眼白内障的方法是僧医传过来的。北魏时佛经《大般涅槃经》卷八中记载：“百盲人为治目，故造诣良医。是时，良医即以金篦决其角膜。”《梁书·太祖五王传》记载：费太妃“目有疾，久废视瞻，有北渡道人慧龙得治眼术”，“及慧龙下针，豁然开朗”。

唐王焘《外台秘要》卷二十一中有齐州陇上道人谢氏撰《天竺经眼论》一卷，记有金篦治内障的医术，自谓从西国胡僧处学来。《天竺经眼论》说：“眼无所因起，忽然膜膜，不痛不痒，渐渐不明；久历年岁，遂致失明。……此宜用金篦决，一针之后，豁若开云而见白日。”“金篦决”，即“金篦术”。治疗眼病，除金针拨障术外，还有手术和药物治疗方法。《天竺经眼论》中说：“若因时病后得眼生白障者，此名为翳也，为热毒所作，宜应速服汤丸，依法镰之，傅食翳散。若因病后生肉者，此为肤障也，此是风热所作，宜服汤丸，钩割除之。”《外台秘要》卷二十一中的“延年令目明方”，方后即注明：“是外国用之，明目甚验。”

佛家认为龙树大士能治眼疾，故眼科书多假其名。自居易患眼病诗云：“案上漫铺龙树论，盒中虚贮决明丸。”刘禹锡患了眼病，碰上一位“婆罗门眼医”为他治白内障，有《眼暗》诗为证：“早年勤倦看书苦，晚岁悲伤哭泪多。眼损不知都自取，病成方悟欲如何。夜昏乍似灯将灭，朝暗才疑镜未磨。千药万方治不得，唯应闭目学头陀。”他在《赠眼医婆罗门僧》诗中说：“三秋伤望眼，终日泣途穷。两目今先暗，中年似老翁。看朱渐成碧，羞日不禁风。师有金篦术，如何为发目蒙。”金针拨内障术本是印度婆罗门医僧所传来的“金篦术”，佛教医学沿袭之。从唐代，金针拨障术已不是僧医的专利独行绝活，而流传到民间，据《松江府志》载，元代沈光明，华亭人，以治目鸣。先世常受术于龙树师，内外障七十二证悉能治而去之。后来的针灸学专著《针灸聚英》、《针灸大成》都将此作为治疗白内障的专门技术写入。

隋末唐初之际。孙思邈隐居在终南山的青华山，与佛教律宗创始人道宣在终南山沣峪口南净业寺过从甚密。“有处士孙思邈，尝隐终南山，与宣相接，结林下之交，每一往来，议论终日”。(《酉阳杂俎》)学术思想的交流，使他们互有启迪。孙思邈本人嗜好佛典以及与名僧的交结，因而使佛教思想成为其医学思想的重要来源之一。孙思邈著《会三教论》，他主张接纳佛教医论。在《备急千金要方》中对四大学说有所发挥。他的医德深受佛教教义的影响。而道宣精于医道，相传“天王补心丹”为道宣创制，该方沿用至今。在青华山，原有药王洞、愈病洞遗址，皆为纪念孙思邈而设，洞中曾有孙思邈的塑像。

佛教在印度流传一千五百年后，在本土衰落。而在中国，自东汉时就有包括丰富医药学知识的佛教典籍传入，并译成汉文，如《人身四百病经》、《人病医不能治经》等。南北朝时亦有《羌籍药方》、《耆婆脉诀》、《五明论》、《吞字贴肿方》等等。《隋书·经籍志》中著录有：《龙树菩萨》四卷，《香山仙人药方》十卷，《西域婆罗仙人方》三卷，《西域名医所集要方》四卷等典籍。在《中华大藏经》中有医理和涉及医药的经书约有 400 部之多，可见佛教中含有丰富的医学思想内容。

中国佛教注重行为意识的培育，要求“修心”、“戒心”、“悟心”、“守心”，这些主张对身心疗法实践很有启发。具体而言，佛教徒在其修行实践中的礼拜、忏悔、唱诵、打坐参掸、看护病人等，都对于身心医学疗法有积极效用。

据研究，佛教的忏悔是释放潜意识中的不良积淀、消解精神负担的极妙法门，往往有其治疗身心疾病的奇效。

佛教徒诚敬地唱诵偈赞经文，配合钟磬、木鱼、鼓等佛具的和鸣，与心理调适有同样效果。佛教还特别重视并提倡看护病人，所谓“八福田中，看病福田，第一福田”。《四分律》中载佛言：“若欲供养我者，应先供养病人。”释迦牟尼曾亲自给为久病的比丘洗涤污秽、亲自病人进行按摩。佛教这一传统，有其社会医学、身心医学意义。

佛教戒律有五戒、八戒、十戒、具足戒、菩萨戒等，对于人的身心的修行和行为的管束有好处。如五戒是家修居士终身应遵守的，即不杀生、不偷盗、不邪淫、不妄语、不饮酒。八戒又称“八关斋戒”。有些居士由于受环境限制，不能每天奉行五戒，佛门只要求他们在每个月的六个斋日中奉行。六个斋日是每个月的初八、十四、十五、二十八以及每月最后的两天。八戒的前五条与五戒相同，第六条为不著香华，不用香油涂身，不歌舞倡伎，不故往观听；第七条为不坐卧高广大床；第八条为不非时食。十戒是沙弥和沙弥尼受持的十条戒规。十戒的前五条与五戒大体相同，只是第三条改“不邪淫”为“不淫欲”。第六条为不坐高广大床；第七条为不著香华，不用香油涂身；第八条为不歌舞倡伎，不故往观听；第九条为不非时食；第十条为不捉持金银宝物。

具足戒是比丘(男)和比丘尼(女)受持的戒规。也称“大戒”。按汉地流行的《四分律》所载，比丘戒有二百五十条，比丘尼戒有三十四十八条。其中包含禁淫、盗、杀、妄语和饮酒五戒。

菩萨戒又称“大乘戒”，是在家修行的居士和出家修行的僧尼共同受持的戒律。有十重戒和四十八轻戒。十重戒中包含杀戒、盗戒、淫戒和妄语戒，四十八轻戒的第二条为饮酒戒。

佛教的各种戒律的条文虽然存在着一些差异，但都包含五戒的条文在内。佛教的戒律分为性戒和遮戒两大类。所谓性戒，即某些行为本身就是罪恶，即使释迦牟尼不制订戒律，也为世人所不允许。杀、盗、邪淫、妄浯四戒属于性戒，这四者正是佛教的四大根本戒。所谓遮戒，即某些行为本身并不是恶行，世俗不认为是犯罪，只是戒律规定不允许，目的是为了避免违犯四条根本大戒，饮酒戒便属于遮戒。印度龙树在《大智度论》中对持戒的功德是这样评说的："大恶病中，戒为良药。"因而持戒也被赋予了医疗保健的意义。或以医药喻持戒。

借助于医学来传播佛教是其它任何说教方式都不能比拟的。在佛教文化的氛围中，若以佛的名义治愈患者的生理或心理上的疾病，比较容易取得人们的信任，也较直观。这种方式方法有利于扩大佛教的影响和势力，因而也被佛教徒所重视。佛教徒之所以要学习和运用医学知识和技艺，也是佛学理论传播的需要。当然医学本是佛学体系的一个组成部分。在佛学中包括了医学的知识，有些医理也兼容着佛学的有关内容，为其所用。因此一些有名的佛僧在译经、讲经、授徒的同时也开展一些医疗活动。天竺僧人佛图澄精通医术，当时有身患痼疾的人，世俗的医生莫能治疗，而佛图澄为其医疗，往往应时而瘳。后赵石勒的爱子石斌暴病而死，将殡。诏令佛图澄最后察验。佛图澄入视见，遂取杨枝沾水，洒而咒之，就执石斌的手说：可起来了！石斌当即苏醒，一会儿功夫，石斌平复如故。一时百姓由于信服了佛图澄的神奇医术和高超的道行，所以便有许多人信奉了佛教，四处营造寺庙，人们相竞出家奉佛。此为借医弘教的一个例证。僧人行医，其目的当在于弘佛，所以僧人把行医看作是弘扬佛法的一种方法和自身成佛的手段。

佛教非常注意僧尼的饮食卫生，包括水源卫生、厨房卫生、用具的卫生。饭前要"洗手"。《摩诃僧祇律》是大众部所传的小乘戒律，在《摩诃僧祇律》的三十三至三十五卷的威仪法和四十卷下的尼杂诵中，都涉及卫生的内容。《摩诃僧祇律》中对改善环境卫生，维护清洁有不少论述，如在"收床褥、治房法"中要求常晒衣被，不使发霉污染。房屋应"时时扫屋间虫网尘埃"。当气候干燥时，往往以以水洒涂地面，房内若湿，须"时时开户，使风得入"。不得在屋内洗手、洗足、洗钵，但要求每日要洗手、洗足、摩头。不随地大小便、寺内置"厕屋"，便后要洗手。在寺中安置"唾壶"以供吐痰之用，在唾壶中置细灰、土、沙，以便于及时清理。佛教信徒、僧尼每日的刷牙、洗手、洗脚、沐浴都须遵守戒律。在"洁齿法"中规定僧尼每天早晨及食后都要嚼杨枝、"先净洗手"、"屏处嚼齿木"，然后撕开齿木"刮舌"、"水洗弃之"。或用灰卤土拌礓石草木洗口。以为这样可以健齿、别味、消食、清除热瘥，且避免口臭。

僧医除金针拨障术、接骨法和一些外科手术、禅功方法、禁咒法外，同时僧医还带来一些天竺方药，如龙脑、麝香、荜拨、胡椒、阿魏、尤钵罗花、诃黎勒、刺蜜、天竺桂、沉香、苏合香、象牙、牛黄、丁香等。僧医也精于药物的制作，如眼药、含药等。

僧人以香来驱邪恶之气、涂身，可防皮肤病及蚊虫叮咬。用焚香，薰香来防虫蛀衣物。各种香计有水、油、药、丸香、散香、抹香、炼香、线香等。僧人洗浴的7种东西是：一者燃火，二者净水，三者澡豆，四者苏膏，五者淳灰，六者杨枝，七者内衣。这里所谓的澡豆，是一种浴身除垢与洗衣用的豆粉，该物由大豆、小豆、摩沙豆、豌豆、迦提婆罗草、梨频陀子等磨粉而制成的。有佛教徒认为用陈皮、地骨皮、肉桂、当归、枳壳、甘草等药物煎煮的药液，也可行药浴。特制的香水沐浴，可除风提精神，消除疲劳，益气力，除烦热等。

2.《大藏经》中的医药卫生知识 ▶

《大藏经》是佛教经典总集性的经籍，《大藏经》既包括了佛教始祖释迦牟尼的著述，也包括了中国、印度、日本等国高僧的著述，是以阐述佛教为宗旨的文献宝库。

《大藏经》中有关于医学理论。《小乘经·佛说佛医经》说："人身中本有四病，一者地，二者水，三者火，四者风。风增气起，火增热起，水增寒起，土增力盛。"本从"四百"，起四百四病。"土属身，水属口，火属眼，风属耳"。这显然是印度医学地、水、火、风"四大"的思想。

在《佛说佛医经》中很注重气候环境变化对人体的影响，食物与人体健康的关系，认为"人得病有十因缘"，或曰"九因缘"，强调饮食、起居、劳倦、情志等致病因素和贪、嗔、痴"三毒"理论。

关于治疗，《小乘经·佛说医喻经》说："如世良医，知病识药，有其四种，若具足者，得名医王。何等为四？一者识知某病，应用某药；二者知病所起，随起用药；三者已生诸病，治令病出；四者断除病源，令后不生，是为四种。”涉及对症用药、审因用药、邪有邪治等治疗原则和汗、吐、下的治疗方法。

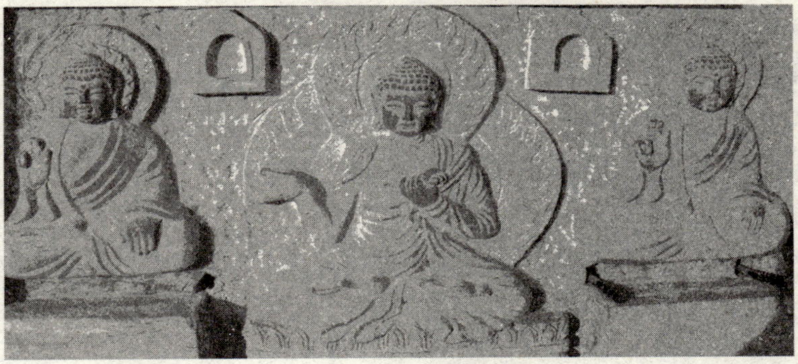

佛像

《大藏经·杂部·迦叶仙人说医女人经》对妇女妊娠、保胎，有着较详尽的记述，如“第一月内胎藏不安者，当用梅檀香莲华优钵罗花入水，同研后入乳汁乳糖同煎，温服此药，能令初怀孕者，无诸损恼而得安乐。……女子怀孕至第七月胎藏不安者，当用蒺藜草枝叶并根，……为米末，用乳糖及蜜为丸，用肉汁服之，复以肉汁餐饭食之，或食绿豆粥饭此药及饭，能安胎藏，患者服食而得安乐。”

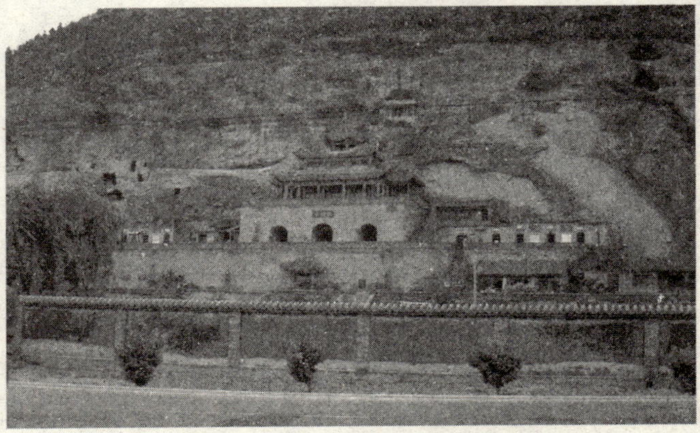

大佛寺

佛经《大宝积经》是一部丛书，印度大乘佛教初期编成，是在公元1～2世纪。《大宝积经》的妊娠说，以 7 天为 1 周期，胎儿自受孕至临产共 38 个周期，经文中对胎儿发育情况一一作了描述。

《秘密部·佛说疗痔病经》以论治"痔"病为主要内容。《救疗小儿疾病经》以小儿科为其主要内容。

佛教经典的养生理论很多，《小乘经·禅秘要法经》说："沙门法者，应当静处数尼师坛，结跏趺坐，齐整衣服，正身端坐，偏袒右肩，左手著右手上，闭目以舌拄腭，定心令往，不使分散，先当系念着左脚大指上"。这仅是一种练功的方法。

藏文大藏经的"医方明部"，收录《佛说养生经》,《医师寿命经》)，据传作者是印度的名医龙树。

3. 佛教与中医药 ▶

有人认为，相传印中佛教文化交流早在先秦时期就开始了，据史籍所载，东汉明帝永平十年(公元 67 年)佛教传入中国，随之而传到中国各地。东汉时的安世高译有《佛说奈女耆婆经》、《佛说温室洗浴众僧经》、《安般守意经》、竺律炎译有《佛说佛医经》。

佛教经过汉代的初传时期，进入魏晋，有了进一步的发展。既来中国传教，又精通医学的外籍僧侣和中国部分通晓医术的僧人，他们一方面传教，一方面又在行医，有的还有著述。西晋末年，支法存、仰道人、竺潜等高僧，他们在传教同时也为人治病，尤其善治当时流行的脚气病。于法开祖述耆婆，妙通医术，擅治妇科病，著《议论备豫方》一卷；支法存著《申苏方》五卷；竺潜著《深师方》，惜其原书皆佚。

梁朝简文帝作《劝医论》，实劝佛医："故只域医王，明于释典，如大师乃以医王为号，以如来能治四大乖为故。"阮孝绪《梁七录》及《隋书·经籍志》中所载医籍目录，可辨为僧医撰著者不少。如《诸药异名》八卷，沙门行智撰；《寒食散对疗》一卷，释智斌撰；《寒食解杂论》七卷，释慧义撰；《解散方》一卷，释慧义撰；

《申苏方》五卷，支法存撰；《集验方》十二卷，姚僧垣撰；《百病方》二卷，胡洽撰；《出胡国方》十卷，摩诃胡沙门撰；《单复要验方》二卷，释莫满撰；《深师方》（又称《药方》）三十卷，释僧深撰；《针灸经》一卷，释僧匡撰。

史籍记载了佛教医学传入的情况，以及僧徒或医家翻译的有关医书。据隋唐经籍史志所载，计有：《龙树菩萨药方》、《龙树菩萨和香法》、《龙树菩萨养性方》、《婆罗门诸仙药方》、《婆罗门药方》、《西域婆罗仙人法》、《西域诸仙所说药方》、《西域名医所集要方》、《乾陀利治鬼方》、《新录乾陀利治鬼方》、《耆婆所述仙人命论方》、《耆婆八十四门》、《耆婆五脏论》、《吞字贴肿方》、《龙木论》、《龙树眼论》等。

《释僧深药方》为南北朝时沙门医家僧深所编撰，北宋以后亡佚，其部分内容被《备急千金要方》、《外台秘要方》、《医心方》等书收录。据考证，该书最早记载了用鹿的甲状腺治疗瘿瘤的经验。该书的学术思想在一定程度上反映了当时期佛教医学与中医学的结合等情况。

佛教初传中国仅限于小乘、大乘经典的翻译，自晋以后逐渐形成宗派，至隋唐佛教臻于极盛。宋元明清时佛教每况愈下，佛医学也从整体上走向衰退，但佛医学理论却早已渗透到了中医学之中，通过佛教等文化而传入的医药卫生学术经验等，已广泛为中医界所接受，印度的一些医药知识与方剂也曾被中医药学所吸收。更重要的是佛僧医德对医学界影响很大，在汉唐及其以后，许多医家都深佛教的慈悲普渡、积善修德等思想熏染。

李梴在《医家入门·习医规格》中说：医家对于"寡妇室女，愈加敬谨，此非小节。"陈实功在《医家五戒十要》中也说：凡视妇女及孀尼僧人等，必候侍者在傍，然后入房诊视。倘傍无伴，不可自看。凡诊疗娼妓之类的人，亦当正己，视如良家子女，不可他意见戏，以取不正，视毕便回。出诊回到医所，只可与药，不可再去，以避免引起麻烦与邪淫之报。袁黄《摄生三要》说："聚精之道，一曰寡欲，二曰节劳，三日息怒，四曰戒酒，五曰慎味。"清代医家俞震《古今医案按》说："纵情欲之乐，以取死亡之祸乎！"古人认为"食色者性也"。人性若越出常轨，就会误入歧途。在这方面，佛教的戒律有规劝指迷的作用。

中国古代还有一些名医，受佛教思想影响，信仰或皈依了佛教，他们把佛医学的理论、方法、技术引入医学中。佚名作者的《小儿卫生总微论方·

医工论》提出："贫富用心皆一，贵贱施药无别"，如果"反是者，为生灵之巨寇"。这些医家的思想非常接近僧医职业伦理准则。

此外，还有一些受佛教思想影响，或皈依佛教的文学家、科学家、哲学家兼通医药，如苏东坡、方以智等。

苏东坡，北宋政治家、文学家、书法家，字子瞻，号东坡居士。嘉祐(1056～1063)进士，神宗时任礼部员外郎，哲宗时官至礼部尚书。在文学上为"唐宋八大家"之一。平素留意医药，贬谪地方期间，则收集当民间医药知识。后人将其所集方药并入沈括的《良方》之中，合成为《苏沈良方》。在他所撰的《志林》、《仇池笔记》等笔记中，也不乏有关医药经验的记载。苏东坡平时喜广交名僧、名医，懂得一些医药和佛教知识。曾为《圣散子方》作序，他说："昔薄拘罗尊者以诃梨勒施一病比丘，故获报身，身常无众疾。施无多寡，随力助缘，疾病必相扶持，功德岂有限量，仁者恻隐，当崇善因。"可见苏东坡真乃兼通医药与佛学的一位文学大家。宋周辉《清波别志》卷上说：苏文忠公(苏东坡)知杭州，以私帑金五十两助官缗，于城中置病坊一所，名安乐，以僧主之，三年医愈千人，与紫衣。并建立了一套管理制度，僧人三年满所医之数，赐紫衣及祠牒一道。从之，乃改为"安济坊"。是为地方官吏创办医疗慈善机构的典型范例。

方以智，明末哲学家、科学家，崇祯十三年(1640)进士，授翰林院检讨。清兵人关，攻下广东后，方以智出家为僧，改名大智。对天文、舆地、礼乐、律数、文字、医药等均有研究。著作甚多，今存《物理小识》、《通雅》、《东西均》、《浮山集》、《药地炮庄》等。曾拜名医傅海峰为师，研习医术。《物理小识》内容涉及医学的内容颇多。其论医理，重阴阳水火论，以为"水火即元气为体，水为相，火为用，不相离也"。疾病之源亦在水火，各有偏盛。又以为阳火主动，滋养全身五脏六腑。治则多采用薛立斋、张介宾温补之法，反对滥用寒凉，并主张中西医兼收并蓄。论医多引用德意志来华传教士汤若望之说，为中西汇通学说先驱之一。方氏由儒入佛、医，并一度专职于医，颇具僧医特色。

《张氏医通·入魔走火》说："炼士坐功运气走火，衲子参堂打坐入魔。"或谓禅病。《摩诃止观》把禅病分为：端坐不直自然所致的脊背痛称之为"注病"，最难治疗；常意守身体下部而发生的身体无力之痿痹谓地大病；常意守身体上半部所致的神志恍惚，懊闷忘失为火大病；常意守过急过猛所致的咳喘为风大病;意守过于宽松所致的虚肿膨胀为水大病。其发病多与功法不当,教法不妥,自炼不宜,练功者的神秘体验,宗教感受或受邪教的影响等因素有关。

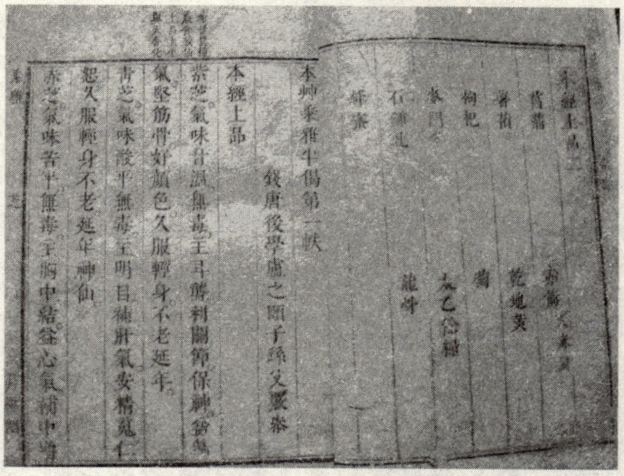
本艸乘雅半偈第一帙
錢唐後學盧之頤子繇父覈參
本經上品
紫芝氣味甘溫無毒。主耳聾利關節保神益精氣堅筋骨好顏色久服輕身不老延年。
青芝氣味酸平無毒。主明目補肝氣安精魂仁恕久服輕身不老延年神仙。
赤芝氣味苦平無毒。主胸中結益心氣補中增

《本草乘雅半偈》书影

佛经往往用韵文“偈”体表述其要义,以便于加深读者的印象。“偈”,梵语的意思是“讽颂”、“重颂”。为“半偈”而舍身,是释迦牟尼过去世的著名事迹之一。据说,佛以“善巧方便”说法,能在一句中演无量法,或以无量法为一句。“偈”体传入中国以后,除了影响中国文学外,还影响到医药学书的命名和内容。或见有“半偈”一词。如明朝袁了凡《静坐要诀·豫行》说:“半偈染神,万法俱息。”《本草乘雅半偈》为明卢之颐(子繇)撰。原未分卷,后世有著录为十、十一、十二卷者。其书初名《本草乘雅》,撰成于 1647 年。四数为“乘”,因各药分核、参、衍、断四项解说,故名“乘雅”。书成逢明末兵乱而散失,作者追忆旧作,仅将核、参两项补其残缺,衍、断则难以复原,约只得原书之半,乃名“半偈”。共载药三百六十五种,以应周天之数。其中收《神农本草经》药二百二十二种,其它后世本草药一百四十三种。所选多为常用药,然拼凑周天之数,“未免拘牵附会”(《四库全书提要》)。诸药分《神农本草经》上、中、下三品,《名医别录》上、中、下三品,其余诸家本草,按时代先后分为第一帙、第二帙等。各药之前,注明出处品级,次列药名、气味良毒、功效主治。注文分两部分,首为“核曰”,述药之别名、释名、产地、形态、采收、贮存、炮制、畏恶等内容;次为“参曰”,作者于此处常阐发药学理论见解。书中亦常夹引作者之父卢复《本草纲目博仪》、缪仲淳、王绍隆、李时珍等各家药论，并以儒、佛之理推衍药理，似有玄虚之嫌，但在用药方面却能参以医理、经方、各家经验与自己的体会，因而颇为实用。今存有清初卢氏月柱阁刊本，《四库全书》本及诸多抄本，新点校本。《四库全书提要》对该书的评介甚为中肯，谓该书"考据赅洽，虽辞稍枝蔓，而于本草究为有功。"

棒喝禅倡于明代，源于临济宗僧人圆悟(1566～1642)"当头棒喝"一语。他教徒弟以棒喝交施，其用意在于使人不开口动念，不要外求，要返照自悟，虽有一定道理，但未能弘传。禅宗认为佛法不可思议，开口即错，用心即乖，故有些禅师为了打破学人的迷情，或用棒，或用喝，或者棒喝交使，作为施教的方式。禅宗的"棒喝"后来多流于形式。明人张岱游天童寺时，目睹"老和尚见人便打，曰棒喝"。(《陶庵梦忆·天童寺僧》后多泛指警觉迷误者为"当头棒喝"。中医书中有《医门棒喝》，这在文化的抽象取意上概有其联系。

佛教徒兴办病院，就是在更大规模上扩大佛教的影响，从而取得民间信任的一种有效途径。据史书记载，南齐萧子良等王族信教，曾设立"六疾馆"，专门收养病贫，施衣给药。六朝以后由于麻风病人对社会的危害，寺院设立了隔离麻风病人的"疠人坊"。《唐会要》卷四十九载，唐代寺院除设立了隔离麻风病人的"疠人坊"，还设有"悲田坊"、"养病坊"。"悲田养病，从长安以来，置使专知"。据《续高僧传》卷二《隋西京大兴善寺北天竺沙门那连提黎耶舍传》载，北天竺僧那连提黎耶舍于天保七年(556)来北齐，住天平寺中，"收养疠疾，男女别坊，四事(时)供承，务令周给"。作为佛教事业，他的这种行为有利于佛教的播发；作为僧徒本身，他把为人治病当成自身积善成佛的途径。历史上寺院曾设"病人坊"、"悲田院"，僧侣为贫病者提供养病隔离的场所，提供周到的医疗服务，这无疑是一项深得民心的慈善事业，更有利于扩大佛教的社会影响，吸引教徒。1948年解放前夕，福州成立一所佛教医院，设有门诊和病区，内有几十张床位。这所医院得到东南亚和世界各地闽籍佛教徒的鼎力资助，在当时颇有影响。

佛教寺院往往是人们治病和养病的一处理想地方。清俞樾《茶香室丛钞》卷二十三说："前明道林蒋先生偶抱疾病，岁乙亥病益甚，哕血几不起。先生乃弃医药，借寓道林(寺院)一室，只以一力自随，闭目迭足，默坐澄心，常达昼夜，不就席。一日忽香津满颊，一片虚白，炯炯见前，猛然有省之间，而沉疴已豁然取去体。”(《友渔斋医话》)此病人类似胃与十二指肠溃疡出血。上消化道溃疡尤其是十二指肠溃疡、应激性胃溃疡皆与情志刺激、精神紧张,心理失衡有最为直接的关系。此病本身与神经紧张等不良情绪有关,通过静坐修炼,有利于病情向好的方面转变,从而有不药而愈的功效。

佛教教义认为人生就是苦,造成这种人世痛苦的原因是由于无明、贪、嗔、愚、痴,人只有断除了这些产生“苦”的根源,才能获得解脱,超越世俗,进入佛教最高理想的境界。佛教用这种方式和方法,来引导人们抛弃对现实世界的追求,使人们到幻想中去寻找安慰和精神寄托,把希望寄托于未来。也正是在这种意上,佛教在一定程度上满足了人对精神不死的追求,能消除死的恐惧,使人忘却现实生活中的诸多烦恼,消除人生境遇中的痛苦。近代佛学大师圆瑛说:欲增进国民道德,先宜救正社会心理,须假佛教学说。大凡世人身躯有病,无论内科、外科,可请中西医,用中外药品而能疗治。而众生我、法二执心病,虽中西医最著名之医士,与最良好之药品,悉皆罔效。惟有如来法药,方克有功。法药即大、小两乘之教,治疗众生我、法二执病,是为法药。从医学角度评判,佛教所提供给世人的那种精神安慰,有些对人体的身心健康是有益的。著名心理学家荣格认为,一切含有现世的目标都是有益于心理健康的。佛教把生老病死看作是任何生命的一种过程,而将死亡看作是生命过程的一个过渡阶段的思想,从医学心理学和现代精神病学的角度看,是有道理的,特别是老年人更应有这种明智的思想观念。相信生命无穷,是有益于心理健康的。学习佛教教义,皈依佛教,摆脱烦恼,追求涅槃理想境界,这在客观上可消除和治愈人们的一些心理乃至机体疾病。由于佛教对心身疾病的病因病理的这种独到认识,比较深刻地慧悟社会、自然因素与疾病和健康的关系,或可使人放弃贪欲,解除烦恼,调整自身的言行,调节心理状态,具有心理疏导、净化心灵的作用,因而也有益于健康。道安在《阴持入经·序》中说:“阴持入者,世之深病也。驰骋人心,变德成理。……其为病也,犹癞疾焉。入骨彻髓,良医拱手;犹癞蹶焉,来则冥然,莫有所识。……世雄授药,必因本病,病不能均,是故众经相待乃备。”佛僧把佛经当作治病药方,把不合教义的心理和行为比喻为疾病。从这种意义上说佛经也被他们看作是当时人们医治社会心理疾病的医书。

清代养生家石成金《医书六种·卫生必读歌》中说:“寿之切要,惟以行善为主，调养为佐。”中国佛教的救苦救难、普渡众生的精神和方法，更有利于调整人类群体心理行为，能救治社会群体方面的不良意识和社会变态心理，改造社会的不良习惯和社会意识，创造良好的社会精神氛围。一方面治疗人群的社会心理疾病，一方面预防这类疾病的发生。

不良行为和心理也会导致某些身心疾病。而佛教所教化的根本目的在于去恶行善，净化人生，改良社会。佛教也试图完善人格，当代著名佛学家张澄基在《什么是佛经·序》中说，佛不是神，而“是理智、情感和能力都同时达到最圆满境地的人格”。现代心理学认为，人格是个体在遗传、环境、教育、学习等多种因素交互作用下，在成长过程中逐渐发展而成的。佛教要塑造人们大慈大悲的精神品格，让人们追求人生永恒，从而给人生罩上一层神圣色彩，信徒的这种宗教情感一旦产生，就拥有神奇的精神力量，它可使信徒克服任何痛苦，获得一种持久幸福快乐的感受，有益于社会心理疾病的调治。

佛教戒定慧的修身方法在客观上可消除人们心理上的诸般痛苦，使心理处于一种安乐状态中。佛教靠自身调适，调动自身内在积极因素，这对养生是很有用的方法。

据《名医类案》记载：“邝子元由翰林补外十余年矣，不得偿还，尝宅无聊，遂成心疾。每病作，辄昏聩如梦，或发谵言。有时不作，无异平时。或曰：真空寺有老僧，不用符药，能治心疾。往扣之。老僧曰：相公贵恙，起于烦恼，生于妄想。夫妄想之事，其几有三：或追忆数十年前荣辱恩仇，悲欢离合，及种种闲情，此是过去妄想也。或时到跟前，可以顺应，即乃畏首畏尾，三番四复，犹豫不决，此是见在妄想也。或期望日后富贵荣华，皆如所愿，或期功成名就，告老归田，或期望子孙登荣，以继书香，与夫不可必成，不可必得之事，此是未来妄想也。三者妄想，忽然由生，忽然而灭，禅象谓幻心，能昭见其妄，而斩断念头，禅家谓之觉心。故曰：不患年起，惟患觉迟。此心若同太虚，烦恼何处安脚？又曰：相公贵恙，亦原于水火不交，何以故？凡溺爱冶容而变，禅家谓之内生之欲。二者之欲，绸缪染著，皆消耗元精。若食，禅家谓之理障。经伦职业，不告劳，禅家谓之事障，二者之障，虽非人欲，亦损性灵，若能遣之，则心火本能上炎，可以下交于肾。故曰尘不相缘，根无所偶，返流全一，六欲不行。又说：苦海无边，回头是岸。子元如其言，乃独处一室，扫空万缘，静坐月余，心疾如失。”这是用佛家禅定之法来治“心疾”的一则成功的医案范例。

男女失和症，僧尼性欲压抑症，相思病在僧人中多多。《礼记·曲礼》说："饮食男女，人之大欲存焉。"古语说："男不可无女，女不可无男。"有其道理。据文献和临床观察表明，男女失和症，相思病，皆属于心因性疾患，不论青年男女，婚否，或是中老年人，皆可发生，尤其是出家人更是如此。《临证指南医案》说："情志之郁，由于隐情取亦不申，……全在病者能移情易性，医者构思灵巧。"说明情志调理对此类病证防治的重要性。

浙江萧山竹林寺建于南齐年间(479～502)，初创山祖为悟真禅师。后晋天福八年(943)寺僧高昙"得异授而兴医业"，为竹林寺女科僧医的开山祖师。据《竹林寺世乘》记载，曾有一道者到此寺，不知从何方来，亦不知其姓名，他与高昙禅师附居一月有余，高昙禅师见其道者骨格翩翩，言辞不凡，知其道者为一非常之人，很敬重并以礼相待，而道者也甚为感动，不能自安，经常对高昙禅师说："君之遇我厚矣，愧无以报君。""一日师他出，抵暮不归，觅道者不得，盖不知其所去矣。忽见几上有蝇头细楷数十百行，阅之，乃"胎产前后秘方"数十种，又《胎产至要辩论》及《诊法》，共百十余条。师随录之，于是晓夜诵读，而医道日精，患者验之，百无一失。"

高昙禅师积资筹金，在原址"古崇寺"的基础上扩建振兴寺院，更名为"资国看经院"。到太平兴国七年(983)，更名为"惠通院"，僧医皆以治妇科病而著称。

南宋绍定六年(1233)六月，僧医静暹(晓庵)用秘方治愈了理宗皇后谢道清的重病，而被赐封为"医王"，成为竹林寺女科发展史上显赫的僧医。千余年来，竹林寺僧医多精医学，尤擅长于女科。流传下来的萧山竹林寺女科方书因其版本不同多达数十种，现存于浙江省中医药研究所的竹林寺女科医著，据说有三十七种。如《竹林寺妇科秘要》全书二十卷，系乾隆三十六年(1771)刊行，此为竹林寺妇科方书中载方剂最多的一种传本。

道光年间(1821～1850)，第九十二世莲尘师徒"不受人间一分布施"，以医金所积，复加修建，建至清代，殿宇巍峨，院落甚多，大小屋宇百十余间。

相传至清末，竹林寺妇科僧医共计一百〇七代，其中第十九世圆洽有"活神仙"之称；第三十二世普门被誉为"邯郸再世"。第一百〇七代传人姓陈名绪辉，早年还俗，因妻信奉天主教，亦改奉天主教，目的是借助教会势力保护寺院财产。竹林寺内之所以有天主堂,正是由这个缘故。时至20世纪80年代,前来竹林寺就医者仍应接不暇。

自清初以后,始有竹林寺秘方流向民间。以竹林寺僧名撰写的女科秘方刊本也相继问世,有《竹林寺女科秘方》、《宁坤秘笈》等,对妇产科的经、带、胎、产诊疗经验的总结,提出了一些独创的见解。在诊法上,竹林寺重视问诊。据说妇人一些难言之苦,对佛述说则不受世俗之见的约束,能真实客观地叙述病情,有利于对症下药。在治法上以理气活血为常法,在用药上强调药物炮制、煎服的方法须规范。在处方用药上,讲究实用有效。当时的竹林寺实际上起到了妇科专科诊所的作用。

竹林寺女科历史悠久,经验积累之多可以想见;所录治方除采用前人名方外,许多为竹林寺僧人历代相传的验方,有较高的临床实用价值,故被大江南北的医家所珍视,而广泛传抄刊印,在中医妇科学界产生了较大的影响。

竹林寺医家常将煎丸并用,这些丸剂基本是由寺院药房自行配制。宋代方勺的《泊宅编》卷八说:"溧水溧阳,旧多蛊毒。丞相韩滉,为浙西观察,欲绝其源,不可得。时有僧住竹林寺,每绢一匹,易药一丸,远近中蛊毒者多获济。值滉小女有恶疾,浴于镇之温汤,即愈。乃尽拾女子妆,造浮图庙于汤之右,冀得名僧以守。有以竹林寺药僧应者,滉欣然迎置,且求其药方,久之,僧始献,乃刊石于二县之市。唐末,石不复存。镇之夏氏,世传其法,药名温汤丸。志所自也。用五月初生桃皮末二钱,斑蝥末一钱,先以麦麸炒去翅足,生大戟末二钱,共三味,以米泔淀为丸,如枣核形。如中一切蛊毒,食前用米泔下一丸。"萧山知县潘重庚赠竹林寺四十四世僧医海枕的祝寿序文中说:"精于医理,名驰吴越,素有丸锭秘方,师采上药虔修,其饮片法制精审,服者无不神效。"并非全是溢美之词,而是对实事的实话实说。

竹林寺僧医于康熙十九年(1680)曾纂辑《竹林寺世乘》,乾隆四十七年(1782)编有《惠济院世谱》均载有各世医僧事迹。光绪中叶,又续纂印行。这些资料与《竹林寺妇科秘方》幸存于浙江省中医药研究院。

佛教及其医药文化的交流传播常随佛教的传播而进行。印度僧医带入中国的卫生习俗和方法,对中国也产生了较大的影响,如僧尼食前洗手,食后咀嚼杨枝净口、揩齿、沐浴等,促使人们养成刷牙、漱口的习惯,对个人卫生很有好处。在公共设施方面,中国的佛僧学习印度建造蒸汽浴室、游泳池、排水管道，为佛教寺院卫生和社区卫生提供了基础保障。

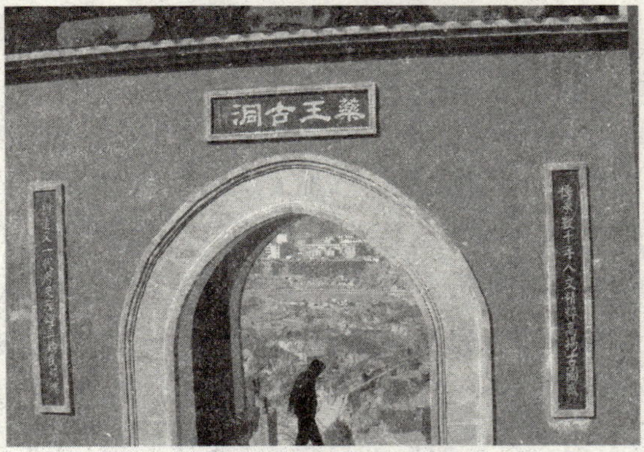

药王洞

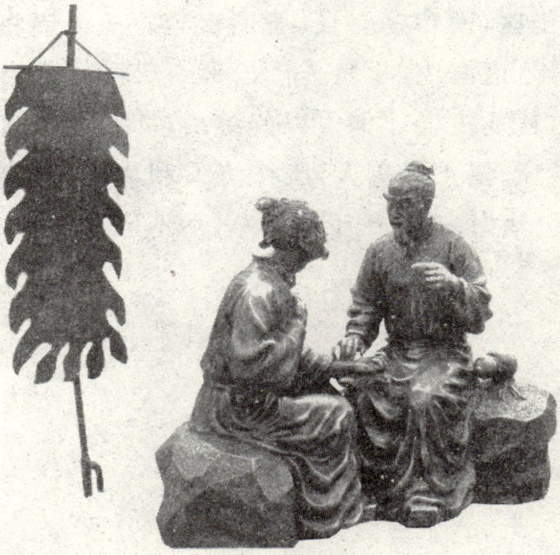

济世活人

僧医对医术与医德并重，常将佛家慈悲为怀的理念书带入医疗实践之中。故僧医为人治病，是出于同情心和怜悯心，治好别人的病，常常分文不取。唐代段成式所著的《酉阳杂俎》卷一中记载这样一件事："永贞年(805)，东市百姓王布，……有女年十四五，艳丽聪悟，鼻两孔各垂息肉如皂荚子，其根如麻线，长寸许，触之，痛入心髓。其父破钱数百万，治之不差。忽一日有梵僧乞食，因问布：知君女有异疾，可一见？吾能止之。布被问，大喜，即见其女。僧乃取药，色正白，吹其鼻中，少顷，摘去之，出少黄水，都无所苦。布赏之百金,梵僧曰:吾修道之人,不受厚施,唯乞此息肉。遂珍重而去,行疾如飞,布亦意其贤圣也。"这位僧医以慈悲为本,他真正是为了解除病人的痛苦而从医的苍生大医。

受佛教慈悲观影响的医家认为治好别人的病,是医生分内之事,不可过取重索,应以活人为心,不计报酬。古代道德高尚的医家,不但不以自己的医术谋取财利,还常常无偿地施药给病人。如明代僧医景隆曾撰《慈惠方》四卷,他在《自序》中说:"佛圣人之教法,……利人为用。"清代医家程国彭笃佛教,曾两度在天都普陀寺修行,他将平日行医所得的大半收入,用来购买药材。配制丸散膏丹,施舍给病人。清代僧医傅杰曾撰《明医诸疠疡全书指掌》,他在《自引》中说:"为僧而能练性衣空,安禅癖悟;去来生死,脱然无疑者。……兼能识岸俱消,身田无扣,一意于渡,迷拔诸苦,真实不虚。……因思好生之德,无过于医,而疠疡一证,备诸疾苦。……谨将平生累用累验诸法与方,和盘托出,公诸海内,不负先师衣钵。破除一切私吝,遐迩抄誊,愧非帐秘,檀善助梓,冀从流通。"僧人以修练成佛为本,以普渡众生为用。医技与修行兼优的景隆、傅杰怀等人,胸怀济人利物之心,将自己掌握的医术与验方和盘托出,公诸海内,让天下人共享,功不可没。

4. 中医药学家与佛教

佛教传入中国后,对中国传统医影响较大。据陈垣在《元西域人华化考》中说:"汉时译经有安世高,名安清,安息国王太子,西方宾旅,呼为安侯,见《开元释教录》卷一。以国为姓,自昔然也。"他生活在广州,少以聪慧人释,长以医术闻名。晋宋间,岭南有沙门支法存,本自胡人沙门,久居广州,妙善医术,遂成巨富。治疗脚气有成就。孙思邈在《备急千金要方》卷七"风毒脚气"中说:考诸经方,往往有脚弱之论,而古人少有此疾。自永嘉(307~312)南渡,北方士族多患"脚弱"病,而岭表江东的支法存、仰道人等,"留意经方,偏善斯术。晋朝士望,多获全济,莫不由此二公。"由此看来支法存是位治脚气病的专家。其余医学方术无法得知，难断其是否以印度佛教医学为主。其它如师道人、仰道人等，也都是此类医家人物。史书稗抄中很少见有真正专门从事佛教医学的。《肘后备急方》、《外台秘要》等书，辑录的支法存方计有：疗中蛊毒吐血或下血皆如烂肝方，疗饮中蛊毒令人腹内坚痛，面目青黄，淋露骨立，病变无计方，治蛊已蚀下部肚尽肠穿者方，支太医有十数传用方，解百毒散在后药毒条中亦疗方，药子一物方，栀子豉汤，支太医桃叶蒸法，疗疟鸡子常山丸方，竹叶常山汤，龙骨丸，防风汤，疗小儿口疮方，疗妇人百病诸虚不足方等方，就是现存的支法存方的可见内容。《千金方》称赞支法存在治疗脚气上的成就，说支方防风汤“亦疗脚弱甚良”，其中如防风、麻黄、独活、防己等，据现代药理学研究证实，都含有维生素 B_1。这就说明支法存治疗脚气是符合科学道理的，所以才有良好的疗效。现存的支法存方有六首，是治蛊病的。那时的人们所称的蛊病，大多是人体寄生虫病。诸如血吸虫，肺吸虫、绦虫、姜片虫等，都包括在蛊病之内。支法存方中有治疟方。其“疗中蛊毒吐血或下血皆如烂肝方”实是治疗姜片虫病的方剂，而国外认识到姜片虫却已经是 1843 年的事了，较支法存已足足迟了一千五百年之久。也有治疗沙虱热（恙螨热）的方药。他著有《申苏方》五卷，书的内容，涉及到内、妇、儿各科，并记录了热带病的防治。《备急千金要方》中惟一标明为支氏所用方剂是“防风汤，……南方支法存所用多得力，温和不损人，为胜于续命、越婢、风引等汤，罗广州一门南州土人常用，亦治脚弱良方”。这是支法存的学术特点和立方遣药的特点。

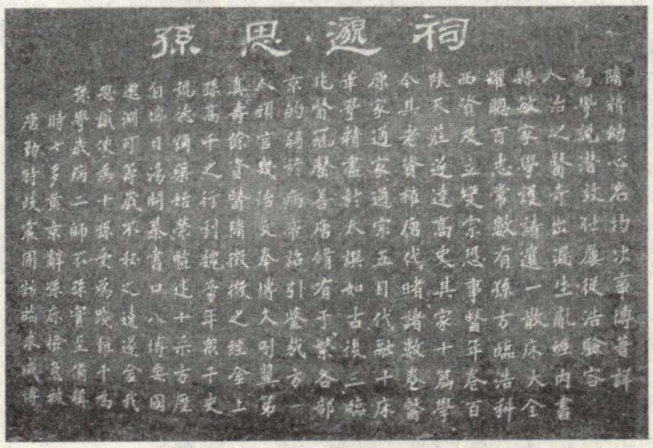

孙思邈祠

正如《备急千金要方·风毒脚气》中所说："自永嘉南渡，衣缨士人，多有遭者。岭表江东，有支法存、仰道人等，并留意经方，偏善斯术，晋朝仕望，多获全济，莫不由此二公。又宋齐之间，有释门深师、师道人，述法存等诸家旧方为三十卷，其脚弱一方，近百余首。"可见中国脚气病流行史是伴随着永嘉南渡开始的，最初是在南迁的士族人群中间发生的，而在南方流行。有鉴于此，支法存在探索脚气病防治方面，当推为先驱。

于法开(生卒年不详)，晋代医家，剡县(今浙江嵊县)人，精于医术及佛释之道，是当时佛学识含义派的祖师。才辩纵横，师事于法兰，与谢安、王文度等人友善。升平五年(361)以诊晋穆帝司马聃病而预知死期，其名遂高。《绍兴府志》记："于法开，好仙释，从支遁避居剡，更学医，医术明解。尝旅行，暮投主人，妻产而积日不堕。法开曰：此易治耳。杀一肥羊，食十余脔而针人。须臾儿下。"此段文献是为中国"羊膜"一词之源。《隋志》记载于法开所著《议论备豫方》一卷，已佚。《高僧传》于法开传略云："于法开不知何许人，事兰公为弟子，祖述耆婆，妙通医法。或问法师高明刚简，何以医术经怀？答曰：明六度以除四魔之病，调九候以疗风寒之疾，自利利人，不亦可乎？时人称：以术数弘教，其在开公。"由此看来，于法开用医学传教，熟悉风土乡情，虽然医宗耆婆，却为土著。所以说于法开恰似汉人，而非印度来僧。

释僧深又称僧深、释深师或深师等，南北朝时宋、齐间人。为佛门中精通医学者，其著有《释僧深药方》三十卷，是当时有重要影响的一部医书，释深师尤其在脚气病的治疗上师承支法存，为该病的治疗做出了贡献。《释僧深药方》的主要内容大致包括中风、虚劳、唾脓血、月经病、不孕育、妊娠病、难产、产后诸病、乳病、上气咳、惊恐恍惚、鬼魅、中风、风湿、癫、心气不足、风疹，胸痹、肝劳实热、泻脾、温脾、脏气不足、肾气不足、伤寒、霍乱、劳复、天行毒病、胸满腹胀、胃反吐逆、虚冷寒疝、腹痛、胸痹、咳嗽上气、肺气不足咳嗽、卒中恶、尸疰、虚

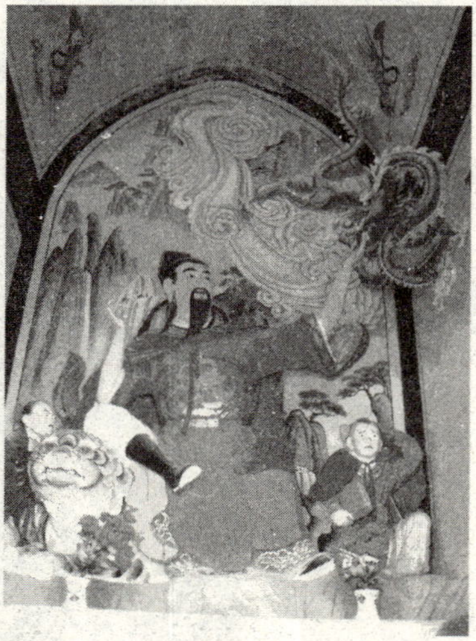
孙思邈

劳、水肿，疸黄汗、癖、脾胃中冷、积聚、噎、哽，酒饮、赤白下利、瘀血、蹉跌、痈疽、瘿、金疮、刺不出、手足皲裂、痈疽恶肉、疣疮、癣、疥，酒疸、疬疡、散发以及美容美发和杂病等。重视脏腑辨证。最早记载了鹿的甲状腺治疗瘿瘤，这种方法较西方人 Kend 在 1914 年开始采用甲状腺制剂治疗地方性甲状腺肿要早一千多年。

《高僧传》中又有“于道邃，敦煌人。年十六出家，事兰公为弟子。学业高明，内外该览，善方药，美书札。”传扬佛教医学。

南北朝时的释昙鸾（生卒年不详），又称释鸾，雁门（今山西大同）人。幼年即出家为僧，穷究佛典，通内外经籍。为佛经作注解，注了过半，便感气疾，权停笔求医。访求陶弘景学习医学，所以能“调心练气，对病识缘，名满魏都，用为方轨”。曾撰有《疗百病杂丸方》、《调气方》等，并佚。

胡道洽（生卒年不详）又名胡洽，系避讳所改之名，广陵（今江苏扬州）人。性尚虚静，以医术知名，拯救病人为己务。《新唐书》载有胡洽《治百病方》，后佚。

释继洪号澹寮，汝州即今河南省临汝县人，是生活在 13 世纪的一位僧医。他编撰的《岭南卫生方》和《澹寮集验方》两书，是研究宋元医学发展和防治瘴疟、蛇伤、蛊毒等地方常见病的重要参考书。《岭南卫生方》本是宋人李谬、张致远原辑，后由继洪加以纂修而成。原书已佚。现存有娄安道的增补本及日本校刻的增补复刻本，分上、中、下三卷。前两卷收辑了张致远、章杰等人的瘴疟专论五篇，继洪瘴疟论等篇。《澹寮集验方》自序说：“早岁南游，辄刊瘴疟诸方于岭表”，《岭南卫生方》的主要部分是他在岭南时完成的。这实际上是一本专治瘴疟、蛇伤、蛊毒等地方性常见病的论文集，其中载方九十多首。元代至元癸未（1283），继洪又编辑了《澹寮集验方》。他说：“兹复以生平所取杂方，编次门类，叙以鄙见，质之同志。”全书共十五卷，分五十门，每门之首皆有“序”，以简论该门病候及用药。内容涉及内、外、妇、儿、骨伤、五官等各科。并引载前人和当时的医著、史书五十多种，辑录验方一千余首，是一部内容十分丰富的综合性医书。后来此书还流传到朝鲜和日本等国。

《秘传眼科龙木论》共十卷，卷首一卷，另有八卷本，葆光道人撰。作者生平已不可考，旧多题为明代人。据丹波元胤《医籍考》考证，此书当是宋元间人所编。卷一至六载《龙木总论》及七十二证方论，述七十二种内外障眼疾之临床表现和治疗方法。卷七为“诸家秘要名方”，引录《巢氏病源·论针眼候》、《三因方》、《本事方》、《百一选方》、《和剂局方》等书中的三十八个眼病药方。卷八为针灸，从各书辑录眼科常用针灸穴位、针灸治法以及适应证与禁忌证。卷九至十记述一百五十五种眼病用药的药性、主治、炮制和用法。卷末附《葆光道人眼科龙木集》，内有“论五轮八廓、钩割针镰法、论眼捷法、论眼昏花捷要、七十二问答”等。此书保存了早期眼科专书《龙树眼论》、《眼论准的歌》，以及《龙木总论》等书的内容，是中国眼科学的重要文献之一。

宋庞元英《谈薮》记载：“径山寺僧，行菜畦间，为蛇伤足，久之，一脚皆烂。常往召医，积费数百千不能愈。一游僧见之曰：吾能治此。汲净水，洗病脚，腐脓病肉悉去之，易水数回，是上白筋数见，挹以软帛，解包取药末，匀掺疮中，恶水泉涌，良久乃止。明日净洗如初，日日皆然，水渐少，肉渐生，一月平复。合寺僧酬以钱物，云：吾与山门结缘，岂为利也。却不受。主僧曰：山中多蛇，愿得奇方备急。僧云：和尚有命，敢不从，但不必广传。香白芷为末，入鸭嘴胆矾、麝香各少许，临期以意斟酌之。未几僧去，长老升座，以此方遍告诸人。”此为僧医所传治蛇伤秘方。

释住想，明朝人。性喜读书，凡一切宗乘，以及儒书经史子诸编，无不究览。心血耗疲，得瘵疾几不起。经查了吾医治岁余而获痊。于是住想随荆溪查了吾学医十余年，又转从周慎斋学习，学成归故里，治病辄应，履日盈户外。然性好施，虽日入不下数金，然而仍清贫一如往昔，著《慎柔五书》5 卷。

昙鸾、住想都是因自己身体虚亏或有病，而决心学医的，他们学成后为人治病。其目的是为了乐善好施，慈悲普渡众生。

明代释景隆在《慈惠方》自序中说：“生生之道，源源无穷；顺其大化，疾从何来？微乖其理，疾乃潜生。乖之大者，其患亦大，医药申救，宁可忽乎。……佛圣人之教法，以成道为本，利人为用。如法修行，释子事也。……若稽佛圣人旷施济人之行，随机而应，初无定方，且言其身命救人之一端，亦非才智者所能计其万一，况有万德万行乎。伏读六度等经，观佛行，实通感于衷。故于禅诵之暇，或遇利人之事，亦不忍弃之，所谓恻隐之心，人皆有之也。……及历试海上方，或医书遗失之方，必录之，积以成帙，……名慈济方。……已传于世，……厥后复有所闻，亦积成帙。凡得一善，必欲与人共之，禀性而然也。……是书从慈心而作，因名慈惠云。”

明清之际喻昌(1585～1647)，字嘉言，江西新建人，博览群书，兼通佛教典籍。为副榜贡生，明末曾上书不见纳，遂削发为僧。不久又复蓄发，游于江南。入清后，蓄发为医。他精通医理，治病往往奇中，遂声名远扬。清顺治时，应钱谦益邀至常熟，结庐虞山之麓。晚年潜心著述，开堂讲授医学，精研医理，尤精《伤寒论》，著《尚论篇》、《寓意草》、《医门法律》等。学验俱丰，名振大江南北，民间多有传说。

喻昌在《医门法律》卷二《阴病论》中说：“佛说四百四病，地水火风，各居百一，是则四百四病，皆为阴病矣。夫水火木金土，在天成象，在地成形，原不独畸于阴。然而五形皆附地而起，水附于地，而水中有火，火中有风，人所以假合成身，身所以相因致病，率禀四者。金性坚刚，不变和合，故四大惟金不与。”人死时四百四病同时俱作，四大欲散，魂神不安，风去息绝，火灭身冷。这里的四百四病泛指各种疾病。喻昌的弟子多能承其学。喻昌晚号西昌老人，高士奇《牧斋遗事》记载：“嘉言治疾，尤加意穷人，药笼中预贮白金或三星，或四五星，有贫人来就医者，则语之曰：归家须自检点，乃可煮也。其人如其言，得金，喜若天赐，药未进病已释其半。”喻昌怀恻隐之心，他平素在诊疗实践中，尤其关照穷困病人，且具心理医学的一些特色。

《不空和尚目医三种》六卷，清不空和尚原著，约成书于清宣统二年(1910)全书分三种医书合辑本。一至三卷为第一种，内容为有识疟辨证详明金玉赋，详细介绍天行赤热，火胀大头，怕热羞明，睑硬睛病等一百多种病症，详述病因、症状、治法、方药，每方赋成歌诀，以便记诵。四至五卷为第二种，载眼科七十二症，眼科常用方和部分用药。卷六为第三种，辑天、地、水、火、风、雷、山、泽八部分，以及风、火、气、肉、水、五轮歌等。

清朝越林著《逸林医案》；雪岩禅师著《胎产新书》；轮应禅帅撰《妇科秘旨》八卷；心禅撰《一得集》。

丁福保(1874～1952)，字仲祜，又云仲诂，号畴隐，江苏无锡人，浸修国学与新学，后入东文学堂学日文、医学。1903 年任京师大学堂算学、生理学教习。三年后辞归上海。此后因病，向赵元益学习医学，赵精通中西医学，故丁先生亦中西兼备。1909 年应两江总督端方医学考试，获最优等内科医士证书，声名鹊起。被委派赴日本考察医学。他在日本考察了帝国医科大学及附属医院，青山医院、千叶医学校等，参观了解剖室、X光室、内外科室、镜检室。归国后，在上海设医学书局，办医院，建疗养院，为人诊病历时二十余年。58岁后，乃专心著述，刊印书籍，在医学等方面做了大量研究工作，编撰出版了三百余种书。

丁福保在赴日本考察期间得以接触日本之西洋医学书籍，并大量购归，从事翻译。在此前中国已有英国人合信、傅兰雅，美国人嘉约翰，中国人赵元益等翻译西洋医书，但丁福保认为合信等人所译内容尚浅且陈旧，而“若假道日本，当较欧美为便利”，于是仿照日本前野良泽、杉田玄白译述荷兰医学之例，翻译日文西洋医书数十种，结集为《丁氏医学丛书》。在中医学方面，丁先生撰有《内经通论》、《伤寒论通论》等三十余种。有人统计，丁福保的医学译著约有八十三种。他译著数量可观，质量上乘。在中医文献学方面，丁福宝原拟编撰一部囊括经史子集四部的目录学著作《四部总录》，但由于卷帙浩大，未能全部印出。建国后于1955年由商务印书馆将其中子部医家类提出单印，即为《四部总录医药编》，著录医书一千五百余种。他撰有《历代名医列传》，介绍中国历代名医，和“发明血液循环的威廉·哈维，发明种牛痘的爱德华·琴纳，以及嘉约翰、罗伯特·科赫等人的学术成就。丁福保于1910年创立中西医学研究会，以研究中西医药学、振兴医学为宗旨。并创办和发行《中西医学报》，历二十年之久。他翻译了日本竹中成宽的《肺痨病预防法》，又撰写了《肺痨病一夕谈》和《肺病最经济之疗养法》等医学科普书。1916年丁福保在一场大病之后，而潜心于佛学，笃究佛经，笺注佛经典故。他早从44岁开始素食，故自号畴隐居士，撰有佛学著作及其工具书如《佛学大辞典》等多种。

5. 与佛教有关的医药卫生文献文物

禅宗以菩提达摩为本宗初祖。达摩于南北朝时由南印度泛海来华，历经三年至广州登陆。曾见梁武帝，因问答不契，遂渡江而北，至嵩山少林寺，自言已一百五十余岁。达摩"面壁"九年，其壁观方法来源于印度瑜伽禅法。达摩以壁观教人安心，外止诸缘，内无杂念，心如墙壁，可以入道。所谓"壁观"是指"心如墙壁"，而非面对墙壁。达摩到少林后，向他参学的有慧可等人。达摩于约公元 529 年逝世。达摩所传的禅宗源于印度，自称"教外别传"，即此宗是在释迦牟尼言教之外，"以心传心"另外传授的。中国的禅宗后来分为南北两派，南宗以惠能为首，北宗以神秀为首。在嵩山少林寺有达摩修练的遗址，如面壁的地方。传世的有《达摩易筋经》。

流传于明清时有关少林寺骨伤科等方书，计有《跌损妙方》、《救伤秘旨》、《救伤秘旨续刻》、《论跌打损伤症》、《龙源洪氏家传跌打秘方》、《黄氏青囊全集秘旨》、《少林寺真传跌打刀伤药本》、《少林寺跌打妇科万应良方》、《少林寺秘传十二时辰十二穴道二十四方》，以及少林寺在网上公布的"数百年秘不传人"的《少林寺秘方》等。至晚清民国年间，少林寺骨伤学派已传遍及江南一带，其治伤特点以经络气血立论，注重"血头行走穴道"和"致命三十六大穴"。

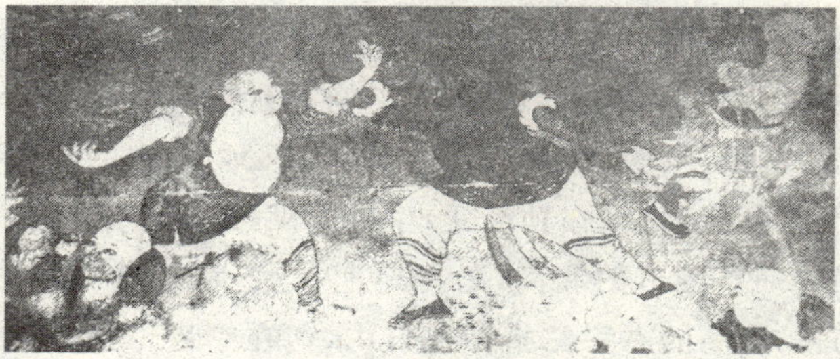

少林寺

少林寺历来以禅修来健体强身，祛病延年。曾创办少林药局，既服务于寺内僧众，也服务于周边民众，全部免费，素享"中国佛门医宗"之美誉。700多年来，少林药局救人无数，然药局屡遭兵燹，医事时断时续。特别是 1928 年少林寺被军阀石友三烧毁，损失惨重，药局从此中断。20 世纪 80 年代后，少林功夫再度为世界所关注。其后，少林寺开始大规模抢救、挖掘、整理包括"禅武医"在内的各种医药文化遗产，并于 2000 年正式出版发行了《少林武功医宗秘笈》，内容包括养生、针灸、推拿、疗伤等方面的许多验方绝技。21 世纪初，嵩山少林寺着手恢复"少林药局"，并将该寺历代高僧的医疗经验和秘方通过其网站公开，以重振少林医风。新华社于 2004 年 7 月 31 日对此进行了专题报道。在少林寺网站的“武医宗”页面，发表了行军散、珍玉散、观音膏三首秘方，还详细介绍了方源和用途。少林寺还将成立“少林医禅院”。

在敦煌，原来拥有大量的医疗卫生壁画和医药学卷子本。敦煌位于甘肃河西走廊西部的尽头，这里南接青海，西连新疆，自汉代以来一直是中西交通的枢纽。敦煌莫高窟始建于前秦建元二年(366)，到唐代时已有“窟龛千余”，被称为“形象历史博物馆”、“世界画廊”、“人类文化珍藏”。1987年联合国教科文组织将其列为人类珍贵文化遗产。其壁画中有反映古人在生产与生活中同疾病做斗争的一些画面。第二百八十五窟西壁正面佛龛上方的西魏壁画，有似“内功”、“静功”、“外功”、“动功”五禽戏的功法；第二百七十二窟北凉壁画有似导引的连续性动作形象画面；第二百九十窟北周的清扫壁画，画着两人清扫院落，一人在厕，庭院内满栽花木，环境幽静；第二百九十六窟、第三百〇二窟壁画中，有加盖的水井，水井四周筑有围栏；第三百〇二窟的《福田经变》壁画中有两人在浴池洗澡；第四百四十五窟《弥勒经变》中的剃度图，理发时已非常讲究卫生。

敦煌石窟唐至宋的十八幅《劳度叉斗圣变》中，大都有描绘外道皈依佛法时洗发、剃头、刮脸、揩齿的生活情景。《弥勒经变》中大都绘有剃度图，其中有男女剃头、洗浴、刮脸、漱口、揩齿、刷牙等卫生保健的画面。最为典型的为第一百五十九窟南壁《弥勒经变》中的剃度图，其中绘制了一个光着上身、脖子上围着一条围巾的和尚，蹲在地上，左手拿着漱口杯，杯内放有一物，可能是杨枝，和尚的右手二指伸在口内，似在剔齿。这幅壁画展示了古代僧人讲究口腔卫生的情形。

北周第二百九十六窟的《福田经变》中，有一幅据佛经“常施医药，疗救众病”而绘的施药图：两个人挽扶着半躺的病人，医生在一旁诊脉，身后有一人在用药臼捣药。盛唐第二百一十七窟的《得医图》，可能是根据《妙法莲花经》中“如病得医”的经文绘制的。画面上绘一患儿得了病，母亲焦急不安，侍女请来一位老医生，医童抱着医疗用具紧随其后，生动形象地再现了当时医生出诊的情况。

隋开皇四年(584)建造的第三百〇二窟，窟顶的《福田经变》中绘有治病施药画幅两组，上组画一个病人裸体卧席，患者家人在两旁握着患者的左右手，医生对患者进行诊疗。下组画一个羸弱裸体患者由人扶坐，一个医生正忙着调剂药物，患者身后站立一个执药少女，侍候病人。

《弥勒经变》中，还描绘了弥勒净土中的无限美好，其中有两处是关于美化环境，打扫卫生的内容。画面中罗刹鬼手握西北独有的芨芨草大扫把，把城中大街小巷都打扫得干干净净，而龙王又每天晚上降下毛毛细雨，使城廓内外风调雨顺，空气格外清新。此画折射出了当时人们对讲究环境卫生的美好追求和神往的心情。

第二百一十七窟南壁下方的盛唐《药王菩萨本事品》是据经文中"如子见母"、"如病得医"而作的画。画一位贵妇人坐在床上，旁边有一妇人，抱着一个患病的小儿，表示"如子见母"。而室外台阶下，一位侍女正引着一位手拄拐杖的医生，后面紧跟着一位手捧医具的青年女子，表示"如病得医"。画面展示了一千年以前的唐代民间求医的生动场面。

敦煌各大寺院僧尼，对卫生十分重视，故有僧人们洗漱沐浴讲究卫生的画面。敦煌莫高窟隋唐前后期有关刷牙揩齿画面有十余处之多。这些形象逼真的绘画，真实记录了当时人们的良好卫生习惯。隋唐时期敦煌僧尼也行医。敦煌"邈真赞"中"通医知药"的索法律和尚，都可视为僧医僧人行医的写照。

敦煌医经残卷有：张仲景《五藏论》，张仲景《五藏论》一卷，张仲景《五藏论》一卷，张仲景《五藏论》一卷，张仲景《五藏沦》一卷，《明堂五藏论》一卷，《伤寒论·伤寒例》，《辅行诀脏腑用药法要》(无编号)。

针灸残卷有：《灸法图》，《灸法图》，《灸法图》，《新集备急灸经》，《新集备急灸经》，《新集备急灸经》，《灸经明堂》，《人神日忌》。

诊法类有：《素问·三部九候论》，《灵枢·邪气脏腑病形》，《伤寒论·辨脉法》，《平脉略例》一卷，《平脉略例》一卷残文，《五藏脉候阴阳相乘法》，《五藏脉候阴阳相乘法》，《五藏脉候阴阳相乘法》残文，《占五藏声色源候》，《占五藏声色源候》，《占五藏声色源候》残文，《玄感脉经》，《青乌子脉诀》，《七表八里三部脉》，《不知名氏辨脉法》之一，《不知名氏辨脉法》之二，《脉诊法残片》残文。

敦煌本草类著作有：《新修本草》，《新修本草·序例》(无编号)，《新修本草·草部·卷十》，《新修本草》，《食疗本草》，《本草经集注第一·序录》，《残本草》。

敦煌方类著作有:《杂证方书》,《杂证方书第一种》,《杂证方书第二种》,《杂证方书第三种》,《杂证方书第四种》,《杂证方书第五种》,《杂证方书第六种》,《杂证方书第七种》,《杂证方书第八种》,《杂证方书第九种》,《杂证方书第十种》,《王宗无忌单方》,《单药方》,《配方选药法》,《脚气、疟病方书》,《杂疗病药方》,《头、目、产病方书》,《黑帝要略方》,《医方残片》,《疗胸痹心痛医方残片》,《治病药名文书》,《简便医方方书》,《美容方书》,《求子方书》,《配伍组方法要》,《服食养生方书》,《无名方书目录》,《妇科单药方书》。

敦煌遗书中的佛家医学资料有:《佛家医方》,《佛家辟谷方》,《佛家辟谷方》,《佛家辟谷方》,《佛家香浴方》,《佛家香浴方》,《佛家香浴方》,《佛家养生方》,《佛家语喻医方》,《佛家疗病催产方》,《佛家神妙补心丸》。

医事杂论类著作有:《茶酒论》,《茶酒论》,《茶酒论》,《茶酒论》,《茶洒论》,《伍子胥变文》中的药名诗,《伍子胥变文》中的药名诗,《伍子胥变文》中的药名诗,《天地阴阳交欢大乐赋》,《劝善经》中有关的七种死病,《阴阳书》中有关病症与药名摘录,《佚类书·医卜》医家董奉郭玉传,《救诸众生苦难经》中的十种死病,《百一物本》中的医用药品,《佛说痔病经》中的医学病名,《类书》上残存的医学术语,《某僧向大德乞药状》,《搜神记》。另外,还包括了有关道家炼丹、辟谷、香浴等医药方剂文献。

在敦煌曲子中还有咏《伤寒》三首,见于《伯希和劫经录》,在P3093号背面,即《阴毒伤寒》、《夹食伤寒》、《风湿伤寒》。文中对伤寒三证的病状、治疗、预防、注意事项等论述亦详。

敦煌卷子中有关医学史料,其中涉及医家传记、疾病名称、药名方名、医药器具等。其中《乞药笺》系一长条书卷,原无标题,藏于英国伦敦博物院图书馆。其内容为一僧人要求施主布施药物的名单。其文曰:"某上闻大德,卑僧有少乞赐,莫违重情。欲拟和合药草,亏阙颇多,奉望尊意乞焉。橘皮、桂心、附子、香白芷、茱萸、干姜、芍药、高良姜、草豆蔻、芎劳、人参、胡椒、诃利勒、麻黄、地黄、细辛、黄柏、天麻、牛膝、天南星、牵牛子、茯苓、槟榔、荜茇、黄连,上件药物乞赐少多矣。"

敦煌《救诸众生(一切)苦难经》藏英国伦敦博物院。其文载有疟病死、天行疫病、卒病死、肿病死、产生死、患腹死、痢死、风黄病死、水痢病死、患眼病死共十九种病名。《新菩萨经》写本三十余种,又有《劝善经》,此系佛家宣扬去恶从善之文。此卷子藏法国巴黎国立图书馆，编号为 P. 3026。其文记有疟病死、天行病死、赤白痢死、赤限死、人产生死、水痢死、风病死共 7 种病名。

《行事钞》中的"治病所须"，卷首缺而末尾全。其末尾记载："沙门释道宣述。"此卷子藏法国巴黎图书馆。其治病所须者有三："初谓医术：针、灸。刀、角、槌、棒，疗病之具；二谓诸方：《本草》、《明堂流注经》、《脉经》、《药诀》之书；三谓对病，四药如上列名，余之三药，如上入重，尽形药中，如后正断。以许三件，资身正要，非常恒有，是病即身。"

《药价文书》卷子，藏于日本龙谷大学图书馆。其内容记述的是一些药物的价格。

9 世纪下半叶的绢绸画药师佛画像，据甘肃敦煌千佛洞复制，为半侧面行走像，上方有花饰，右上方有"奉为止过小娘子李氏画药师佛一躯，永供充养，兼庆赞记"等题词，其旁有二位僧人陪伴，可能为阿难陀和迦叶佛。

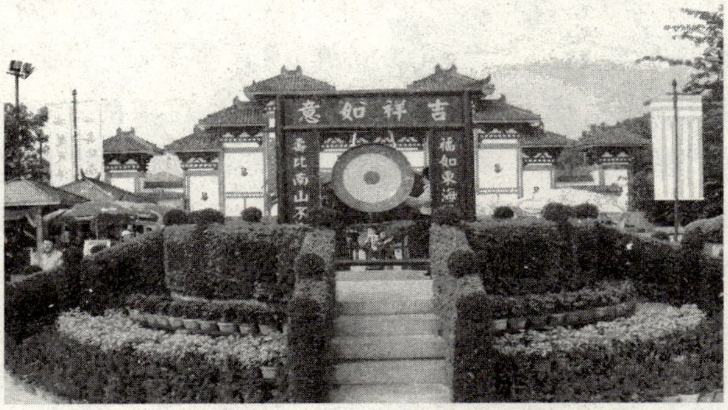

南山寺

敦煌医卷、医画和有关医事活动的各种文书，是隋唐时期敦煌医疗卫生状况的缩影和艺术再现。

1900 年，敦煌莫高窟藏经洞内，发现了封存九百余年的近五万卷六朝和隋唐五代时期写录的卷子书籍，现称为"敦煌遗书"。其内容涉及中国古代文化的各个方面，是 20 世纪人类文化史上的重要发现。这批珍贵文物在发现后不久即大量外流，其中以英国人斯坦因和法国人希和盗劫的卷子(今编号为 S 和 P)最多，现藏英国伦敦博物院和法国巴黎国立图书馆。对于敦煌遗书医学卷的整理研究，建国前有罗振玉影印的《开元写本本草经集注序录残卷》，排印的《食疗本草残卷》，罗福颐影写的《西陲古方技书残卷汇编》，均为原卷的复制品。后有王国维、王重民、刘铭恕等人对部分残卷的编目及写题跋，中外学者发表了对个别残卷的研究论文。近有根据缩微胶片系统地整理研究敦煌遗书医学卷的专著，《敦煌古医籍考释》和《敦煌医粹》出版。迄今所见，敦煌遗书医学残卷至少在六十卷以上，具有很高的学术价值。

龙门位于今洛阳市西南。龙门石窟开凿始于北魏。在西山古阳洞与奉先寺间有一个“药方洞”，此洞开凿年代为北魏正光元年(520)至唐垂拱四年(688)间。洞中北齐武平六年(575)《都邑师道兴造象碑》记其造石象记并治疾方之事。据不完全统计，《龙门药方》共计约一百二十九首，或一百四十七首。由于药方洞石壁剥脱风化等原因，现在所知的龙门医方约九十余首，包括疗疟方、疗卒狂言鬼语方、疗哝方、疗反胃方、疗发背方、疗漆疮方、疗上气咳嗽腹满体肿方、疗心痛方、疗消渴方、疗卒遍身生疱方，疗五痔方、疗疔疮方、疗反花疮方、疗金疮方、疗疮肿垂死方、疗瘘疮方、疗恶刺方、疗被风入身角弓反张方、疗妇人中风方、疗上气唾脓血方、疗僻方、疗失音方不语方、疗温疫方、疗恶疰入肺咯血方、疗急黄、疸黄、内黄等方、疗腹胀满坚如石积年不损方、疗遍身洪肿方、疗小便不通方、疗五淋方、疗霍乱方、疗脚转筋方、疗赤白痢方、疗鱼骨鲠方、疗呕哕方、疗卒吐逆方、疗癫狂方、疗噎方等。据研究考证，其主体部分当为师道兴北齐时所刻，部分为初唐时加刻。所治疾病四十余种，用药约一百七十余种。这些药方多是当时民间的经验方，也有的可能来源于《备急单验药方》，并非全是佛教医药内容。《龙门药方》一方面在拓片中有所保留，日本的《本草和名》(918)中收录有《龙门百八》医方，《医心方》名义上选录了《龙门药方》约一百〇三首，其中有些与龙门方不符。可见龙门药方曾对日本的汉医有一定的影响。

《换骨丹药方碑》为宋碑，原碑宋代立于洛阳兴国寺。系该寺无际师所传治疗骨科疾病之换骨丹，述其药物组成、服法、适应病症等。有清代拓片。纵 76.5 厘米，横 31 厘米。藏上海中医药大学医史博物馆。

1980 年在苏州瑞光寺塔第二层塔壁中发现北宋的一个熟药铺仿单，纵 32.2 厘米，横 18.7 厘米，桑皮纸质，据当初报道，其中文字依稀可见。

耀县药王山石刻《海上方》，在明代曾两次镌刻，第一次的刻石破毁，后为隆庆六年(1572)秦王守中所撰刻，载方一百二十五首，且多适用。其后于道光十七年(1837)，山西省稷山县东藩村药王庙刻有《孙真人碑记》，在《海上方》基础上增方至一百八十首。碑石医方俱存。

强和亭(1901～1972)为陕西名中医，尊奉藏传佛教，为居士。先生亲自撰刻的医方碑两通：其一是《海上方》碑，既有药王山《海上方》内容，又新增加三十多首新验方。附刻"紫阳真人塞鼻方"、"武当山石碑上方"等，以及经验方多首。于1946年12月立于宝鸡县庙会集众地磨性山，今移至陕西中医学院。其二是《集验良方》，收录《海上方》10首和名医验方131首，于1957年立石于宝鸡县荐福山，今移至陕西中医学院。另有《强和亭医方碑》，强和亭的弟子、名医、强和亭之子及儿媳1984年9月27日立石于陕西中医学院的又一医方碑。

中国少数民族的医史文物和医药胜迹主要分布在中国的边疆一带。公元前2世纪，佛教首先传入于阗，印度医药亦影响到新疆。《辽史》记载："统和十九年(1001)春正月，回鹘进梵僧名医。"现存的回鹘文手抄本文学巨著《弥勒会见记》，其内容有大量关于佛救病苦、起死回生的故事，可见佛医影响之深。藏密的"六字真言"石刻，为发声修练法及疗法。在喇嘛寺中，特别象青海塔尔寺，北京雍和宫中，都有"医学院"遗址，是传授医术，培养医生的地方。

党项族信佛教，于公元1038～1227年在今银川之东南部建立了西夏政权，与宋、辽、金对峙。其后该民族被融合。考古工作者曾在武威发现有西夏文治伤寒病方，考古还发现了西夏文《治疗恶疮要经》。成书于12世纪中叶的西夏文字典《文海》中收载有关医药保健的字词约一百五十个，涉及到人体解剖部位的四十多条，涉及到生理现象的二十多条，还涉及到病理如凝血、脉阻等。记载了胀满、噎逆、晕、痉挛、口吃、瞋、呻吟、佝吟等内科病症20种。涉及外科病有疮、疹、痘、脓、肿、癞、疥、疝气、驼背、跛等，五官病、妇产科病，以及针灸，热烫等疗法。黑水城遗址出土的一批西夏文文物，其中有《治疗恶疮要语》，为外科文献。1972年在武威出土了西夏文伤寒病方，其中夹有许多汉医、佛教医学的内容。黑城又称卡拉浩特，在今内蒙古自治区西北部额济纳旗附近，为西夏时(1038～1227)故城，自15世纪后该地沙化尘封。在该地出土的医书中有《佛教绝食等修炼法》，撰人不详。其残叶口前后及上半截均缺口。郭锋记其为"两面书，叶装。14.5厘米×10.7厘米。褐白纸，行书"。正面共八行，记有"定念""自创问想"之修炼法。背面共六行，记有"绝食之法"诸文。现存于英国。《佛教医文第一部》残页，蝴蝶装，写本。孟列夫称为“佛教医文”。据其介绍：“首全，尾缺。有十个双页和第十一页的第一面。面幅 8.5 厘米×9.0 厘米。共七行，行九至十字，小楷。纸褐灰色，涩滞。(13 世纪初的)。共有三篇医文汇集，即《念一切如来百字忏悔剂门义轨》、《求佛眼母仪轨》、《利他截病四神内》(缺尾)。其中分别记有除病的仪式、咒语和药品。”《佛教医文第二种》。蝴蝶装写本。全文。孟列夫称为“佛教医文”。据其介绍：“此件共八双面。版心上有页码。面 7.5 厘米×9.5 厘米。共五行，行十一至十三字。潦草的小楷。纸灰色。正文前有祈祷语。其后为小字的作者署名大五明传。第一面背面有小字书名《佛眼母》。(13 世纪初的)。内容记述了驱除疾病的仪式和药品、咒语。”《佛教医文第三种》。蝴蝶装，写本。首尾残缺。据孟列夫介绍：“此件共一个双页。页幅 20 厘米×14 厘米。页十四行，行十二字，小楷。用尖木笔抄写。纸灰色，无数题(13 世纪初的)”。正文后记“念一切如来百字忏悔剂门仪轨”和“求佛眼母仪轨”。《佛教医文第四种》。蝴蝶装。写本。首缺。孟列夫称为“佛教医文”。据其介绍，此件共四页。面幅 6.5 厘米×9.0 厘米。页五行，行八字。最后一面无字。小楷。尖木笔抄写。段末有小字祈祷语。纸色灰褐，无书题(13 世纪初的)。从“种种毒药”至“弟亦竟阿帝”。其内容记述了药剂的成分，服药时念诵的陀罗尼，以及药方是由谁传给谁的。以上皆收藏俄罗斯。

山西应县佛高寺释迦塔中发现了一批辽代文物，其中有一幅“神农采药图”为纸质，画心纵 54 厘米，宽 34.6 厘米，保存基本完好。

云南洱源县火焰山砖塔一批以汉文提记的药物，有金箔、珊瑚、玛瑙、珍珠、干姜、檀香、荜拨、草果、槟榔、荜澄茄、胡椒、桃仁、琥珀等三十多种，为八百年前的遗物。

据文献记载和文物证实，有些高僧在临圆寂前，服用大量草药，以洗涤消化道，并使药性保存于体内，或能发散出体香，可使遗体不腐，类似干尸。如唐代高僧无际禅师即是如此。而九华山的肉身菩萨，时隔几百年却未化，据说与其生前大量服草药洁内腑有关。至于他生前所服的是什么药，迄今仍为谜。藏密过去也曾有用金包尸体的秘术，只有极少数道行高的人才享有这种礼遇。据说其基本程序是：将尸体内脏取出，采用特种香料、油对尸体处理，烘干后再行包金，使之长久保存。

6. 藏医与佛教

藏族是中国古老的民族之一，自称为“蕃”，后藏地区人自称“藏巴”，前藏地区人自称“卫巴”，西藏东部、四川西部的自称“康巴”，西藏北部、川西北、甘南、青海的自称“安多娃”。其族源属于古羌族。

早在原始社会，藏族先民就在生产生活中积累了一些医疗卫生经验，掌握了一些药物治病的知识。原本在西藏地区有土生土长的苯教存在，其中也包容了一些医药卫生学的内容。藏族先民认为，疾病与“龙”神有关，“龙”能引四百多种病。民间有治疗伤病的许多经验，并且已经开始吸收内地的医药文化。

早在松赞干布当政时，就从印度和中国内地引入了佛教。文成公主入藏，带去了治疗多种疾病的医方、诊断法、医疗器械、医学论著及佛经。这些医著被译成藏文，名曰《医学大全》。唐代的高僧一般兼通医学。入藏的僧侣译传医书的一个有利条件就是受尊崇佛教的统治者的保护和支持。文成公主作为“施主”，曾为翻译僧人提供场所和生活必需品。在赤松德赞执政时期(704～745)，是吐蕃佛教创建时期。在赤松德赞幼年时，曾有两位汉族佛教徒向他灌输佛教思想，使他信仰佛教。即位后尤注重唐蕃文化的交流和文献的翻译。后来藏王赤德祖赞也向唐朝请求联姻，获准后，于公元710年金城公主入藏，再次带去了大量的医书，被编译成《月王药诊》，可能是公元8世纪上半叶编译而成的，它是中国现存最早的藏医学古典名著。它是以中医药学为蓝本，同时也把藏医的经验和藏医的理论增编了进去，还吸收了天竺医药学的内容和理论。《月王药诊》作为藏医学的奠基之作，对藏医学的发展影响深远。现存的德格木刻版《月王药诊》，全书凡一百一十三章，内容包括了人体的生命来源、人体构造及其机能、病因学、病理学、诊断学、药物学、方剂学、疗法学等。《月王药诊》全面讲述了人体生命的形成；在人体生理构造方面，讲述了脑髓的构造、形状、大小和相互重叠的情况；在躯体结构上讲述了骨骼、四肢、脊椎、肌肉和五脏六腑；在生理机能方面突出讲述隆、赤巴、培根三大因素，对生理、病理起着主要的协调作用，而气血则是生命活动的动力；阐明了疾病的起因，疾病的分类，根据疾病的因果关系予以划分，并归纳为寒性病与热性病两大类；在病的诊断上提出了望、闻、切的诊断法；在治疗方法上总结了内外两治法。在药学方面，不但记载了一千多种单药、方剂，而且提出了药物的生长，药物的性、味、功效，均源于五行（地水火风空）；药物种类虽然繁多，但都归纳为寒性与热性两大类，并与临床的寒性病与热性病而成形对治。对散剂、膏剂、汤剂、泻下剂、催吐剂、舒脉剂、酥油药剂等十余种剂型作了记述，并列举了大量剂型作为示范。此外，对食物的营养疗法作了评述，对食物和药物的中毒和预防也作了记载。

赤松德赞时还有一部名为《王室养生保健经》的医书，珍藏于王宫。他又聘来九位名医，将其医著译成藏文。内容包括生理解剖、临床各科、草药方剂、诊疗技术等，称之为《紫色王朝保健经函》。从全藏挑选了九名青少年师承这些名医，其中宇陀·宁玛元丹贡布最为杰出。他在继承藏医学的同时，又多次到内地、印度、尼泊尔游学，吸收医疗文化，终于在公元8世纪末著成《四部医典》，这是藏医学的一部经典之作。

吐蕃人并非一成不变地照搬外来的佛教与文化，而是使外来的佛教在西藏本土化，从而产生了佛教中一个具有举足轻重影响的教派——喇嘛教，现称之为藏传佛教。藏传佛教开始主要在中国的西藏、青海和内蒙古等地区流传，并分化出许多更小的派别，例如格鲁派等。藏传佛教也强调刻苦修行，倡导并创造条件使其教徒赴拉萨布达拉宫朝拜。反对放纵自我、不受约束的行为。这种克制和忍耐，对在艰苦的雪原环境下生存是很有益的，也是僧俗养生健体的有效方法。藏传佛教的发祥地西藏，流行天葬的习俗。当人死之后，就由其族人将死者的遗体抬放在旷野的雪原，经丧葬师支解尸体后，或拌以稣油，让山鹰、鸠鸟来啄食，祈求死者灵魂早日进入天国。正由于这种习俗，为藏区人民认识人体骨骼、内部组织器官及病理解剖提供了非常有利的条件，从而促成了藏医学中解剖知识不断发展。

公元1012年，红教的德敦·查巴旺西在桑耶寺乌兹经堂的瓶形殿柱内发现了埋藏的《四部医典》，使这部沉睡了二百多年的医典再度问世。经历代医家对该书的研究、注疏、增订，特别是宇陀宁玛（简称“老宇妥”）的第十三世孙宇陀萨玛·元丹贡布(1128～1213)对《四部医典》的修订,编纂了一套《四部医典》的诠释本,使《四部医典》更为完善。《四部医典》是集藏医学、中医学、印度医学于一体的医学巨著,对国内外均有广泛影响。现有汉文、蒙文及英文、俄文等多种文字的全译本流传。

敦煌莫高窟第十七号窟藏经洞中所藏吐蕃时期藏文文书,因该卷子没有题名,根据其内容而命名为敦煌石窟《藏医杂疗方》。该卷子篇幅虽不长,但其所涉及的内容多为验方,如治流血方、治瘰疬方、治喉病方、治牙病方、治心口痛方、治肺病方、治背痛方、治酒醒方、治肝病方、治饮食中毒方、治便溺不畅方、预防中毒方、偏方、医肠断方、治肠断之药方、治烧伤方、治中暑方、治疥疮方、治软疲方、治疹疮方、治瘊子方、治痣方、治腰病方、治喉病方、助产方、侦察敌情使箭矛不入之方等,涉及到临床各科、诊断、药物、炮制、病因病理、疗法等。《藏医针灸方》中有"从印度国王家乡得一疗方:善变的神仙,名曰哈达那毗它的灸方:要挑选好日期灸,要弄清当日的生命点(在哪里),生命点上不能灸。灸的日期是一年四季中以春季灸之最佳,不仅能治愈疾病,同时对人体其它疾病和三百六十根支脉皆有益,越往后疗效越小。冬季灸之,对脉络顶端和脉络根部及其它小病略微有效而已。"发现的古藏医药类卷子据说还有《吐蕃医疗术》、《古藏文灸法图》等。

14 世纪中叶,藏医学在这一时期出现了北派与南派,两派皆尊《四部医典》。但北派由于在北方高原地带,对常见病如风湿证的诊疗保健积累了非常丰富的医疗经验,擅长用温热药物、艾灸及放血等适应于北方高原地区的医疗方法。而南派则对南方的草药有独特的研究,因而在药物学及药疗方面积验颇多。

公元 17 世纪初的甘丹颇章王朝采取了一系列发展医学的政策和措施,使藏医学得到较大的发展。建立藏医机构、医学校,刻印藏医书,医家还根据《四部医典蓝琉璃》,绘制了藏医彩色挂图七十九幅。藏医《晶珠本草》的问世,标志着藏药学的发水平达到了一个新的高度。该书收载药物二千二百九十四种,是藏医药史上颇有影响的药物学专著。

18 世纪,在藏传佛教区出现了"曼巴扎仓"(相当于藏医学院)这一具有藏医药文化特色的机构,在西藏的药王山首创了"曼巴扎仓"。公元 1711 年,青海的塔尔寺也建立了"曼巴扎仓"。随后在广惠寺、夏琼寺、拉加寺等寺院相继建立了“曼巴扎仓”，在内蒙、北京也都建有藏医学院。“曼巴扎仓”在各寺相继建立，开设有藏医课程，传授经典医著，带徒学习医技，培养藏医人才，并采制藏药，开展医疗活动，这是藏医药史上具有开创性和长效性的一件史事。随着藏传佛教向蒙古地区的传播，“曼巴扎仓”这种医药机构形式也得到了传扬。由此可见，“曼巴扎仓”医学院这一机构形式，不但对于藏医，而且对于后来的蒙医，也同样产生了深远的影响。

藏医认为人体存在着“龙（气）”、“赤巴（火）”、“培根（水土）”“三因素”，而蒙医也认为“赫易（气）”、“希日（火）”、“巴达干（水土）”是生命赖以生存的“三元素”，这也与古印度医学的地、水、火、风四大因素学说基本一致。藏医药学认为“龙”、“赤巴”、“培根”是构成人体的物质基础，常态情况下三者在人体内保持着协调平衡；当三者的正常关系失衡之时则使人生病，因而治病也就是对三者进行调整，并使患者由身心病理状态恢复到健康的状态。“龙”是推动人体生命机能的动力，与生命活动的各种机能密切相关。“赤巴”的性质火热，主人体内脏腑机能活动，是一种生理活动所需要的火或热量。“培根”具有水和土的性质，与人体内津液、粘液及其它水液的物质和机能保持密切的关系。三者在人体的生理、心理、病理方面均有体现。藏医认为构成人体的七 种基础物质是：食物精微、血液，肌肉、脂肪、骨骼、骨髓和精液。对人体的五脏六腑和男性的精囊，女性的卵巢。四肢百骸、韧带、毛发、甚至神经、血管等解剖生理，藏医、喇嘛医都有较明确的认识。

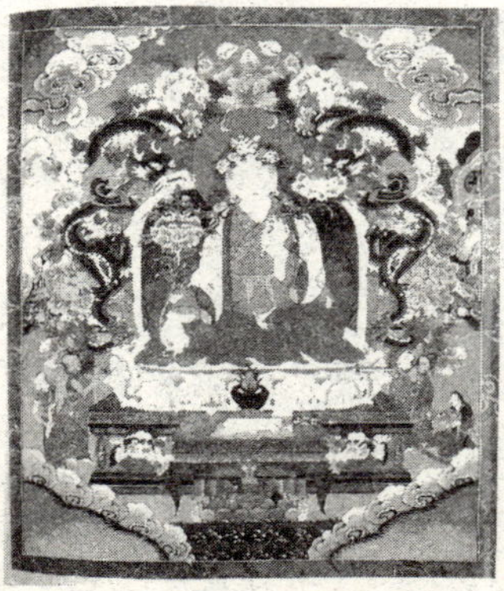

藏医①

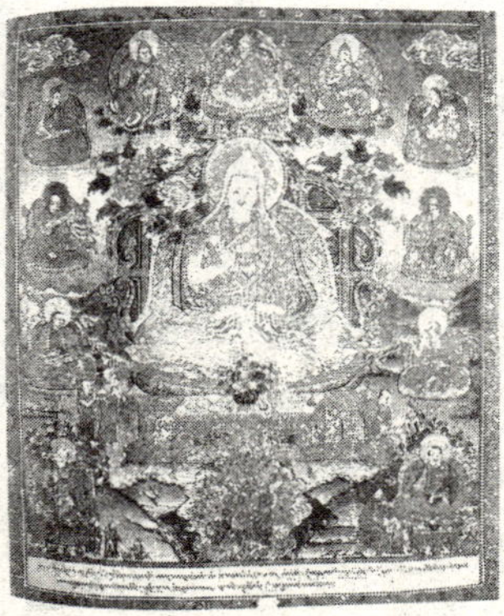

藏医②

四川德格印经院、西藏拉萨印经院、藏南日喀则印经院，并称为藏传佛教的三大印经院。在印经院所印的书籍中，有不少是藏医药书，并且在海内外流传。

在7世纪时，西藏就出现了壁画。布达拉宫的壁画很多，具有浓郁的吐蕃文化和宗教历史色彩，精美绝伦。其中与医药有关的，有《文成公主入藏联姻图》、《皓发寿星》等。藏族的布画，藏语叫“唐卡”，许多的医药卫生画就是以此为载体的。在大昭寺里，有松赞干布和文成公主的塑像。仅《四部医典》中就有关于藏医的脉诊、生理、病理、药物、医疗器械图等许多幅。现存的藏医挂图全套有八十幅，每幅由数个或上百个小图组成，全部小图计有四千九百个之多。

洛钦·仁钦桑布(958～1055)是藏族著名的翻译家，他兼通医学。洛钦·仁钦桑布出生于阿里古格地区恰娘汪拉纳。仁钦桑布幼时即表现出了他的聪颖，自孩童时他就开始学习藏文及佛教经典。17岁时到印度留学达十年之久，他还到过克什米尔等地学习，相传有七十五名学者给他教过学，因而他的学问大增，学到了各种佛学知识，包括讲述、辩论、著作及翻译的技巧和各种知识。回藏后，他就从事翻译工作。他将印度的著名的医家马鸣的《八支集要》和克什米尔学者班钦达瓦文戛哇对该书的注本《八支集要广注·词义月光》(简称《月光》)两部医学书译成藏文，使“八支学派”开始在西藏流传，并与藏医学结合起来。仁钦桑波还培养了许多弟子，在学术上产生了很大的影响。

曾风行于世的《西藏医心术》一书，被誉为是“一部处理日常情绪的修习经典，当代最伟大的身心科学巨著。”在对禅修这种颇具情志调理和医疗保健作用评价时，耶鲁大学的伯尼·席格尔教授说：“禅修可以降低血压、脉搏和血液中的压力荷尔蒙。他能改变脑波的模式，减低兴奋的长度，……也能提高痛阈，降低生物老化。……总之，它能减低身心的疲劳，帮助人们活得更好，更长寿。”据西藏民族民间医疗学术经验所说，身心健康的最佳“药物”是活得安祥，无忧无恼，放下各自的偏执。认为如果执着的话，就会使人生病，所以许多修心有道，善于调节自己情志以应付各种不良刺激的人，大都为人处事豁达坦然，甚至对生病、死亡之类令人恐惧的事，也能泰然处之。当然，这其中还有信念的力量。由于西藏民族民间医心术有许多独特的功效，所以近些年引起许多医家、学者、养生家的关注，影响逐渐扩大，也使不少人从中获益康复。

第十三世达赖（1895～1933）时期，除发展医疗活动和整理古医籍外，对医学教育也给予了特殊的重视。1916年，达赖曾令钦绕诺布主持建立一个医学和天文历算机构“门孜康”，成为培养藏医高等人才的学府。编制藏族历书。学校学习以《四部医典》为主，同时还要学习天文历法、历史、诗歌等课程。学制六年，学生最多时达一百五十名，这是近代培养藏医高级人才的重要基地。

自西藏实行民主改革以来，特别是改革开放以来，藏医药学得到了长足的进步。

7. 蒙医与藏传佛教

蒙古民族在同疾病作斗争的实践中，产生了医药卫生保健知识的萌芽。蒙医学是蒙古民族在其传统医术与中医、藏医学、古印度医学的影响下形成的。

蒙古族信奉藏传佛教，宗教信仰影响了早期蒙古医学的发展，至20世纪初，蒙古医学的一些内容，如诊断方法，治疗用药都带着宗教信仰的色彩。

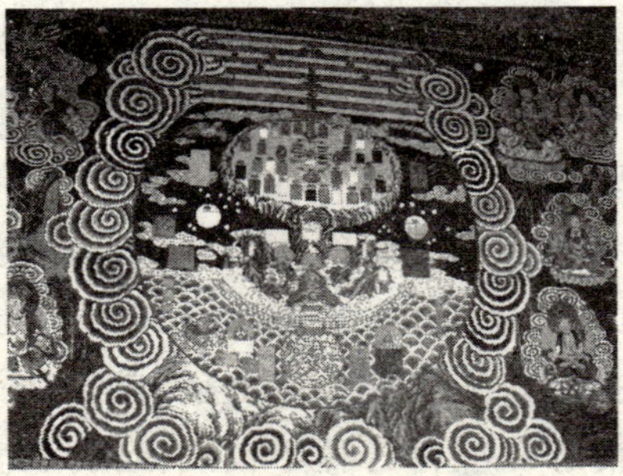

寺院人生图①

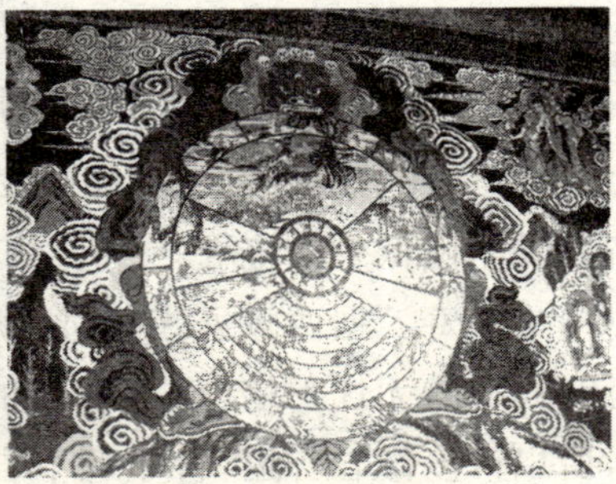

寺院人生图②

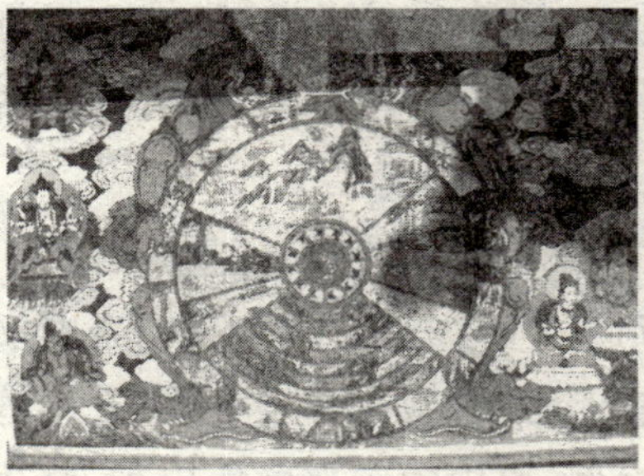

寺院人生图③

宗教作为人类文化发展史上较早的一个重要的标帜，它是一种对超人力量的承认、服从、敬畏与崇拜的社会意识形态和思维活动，也是一种由神职人员和教徒构成的不可侵犯的社会实体组成，或代表超自然神秘力量的组合。这种意识形态和思维文化，被视为是一种强大的精神和社会力量。早在人类的童年时代，原始宗教曾与人类的智慧和科学萌芽相互并存，那时的宗教充当了传播文化的载体和理解历史的钥匙功用，它也能与人类的精神、智慧、社会和科学技术兼容共处，同样它与医药文化并不绝缘，所以说传统医学特别是在其早期，在不同程度上也明显地受到宗教信仰的影响。

蒙医与藏医的医史文化渊源深厚，藏传佛教经历了从萨迦派红教在蒙古统治阶层里流传，到格鲁派黄教在蒙古民间流传的历史时期。身负佛医双重使命的教徒，在长期的医疗实践中积累了丰富的医学经验，并积极而又有机地吸收古代印度和西藏医学以及中医学的基础理论、医疗经验，灵活地与本民族本土的传统医药文化相互结合，逐渐发展成蒙古医学。至迟在 13 世纪末，五明学说之一的“医方明”（医学）已传入蒙古地区，并成为各地医学寺院（药王庙）培训喇嘛医的先行教经。作为后世蒙医主要经典医著，并对其理论体系形成具有重大影响的藏文《四部医典》（《居悉》），据 1959 年《苏联百科全书》（第九卷一百一十四页）记载：“13 世纪时期《居悉》由藏文译成蒙文。”不过这时的藏医只是开始渗入蒙古地区。

14 世纪初蒙古文化奠基者确吉敖斯尔改革的蒙古文字已普遍使用，进一步推动了蒙古族与其它兄弟民族的文化交流。据史料记载，明宣德九年（1434）西藏黄教创始人宗喀巴的第五个弟子释伽也失两次进京，被封为“国师”后，曾亲赴蒙古地区传教。黄教开始传入蒙古，藏医也随着黄教传入蒙古，并开始与蒙古族医疗方法相结合。到16世纪蒙古封建主俺答汗（一名阿拉坦汗）势力崛起，明神宗万历一年（1573）俺答汗皈依喇嘛教，黄教大规模传入，藏文医书也随之不断地传入蒙古。

蒙医教育主要方式是祖传或师带徒。17世纪以后，随西藏黄教的传布，蒙古各地兴建寺庙。到19世纪末至20世纪初，在内蒙古地区出现的寺庙共有一千二百多座。在较大的寺庙里都设立了“曼巴札仓”这样形式的蒙医学校。以内蒙东部地区为例，原内蒙东部蒙医中心，修建于清乾隆、嘉庆年间的阜新（原归内蒙古、现属辽宁省）蒙古镇三寺——瑞应寺、普安寺、云安寺，在蒙医发展上曾占有很重要的地位。寺中有药王庙，又称“门巴扎仓”、“慢花拉省”。依据实地考察资料显示，他们学习药石、针灸、禁等治疗学，主要传授教经是藏文《甘珠尔·丹珠尔》经中有关“医方明”（医学）章节，藏文《四部医典》（《居悉》）。但是，该医学院习诵的藏文《四部医典》是以后传入的。三寺曾培养出不少著名蒙医，先后出师的蒙医计有一千多名。

“曼巴札仓”虽然隶属于寺庙，且有佛学教育的形式，但也是医学教育的基地。可见寺院医学院是传授医术，培养医生的地方，是一种带有佛学色彩的医学教育基地，曾为蒙医药学术的继传承起到重要的作用，近代不少著名蒙医就出师于“曼巴札仓”。内蒙古东部哲里木、昭乌达、卓斯图、郭尔罗斯、呼伦贝尔盟等地的医生大部分毕业于瑞应寺医学部。三寺在阜新历史上三百六十余处喇嘛寺中是历史较久的。1948年，瑞应寺组织老蒙医带徒弟，次年改为蒙医学校，共计招收学员近百名，后来这些学员大都成为当地医疗及其科研教学的骨干。

新疆、青海、肃北的蒙医大多数是青海塔尔寺医明经院出师的。他们的医疗特点是将药与茶或肉汤使患者一起煎服，同时用传统针灸疗法。

许多寺院的“曼巴扎仓”，除传授医药学之外，也翻译古代印度医学和西藏医学经典著作。17～18世纪时，公·官布扎布等人在翻译佛经《丹珠尔》时，翻译了其中的一些医学典籍，如《医经八支》、《八支注释》和《月光明经》等；同时前后翻译注释了藏医学的《兰塔布》、《四部医典》等。

《甘珠尔·丹珠尔》，蒙语叫“扎日力格因沙特尔”，是藏文《大藏经》两个组成部分，系世界知名的佛教主要丛书。公元8～9世纪和11～12世纪西藏佛教徒翻译过大量佛经，14世纪初又从内地运去先进的刻印器材，在奈塘寺刻版印制，但此印版现今已不复存在了。到了14世纪后半叶，中国著名藏族僧人学者蔡巴·贡噶多吉和布顿·仁钦竹二人，经过多年努力，最后才分别编订完成了藏文《甘珠尔·丹珠尔》经。

蔡巴·贡噶多吉是元代西藏蔡巴（拉萨蔡贡塘）人，出家为噶举派喇嘛，是西藏主要历史著作之一《红史》的作者。布顿·仁钦竹是元代后藏日喀则人，为藏传佛教夏鲁派创始人。1322年，他著有《布顿佛教史》。

贡噶多吉和布顿合订的藏文《甘珠尔·丹珠尔》卷帙浩繁，刻版多种。《甘珠尔》意为“佛语部”，据德格版印制，辑录一千一百〇八种书，包括显、密经律，由贡噶多吉编订，主要都是佛经译本。而《丹珠尔》则意为“论部”，据德格版印制，辑录三千四百六十一种书，包括经律的阐明和注疏，密教仪轨和五明（声明、工巧明、医方明、因明、内明）杂著等。藏文《甘珠尔·丹珠尔》对研究古代藏族文化，古代藏族与汉族以及古代印度的文化交流，具有极为主要的价值。

《甘珠尔·丹珠尔》中所列述的“医方明”（医学），依据考证，虽然收辑有古代印度《八支》等医学内容，但也收辑有由汉族医僧哈祥马哈耶那和藏族译师维鲁扎那共同编译的，现存最早的藏医文献《月王药诊》（藏语叫《门杰代维给布》）的内容。这本医书是在汲取西藏民间医疗经验和汉族中医内容，以及古印度等外国医学经验基础上编译而成的。因而，《甘珠尔·丹珠尔》经，尤其是《丹珠尔》中的“医方明”，便成为西藏寺院医学院和后来蒙古寺院医学院学生学习的教课书，也是藏医和蒙医传习医药学术的范本。这种使藏传佛教和医药学并肩发展的文化现象，也是蒙医学发展的一个特点。

蒙古僧医所撰写的蒙古医学文献、西藏医学注释著作和蒙古医学家传记等书籍，不断在藏传佛教寺院里刻版印行，如内蒙古察哈尔地区查干乌拉寺院里曾经用木刻版印行过多种蒙、藏医药学书籍，其中有蒙古医学家松巴堪布·伊希巴拉珠尔和他的《四部甘露》，罗布桑苏勒和木和他的《认药学》（共四部），官布扎布和他的《药方》，占布拉道尔吉和他的《蒙药正典》，以及许多医家的传记和全集（主要阐述天文历算、语言文学、语音学、修辞学、医药学、哲学和佛教教义教规等内容），这些佛学和医学上的成就是当时佛教医药文化发展的产物。在蒙医学史上，曾经出现的这些名医、名著，在民族民间的影响很大，并深受人们的信赖，因而也使得蒙医得以不断地向前发展。

到18世纪（清康熙、乾隆年间）时，藏文《四部医典》被翻译成现行蒙文。因此，藏文《四部医典》（也包括蒙译本）便成为《甘珠尔，丹珠尔》之后蒙古喇嘛医学寺院的经典医学教本，也成为蒙医防病治病的依据和指南。喇嘛蒙医不但学习藏医《四部医典》，还结合蒙古地区的医疗实践，丰富和发展了《四部医典》，写出了不少蒙医著作。

蒙医以“三根”（赫依、希拉、巴达干）学说为主要理论基础，包括阴阳五行、五元学说、七素、六基症学说。蒙医疗方有药疗、灸疗、针刺、拔火罐、正骨、冷热敷、马奶酒疗法、饮食疗法、震脑术、药浴、瑟必素疗法（蒙古语意思是用牛羊等动物胃内反刍物做热敷的一种热罨疗法）、天然温泉疗法等。蒙古灸疗术与正骨法最孚盛名。蒙古有句谚语说：“病之始，始于食不消；药之源，源于百煎水。”蒙医著名的《饮膳正要》一书，向来被学术界视为民族营养学、食疗学的专著。由此可见食疗药膳在蒙古地区倍受人们重视的情况。

18世纪蒙医名医伊希巴拉珠尔，又名额尔德尼班智达。松巴堪布，青海卫拉特蒙古人，生于公元1704年，圆寂于公元1788年。是18世纪蒙古族著名的僧医。伊氏一生致力于学术研究，精通大小五明学问，在天文学，医学、文学、哲学等方面都有高深的造诣，曾获“班智达”学位，担任过青梅藏族大活佛托旺的经师；伊希巴拉珠尔撰有《甘露之泉》（藏名《都德泽楚俊》）、《白露医法从新》（藏名《都德泽色拉尕尔》）、《甘露点滴》（藏名《都德泽梯格巴》），《甘露汇集》（藏名《都德泽尕敦》）等，将古印度的《医经八支》、西藏的《四部医典》的理论，同蒙古人的体质，生活特点及居住地区的气候和传统的蒙医药学结合起来，取得了创造性的研究成果。伊氏提出了以赫依症、希拉症、巴达干症、血症、黄水症、虫菌症为核心的“六基症”学说；以“沉土（五大元素之一的土），一般的寒症”，“强敌对抗般的寒热相抗症”，“野牛回击般的寒热相互倒变”的寒热学说，都成为18世纪以后蒙医学病因辨证的理论原则和病性辨证总纲。在治疗学方面，伊希巴拉珠尔汇集了蒙古震脑术，脱臼复位术，饮食疗法等很多治疗经验，并提出了鼠疫是由病旱獭传染的病理学思想。

伊希巴拉珠尔著《认药水·晶鉴》(藏名《西勒尕尔未龙》),是最早的一部内容丰富而完整的蒙药学专著。书中将药物分为矿物、珠宝、植物药、动物药等7类,详细阐述了七百九十九种药物的产地、形态、性味功能和炮制,还有药引、刺血针灸穴位图解等内容。

伊希巴拉珠尔的五部著作已成为蒙医药学的经典,在清代曾收入伊希巴拉珠尔的全集中,用藏文木刻刊行,在民间有蒙文手抄本流传。

著名蒙医药学家占布拉道尔吉,是清朝奈曼旗宝日胡硕庙第四代活佛。他著有《蒙药正典》一书,图文并茂,用蒙、汉、藏、满四种文字撰成,是一部重要的蒙药典籍。占布拉道尔吉学过佛教五明学说,通晓蒙、汉、满、藏四种语言文字。

宝日胡硕庙历代都重视医学,该寺虽未设门巴扎仓(医明经院),但始终培养蒙医药人才。该旗东部较为有影响的名医大都是从这里出师的。

明清时代,藏传佛教的黄教派传入蒙古,藏医《四部医典》也随之传入。当时喇嘛寺院主持一方面害怕僧人学医还俗和损坏黄教戒律,因而对医明经院不予重视;另一方面为了笼络人心,扩大影响,使佛教站稳脚跟,又在蒙古地区建立佛寺的同时,也建立了几十座医学部。喇嘛们研究宗教哲学的同时,也要探讨医学基础理论和临床施治原则。一部分喇嘛则直接研究医学。他们认真吸收汉、藏医学的精华,并此基础上不断创新。

清朝政府曾对蒙古采用怀柔政策,提倡佛教。清初每旗设一座寺庙,寺庙中设有医明经院等。有些喇嘛精通"五明",擅长医学者不乏其人。如察哈尔格西罗布桑苏勒和木(1740～1810),是一位杰出的蒙古族医学家、著名的翻译家和诗人,同时也是一位热心于蒙、藏文木刻版印刷事业的出版家。他在学完必修的显宗经典后,在北京雍和宫获"格西"学位。他精通蒙、藏、梵文,一生著作计有一百七十余部,有《认药学》、《脉诊概要》、《配制天花苗及其接种法》、《医典蓝塔布奥词细解》、《香味药制法》、《丸药配制法》、《药物合璧》、《烟酒与健康》、《配制甘露药法》、《烟酒的危害》、《生死之道》等。并培养了一大批蒙医人才。

阿尤罗桑是19世纪中叶察哈尔茂明安旗赛音乌素人。自幼学医,后去希拉木沦寺行医。又赴西藏拉萨深造“五明”学说，获得“拉仁巴”学位。在拉萨攻读期间仍行医诊病，特别是对水肿病的治疗有独到之处。因此，活佛棍钦扎木扬沙德巴要求阿尤罗桑把治疗水肿病验方传授给自己，以便在西藏流传。阿氏欣然应允，并于回内蒙以前把此珍贵药方抄送活佛。其著有《诊治水肿甘露验方》，主要论述了水肿病的种类、主要名称、治疗步骤、验方作用、药物炮制方法以及调配制剂的全过程及理论根据。

阿尤罗桑回原籍后仍在希拉木沦寺行医，并创办了一个诊所，收徒十余名，传授医药理论，带学生见习、采药。他还用药浴于每年5～8月间治疗腰腿痛病、关节炎、皮肤病患者，很受欢迎，他培养的学生后来多为名医。

“曼巴札仓”有组织有系统的蒙医药学教育，为蒙医药学的继承发展起到了积极作用。一直延续到近现代。

1954年10月20日，内蒙古政府印发《关于1955年3日召开中医、喇嘛医代表会议的指示》。在这次会议上第一次酝酿提出将“喇嘛医”改称“蒙医”。内蒙古卫生厅于1962年2月21日正式发文通知各有关单位将“喇嘛医”一律改称“蒙医”。

1956年内蒙古自治区党委书记王铎针对蒙医教育工作指出：“要采用传统的形式、充实的内容。”内蒙古自治区卫生厅为贯彻书记指示精神，举办蒙医进修班、研究班，选址在呼和浩特市的乌素图召、席力图召内。1956年开办的内蒙古蒙医进修学校也选址在乌素图召，并聘请全国佛协会副会长嘎拉僧任名誉校长。

8. 佛教与傣族和泰人的医药文化

中国傣族分布于云南省南部的西双版纳傣族自治州的景洪、勐海、勐腊三县和西部的德宏傣族景颇族自治州的潞西、瑞丽、盈江、畹町等县镇，分别与老挝、缅甸接壤。傣族居住的这些地区美丽富饶，资源丰厚，南药甚多。傣族曾有“傣泐”、“傣那”、“傣雅”、“傣绷”等自称。汉文史籍中称其“滇越”、

“掸”、“擅”、“僚”、“鸠僚”、“金齿”、“黑齿”、“茫蛮”、“白衣”、“白衣”、“百夷”、“白夷”、“伯夷”等名。清以后称其为“摆夷”。中华人民共和国成立后，根据傣族人民的意愿，正式命名为“傣族”。

傣族人普遍认为医药是佛祖所创造的，并流传有不少故事来叙述佛祖创造傣医学的过程。据《贝叶经》记载，早在二千五百多年前傣族就有了自己的医药文化，这从历史考察和文献记载都说明傣医药史比较悠久。傣族医药的产生与小乘佛教的影响分不开，傣医在本民族医药文化的基础上，吸收了汉医、印度医学的理论知识，并通过南传的上座部佛教将外来的医药文化传入傣族社会。傣族医药的产生比较明显地受到了印度医药学和小乘佛教的影响。

据《戛牙三哈雅》一书记载，相传曾身为释加牟尼徒弟，并在佛祖释如牟尼身边主管医药及其经书的阿仑达听，为了归纳整理一套有关傣医药学书，多次向佛祖跪拜请求，在得到释加牟尼的许可后，摘录整理医药知识而成是书，这是关于傣医药的第一部专著，同时也反映出了佛教与傣族医学之间内在的联系。傣医药是在本民族医药经验的基出上汲取了中医药学和古印度医学的知识，逐步融合，而形成为独具民族特色和地方特点医药学。通过传统的泰医、傣医，仍可看到佛教医学的特色。最早的傣医经典《戛牙三哈雅》，就具有浓郁的佛教医学特色。其四塔理论，现在仍被临床所采用。

傣医主要集中在云南的西双版纳、德宏两个州。最早的傣医文献是写在贝叶经上的，又名叶子本。今有传统傣医药手稿多种。

在 8～13 世纪时，傣族地区先后隶属云南以彝族、白族为主体建立的南诏政权和大理政权。傣族大量种植水稻，用木棉织布，挖卤矿煮盐，以金银锤成薄片套在齿上作为装饰，因而唐代以来对傣族有“金齿”、“银齿”等不同的称呼。

元代傣医学才逐渐地向理论医学阶段过渡，遂出现了以文字记载于贝叶上的具有系统医学理论的典籍及临床医书。这一时期，傣族领主大力推行佛教，使原由经南传海路进入傣族社会的小乘佛教得到了相当的传播。佛教甚至成为了傣族群众精神生活的统治思想。傣族聚居地几乎村村有佛寺，傣族男孩当七八岁以后，就必须入佛寺当一段和尚，以此作为取得社会地位所必不可少的条件。热衷于佛事活动成为傣族社会的普遍习俗。

傣族传统医学随着傣文的发明，已从对疾病的感性认识向理性认识的阶段过渡。其医学经典理论，多混于经书之中。据《巴利三藏经》记载，傣医相传有四个医派，即“纳腊答哦”、“纳腊答叶”、“纳腊答费”，“纳腊答迭”。后经一位叫递哈西腊的学者，根据四个医派的理论，进行了综合整理，最后成书为《戛牙三哈雅》这一傣族医学经典专著。

《戛牙三哈雅》是傣医学的理论基础，该书阐述了傣医学对人体生理解剖学、胚胎学的认识；人与自然的相互关系。该书认为，“人体是从母体的肚子里产生出来的”，“人类受孕时的精液就似兔子尾巴毛尖上沾着一滴芝麻油那样大小，肉眼无法看见”。“小儿在母体中的样子，似如猴子”，“十个月怀胎后分娩”。认为“人体骨有三百节，大筋小筋缠绕着骨，好象竹笆一样牢固”，“人有九百块肌肉，象芭蕉树皮包着芭蕉树心一样”。傣医认为，世界是由风、火、水、土（傣语为塔、都、挡、西）组成的，人体内也是由这四种基本元素所组成的。人体的健康，即是体内四种元素自身的平衡并与外界四种元素平衡的结果。而一旦四种元素的平衡失调，就会发生疾病。如火盛则发烧，水盛则浮肿，风盛则四肢震颤，而土盛会出现冰冷。在对待人与自然，疾病与环境的关系上，傣医学根据傣族所生活的热带和亚热带气候特点，结合傣历一年三系（每系四个月）的季节划分，得出了当地冷季、热季、雨季三个不同季节的发病规律和疾病特点。

傣医学中另一部值得提及的临床经典专著为《档合雅龙》，该书产生于公元1323年，全书在总结傣医临床实践的基础上，结合《戛牙三哈雅》的理论基础，论述了傣医关于人体肤色与血色，药性与肤色，年龄与药力药味的关系，运用相生相克的辨证法来指导疾病的诊断与合理用药。该书可为傣医学临床的经典专著。

傣族聚居地的地质，以及热带、亚热带的地理气候环境，为傣医学提供了极为丰富的天然矿物药物资源，更有当地特有的野生动、植物药物。建立在传统文化理论基础上的傣医学，临床用药约有一千余种，可分为植物、动物及矿物三大类。按其药物的性质和作用可分为热性药、凉性药、平性药。按药性又可分为酸、甜、咸、苦、麻、辣、香等七味。在药物使用上按照傣医的理论，使用复方组成，一方少则两三种，多则三十余种药物不等。有专方治病的，也有一病数方的。

傣族先民常把一些植物煎煮当茶饮。保健知识是早期傣医药的重要内容。《罗格牙坦》中记有傣医药知识，说傣族先民在长期的生活实践中认识到各种药用植物，从而获得了药物学的知识，为后来傣医药的形成和发展奠定了初基。

《帷苏提玛嘎》，是一本讲解傣医人体生理解剖学比较全面的古文献。《刚比迪萨嫡巴尼》(诊断书)、《刚比迪萨沙可菊哈》(看舌诊断书)、《刚比迪萨沙可》(幼儿摸诊书)。是傣医诊断疾病的3部著作。《刚比迪萨嫡巴尼》认为致病的原因有四：即“嘎麻”(先天所致)、“基达”(情志所致)、“乌嘟”(自然、季节、环境变化所致)、“啊哈腊”(饮食内伤所致)。该书还讲述了看舌诊病的方法。《刚比迪萨沙可》记述了诊断须知的十三法。“四塔”、“五蕴”与病因病机的关系，最能体现傣医诊病的特色。

《挡哈雅龙》是傣医药史料中最著名的一部综合性巨著，内容丰富，叙述了人体生理、病理变化、病因、治疗原则、处方；“四塔”相生相克、药物学等内容。

傣族的饮食以大米为主，德宏地区的吃粳米，西双版纳等地的爱吃糯米。喜饮酒和食酸辣，好吃鱼虾等水产。普遍有嚼槟榔的习惯。干栏式建筑是傣族住房的特点，分上下两层。德宏多数地区傣族住平房，四合院。

傣族在普遍信仰小乘佛教的同时；却保留着原始鬼神崇拜的残余。农村中佛寺很多，已往未成年男子几乎都要过一段僧侣生活，识字念经，然后还俗回家，有的则修身为僧。佛教对傣族的日常生活、风俗习惯都具有明显影响。傣族通行土葬，僧侣死后，先行火葬，再以瓦罐盛骨灰埋于寺后。傣族过去曾有文身的习俗。

傣医小乘佛教的节日有献花、互相泼水、唱歌跳舞、放高升、赛龙舟等活动，有利于疏畅心情，调节情志，解除疲劳和紧张，增强体质等功效。

傣族文献的版本沿革分为“贝叶经”和“红版经”两种，在这两种版本出现之前，多将文字刻于竹片上，后来由于造纸术的问世，才改变了这种原始记录方法。在“帆叶经”中包括了医药的内容。傣医药在“佛经”、“实用经”、

"科幻经"中也有记述。在《罗格牙坦》也有关于医学、药物学等记载。均不同程度地反映了人与自然、季节、气候的相互关系等,以及傣族先民早期的医药实践、傣医学的起源与发展的珍贵史料。

《阿皮踏麻基干比》共七册,属于佛教经典"论藏"部分,可能是二千多年以前的古老文献。书中零散地记述了人体病理、生理,自然与人、人与疾病的关系等。

傣族传统医药学理论认为,人们健康与否,要靠风、火、水、土四种物质元素的平衡关系。傣医从风、火、水、土理论出发,把人体器官各部分和生理活动分别归为四个"塔都",如风为佤约塔、火为爹卓塔、水为阿波塔、土为巴他维塔。各塔都有着不同的内容,人体的生理及病理变化,都可以从四塔表现出来。

傣医认为"巴他维塔"(土)代表着机体,为头发、汗毛、手足指(趾)甲、牙齿、皮肤、肌肉、筋、骨、关节、心、肝、脾、肺、肾、胃,大小肠等,是由二十种脏腑和组织器官所组成,它是人类生命发育生长延续的基础,是"四塔之本"。土塔如大地,能载万物,是个有机的整体。在生理机能活动中,各脏腑又各自有所主,如胃肠主受纳食物,消化水谷,化生并吸收各种营养物质,促进机体的生长发育。肾管生水排水,同时产生其它生命物质,包括塔菲(相当于汉医所谓的命门之火)、男女媾和(交配)之精气等;心脏掌握着血和神,是土塔中最重要的一个脏器,血液的运行赖心脏日夜不停地推动,因而得以往返周流不息,使各种营养到达全身各部。另外傣医还认为,心除上述功能之外,一切精神、思维,意志活动均由心所主,从而维持正常的生理机能。肺主出息人息,同时肺又是人体的水源,通过呼吸运动、体液的正常运行,以保护滋润心脏,协调和辅助心脏对血液的运行,此与汉医的肺为华盖的说法有其雷同。在病理状态下,如果人体各脏腑的机能失调,临床上则可见到心慌、心悸、不思饮食、消化不良、面黄肌瘦、筋骨无力、听力减退、视力减弱、大小便失禁等病象。傣医认为此因"土气不足"所致。如"土气"过盛时全身或局部冰冷(傣语称之为害怕恼献),或温觉消失,僵硬疼痛,烦躁不安,恶心呕吐,腹痛便秘,失眠等症状。

傣医认为"阿波塔"(水)代表着机体内的物质储藏,由胆液、痰、唾液、体液、血液、汗水、尿液、脂肪、脓液等十二种物质成分所组成。水为有形之物。是一种流体组织，遍布全身各处，没有水就没有生命。水是血液和其它各种物质的溶解剂，在体内起着滋养脏腑，保护组织器官的作用。水血二者在生理上相互补偿，互为因果，与“命根”结合，在机体内维持生命存续与其它物质要素的结合，保持各组器官的正常机能活动。如果命根不复存在，机体便会象燃尽灯油的芯子（相当于汉医所说的“真水”、“真阴”、“先天之精”受损），不能保持灯焰一样，于是生命活动就即将停止。另外，水还有调节温度的功能，傣医认为火气过盛时，所产生的热可以被水吸收，不致引起体温的明显升高，当机体内的火气不足时，水又可以产生热量，不致使体内火气偏低。机体长期缺水，临床上可见口干烦渴，分泌排泄减少，其它物质成分也就会失其稳定性，出现各种异常反应。傣医认为“水以湿性，能溶万物”，人体的水气（体液）正常时，可见口唇、皮肤红活湿润，有光泽、弹性好，精神饱满，活力充沛。反之则见皮肤干燥无华，发热，精神萎靡，便秘少尿。水气过盛多见水肿，泻泄尿频，身体困倦，形寒肢冷，咳喘痰鸣，皮肤苍白发亮，破流黄水等多种疾患。傣语称其为“害蚌哉献”。水在正常情况下，有保护身体各器官的功能。如正常排出的小便、排出痰涎和鼻涕，散发汗液，帮助消化皮肤损伤后的保护性渗出等等。如果体内水不足，就会出现贫血、肌肤干燥、瘙痒、口干咽燥、发热、大便秘结等病症。

傣医认为“爹卓塔（火）代表着体内的一种阳气”，其如傣医文献《巴腊麻他坦》所说：“人体内共有十一把火”，包括火在人体生长发育过程中起的作用等，共4种。当人进饮食后有火才能消化吸收。火气充足，人才能长得壮实。温哈革是消化之火，在水、风、土三种元素的作用下，起着温化腐熟摄取的一切水谷，化生气血，产生热量，使其吸收并濡养机体的作用。如果这种火气不足，可见纳呆、胃脘胀满疼痛、消化不良、乏力消瘦、虚弱等症。马基革主管体内热量的散发，能促进生长发育，增强抗病能力，形体健壮，智力聪慧。反之则会出现发育迟缓、痴呆、瘦小、迟走路，迟说话等病症。基纳革是人体内日夜不停地燃烧着的火，使人终身有热量，它是人体生命的动力。如果此火不足则可见未老先衰，根坏力竭，皮皱发白，精神萎靡。基腊纳革为父母先天禀赋之火，能维持人体的正常体温和正常的生理机能，使体内各种物质能够有效的吸收,分泌和排泄等。如果此火禀赋不足,轻者可见发育不良,形寒肢冷、易劳累,重者可见生理缺陷等症。傣医认为,如果没有火,万物就无法成熟,没有火亦不可能产生人类的生命体。因此,只有在火气的作用下才能繁衍产生生命体,所以人类和整个生物界都必须在"爹卓塔"的作用下才可正常生长发育。傣医所谓的火,包括了先天之火和后天通过脾胃之火,即通过先天之火的帮助,将机体所摄取的各种物质转化为热能。从而成为生命活动,新陈代谢过程中的动力。傣医认为正常之火气(相似于汉族中医学中之阳气的作用),是人体生理活动的"动力",。火气充足,人类才能正常的生殖产育后代,新的一代逐渐长大,年老的一代寿终而去,如此一代代反复不已。一旦火气失调,并将导致各种疾病。如头昏心悸、腰冷肢厥、腹泻腹痛、消化不良、阳痿不孕、月经失调、产育的小儿体质瘦弱等。但是火盛,却能导致人体发热、皮肤发烧、口干烦渴、多汗,或神昏澹语、神志不清、咽喉及牙龈肿痛、口舌生疮、痈疽肿毒,或衄血、便血、尿血,下痢或大便燥结(傣语称为黄买)。在妇女可见经行先期、崩漏带下等病症。

傣医认为"佤约塔"(风)其性善动,易游动游走,无处不到。从广义讲,"佤约塔"主要指的是生命活动在外的表现;从狭义上讲,大凡在机体内起着输导作用的皆属风(气),包括人体内流动着的富有营养的各种精微物质和机体的生理活动能力。"佤约塔"是由六股风组成:①"下行风"主管脐以下的器官,有输送,排泄,孕育生殖,调节人体机能平衡促进新陈代谢的作用;②"上行风"主管脐以上的器官,有受纳、吸收营养物质和传导反射的功能,如咳嗽,眨眼,呃逆等;③"腹内风"的主要功能是推动研磨食糜,输布营养物质,产生排空饥饿;④"腹外风"蕴藏于人体的三十二处,在"火"的作用下使各脏腑机能正常地运转活动,是生命活动的基本物质,也是生命的基础;⑤"肢体循环风"主管机体各系统和生长、发育,能使人有说话喜笑、哭闹、站立、坐卧、行走等机能活;⑥动"出息入息风"是上行风的一部分,包括肺中呼出之气和口鼻吸入之气,它是人体生命活动过程中最基本、最重要的物质和动力基础。傣医认为风气在正常情况下,能维持人体正常的生理活动(相似于汉医学的"正气")一旦风气失调,就会产生排便无力、大便难下、神乏倦怠、头昏耳鸣、消化不良、胸腹胀满等疾病;而如果风气偏盛,则又发生头目眩晕、头痛、神志错乱、抽搐拘挛、四肢末端震颤、行走困难、高热、神昏谵语以及各种疼痛病(傣语叫聋眩噻,或西里骂锚)。在四塔中风(气)的内容最为丰富。傣医中因风过盛或不足所致的各种风证(病)将近一千种,说明了“百病皆属风”的道理。

傣医四塔学说(地、水、火、风)是构成世界万物的四种基本物质元素,也是构成人体生命的四种基本物质元素。正常情况下体内的“四塔”保持着相互间共栖平衡,相互依赖,相互制约,互为因果。如“塔都”失衡,机体就会发生不良反应,因而生病。只有自然界的“四塔”与人体内“四塔”保持平衡,人才会健康。傣医如此地看重四塔理论,是因为它能有效地指导人们诊疗疾病和养生保健。正如傣医诊断专著《嘎比迪沙嫡巴尼》所说:“谁要当好医生,必须精通四塔,方知病处,才能正确下药”。

小乘佛教是相对于主张“普渡众生”的佛教大乘佛教而言,把主张“自渡”。小乘佛教的很多书中部载有傣医的理论及经验。

小乘文化发源于古印度.傣医药是随着佛教的传入而发展起来的,傣医学基础理论核心的“四塔五蕴”学说形成于小乘文化传入之后,“五蕴”为佛教概念,“蕴”有积聚之义,傣医“四塔五蕴”学说与小乘“四大”、“五蕴”的理论的属性一脉相承,随佛教的传入,与傣医学相互融合,结合人体组织结构、生理病理、精神意识而逐渐发展形成,用以解释人体生长发育、生理病理、病因病机,指导临床辨证施治。“五蕴”(色、识、变、想、行)是防治情志病和养心调神的重点,但要加上佛学的指导,才可能成为良好的心理疗法。傣族的医药及养生知识大都记载于佛经之中,并借此而传承下来,终于形成为一种传统的医学体系。

经书《嘎乐山哈雅》较详细地讲解了生命的产生、人体的基本组织结构、病因病理,以及傣医的基础理论“四塔”和“五蕴”,体现了傣医具有整体观念、辨证论治,未病先治的特点。傣医认为人体通过“四塔”功能调节,适应气候的变化,来进行养生保健。提出热季(相当于阳历4～6月)属土,易发生各种热性病,预防用药可以春桩、心里香,蔓荆子、大蒜等晒干,研末后开水冲服;雨水季(相当于阳历8～10月)易导致土、水的病变,发生腹痛、泻痢、恶心呕吐等病,应用景等哈、埋么、芫荽子等量研末水冲服;寒冷季(相当于阳历12～次年2月）属火，易患咳嗽痰喘、风寒痹症及燥病，可用芫荽子、买么、苦瓜、石菖蒲各等分为丸，开水送服。

傣族医药由于在漫长的封建社会受当时生产水平和自然科学技术水平的限制，在旧中国傣医药饱受统治者的歧视，得不到应有的发展，傣医药处于湮没的绝境。新中国成立以来，重视傣医药的发展，1983年国家确定傣医药为中国四大民族医药之一。

最后须要说明的是占泰国人口40％的泰人，与中国的傣族在传统医药文化上是同源的，也与佛教医学关系密切。近些年来，傣泰医药文化的交流较多，傣医药文献尤受泰国传统医生的重视。

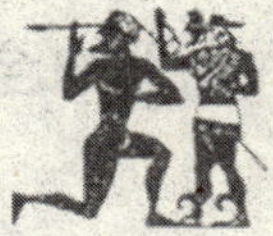

六 基督宗教与医学

基督宗教是宗教研究者对那些以信奉耶稣基督为其救世主的教派的统称，包括罗马公教、正教、新教等。早在罗马帝国时代，由于罗马皇帝君士坦丁大帝的扶持，使得基督教曾在罗马得以迅速发展。公元392年基督教终于被罗马帝国定为“国教”，其后又经过近七百年的教派内部斗争，于1054年分为东正教和天主教两大派。天主教成为西欧社会的精神支柱。16世纪在西欧和北欧发生了“宗教改革”，从天主教中又分裂出了基督教的新教，它反映了新兴阶级在宗教中的要求。在中古医学史上，基督教创建了西方中世纪最早的“医院”。那时虔诚的基督教徒参与了“经院医学”与疫病救治及伤残病人的护养工作。然而神学的清规与戒律，束缚乃至阻碍了医学的正常发展。无论出于怎样的目的，西方的传统医学、近现代医学，随着基督教聂斯托里派（景教）和明清之际及近百年传教士的来华，西学东渐，其中不少内容逐渐植根于中国，也有不少知识青年出国留洋学医，带回了西医西药学的知识与技艺，从兹中国有了“西医”、“西药”、现代护理学及其人才队伍，出现了新型的医教研及卫管医事组织。宗教的传道使命早已成为逝去的历史云烟。现代医药卫生学的灿烂之花，不断地在结着丰硕的成果，同时也给人们带来了真正的健康福音。

1.《新约全书》与医疗卫生文化

《旧约全书》本是犹太教的教典，亦即基督教《圣经》的前一部分。基督继承了犹太教的说法，称基督降世之后神与人重立的约为“新约”。所以基督教的教典中包括了《旧约全书》和《新约全书》。其中《旧约全书》在本书的第二章中已作过介绍。《新约全书》共有二十七卷，它形成于公元1世纪，定型于公元4世纪，是真正的基督教的教典。在西罗马帝国衰落的同时，瘟神和动荡使基督教的作用凸显。

《新约全书》认为人类的疾病只能靠神方能治愈，祈求上帝的恩赐，给人们一种良好的治疗，用涂抹圣油、祈祷、双手触摸亦可治疗。基督教宣扬对谦卑和受难的人们给予兄弟般的友谊和慈善之举，赋于尘世生活一种完美的方式，身体的疾病只能靠神来治愈，在《福音》书中记载的这类事例不少。如耶稣通过祈求天父上帝的帮助，能给予人们以不可思议的治疗，实际上带有某种心理治疗的效应。在基督教的《雅各书》说：“你们中间有病了的呢，他就该请教会的长老来。他们可以奉主的名用油抹他，为他祷告。”因而那些基督教循《新约全书》中有关医护慈善的教义，把医学看作是慈善事情，认为帮助病人是每一个人也是整个社会的责任，因而基督教徒做了许多医护伤病的工作，使基督教在民众中得到了一定的发展。基督教还建立起了一些小旅店，以接待和庇护朝圣者，这便是西欧“医院”的前身。

在凯撒大帝时期，第一座大型的基督教徒医院由圣·巴兹尔于公元370年建成，在服务与收费方面均优于世俗医生和社会医疗机构，因而也受到民众的青睐。在拜占廷的大都市设置有一定医护性质的旅馆。逐渐发展成医院性质的组织机构，其中有男护士负责照顾病人。同时，还出现了收容残疾人的济贫院、麻风病隔离所。当时基督教教会对病人的医护一般是在主教的指导下，由有一定业务常识的男女教徒来协办。

在《福音》中所转述的有关治疗的传奇故事成为基督徒医师的典范，以示不忘记耶稣基督及其圣徒们。在一个非宗教医务人员相当缺乏的历史年代里，宗教信赖疗法也会像虚幻的太阳给患者以身心方面的慰藉。

2. 基督教与西方往昔的医疗

中世纪初期医业是属于教士的，救护伤病的任务往往由宗教人士来承担的。那时候也只有教会才有人力、条件来做这件事。修道院开始附设医疗机构，不过当初的医疗所是专为僧侣们设的。医所内的医务人员一般包括有一位医生和一位管理员。以后在医疗所的附近才开始设立医院，专为一般患者看病，于是修道院成了病家神往的净土。

潘托克拉托尔医院由拜占庭帝国国王约翰二世于公元 36 年创建，它保留了宗教建筑的特色，是由一个修道院和一所老人之家及四英里以外的一所麻风病院组成。医院可容纳五十名住院病人，同时设有门诊部。该医院的基本章程详细规定了病房的设施、人员，以及所能提供的食物。麻风病院可提供给病人以膳食，但没有护理人员。老人之家可住二十多人，有一名主管（修道士），六名仆人。如果有老人生病，可通知医院的兼管人员。老年病人可以在这里接受治疗。医院里有五十张床位，分为五个病区，还有五张机动床位备用。住院病人在修道院可一周洗澡两次。该院的工作人员有：修道院长为总管，有由四名修道士和修道院长组成管理委员会，兼管人员（医院管理人员兼医疗）、监督人员，代理人（代理、负责食品和药品供应），主治医师，病房主管，还可有候补医生。其职务和职位是可变的，而非一尘不变。

6 世纪初的西方各国，一切医学文献几乎完全掌握在教徒的手里。塞维利亚的爱西多是一位著名的主教，医学文献中称他爱西多勒斯，他著有一部百科全书式的书，书名为《论本原》，这部书中引用了不少古代的医药卫生学文献。在修道院内学医的人，都把这部书当做教科书。公元 720 年，由一位爱尔兰僧侣所建造的瑞士圣高尔修道院，同时也是一个医疗所，是当时最负盛名修道院。基督教认为医学是一种对于灵魂，而不仅仅是对于肉体的神秘的援助形式，并认为医学是一种慈善事业，教士在其中不过是神意和神的治愈权能的表述者而已。6世纪，正当东哥特人与拜占庭之间发生战争的同时，瘟疫与饥荒也更为严重，当时的一些医药学者躲藏在教会和修道院里。医药工作者和哲学研究者一样，几乎全都是向往在修道院内去寻求人身的安全与学术的发展。

在神学统治的时代里，修道院的医疗完全是自治的，例如所用的药材是由修道院僧侣在自己药圃中采挖的，一般天然的药材是要经炮制加工之后，才供病人使用的。基督教医生为病人提供尽可能的医护，有些基督教医生甚至还登门去病人家探访，为病人提供更富有人性化的医疗服务，因而受到病家普遍的欢迎。同时民众也乐意找基督教医生诊治，特别是那些对基督教信仰非常虔诚的人更是如此。因此很多修道院的教士也乐意称他们自己为“宗教医生”。但这些基督教医生的行医方式，却屡屡遭到基督教教会的禁止。

大约到了10世纪左右，这些修道院日渐富裕而又有了权势，有的拥有大片可耕种的土地，甚或在其区域内修路筑桥。这时僧侣们仍私下在修道院以外进行医务活动，甚至常被请到知名人士的床侧去治病。不过1130年的克莱蒙教会会议，1139年的拉泰朗基督教会议，也都曾先后禁止僧侣和正规的教士行医；1219年教会严格禁止所有教士擅离修道院“去研读物理学和民法”。荷诺利阿斯三世时禁止教士在修道院外行医。这一系列的禁令一方面限制了“宗教医生”在外界的行医活动，另一方面也使得教外医生有了较大的发展空间。

鼠疫(黑死病)、麦角中毒(圣安东尼之火)、淋巴结核等在中世纪肆虐欧洲，殃及各地。当黑死病流行欧洲时。在查士丁尼时代，拜占廷遭受一场可怖的疫病流行。542年，拜占廷首都发生鼠疫流行，使拜占廷帝国人口的一半以上遭到疫病的摧残。而东欧麻风病肆虐，也流传到拜占廷。那时对麻风病人所采取的办法是隔离和活埋的。

在6～7世纪，瘟疫摧毁罗马帝国以及世界大部分地区，罗马帝国属地当中最早遭遇到瘟疫的地区是埃及，第一个发生瘟疫的城市是地中海港口培琉喜阿姆。瘟疫从南部取道红海抵达培琉喜阿姆。之后，这场瘟疫迅速蔓延到了亚历山大港，继而就是君士坦丁堡以及罗马帝国全境。在帝国首都有半数以上的居民死亡。约翰在《圣徒传》里记载，当瘟疫流行时，到处都有无人埋葬的腐烂尸体，尸体叠着尸体，死者的腹部肿胀，大张的嘴里喷出脓水，眼睛通红，手朝上高举着。“在海上的薄雾里，有船只因其船员遭到了上帝的愤怒的袭击而变成了漂浮在浪涛之上的坟墓”；田地当中“满是变白了的挺立着的谷物”，却根本无人“收割贮藏”。在君士坦丁堡，死亡的人数不可计数，政府当局很快就找不到足够的埋葬地了。“由于既没有担架也没有掘墓人，尸体只好被堆在街上，整个城市散发着尸臭”。陆地的墓地用完之后，死者就被葬于海中。大量的尸体被送到海滩上，成千上万具尸体“堆满了整个海滩，就如同大河上的漂浮物，而脓水则流入海中”。虽然所有船只穿梭往来，不停地向海中倾倒尸体，但要清理完所有死尸仍不可能。约翰说自己的笔记是让后人知道上帝惩罚的数不胜数的事件当中的一小部分，希望人们能从疫病史中得到启迪而变得更加明智，从而“能将他们自己从上帝的愤怒以及未来的苦难当中解救出来”。在君士坦丁堡，约翰相当详细地记录下了大灾难的恐怖：“在一天当中，5000～7000 人，甚至是多达 12000～16000 人离开了这个世界。由于这还仅仅只是个开始，政府官员们就站在港口、十字路口以及城门处清点着死亡人数。”修道士米切尔·迪·皮萨指出了黑死病发生发展的途径，黑死病的传染性。皮萨还对意大利瘟疫流行的情况作了神话描述，认为没有什么办法能挽救染病之人的死亡。因瘟疫死人非常惨重，人心恐慌不安。一些基督教派别如苦行僧会，该会的人员身披斗篷，佩带十字架，排队游行于城乡，并不停的用鞭子抽打着自身，试图以此种方式来感动上帝，使上帝大发恻隐救难之心而尽快地终结瘟疫。他们每到一地，便有一些追随者加入其队伍，也有痞子流氓裹入其中来作恶的，所以当这帮苦行僧行游到阿维尼翁时已名声扫地，教皇莱门特五世于是将这帮人驱除出了教会，以防对基督教造成坏的影响。

13 世纪的鼠疫、斑疹伤寒、结核病的大流行，也使得拜占廷无数人死于非命。拜占廷帝国医学虽比西罗马发达，但神秘主义与基督教教义对医学的影响仍然是明显的。当初的基督教医师几乎都是叙利亚人。基督教医师中早期颇有声望的科斯马斯、达米安兄弟俩曾用信仰的方法为人治病。即使是在他们死后，也被神化为医师和药剂师的保护神而受到崇拜。有的人在他们的坟墓上祈祷求治，相传竟有人不药而愈。查士丁尼为了使人们都来崇拜这兄弟俩，还专门修建了礼拜堂，于是便有众多的患者前往朝拜。在那段神权时代，崇拜圣者为了防止和抵抗疫病，就去祈求圣罗克、圣塞巴斯泰安的保佑。为了对抗麻风病就去祈求圣约伯。当时把麦角中毒称为“圣安托尼火”，认为帕多瓦的圣安托尼能对抗骨折、胃病等多种疾病。眼病求祷于圣留锡阿，而牙病则求祷于阿波罗尼柯。

关于“黑死病”的大流行，在不少学者的著述中都有所记述。薄伽丘在1348～1353年写成的《十日谈》中，就是涉及瘟疫题材的文学巨著，引言里谈到了佛罗伦萨特别严重的疫情。这场灾难在当时称作黑死病，实际上是鼠疫。据史书记载，当年鼠疫给欧洲大陆带来了惨重的灾难，德国的神职人员当中有1/3的人被鼠疫夺去了生命，许多教堂和修道院因此无法维持。1348年爆发黑死病期间，许多芳香植物与药草，像大蒜、松树、乳香、迷迭香、尤加利等，广泛地被运用在安置病人的修道院、医院里燃烧，使其空气清鲜，帮助病人呼吸，并保护工作中的修道士与医护人员。后来有人说中世纪正是芳香植物和香料把人类从瘟疫中拯救出来。当时人们把乳香、素馨、薰衣草、肉豆蔻、苦艾、没药、沉香、月桂、迷迭香、紫苏、鼠尾草、玫瑰花、接骨木等香料加到篝火中燃熏，有效地阻止了瘟疫的蔓延。

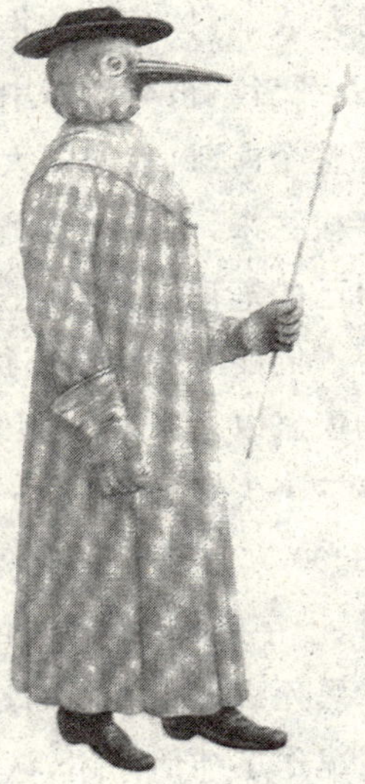
防疫服

在10世纪以前，僧侣医学盛行，修道院既是宗教活动的场所，也是传习医学知识的学校。11世纪以后，随着大学的兴起，修道院医学逐渐为大学所取代。即使在11世纪以后，欧洲许多城市都建立了大学，但医学教育中的宗教色彩仍然十分浓厚。

当初神殿及圣徒对医疗的介入，在客观上对医学有所裨益。11世纪时各大神殿相互竞争，神殿的“宗教医生”各有所长，例如圣·丁夫娜擅长治疗精神疾病，圣·罗奇擅长治疗鼠疫，圣·休伯特擅长治疗狂犬病，圣·布莱

种，分栽各处，于是由渐推广，各国皆有，价亦因之而贱。考咖啡树开白花，花落结子，始青继黄，大如芡实，摘下先入锅炒之，使微焦，然后研细，以沸水冲泡，沥去渣滓，加以白糖，食之可消解滞闷，提振精神。故泰西各国皆尚此物”。即其例证。

爱尔兰僧侣建立了许多享有盛名的修道院，例如圣高尔修道院是有名的医学中心，由于香客到各修道院拜访，于是有可能将一些较珍贵的医学稿本由一个修道院带到另外一个修道院，由修士们抄写，研习并加以注释，因此就产生了一大批修道院的医学文献。比德是英格兰威尔毛斯修道院的副院长，他编辑了许多不同种类的论著，其中医学占有重要地位。《药园》一书是描写各修道院内种植的药用植物的。8 世纪的米兰大主教本内迪托·克勒斯波所著的《医学评述》，是一部讲述治疗学概要的书，包括一段散文体的序言和二百四十一节六韵步诗，但大部分是记述民间疗法的，有些资料也引自普利尼和第奥斯柯利德斯的书。

12 世纪，西多会创始人圣伯纳德坚持认为：“买药，看医生，对宗教不利。”曾有几个世纪，在教堂禁止解剖尸体。1163 年在位的法国图尔的塞诺特武断地宣布：“教会憎恶任何形式的流血。”于是这一时期外科渐渐脱离了医生的掌握，外科成了阉割者、浪迹江湖的庸医、绞刑吏、理发师的手艺。当然也有例外，肖利阿克本是一个出身于农家的人，他曾在蒙彼利埃学习医学和神学，其后被提升为牧师，又曾任教皇私人医生，编著有《大外科学》一书。他所讲述的一些外科方法，有些沿用至今，如利用牵引绷带和重力按肢体纵轴方向加以拉伸以治疗骨折方法等。

在十字军东征期间，流行病再次肆虐欧洲。这时大量的教团建立起来了，如 1099 年的“圣约翰医院骑士教团”，12 世纪初的“十字军圣殿骑士救护团，而“恶疾救护团”则特别注重于对麻风病患者的治疗和护理，12 世纪末有“条顿骑士救护团”和“圣灵骑士救护团”。还有一位西班牙贵族组建的“圣灵骑士救护团”，曾得到教皇英诺森三世的支持。

大约在 13 世纪初期，一些医院逐渐从教会的手中转移到了城市管理当局手中，而城市管理者为这些医院注入了大量财力使其发展。另外，“圣灵组织”也建立了一批贫民院、医院、孤儿院。13 世纪后半期，圣灵医院在它的控制之下有一千多个附属机构。圣灵教团在其医院门外安放了一只带有绞链的箱子，母亲们可以匿名留下她们的婴儿，然后救护团接收全部弃婴并进而治疗他们。圣灵救护团的医院既照顾病人，又收留孤儿、穷人、残疾者、衰老者、流浪者。此类医院在许多地方都有。

15 世纪药物学著作不断出版，一时在社会上颇为肠销。但这些药物学书籍大多本源于修道院僧侣教授药用植物的讲义。基督教还向教民宣传有关防止梅毒的知识，要求人们洁身自爱，注意不要寻花问柳。

据英国《宗教，以及巫术之衰落》一书所载，在 16～17 世纪，英国民众的医疗活动受巫术的影响还是很深的。1528 年女巫医玛格丽特·亨特向伦敦代理主教讲述她治病的方法和程序：先确定病人的名字，再跪拜神灵，以求得保佑。后吩咐患者连续九夜诵五遍主祷文，五遍圣母祈祷文，一遍使徒信条，接着对三种祷文再各念三遍以礼拜圣灵。就寝前又要对祷文各念 1 遍。云可治病。对疟疾、溃疡等病，以草药、水和祈祷来治疗。据说，她的这一套是从另一个老女巫那里学来的。这种巫医术当时不但用于给人治病，而且推广到治牲畜的病。咒语、符篆治病的方术盛行于世。例如治疗烫伤的符咒是："两个天使来自西方，一个带来火，一个带来霜。以圣父、圣子、圣灵的名义祈求，脱离火，进入霜"。占星术士威廉·利利治牙痛的咒语，是要病人把"耶稣基督发慈悲，请把牙痛驱赶开"的咒词写三遍，再大声诵念，最后焚化。在伊丽莎白一世时一巫师治牙痛的方法是：先将患者姓名、年龄写在小纸上。用拉丁文写"功效就在言辞中，就在宝剑中，功效正在起作用。"而在其下方大写字母：AABLLA，HYRSGIBELLA. 咒誓后焚纸。如此三次后，云可驱除病魔、净化血液和缓解病痛。治疟疾的又一方法是写藏头词：Arataly，Rataly，Ataly，Taly，Aly，1y，并将它缚在病人臂上九天，每天念祷文三遍，参拜圣彼得和圣保罗，然后把藏头词取下焚烧掉，疾病就会痊愈。此外，巫医方术还用于治蛇咬伤、狂怒、瘟气、炎症、火灼、烫伤、痉挛、刺痛、扎伤、鼻衄、心痛、肿瘤、胃灼热、头晕，妇女分娩等。同时兼采用草药。马鞭草被认为是具有特殊的保护性的草药，因而在采集它时还要念祷："马鞭草啊！你是神圣的，你生长在这里，你的首先被发现是在耶稣的受难之地。你治愈了的救世主耶稣基督，制止了他伤口的血！以圣父、圣子和圣灵的名义，我把你从土中拔起。”

当时人们也指责巫术，而采用药物治病。那种祷文、符咒再辅以药物的方术，也不能说没有治验。英国君王用触摸术来“治”瘰疬病——颈淋巴结核、头、面、腿病，以及唇肿、肿瘤、溃疡、水疮，从 13 世纪爱德华一世开始，至查理二世时达到高峰，据不完全统计，查理二世摸治了“将近半个民族”。尽管这些在现代人看来不可思议，或是荒唐可笑的民俗文化，而在古代社会历史上却曾是活生生的实际。

信仰疗法被宗教医生普遍使用，它主要通过信奉和祈祷神灵来参与医疗。如通过祈祷的自我治疗，或通过一个被认为能与上帝交谈的通灵师治病，或通过一个教堂的神职领袖治疗，或通过一个专门从事治疗的团体治疗，或通过专门的宗教治疗师治疗等。其主导思想是请求上帝改善一个人的身体和精神状况。但在瘟疫中，有成群的人纷纷背叛了对基督教的信仰，开始崇拜魔鬼撒旦和传说中的其它魔鬼，成群出没在前往欧洲其它国家的道路上，见人就杀；有些还在自己脖颈挂块牌子，或自称是“人类善良和博爱的敌人”，或向自己的脖子上，头顶上撒满灰土，然后爬上陡峭的台阶，爬到圣·玛丽亚教堂里向这位神圣的母亲乞求解脱灾难的良方。在德国有成百上千个忏悔者排成两队走过田野，在集市的广场上停下来并围成一圈，然后脱光上衣，用镶嵌着金属饰物的皮带用力抽打，直到把自己的身体打得遍体鳞伤为止。后来教皇下令禁止这种活动。

中世纪基督教曾认为信仰疗法是治疗疾病的唯一途径。基督教甚至宣称唯有基督教的神力才能胜任，而世俗的或异教徒的医术已不能治病了。要人们相信基督，相信福音，认为朝圣可以治疗一切疾病。对于赤痢病人来说，朝圣时只需要从圣墓取回一撮泥土就可以了。而舌头发炎的病人呢，只要舔一下圣殿的扶手就会痊愈。这种盲目推崇信仰疗法，以及极力排斥世俗的医疗行为，在一定程度上有碍于医学的科学发展。

中世纪法国最著名的外科医生肖利亚克曾哀叹说：“医生在当时是极为可悲的”，“在疾病面前无能为力”。肖利亚克说的无能为力，实际上不完全是说医生没有关于诊治疾病的知识，还有一层更深的含义是说，他们的知识以及对知识的运用必须完全服从主教们的意志。当然也有例外的情况，如波斯国 Jundishapur 医院院长 Jurjis ibn Jibril ibn Bakhtishu 曾被邀请到巴格达为哈里发国王治病。Jurjis ibn Jibril ibn Bakhtishu 的家族笃信基督，家族的七代子孙皆专攻医学，将他们的理论知识和临床经验全部贡献给了医学进步、健康服务和医学教育事业。

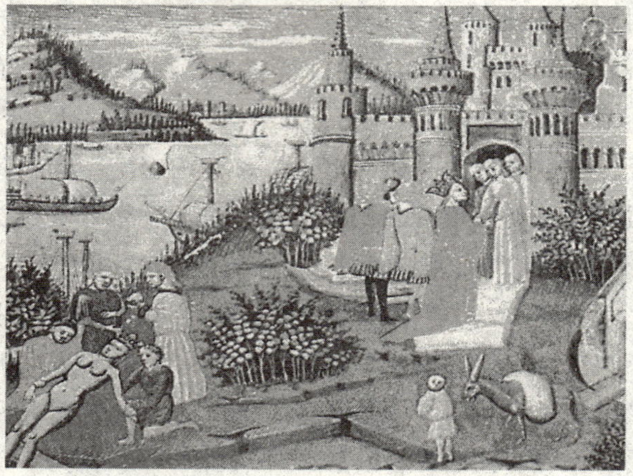

萨勒诺医校

已经到了文艺复兴时期，西方的教会对于医学的每一步前进虎视眈眈，仍认为当时的医学革命冲撞了教会的教条。甚至宁愿错杀医学家，也要死守其教条不放。1531 年，西班牙的塞尔维特(1511～1553)出版了他的《论三位一体的错误》一书，勇敢地向神学和盖伦的医学思想提出了挑战。1553 年他又出版了他的《基督教信仰的复兴》一书，最早地提出了他的小循环理论。当时这些皆有背于基督教和学阀权威的教条，因此，他被教会活活地烧死了。这一事件，为世人留下了令人深感悲壮而挥之不去的历史记忆，也是血的惨痛历史教训。但血光毕竟是只能得逞于一时，永远遮挡不住太阳的光辉。往往历史的损失，须要历史的加倍补偿。教会这些泯灭科学的罪恶，也终于在理性的谴责下忏悔。

值得一提的是诺贝尔和平奖获得者奥地利的史怀特医生，他在 30 岁时已获得哲学博士学位和神学博士学位，很有才华，又有音乐专长。但他曾表示说，在 30 岁以前做自已的事，而从 30 岁起，要为他人做事，即传播上帝的爱，传播基督的爱。有一天，他看到非洲一些地方没有医生，人民生活非常贫苦的有关报道后，感触很深。于是，他毅然决定学医。他从30岁开始学医。至38岁时，获得医学博士学位，遂到非洲加蓬共和国的一个地方办了个诊所，一辈子在那里行医，直到他90岁逝世。他把医学当成一种“传播上帝之爱”的圣行和慈善事业，得到了世人的敬仰，

3. 景教徒与医药

景教的创始人聂斯托利是5世纪初君士坦丁堡的大主教，他因宗教迫害于公元440年在流放中死于埃及。他所创的景教是基督教的一个支派，在传教中紧密结合医药。景教徒将古希腊的医药文献等译成叙利亚文，这些人在流亡和传教过程中，得到波斯统治者的庇护，使5世纪的伊朗成了景教僧(聂斯托里派)的避难地。这些景教僧世居小亚细亚、叙利亚、巴比伦一带，世代行医，兼通希腊的科学文化。景教徒传承医学，他们于公元5世纪末在琼迪萨伯(在今伊朗版图内)创办了一所医学院，从而使得景教所传承的医学享有盛名。在其学术思想的哺育下，曾培养了巴克蒂舒、休南、麦修等许多优秀的医家。景教医生的到来，使东方有了古叙利亚文的希波克拉底、盖伦、第奥斯柯利德斯和保罗等医家的各种医学著作。

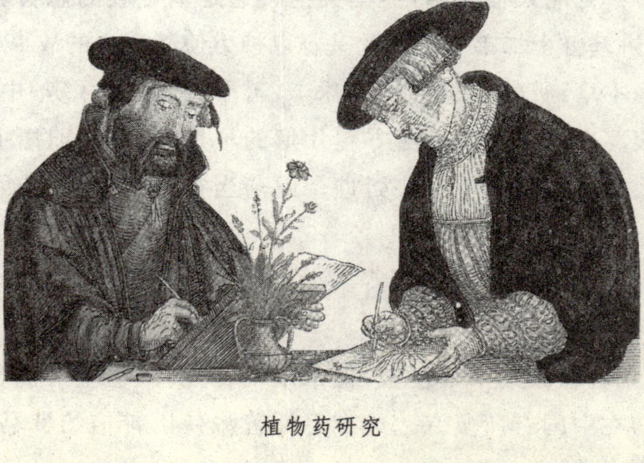

植物药研究

《古代中国闻见录》一书说："聂派教徒，多精岐黄术。"如《大秦景教流行中国碑》中，就记载了基督教聂斯托利派在向东方传教中兼行医护的事迹，这正是基督教文化史上医药史事的实证资料之一。东方教会派景教僧人阿罗于635年迁到唐长安，唐太宗李世民派宰相房玄龄率仪仗队至西安西郊隆重迎接，并让阿罗本等在皇帝藏书楼译经。又准其传教，并由政府资助在义宁坊兴建大秦景教寺院一座，传教兼及医疗。据《大秦景教流行中国碑》碑文记载，景教寺院对"病者疗而起之"。所用的医术和方药，概属于希腊罗马的医药学。《旧唐书》记载，开元二十八年(740)景教僧人崇一，为唐玄宗的弟弟治好了病，唐王大喜，特赐绯袍于崇一。从此之后，景教徒陆续来华，并受到唐朝前后六代皇帝的保护与支持，持续长达210年之久。

在敦煌卷子中有景教徒译出的七种古文献，其中《志玄安乐经》云："譬如宝山，玉林珠果，鲜明照耀，甘美芳香，能疗饥渴，复痊众病。时有病人，闻说斯事，昼夜想念，下离果林。然路远山高，身尪力弱，徒积染愿，非遂本怀。赖有近亲，具足智功，为使梯橙，引接辅持，果克所求，乃蠲固疾。"这是古代的自然疗法，在山林中疗养而使之痊愈。"若复有人，时逢疫疠。病者既众，死者复多。若闻返魂宝香妙气，则死者复活，疾苦消愈。"又以"返魂香"来"起死回生"。还有："水则无穷。病苦新愈，不可多饮。恐水不消，便成劳复。""劳复"一词用的是中医名词，谓病人痊愈后因劳伤而使旧病得发。这里具体是指病愈之后饮水的节制，有预防旧病复发的作用。在《序听迷诗所经》卷中记有："见他人宿疗病，实莫笑他。"这是基督教的慈善教义、医德的体现。更有讲基督十二弟子的病及基督以神力使其痊愈的故事。

唐《新修本草》所载"底野迦"："味辛，苦平无毒，主百瘀，中恶，客忤，邪气，心腹积聚。出西戎。"盖为西方鸦片烟的早期制品。《旧唐书·拂菻传》记载："乾封二年(667)遣使献底野迦。"此药当初是用来医治动物咬伤所致的疼痛和中毒症的。

唐武宗于会昌五年(845)下令灭教(主要灭佛)，景教又一次遭到了流散、灭亡的命运。

北宋时景教曾派人来华复教，但未成功。元代，也里可温(包括天主教徒和景教徒)在中国有所复兴。成吉思汗曾派使臣带信给罗马教皇要求派一百名有学问的教士来华，于是罗马教廷也接连派使节劝导蒙古人归化天主教。13世纪西方传教士来华。1293年在汗八里（今北京）开设了教堂，为信众施洗。由于景教徒在中国原有一定基础，更何况这只是派别的不同而已，因此景教被基督教所容忍。“也里可温”是蒙古人对景教和基督教的合称，或简作“也里”、“可温”、“雅哈”、“伊鲁勒昆”、“阿勒可温”、“伊哩克温”等。“也里”被释为上帝；“可温”被释为儿子。合意为“上帝之子”。元代至顺《镇江志》卷九记载：“大兴国寺，在夹道巷，至元十八年（1281）本路副达鲁花赤薛里吉思建。儒学教授梁相记。其略曰：薛迷思监（撒马尔干，在波斯东北，这里曾是当年聂派基督教盛行的地方）在中原西北十万余里，乃也里可温行教之地。愚问其所谓教者，云天地有十字……，今马薛里吉思，是其徒也。教以礼东方为主，与天竺寂灭之教不同。……十字者，取象人身，揭于屋，绘于殿，冠于首，佩于胸，四方上下，以是为准。薛迷思贤，地名也；也里可温，教名也。公之大父可里吉思，父灭里，外祖撒必，为太医。太祖皇帝初得其地，太子也可那延病，公外祖舍里八马里哈昔牙徒众，祈祷始愈，交御位舍里八赤，本处也里可温答剌罕。至元八年（1271），世祖皇召公驰驿进入舍里八，赏赉甚侈。舍里八煎诸香果，泉调蜜和而成。舍里八赤，职名也。公世精其法，且有验，特降金牌以专职。九年（1272），同赛典赤平章往云南，十二年（1275），往闽浙，皆为造舍里八，十四年（1277），钦受宣命虎符怀远大将军、镇江府路总管府副达鲁花赤。虽登荣显，持教尤谨，常有志于推广教法。”当时景教所建镇江大兴国寺、云山寺、聚明山寺，丹徒四渎安寺，黄山高安寺，大兴国寺侧的甘泉寺，杭州大普兴寺共7所。当年马可·波罗记述这里的香火甚盛，景教盛传。汉人信景教者也不少。

景教僧医有精制的“舍里八”（即糖浆）的祖传秘方。“舍里八”是Syrup的音译，系用葡萄、木瓜、香橙等汁与蜜糖水调合而成，逐渐流传于全国。如元代名医朱丹溪曾在《局方发挥》中引述了糖浆的制作法。这在医药文化上莫不有其联系。

据《鲁布鲁克东行记》记载，元宪宗蒙哥的第二个妃子阔台妃于1254年2月病危，一位景教僧给她服用药物大黄，终于使她转危为安。可见当时蒙古帝国的上都已有很多景教医生。陶宗仪《南村辍耕录》卷九记载，元统元年(1333)广惠司卿景教医生聂只儿在上都为顺宗皇姊的驸马刚哈剌咱庆王医治异疾。

元代也里可温将基督教文化(包括医药)输入中国,欧洲的医师和传教士来华,以北京、泉州两地为活动中心,对当时的中国医林有一定的影响。

4. 明清之际传教士来华与西医药学东渐 ▶

1550 年,罗马教皇派传教士来华,未能成功。此后明朝只准允葡萄牙人在澳门租地建屋、传教,不得进入内地。

明代及清初期,有一批西方传教士包括一些精于医药的传教士,陆续来华,较早的有利玛窦、龙华民、邓玉函、汤若望、卜弥格等人。

意大利传教士利玛窦(1552～1610),1578 年从意大利到印度传教,1580 年在澳门学习汉语,1583 年到了广东肇庆,继续学习汉语言文字。又穿袈裟,改用中国人的姓名。他重绘的世界地图以中国为中心。他入乡随俗,以便能融入华人文化之中。他在肇庆城曾遇到一位病者,趁机会给病人作心理治疗而获效。进而为病人施洗,使其入教。1601 年他带贡物入京,并留居京师。当时朝臣李之藻独居京师,适患重病,利玛窦本人虽非职业医生,但他朝夕护理于前,直至李之藻病愈。利玛窦又与明代医学家王肯堂多有交往。利玛窦的《西国记法·原本篇》说:“记含之室,在脑囊,盖颅囟后枕骨下,为记含之室。”“人脑后有患,则多遗忘。”这种“脑髓主记忆”之说与中国人“心之官则思”的传统认识不同。《西国记法》一书,现存巴黎国家图书馆,共六篇,包括目录、明用、设位、立象、定识、广资。该书中为了说明人的记忆存在于脑后部位,遂举例形象地说,故人追忆所记之事骤不可得,其手不觉搔脑后,若索物令之出者,虽儿童也如是,故人脑后有患则多遗忘。这一学说在中国有些学人中引起极大反响。《四库全书总目》“天学初函条”(卷一百三十四)记有:“西洋人利玛窦入中国,士大夫喜其传辩,翕然趋附,而之藻与徐光启信之尤笃。”王肯堂《郁冈斋笔麈》记有:“利玛窦言日体过大于地,人颇骇而不信，言其所以，则确乎不易也。”利玛窦记忆在脑说，对当时中国医林来说，很有影响。

意大利传教士艾儒略（1582～1649）著《性学粗论》八卷，分别讲述了西方心理学、生理学、解剖、病理学等。1623年于杭州出版。在其《职方外纪》、《西方答问》二书中说，当时各国大学均设有医学，医学生须学医学和哲学六年方可，“然后随师日观所诊之脉、所定之方、所试之效，而始令其得与参选也。考非精熟领主司之命者，不得擅医人。”医学生学完专业课和文化课后要实习，经实习合格才有行医的资格；最后的录用是通过考试。这正是现代医学教育和用人制度所遵循的原则。更富意味的是作者提出了医事部门用人，须经严格的专业考核，不得擅自从医，用人也不能随意录取。《西方答问》说：“医者既经文科，复读医书，听名医讲解，必须考选乃敢行。”此书在“济院”一节中介绍了欧洲的慈善机构，可分为普通病院、传染病院、残废病院、育婴堂、收容院等五类。艾儒略在《职方外纪》卷二在谈及西方的医院设置时说：“又有病院，大城多数十所，有中下院处中下人；有大人院处贵人。凡贵人若羁旅，若使客，偶患疾病，则入此院。院倍美于常屋，所需药物悉有主者掌之，预备名医，日与病者诊视，复有衣衾帷幔之属，调护看守之人，病愈而去。”医院中有人专掌药物，有住院治疗设置和护理职业。大城市病院多而有等级之分，中下院处中下人，大人院有名医好药，处贵人。他说欧洲各国皆有大学。艾儒略在《性学粗述》中介绍了一些消化、呼吸、神经、感觉等系统的解剖生理学知识。在“记心法”中论及脑伤；在《职方外纪》卷二中，艾儒略还谈及冻疮。艾儒略在《三山论学纪》中还提到蛇毒、蝎油。收集毒物，以毒攻毒，炼成药，“可极万病，解诸毒。”

瑞士传教士医生邓玉函（1576～1630），35岁时加人耶酥会。万历四十六年（1618）离里斯本到印度、交趾和中国。来华前曾在欧洲行医，以其医术而为上流社会人士所器重。来华后曾在澳门行医。《帝京景物略》评价说：“邓玉函善其国医，言其国剂，草木不以质咀，而蒸取其露，所论治及人精微。每尝中国草根，测知叶形花色，茎实香味，将过尝而露取之，以验成书。未成也。”天启元年（1621），邓玉函在澳门行医时曾解剖过一具日本神父的尸体。这位神父生前嗜烟，常觉燥热，经解剖发现其肺脏干枯如海绵，上面蓝点很多。邓玉函曾翻译校阅过瑞士巴塞大学的解剖学家、内科学家和希腊文教授包恩的《解剖学论》。他在李之藻家口译的人体解剖学著作，由李笔记为上下两卷，但未曾刊行，只有传抄本行世。据说书稿内容基本上是解剖学理论，并有人体各器官的解剖图二十一幅。惜两书均未出版，很难见到。

在邓玉函逝世四年后，经毕拱辰（？～1644）、罗雅谷（1590～1638）合译《泰西人身说概》，约完成于1642年。共二卷，上卷内容涉及现今所指的运动系统（骨骼肌肉）、血液系统，其如骨、脆骨、肯筋、肉块筋、皮、亚特诺斯、膏油、肉细筋、络、脉、细筋、外复皮、肉、肉块、血等十五部；下卷为问答体例，内容涉及神经系统及感观系统，其如总觉司、附录利玛窦《西泰记法》五则、目司、耳司、鼻司、舌司、四体觉司、行动、语言等内容。今北京图书馆藏有《泰西人身说概》清抄本的缩微胶卷。

龙华民的《灵魂道体说》、卫匡国的《真主灵性理证》、高一志的《修身西学》等书也都介绍过一些有关解剖生理学知识。《真主灵性理论》论及人体骨骼及其生理功能。卫匡国的《中国历史》中说中国人早在公元前两千多年前就发现了草木的药性，还在《中国新图志》中介绍中国各省区有关中草医药的情况。高一志的《空际格致》、熊三拔则的《泰西水法》均较多地介绍了西药，《空际格致》还论及西方的生理解剖学知识。《药露法》是早期向中国介绍西药制作的著作。中国的大学者们也及时地接受了西国用药法，如作蔷薇露法，“能透入脏腑骨间”，“服之神效”。《恽格欧香馆集》对西药亦持肯定态度，说它能“治疗百病，虽陈疾，投之立起。久服能抗衰延年”。明万历时人沈德符所撰的《野获编补遗》中提及西洋露药时说：“今中国人能为之。”

葡萄牙传教士傅汎际在《寰有诠》和《名理探》中，论及心脏和视觉的功能与四体液的关系，认为人的大脑具有控制知识、记忆、意志、情绪等作用。波兰传教士穆尼阁（1611～1655）在《天步真理》中甚至介绍了西方的星占医学的内容，这显然不是当时太时兴的东西。从中世纪以至文艺复兴时期，西方的占星医学作为一种传统医学内容，被用来作为诊断预测疾病及指导临府实践。当时一些医家，甚至比较激进的医家也有传承并崇尚星象医学者。对中国医学理论有一定影响的有达巴诺《调和论》、赖赫的《操演珠玑》、来比锡大学教授罕特所撰的《人类学》等。例如放血治疗，明显地受星象医学的影响。疾病的诊断是基于当时解剖学、生理学和病理学的进展水平，传统的直观诊断仍占主要地位，如检查血液比较注意颜色、密度、气味与泡的形状，检查痰、尿也以视诊，嗅诊为主。

公元1289年，意大利籍方济各会传教士孟高维诺(1274～1328)被教宗尼古拉四世派遣来华。在他来中国前曾是菲特烈皇帝的御医，具有很高的医术。来华后，他在北京除传教外，兼以医术为人看病。孟高维诺在北京长达三十四年。他在这期间出自行医需要，可能有机会研读过中国的医学书籍，也一定会有较多的中西医治疗临床实践，可惜他在这方面的事迹未被记录下来。

在中国最早开办医院的西洋传教士是葡萄牙人加内罗 (1543～1583)主教。他于1567年来华，在广东传教。他曾在澳门开设两处医院，一处专为异教徒看病，一处专为基督教徒看病。

1575年，西班牙传教士拉达受菲律宾殖民政府派遣，到福建沿海活动，购回大量书籍，有“关于草药的许多书籍，为治疗疾病而投以草药的方法”，“关于这个国家古往今来许多学者所写的为数众多的医书，治病者应采取的态度及对疾病预防的方法”。

在西医的学术思想方面，德国传教士汤若望(1591～1666)在《主制群征》中也论及人体骨骼、肌肉、消化生理、神经、血液循环等系统的解剖生理学内容。书中说：“今论血所由成，必赖食化，……第细者，可以升至肝脏成血，粗者为滓。”书中又说：“血行以脉，脉有所总闩络，络从肝出者二，一上一下，各渐分小脉，至最细微。凡内而脏腑，外而肤肉，无不贯串，莫定其术，……从心出者亦有而大络，其一上一下，其分细周身悉与肝络同。所不同者，彼行血从血，次专导引热势及：生养气之路耳。心以呼吸进新气，退旧气，直令周身脉与之应，少间不应，辄生寒热。”这段行文中已论及血液循环。汤若望《远镜说》说：“有书生目不云史，视不喻几席，习惯成性，喜三角形近视不耐平行视远者。”已论及用近视眼镜来调节视力，使患者能正常视物。

巴多明译《人体解剖学》，在《西国纪法》记述了西方神经学和心理学。认为人的记忆在大脑后部。这一学说曾被中国一些医家所接受。如明代方以智的《物理小识》、清代汪昂的《本草备要》中，就有这种学术观点。意大利传教上熊三拔在其著《泰西水法》中论及消化生理学和希波克拉底的四元素说。

1690年康熙命法国传教士白晋与巴多明进宫讲解人体解剖学。他们引用17世纪法国著名解剖学家韦尔内的著作、法国皮矣尔的解剖学、戴尼的著作和托马斯·巴托林的《新的普遍观察》，编译成满文讲义，并附有大量插图。康熙传旨将讲义及插图用满文整理缮写，并装订成册。其内容有解剖、血液循环、化学、毒物学和药物学。巴多明称此书为“按血液循环理论及戴尼斯发现而编成的人体解剖学”。该书所引述的原著，均是当时法国著名学者所著，代表了17世纪欧洲医学界的新潮流和新水平。

巴多明编译的《人体解剖学》，据说共为9卷，讲述化学及其原理、毒药性能、医药的治疗作用等。译稿曾由康熙帝御览，但未能在出版，仅存抄本三份。据说，一份由巴多明寄给了法国科学院（现保存于法国国家自然博物馆），一份由清末来华的英国伦敦会传教士德贞保存，一份转入俄国东正教北京教会图书馆。1953年，法国有人对巴氏的译作和图集进行研究，写成《欧洲解剖学在亚洲某些地区的传播》一文，称赞巴多明在向中国介绍西方医学方面所作的这一有意义的认真而又细致的工作。巴多明除了把西方先进的医学知识和技艺引入中国之外，同时也向西方介绍了不少中草药知识。

清朝初年，受西方医学影响最大的皇帝是康熙。1692年康熙患了恶性热病，当是疟疾，隔日一发（间日疟），百治不效。法国传教士张诚和葡萄牙传教士徐日升用西药减轻了康熙的病情。1693年，法王路易十四派往中国的耶稣传教士五人，其中有洪若翰（1643～1710）、刘应（1656～1737），他俩将刚从南美传人欧洲（17世纪中叶）的金鸡纳带到中国，并进献给康熙。皇上不了解药性，先令患疟的三个人试服，其结果三人皆愈。四大臣自服少许，亦觉无害。遂请皇上服用，不日疟瘳。于是金鸡纳开始在中国的上层人士中当做治疟妙药。康熙病愈后为酬谢这二位传教士，遂赐给二人白银和御服，还将一处王府拨给法国教士，供他们居住和建堂之用。并拨给银两、建材，命工部帮其建造和维修。

张诚和白晋充任宫廷教师期间，曾向康熙讲述西方医药，如烧伤药的应用。他们还应康熙要求，参照了法国药物学家爱拉的《皇家药典》，在三个月内就制成多种膏、丹、丸、散。康熙曾多次前往观看。他们制的药，不仅作御用，还分给教友、贫民百姓。这可算作是在中国最先开办的西药制剂室。以上史事，被后来的法国人樊国梁(1837～1905)在《燕京开教略》中作了记载："康熙偶患疟疾，洪若翰、刘应进金鸡纳，……皇上以未达药性，派四大臣亲验，先令患疟者服之，皆愈。四大臣自服少许，亦觉无害，遂请皇上进用，不日疟瘳。……特于皇城西安门赐广厦一所，"所赐广厦即救世堂，也称北堂，作为天主教教堂。民国以后所建万桑医院(后改名万生医院)，即此教堂的一部分。刘应(1656～1737)，字声闻，是法国籍耶稣会士。1687 年来华，在山西、南京、广东等地传教，1709 年回法。著有《大鞑靼史》、《易经书经考释》等书。

鲍仲义、樊继训、罗德先、罗怀忠、安泰五人都是康熙朝来华的传教医生，皆任职于太医院。他们除了为宫廷服务外，还为社会服务，施舍医药于穷人。罗怀忠，字子敬，法国人，师从著名医药学家，学制药物和外科学。1715 年来华，在华期间开设诊所，免费为无钱的人家治病。他还办过助产士培训，向她们传授接生、妇科、儿科知识。他在北京开设了一家诊所，每天免费为人治病施药，行医三十多年。罗德先，字慎斋，法国人，1699 年来华，他擅长外科，善配药并精通脉理，初到厦门时治愈了几个本地医生未能治好的病人，从而取得了人们的信任。罗德先精于外科，尤善配药，并谙脉理，治病多有效验。他曾两次挽救了康熙的性命，一次是治好了他的心悸症。另外一次是割去康熙上唇生的肿瘤，手术很成功。由于这个，康熙对罗德先极为信任。康熙旅行时，罗德先多次随行伴驾。为酬谢他，康熙偿给他价值二十万法郎的金锭。巴多明曾赞誉罗德先说：对病人"他说得很少，许诺得也很少，却做得很多。最使我佩服的是他的耐心和温和，什么也不能使他灰心，任何情况下，他都显得沉稳，他的仁爱施向所有的人，穷人和富人一样。"

清初来华的墨西哥方济各会传教士石铎录(？～1704)将西方药物分为石类、水类、木类、草类、兽类、虫类六部分，每部分又举出若干种，如水类有强水、目精油等，草类有香草、臭草等。

卜弥格的父亲是著名的医生，他承续家学，在医学上也极有造诣。卜弥格在来华前曾为波兰王的首席御医，来华后在澳门、海南岛、云南传教期间，兼行医。他还研究中国医术及用药方法，著《中医示例》、《中国的医师》、《中华植物志》、《中华脉理医钥》等书，将中国医术向西方介绍。

明代和清代早期的传教医生向中国传播的医药学知识是多方面的，在对骨骼的描述较宏观。如汤若望的《主制群征》说："首骨自额连于脑，其数八。上颌之骨十有二，下则浑骨一焉。齿三十有二。膂三十有四。胸之上有刀骨焉，分为三。肋之骨二十有四，起于胸，上十四，环至胸，直接刀骨，所以护存心脑也。下十较短，不会其前，所以宽脾之居也。指之骨，大指二，余各三。于与足各二十有奇。"对骨的区分界定与计数已有较明确的认识，如颅脑骨共八块：额骨、枕骨、蝶骨、筛骨各一块，顶骨、颞骨各一对。膂即脊椎骨，共三十四块，似乎包含戏要椎七块、胸椎十二块、腰椎五块、骶骨五块（成年后会成一块）。刀骨即胸骨，虽浑然为一块，按部位则分为胸骨柄、胸骨体、剑突三部分。肋骨二十四根，共十二对：一至七对为真肋，直接与胸骨相连。八至十对为假骨，肋软骨依次相连在上位肋软骨而构成肋弓，十一至十二对为浮骨。认为真肋保护心胸，肋与浮肋保护肝脾胃。对手指骨与足趾骨的计数准确。另外，对上颌骨、四肢撑竿跳产骨的计数与现代解剖有差异。当时欧洲的一些解剖书计骨骼总数三百三十块，可能计数是依据解剖部位界定的不同而来的。《主制群征》记载对人体肌肉主要是骨骼肌以及形态学的描述，也大致是正确的。《泰西人身说概》则对解剖有进一步的详细描述。上卷主解剖，以骨骼、肌肉、皮肤、韧带、淋巴、脉络为主要内容，尢侧重于运动系统的解剖，与现代系统解剖相近。

消化系统　据《人身图说》中对消化系统解剖的描述。食管："其体为肉及筋之中，体乃以细膜及筋及他肉体而成，筋细皮在内，以口内之细膜至唇，而与气喉相连，又以直细线织成，……其外肉细皮以横细线织成……，此二细膜与胃之二层的相连，食喉结成"。关于食管的形态位置："其大小几何，亦随人体之大小，其模形图，可吞饮食，容易翕张而可免受害其所，在肾脊及气喉之中，于结喉下行至胃。又当知食喉以肾脊之行至第四筒眼，略斜于右边，与大脉络生于肢，并行复弯转於左边，向胃至上口，得本性之妙工。"胃的形态结构："以肉膜二层及成；大小份量不同，如人身体，其形圆而长，有似皮囊，以二本层结成。另有一公膜……盖覆於胃。又有血脉筋三络分散于其全体,其二本层,一内似细嫩黑皮以多肉线,结如蛛网,上伸至口中,可取吸饮食,……其层皮更厚,且多细线屈曲织成,以缓泄泻之势,其固体细膜与根。由头上来,此膜带细线自头下至食喉,即发各白缰线而上行至胃。”十二指肠:“无折叠,无弯曲,如一小胃,谓之十二者,以其体如横十二指长也。……若今人止有七八指其长之故,为大身络口唾于肝之空处,易过……,乃脉络,一经亦易经行,因此十二晗有时至脾茇胆胞相触,故其形若有转折之势……,十二晗之所,则在脊肾略去右边。”以下空肠,回肠、盲肠、结肠、直肠的描述与现代解剖形态大体相似。对肝、胆、脾的解剖形态位置也基本正确。

循环系统 《性学粗述》所述的心脏外形与实际相同,且多引述亚利斯多德对心脑干的形态描述。另外,对心脏房室、瓣膜、动脉、静脉等有较细致的记述,但对于血液的运行。全身动静脉管的分布则语焉不详。而其后《人身图说》则对循环系统记述较详。心包;又名心囊、心包络。其形“似心之巢,由心底所发,其初质以细线……所结成,其体凝厚,属筋无细线……,有细膜二,一本细膜,一公细膜,由肋下来,又有血络防络及筋一由乳细络下行,一由细圆硬肉来。其筋左右边由六品筋所发。”心脏:《性学粗述》指出“心之形上阔而圆,圆能多容且尊;下管而锐,锐则翕真火。盖稍似机实。然其外围有坚薄皮围护如城,胸腔胁骨如郭(城)也。”粗略地描述了心脏的孔窍、心瓣膜。《人身图说》进一步描述了心房与心室,心瓣膜的形态与功能,对防管已有较详记述,如静脉有上腔静脉、胸静脉、头颈静脉、上肢静脉。下腔静脉,阴部静脉、精索静脉,睾丸静脉、肾静脉、腿静脉,痔静脉、子宫静脉、卵巢静脉等。动脉系统有:胸大动脉,内颈动脉,外颈动脉,锁骨下动脉、腋动脉、桡尺动脉及其分枝。另外,还有腹大动脉,肝动脉、胃动脉、胆胞动脉、胸动脉、肾动脉、丸动脉、精索动脉、卵巢动脉、痔动脉等。对心冠状动脉的描述尢详。

呼吸系统 《性学粗述》把呼吸系统分为四个主要部分,即心、肺、膈、气管,依稀看到心脏在呼吸系统的作用。肺:“肺之体轻,有如浮血所结之沫,便于气之渗也。加勒讷云:自喉之中,不更于肺,有一筋脉 会而到心之右孔,气海自此心孔更出,以看其,而又有一血脉通贯,其肺会于心之左孔。颌下则分为三管，透入于肺，又缠分之满肺，皆通嘘吸之气焉。”对肺的外形及血管有大致描述，说明心肺的密切关系。膈：“鬲者，一层细膜，隔心肺与肝肠，有如墙垣之亘也，其是如此，鬲肺开则外气自气管吸进，以享其心。其所入气旋为心所蒸热。则旋闭而出之，如汹潮之游落然。”气管：“不过接气之门路，如食喉为饮食之门路，此二管相近而皆合于小舌之间。饮食进则小舌蔽其气管之口，不使饮食得以错入，惟气欲出则小舌起而开关，气已出则小舌又掩而闭关。”呼吸系统的解剖学较粗略，基本上遵循了盖伦的解剖学。

泌尿系统　当时对肾脏、输尿管、膀胱、尿道基本形态有所认识，论生理详于解剖，将汗液的排泄与尿液的排放统称为“排泄系统”。

神经系统　神经系统基本上讲述大脑神经、脊髓神经，论生理亦详于解剖，且多经验之谈。《西士性学书》说：“脑之髓包括二层之皮，一名严父，一名慈母。髓之后生脊骨之髓于背，又于脊骨生二十四双之筋，十二双带动觉之德，于左自而下，至腰以至足，在右亦如之，盖脑髓所生动觉之细德，其从头至足者，在各肢有本所俱动觉之德也。”似乎对脑神经它有正确的了解，而对脊神经的记述不足，只记二十四对，对躯体神经的颁布与功能有简略叙述。当时对内脏神经描述很少。《主制群征》说：“脑之皮分内外，内柔而外坚。既以保全本气，又以肇始诸筋，筋自脑出者……悉顶内，导气于五官，蔵令之动，或会之觉。又从脊髓出筋三十偶，各有细脉旁分，无肤不及，其与肤接处稍变似肤，以肤为始缘，以引气入肤，充满周身，无弗达矣。”说明愈到后来，对解部部位的描述愈清楚，如这里所述的脊神经30对，距实际只差1对。

生殖系统　男性生殖器。对睾丸、副睾丸、输精管及生理功能颇确切。对卵巢、输卵管、子宫、韧带、外生殖器的形态学描述较细。胚胎归于本系统来描述。列述胎盘，羊液、胎体、脐带，以及不同月份胎儿的形态。

感觉器官　视觉器官：对眼结膜、角膜、瞳孔、房水、玻璃体、甚至视神经等有一定的描述，对生理学论述颇多。听觉器官：《性学粗述》说：“论闻之具人脑中有二细筋，以通觉气至耳，耳内有一小孔，孔口吸薄皮，稍如鼓面，上有小活动骨捶，意志感之，此骨即动，气急来则急动，缓来由缓动，如通报者然。”言简意赅地对听觉器官作了概述。

嗅觉器官　《性学粗述》说：“论嗅之具有二细筋之管，从脑至鼻，其筋末有嫩肉，如乳头而多孔。"味觉器官。《性学粗述》说："又舌中有多细筋总会于两筋管，自舌通至脑中，公觉之所是为啖具。至于啖之力则觉性中之一。能用此啖具与舌以接物，味觉也。"其形态与功能俱述，颇粗浅。

在文艺复兴时期，医学理论既有传统的，也有在此基础上而萌生的实验分析的新的医学理论，四体液理论作为西方传统医学的一种基础理论，通过西方传教士再一次地传入中国。据《性学粗述》说："血为红液，其液之粗者成黄、白、黑三色。黄白黑液虽有本用，在身然不能补养，独白能补，血成于肝。又分为二处，一启蒙流浑身以养白体，一至于心。"在四液中，血液通过循环来补养人身。《医学原始》中说：黄液："性学书云：若黄液过热过多，则易致重病，如伤寒肋旁痛症是也。总之，火与燥过多，黄液即太热，则血固之而坏也。"黑液："黑液散于固身，故形貌皆黑，甚至不欲食也。又云：黑液燥冷，其为病多危。如痛症患病愈重血愈黑，皆黑液过重过冷之害也。人有内生痛压心之热而殒者。"三化之说，主要侧重于消化系统。据《泰西水法》说，人的饮食有三化，"一曰胃化，烹煮熟烂，二曰口化，细嚼缓咽。三曰胃化，蒸变传送。"待胃中食物消化下传，"悉成乳糜，次乃分散达于固身。其上妙者化气归筋，其次妙者，化白动脉，用能滋益精髓，长养肌体，调和养卫。"白液："白液为病者，多头眩发喘、鼓胀诸症也。又云：人之鼓胀者，为饮化过分致生白溶剂化物，启蒙散周身，流溢脏腑之外，而病根在膀胱，渐而复与脬及耳皆肿，口出臭气，有发热口渴不欲食者，日夜饮水而渴不止也。"说明四体液处于相对稳态时，人体健康无病，一旦体液失衡则病。另外，认为人以之火（即真火）与湿（指血液）素为生命之极，人的生老寿夭皆与此素有关。上各种因素不但对病理有直接关系，而且还与生理，梦有关系，涉及疾病诊断、预测。《性学粗述》指出："盖四行之液，启蒙注一身，而其蒸焰之冲，或根其所禀所养所感者，以各征于梦。水液胜则多梦，江海云雾等。火液胜则多梦，争斗烈火等。土液胜则多梦折墓幽暗等。气液胜则多梦飞游欢笑等。"依据体液学说，人体的汗液，尿液的变化也有其生理学与病理学意义。

文艺复兴以后，西方医界对于临床诸病的认识较之中世纪医学已有明显的进步，在理论上也多依当时解剖学、生理学与病理学为据，防治仍以传统疗法为主。

内科

头痛　《人身图说》说：处放如头疼及太阳痛。须于脉管血络及太阳血络开血即愈，屡试有验。

神经衰弱　《西士性学书》说："今之劳心苦思者，多患弱病。盖……不能化饮食，乃生存液，变恶气，此之所由生也。"

健忘　认为健忘之因不外于疲劳、饮食、疾病等。《记法》说：饮酒过度，或油腻难消食物，或食物中毒。"俱能混浊调脑之气，滞塞通脑之脉，故难记而忘。"《性学粗述》说："有固疾太热太寒，或值大惊大仇大忧，随而念乱，其象意至遗忘，甚有自己字亦不复忆者。"有记忆全部丧失者，甚至命名性失语，也包括在此列中。治疗健忘之法：不外乎饮食药物。有用香物转丸，常握于手，用以开涉记忆之孔。有用鹧鸪诸鸟之胆按两额边太阳穴道，一月一次，使之内透。有频服膏剂之类，或用灵香之类，空心同姜口嚼，以能除脑中之湿痰，而恢复及增强记忆，西国医学尽有奇方。

脑溢血　《西士性学书》认为，半身不遂，是由于"运动之筋受恶气阻塞，不能流通以运动也。"感知觉尚存者是因脑中该部未受到损伤。李时珍所谓脑溢血，不仅仅指脑出血，还包括脑梗塞。

呕吐哕逆　由多种原因所致，据《人身说盖》所述，多食、受恶气，胃肠梗阻等，皆可发生呕吐哕逆。还有呕吐黄液而致头、胃疼痛。

胃下垂　西方医学对此认识比较明确。《人身图说》胃下垂严重者，胃底可下垂至脐与膀胱部位。

疟疾　西方开始并未认清楚本病与疟原虫有关，亦无特效药物，以后来从美洲发现奎宁之后，治疟才有了良药。

目黄　《人身说概》从体液病理学观点来论述黄疸。

妇科学

闭经　《人身说概》说："若女人月经闭塞，用子圈如杯口大按上，经茅扎缚，可使时至。"用外治法，亦有效验。

小儿科学

痘　《西方答问》说："若孩儿童将发之初，或用珍珠粉末几分，为凉血消毒之药，少有败者。"这是当时西方治疗小儿痘疮之法。

五官科学

远视　能视远而不能看清近物，多为老年人目衰。“视物不能敛聚其象，象形直射，恍惚不真。”这是远视，为老花眼。

耳聋　《性学粗述》说：“人或以手置耳后，使人能听见。便可兜气以入。西国更有用极薄银片为耳管者，外博内细，进入耳内。”似为后来助听器具。

耳鸣　《性学粗述》说：“耳听藉气血以养，而气血藉四行之液以调病者之四液，则有强有弱，偏盛偏衰，乱动冲击其耻，故随其冲击之轻重巨细，各成其声也。”用四体液理论来解释耳鸣。

哑　《性学粗述》说：“人之所以能言者，以幼熟听人言学习之也。生而聋者，自来未有所闻，何能言乎？其长而聋，亦或不哑，以曾有所学故耳。”论述颇正确，辄有先聋而后哑。先学会说话后而耳聋者，仍能言语。

外科学

乳痈　《人身说概》说：若乳发肿毒，于其左右旁下拔火罐以散之。西方称拔火罐为杯吸术，以此法治之，吸脓液或吸出乳汁阻塞之处。

梅毒　《人身图说》指出，此病为性传播所生。

伤脑　为颅脑外伤，伤脑可致记忆力减退，乃至记忆力合部丧失。

冻疾　即冻疮。《职方外纪》记载，高寒地区“气极寒，……其室宇多用火温，雪中行旅，为严寒听侵，……如褰人温室之中，耳鼻辄堕于地，每自外来者，先以水浸其躯，俟全身体渐苏，方可人漫室内。”

脏躁　据《人身图说》所记载，此病与中医脏躁病名同而实异，盖指一些急腹证。

脱肛　《人身图说》说：脱肛者为肛口多恶液，如齿盐，蜡油，皆直肠脱出难进，不能还其本，所以须要以手托进。

痔疮　《人身图说》指出：痔有出血与不出血者，以症状、病理，可分为外痔、内痔及混合痔。

医学的发展不平衡。外科学在法国较先进。但 14 世纪的巴黎，外科学仍对学生禁止。有些理发师放弃理发而专攻于外科。1365 年据统计在巴黎有理发外科医师四十名。英国于 1372 年下令限制法国的理发医师，只能医治“不致引起死亡的伤口”。同时期的欧洲外科学，并没有比中国更强势多少。

明末清初，由传教士带来的药颇多，如赵学敏《本草纲目拾遗》所载，仅药露就有薄荷露、玫瑰露、佛手露、桂花露、茉莉露、蔷薇等多种，此外还有强水、刀创水（治外伤用）、鼻冲水、檀香油（治胃病）、肉桂油（治风湿）、西洋参、碎精石等。1705年康熙有诏曰："这金鸡纳是皇上御制，服了很好，这是十两，着赐提督。"1712年7月，《红楼梦》作者曹雪芹的祖父曹寅在江宁织造任上患疟甚沉，亦曾向康熙讨药。康熙派驿马送去金鸡纳，并嘱咐说；"疟疾若未转泄痢还无妨，若转了病，此药用不得，须要认真。"康熙还曾训诫药臣："西洋有一种树皮名金鸡勒，以治疟疾一服便愈，用药品在对证也。"被称为耶稣会士树皮是金鸡纳。《本草纲目拾遗》介绍其物形和药性说："细枝中空，俨如去骨远志，味微辛，云能走达营卫，大约性热，专捷行气血也。"又说："不论何症，用金鸡勒（即金鸡纳）一钱，肉桂五分，同煎服，壮实人金鸡勒可用二钱，一服即愈。"

清末来华的新教传教士对西药作较多介绍的有嘉约翰、傅兰雅等人。他们着重于西方药理的介绍。嘉约翰的译著有《化学初阶》、《西医略译》。《西医新报》是嘉约翰主编的一种西医期刊，一年出四期，内容也含药物。《西医略译》4卷，为嘉约翰和中国人孙庆父合译。此书载西方常用药品一百余种。傅兰雅则著有《西药大成》、《药品中西名目表》、《泰西本草撮要》等书。在山东烟台传教的美国浸礼会传教医生洪某依据英国人听著的《英国药典手册》，又参考美国药典、印度药典及中国本草学，编成8卷本的《万国药方》，又称《英译药物和药剂学手册》。其特点被认为是"于草木金石之原质，凡质曲尽功用，虽趋新而实能及古"。书成后由李鸿章作序，上海美华书馆出版。中医界这时也接受了这些传人之药，如金鸡纳、日精油、刀创水（碘酒）、鼻冲水（氨水）等。另外还有：椰树实：可以疗诸病。锻树皮：可接骨疗伤。加究弄：果实，解毒，治毒虫伤。可内服外用。的里亚加：《职方外纪》说："的里亚加，能治百病，尢解诸毒。"疑为底野迦，即鸦片。阿力满：《职方外纪》说："地中海有岛百千，生一草名阿力满，少嚼便能疗饥。"娄油：外用治手足红肿、疼痛，滴耳治耳痛、亦治外伤、痈疔、梅毒、痔疾。香草：能解闷消郁、消食健胃、固齿。外用洗浴，可消斑、除虱虮。臭草：功与香草相似，还可治泄泻、鼻衄。外用治皮肤病、眼疾。山狸:《职方外纪》说:“有山狸,似麝脐,后有内囊,香满其中”。第二种是:“泰西名医至小西洋东珍药制成保心石,服之令毒气不攻于心。用法:以刀刮如麦大者六粒为粉调服,多用亦无害,更增加精神。常将此药酒水随入,能令腹中不多生蛔虫,体健神旺。治大热燥渴、小便不通、泄泻俱水调服。腹伤忧闷无热者,或酒或水调服。有热者,酒水各半调服。病后软弱,酒水各半调服。胸肉伤心痛、风寒气痛、吐蛔、咯血、吐血,皆水调服。毒蛇毒虫伤,不拘酒水服。刀箭疯犬毒物伤,以粉敷疮口中,外以布包即愈。还有吸毒石:主治疮痈,肿毒。这些药非中医所固有,却是用之有效的。

关于药露,在欧洲药物学中占有一定地位。《泰西水法》记载,药露制法:“凡诸药系草木果瓜谷菜诸部,具有水性者,皆用新鲜物料依法蒸溜得水,名之为露。今所用蔷薇露,则以蔷薇花作之,其余药所作皆类也。其制法先造铜锅,平底直口中,下广,上稍敛,不论大小皆高四五寸,……欲作诸露,以物料治净长大者,坐醉之花,则去蒂与心,置铜锅中不须按实,按实气不上行也。……热气升于兜矣,即化为水,沿兜与下,入于沟,出于管,以器承之,……所得之水以银石瓷器贮之,日晒之,令减其半,则水气尽,能久不坏。……香以其花草作之,如蔷薇、木樨、茉莉、梅莲之属。凡为味,以其花草作之,如薄荷叶、茴香、紫苏之属。”亦有用人参以酒蒸露而饮者。药露根据其功能,有内服与外用之别。药露工艺的进步,对药物的发展有很重要的促进作用。

牛痘接种法在19世纪初就传到中国。牛痘术作为西方医药最早传到中国,有着一定的历史背景。19世纪初,琴纳发明牛痘接种法不久,1803年8月,英国船医从东印度公司带来一批牛痘疫苗,10月底到达澳门,对一些中国儿童进行试验接种,效果不佳,原因被认为是“由于长途跋涉病毒失去效力”。1805年英国医生皮尔逊(1780～1874)受东印度公司之聘到澳门,他在澳门行医的同时,尝试传播牛痘接种。皮尔逊开始给居民接种牛痘。他还亲自起草写了一本种痘的小册子,由斯坦顿翻译后,在澳门一带四处散发,宣传种牛痘术。1805～1806年冬春季节,天花流行肆虐广东沿海一带,于是有一批中国人来请他接种牛痘。1806年接种者增多,皮尔逊雇佣了一些中国人作助手,其中游贺川被认为学习得最好。在游贺川帮助下,皮尔逊不仅在当地工作,还出诊到附近的乡村行医种痘。1815 年由广州商人组成的“行商”(是一些奉清朝政府之命专门与外国商人打交道的商人,即买办阶层)在广州开设一个牛痘接种诊所,每九天由一个种痘师(中国人)给儿童种痘,皮尔逊在那里作为实施这种方法的监督者。1817 年,广州出版了有关种痘知识的中文册子,其中有皮尔逊的部分作品。游贺川是最早接受和传播牛痘术的一批中国人的代表。他于 1818 年在澳门独立开办种痘诊所,一生以种痘为业,并让儿子继承了他的产业。

1557 年葡萄牙在澳门曾建立了西方式的医院和麻风病院,有传教士在在此行医。1569 年澳门主教加奈罗建医院两所,一收教友,一收教外人。不久澳门又建圣拉斐尔医院,1640 年和 1667 年曾两次重建此院,1747 年进一步扩建,有病床四十张,住院分男女二部,非教徒也可在医院看病。1579 年左右传教士在澳门置麻风病院一所。从 1805～1840 年鸦片战争前夕,外国传教士在中国广州等地建立了一些医院。

1594 年在澳门圣保罗医院,并附设实习班。这是在中国设立的最早西医学校。

荷兰人 1624 年入侵台湾,在台南登陆,占领安平,随即在安平开设商馆、医院。或以医疗作为传教的先导,借传教推行抚化政策,并修筑教堂、医院,主要为驻台荷兰人服务。明代台湾之医院示意图今存。西班牙占据台湾期间(1626～1642),在传教的同时,以医学作为接近原居民的工具,为当地人治疗疟疾与天花。当郑成功驱逐了荷兰人后,西方这种以掠夺为目的的医疗事业也随之在台湾消失了。

在康熙、雍正时期,朝廷曾颁布过禁教命,至乾隆朝仍实行禁教,但清政府并未拒绝传教士传授的西学,个别有技术专长的传教士仍不断来华,如禁教后来华的传教医生罗启明、巴新等人。俄国传教医生在华主要是为本国的在华人员看病。

清太医院中有了洋御医,他们是:

鲍仲义(1680～1718),字质庵,意大利籍耶稣会士,1692 年来华,善外科,亦精药理。多次作为随身医生伴康熙帝出巡。

樊继训(1664～1703),字述善,法国人,耶稣会士,1692年来华。来华前就以医术闻名。来华三年死去。

罗德先(1645～1715),字慎斋,德国籍耶稣会士,1699年来华。

罗怀忠(1679～1747),字子敬,意大利籍耶稣会士,因其精湛的医术被教会看中,于1700年被派遣来华。

安泰(1689～1758),字自得,法国人,耶稣会士,1700年来华。康熙帝晚年最后几次出巡,他作为保健医生伴行。亦热心为民众治疗。

罗启明(1725～1764),葡萄牙人,耶稣会士,1751年偕钱德明、高慎思来华。精外科,受雇宫廷,以治病传道。因传教、行医劳累过度,患肺结核早逝。

巴新(1712～1744),字懋修,法国籍耶稣会士,1765年来华。他在来华前曾是波斯王托马斯·古里康的首席御医,来华后在广东传教。乾隆帝第五子得病,征传教士以西医为治,在京传教士乃将他荐举,遂被征召入宫,诊治而愈,遂被聘为御医。

18世纪前来华的西洋传教医生并不多,西医并未在中国产生多大影响。19世纪后,随来华的传教医师渐多,除天主教传教医师外,还有大量的新教传教医师。

初期的西医院大都是由教会和传教士开办,医务人员也多是传教士,他们不只带来了西方的医疗技术,还带来了西方医院的管理办法。

明末清初,西方来华的传教士也是近代文化知识的传教士,他们大多具有较高的文化素质,他们把基督教带到中国的同时,也带来了西方近代科学和医药学。

5.近百年教会与西方医学向中国的传入

1840年后清朝政府第一次在正式意义上同意中国向天主教开放,1846年2月,清朝向天主教颁布法令:“天主教既系劝人为善,与别项邪教迥不相同，业已准免查禁。”在1840～900年间，外国教会在中国建立教堂、学校、医院、诊所以及孤儿院等慈善事业，教会先在沿海一带建医院，然后向内陆各地发展。基督教重视建学校和医院，中国大部分教会医院是基督教各会创办的，少数为天主教所创办。他们还在位置偏远的地区设立了流动医院，通过行医而传教并发展教徒。

伯驾（1804～1889）是美国公理会的传教士，美耶鲁大学毕业，医学博士。他受美国公理会国外布道会派遣来华。当初他在新加坡学中文时，为那里的中国人开设了一家诊所。1834年来华，1835年11月4日伯驾在广州开设了眼科医局（即广州博济医局的前身）。由于医局开在广州新豆栏街上，所以当地人又称为“新豆栏医局”。据伯驾给美国传教总部的报告说，他的医院租用当地商人的楼房，可以接纳二百个病人候诊，收留四十个患者住院，能够产生影响的也主要靠白内障手术，

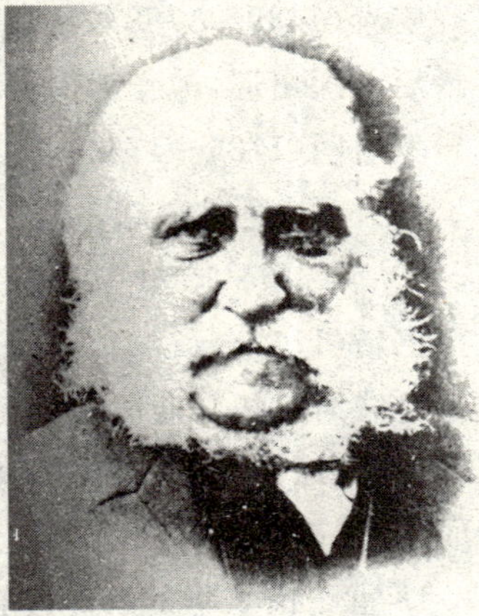
伯驾

所以这个医局实际也是眼科医院。第二年春天扩建为博济医院，后来更名为广东医院，院务繁忙。伯驾主持医院工作，聘用华人作助手帮助翻译、配药。郭雷枢等其它传教医生也常来帮忙。伯驾精外科手术，在中国实施过截肢、摘除肿瘤、膀胱结石等手术，较早地将刚发明的哥罗仿麻醉剂传入中国。1837年，经伯驾挑选的三个16～19岁之间的青年开始跟他学习医药学和英文，并在医院里帮助做配药以及手术助手方面的事情。这就是伯驾在他的报告中提到的第一个“医疗班”。伯驾的医院1840年6月因鸦片战争爆发关闭。伯驾曾在1840年6月～1842年10月先后到美国的华盛顿、纽约、波士顿以及英国、苏格兰和法国的一些城市游说，在集会上向商界和医学界发表演说，宣传他们在中国从事的医药传教事业和他们在华的感受。伯驾请求他们支持在中国发展医药活动的教会。波士顿、纽约、费城、伦敦相继成立“中国医学传教协会”和“支持在中国及东方医学教会的医学慈善协会”等类似组织。在费城的“中国医学传教协会”计划每年向在华的基督教教会

医院提供经费支持，并提供医疗设备、医学书籍和期刊，资助数名中国青年到美国学习医学。而伯驾则把他在中国收集到的特殊病种、典型病例和病理标本图片以及中国植物药标本送给医学协会供作研究。伯驾在这些地方进行的演讲和宣传使他收到大批捐款，为他在中国长期从事传教活动提供了物质上的保证。伯驾在中国传教行医的同时还与政治有密切的关系。1842 年 11 月伯驾从美国返回广州，于旧址重开医院。由于有了传教条约的保护，传教士医生不仅完全消除了原来的顾虑，而且可以按照自己的意愿选择病人或治疗或观察试验。病人的增加使传教士不再需要为吸引病人四处说教。1842 年后，广州教会医院的治疗范围逐渐扩大，除眼病治疗之外，在业务上已扩大到内科、外科、骨科、皮科、牙科等方面，手术包括肿瘤、膀胱结石、乳腺疾病、腹水、坏死性骨骼切除等。据 1843 年教会发表伯驾的报告说，广州眼科医局一天的病人有时达到一千多人。医院的候诊厅里全是拥挤的病人，人们在一楼排队等候在领到 1 张病卡后上楼接受检查。病人中有地方官吏，也有下层群众，有妇女，还有儿童。进行一般的外科手术是教会医生最擅长的治疗方式，但是在 1845 年以前，教会医院的外科切割手术都是在无麻醉的情况下进行的。伯驾的报告中提到他在 1844 年做过的一例面部肿瘤切除和一例膀胱结石手术，在描述手术的情形时他说：病人以极大的镇静躺在手术台上，在进行手术时，很少发现他有什么感觉。1844 年伯驾开始从医而政，并于 1845～1855 年任美国驻华头等参赞等职。1846 年伯驾曾引入乙醚麻醉法在他的医院第一次试用，使医院在实施外科于术上有重大进步。同年 10 月，伯驾又从波士顿买到杰克逊医师研制的麻醉仪和一批乙醚，随同附来的一封信介绍有使用这种仪器和药物的方法。伯驾起初只用氯仿做普通小手术，一年后，1849 年 11 月 24 日，他首次对一例膀胱结石病人用氯仿麻醉，手术成功。麻醉药引入教会医院，使教会医生外科手术的选择范围大大扩展。1846 年美国医生摩顿首先使用乙醚拔牙。他曾希望通过为钦差大臣兼两广总督林则徐治病，与林则徐等地方官吏建立联系。在广州期间伯驾是美国领事的助手，他与裨治文一起作为美国方面的重要成员参与订立中美《望厦条约》。1857 年返美。1858 年后伯驾被任命为美国驻华公使。

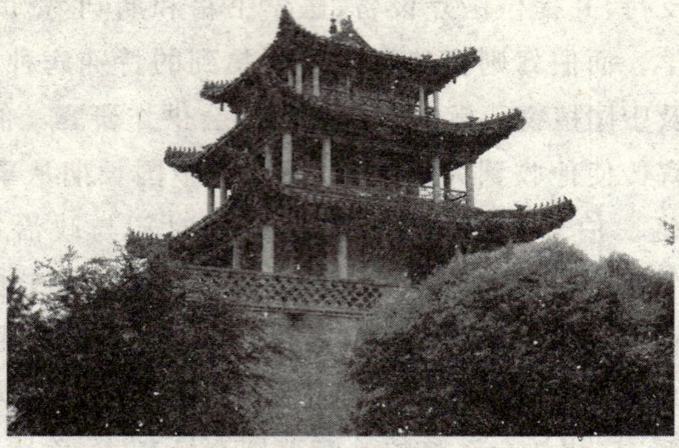

林则徐被流放新疆的故地

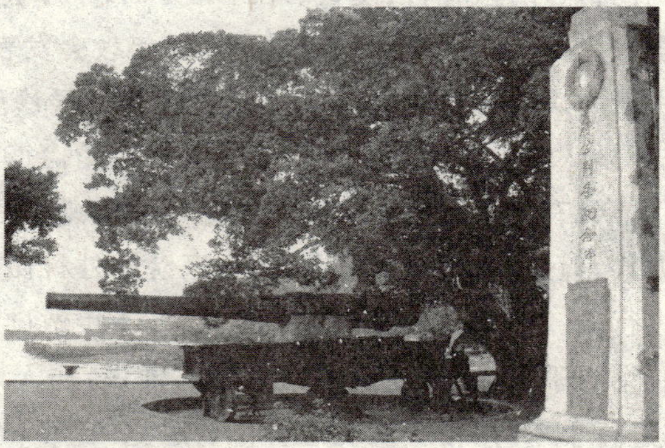

虎门林则徐纪念碑

郭雷枢(1796～1879)早年在英国学医从医。他是英国东印度公司的传教外科医生。1827 年在澳门开眼科医院。1830 年美国公理会国外布道会派出第一个传教士裨治文来到中国大陆从医。1833 年他又在广州开设一个诊所,进一步扩充业务范围,接诊眼疾、脚病和其它各种疾病患者。郭雷枢意识到并撰写了《关于任用医师在华传教商榷书》一本小册子,向上司提出,要求在向中国遣派传教士时,应当派医学传教士来,试图把宗教渗透到医疗之中。他这一观点代表了当时在华传教士的心声。自此西方各教会派遣来华的传教士皆假医药活动,以此来接近百姓而获取了信任,继而达到传教目的。郭雷枢向英美教会组织发出呼吁,请求继续向中国派遣医生,以满足中国方面缺乏医疗的需要,通过治病感动百姓,最终实现基督教在中国的传播。1838年2月21日，传教士们在广州举行了一次会议，郭雷枢主持，裨治文在会提出，要在广州组织一个协会，取名为“在华医务传道会”。其宗旨是：鼓励医界人士来华，免费为中国人治疗，为医院提供通常的帮助、医药及人员。该协会选举郭雷枢为主席，伯驾、裨治文为副主席。自后西方来华的传教医师一般都经由“在华医务传道会”安排。郭雷枢任该会会长达四十年。郭雷枢回国后，协会的工作由伯驾负责。

1841年，伦敦教会医生洛克哈特在上海创办诊所，最初他从澳门要来牛痘疫苗，在诊所和上海城内一些地方给少量儿童接种试验，并印刷修订过的皮尔逊种痘小册子散发。1843年在香港建成了第一个教会医院，设有种痘科。1848年英国贤礼会传教士洛布斯吉尔德到达广州，第二年便重新修订皮尔逊的种痘小册子，出版了《英国新种痘法论》一书。1859年广州的博济医院开设了种痘科，每在春天开始宣传推行种痘运动，并把它扩展到外地。1861年肇庆有了第一个种痘诊所，1863年佛山开办第一个种痘站。传教士贾米森在1871年的上海医事报告中说，中国人对牛痘术并不完全拒绝，他们还习惯于种人痘，一般人在接种人痘后，很少再感染天花，因而他们没有十分感到要改变这种方法。牛痘术在上海、苏州、杭州、宁波、南京、福建等的传播较早较快。1882年，江西九江有天主教医院开办种痘业务。1883年宜昌、1886年镇江也开始有人接受牛痘术。1893年传教医生在上海商议建造一个痘浆疫苗制备机构，他们从英国购来设备，于1896年10月建成生产痘浆疫苗工厂，为上海教会医院和其它中国医院提供牛痘疫苗。1890年英美和法国传教士在四川办种痘业。1909年从越南河内至云南修了一条铁路，四川、云南一带的部分疫苗就从河内或缅甸进口，主要由法国商人和传教士经营。

为满足教会医院对医生的需求，教会开始兴办医学校。最早的医校有广州博济医学校(约1866)、上海圣约翰大学医学院(1896)等。其后由教会创办的西医院校已分布在广东、浙江、江苏、湖北、湖南、四川、山东、辽宁、河北等省。这些学校的课程设有基础、临床、药科、牙科、护理及实验等，逐渐地成为了传教士向中国传播西医学的基地。

马雅各(1873～1951)，英国长老会传教医生，生于台湾。马雅各是英国基督教长老会外国宣道会派驻台湾的第一位传教医生，他毕业于英国苏格兰爱丁堡大学，获文学士及医学博士学位。1865 年 5 月抵达台南，6 月 16 日开始传教、行医，设立礼堂及医馆，进一步扩大其传教行医的范围。1871 年马雅各回英国，由德马太接替其工作。1878 年由安彼德继任旧楼医院院长。该医院经扩充而成为台湾一座新型医院。1901 年春小马雅各携同夫人来台南新楼医院任职。小马雅各精通内、外科，在其护士夫人的协助下，成立助产士及护士训练所，发展成为台湾第一所护士学校。马偕毕业于美国普林斯顿神学院，1871 年他受加拿大长老教会的派遣来到台湾，次年在淡水传教，马偕虽并非医生，但深知医疗对传教的重要性，于是他自修医学，常于传教的同时为人免费提供治疟疾的特效药奎宁，他的药被当地人称为“马偕白药水”。因求药的人多，遂开设医馆。并邀请医师来医馆坐诊，传授医疗技术。在医疗实践中他逐渐地积累临床经验。后来马偕博士与林格医师一起研究肺吸虫病及其防治。1901 年马偕因喉癌逝世，安葬在淡水。1880 年，马偕夫人为纪念其亡夫捐资建造了以一座以马偕博士命名的医院即马偕医馆，这是当时台湾北部是最具规模的医院。

英国医生兰大卫，1895 年受英国基督教长老会海外传道会派遣赴台湾。初在台南旧楼医院协助安彼得院长。他擅长于外科手术。1896 年 10 月前往彰化，与梅甘雾牧师筹设医馆。11 月 29 日始以教会作为诊所医疗传道，虽诊务繁忙，但他每晚却要向学生讲授医学知识。1899 年他另在教堂旁建造了一座基督教医院，几经扩建而成规模。1936 年兰大卫退休，返回英国。

在上海从医的教会主要是英美的基督教差会、法国天主教会、美国浸信会、美国长老会和圣公会等。1848 年秋季，美以美会怀特首先到福州开诊所，1851 年威尔纳来继续这里的工作直到 1854 年回国。1850 年英国圣公会的韦尔顿来福州，在一个佛教寺庙里创办诊所。

1845 年香港成立“中国内外科学会”，由英国海军医生塔克任会长，合信任秘书，成员有七人。学会下面设一所图书馆。1843 年 6 月香港第一个教会医院落成，其医疗由合信和另一医生承担。

1858 年底，美国传教医生嘉约翰在广州南郊增沙街租了一间房舍开展医疗。次年元月正式开业，医院命为博济医院。嘉约翰在此任院长达四十四年之久。该院在广州一带影响较大。嘉约翰还亲自编教材、向学生教授西医学、培养医药人才，编译出版著作达数十种，另外他还创办刊物。

英国伦敦会传教士洛克哈特于1839年抵达澳门，后在上海从医。1844年他从舟山到上海，在南门居民区开设了诊所，后在中国医学传教会香港分会资助下迁往上海北门，定名仁济医院，是上海第一个教会医院。随后其它教会如美国圣公会、法国的天主教会、南浸信会等也都纷纷进入上海办诊所、医院。1860年，中英签订了北京条约，任命洛克哈特为英国驻华使馆的高级医生。洛克哈特极力要求英国派遣更多的传教医生来传华，他建议得到了英国政府的赏识。1861年他以英国公使的私人医生的身份进驻北京。他一方面为英国使馆人员治病，以保障英国公使们的健康。同时他又与伦敦会总部联系，愿帮助教会传教团在北京开设医院，以利传教。终于如愿，洛克哈特兼管院务，是为近百年北京的第一个西医医院。他发挥西医外科手术的长处，在医院开办的第一年里，广纳包括汉族、满族、蒙古族、藏族、朝鲜族和回族的大量病人。1864年，由于洛克哈特的健康原因而回国，北京的工作交由伦敦会的传教士德贞医生负责。德贞（1837～1901）于1860年来华，曾任驻华使馆医生、北京的英国教会医院院长。著有《中国的疾病：起因、状况和流行，同欧洲情况的对比》等。德贞掌管该医院后，诊务仍然繁忙，他把医院迁至米市大街的一座佛教寺院，人称“双旗杆医院”。院内原有一块石碑，其上刻有医院奠基的日期以及基督教新教进入北京传教的情形。该院在北京颇有影响。1867年，由于健康的原因，科林斯接替了德贞工作。美国卫理公会也曾派遣医生来北京创办诊所、妇婴医院。英国圣公会在北京开设有诊所。德贞在华最先将照相术用于诊疗。

在1890年以前，北京通州、天津、汉口、武昌、辽宁营口、张家口、太原、南京、宜昌、烟台、潍坊、青岛、成都、重庆、梧州、常德、长沙、汕头、温州、扬州、苏州、杭州、石家庄、保定、青岛、南昌、九江、无锡、芜湖、开封、吉林、沈阳、西安、兰州、海口、福建、香港、云南、贵阳均有教会医生及其所办的诊所、医院。这些医疗机构规模一般不大，其中天主教所办的医院数量不如新教的多。据统计，在1900年以前基督教新教设在中国的医疗机构有四十余所。1905年教会医院业已遍及全国二十多个省区达一百六十六所，诊所二百四十一个，教会医生人数也不断地在增加。何妙龄医院建于1906年，曾先后作为香港西医书院的教学医院，后来合并为香港雅丽氏何妙龄那打素医院，一般称为那打素医院。该院位于港岛般含道，由中华督教会管理，并曾由港英政府资助。

福音医院是英国伦敦公会在福建汀州创力。1925年傅连暲接任院长。1927年8月该院收治南昌起义伤病员三百余人。1933年，傅连暲将医院全部设备迁往瑞金，建立中央红色医院。

合信(1816～1873)，是传教士马礼逊的女婿，医学硕士，皇家外科学院会员。1839年来华，在澳门英国伦敦布道会任医生，1843年任该会香港医院馆医生。1857年任上海仁济医院院长。1859年回国。在华期间他致力于翻译西医著作，著有《全体新论》、《西医略沦》、《内科新说》、《博物新编》、《妇婴新说》，合称为《合信医书五种》，颇有影响。嘉约翰1870年说：合信医生所做的杰出工作，向中国人介绍西医知识和外科学的价值、作用不可估量。这些知识为中国学者所渴望，学生需要各种丰富的医学著作的时刻已经来临。合信的书中最先用近代医学检验中医理论。他坚信西医理论可为中国人接受，在临床上用了不少中药。

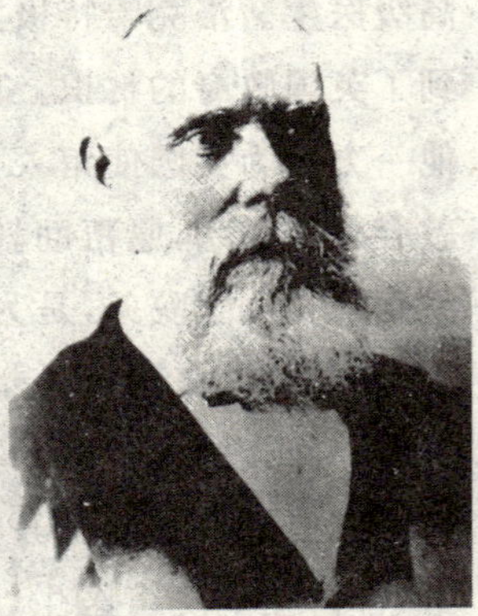
合信

嘉约翰(1824～1901)，美国北京长老会教士，牧师，医科大学毕业。1853年来华，在广州行医传教，1859年在广州设立博医局，后改名博济医院，任院长长达四十四年。他还附设医塾，广招学徒，1879年招收女性习医。1887年他在香港开办南华医学校(孙中山即是该校学生)，为中国培养了一百五十余名西医人才。1898年在广州创办中国第一所精神病院，采用西医疗法为精神病患者治疗。嘉约翰一生诊治病人数以万计。但他对中国医学存有偏见。嘉约翰在华曾为中华博医学会会长。1886年中国博医会成立时，由嘉约翰牵头于上海创办了《博医会报》，这是当时中国唯一的英文西医学术刊物。

从1859年开始，嘉约翰与中国学者黄宽合作编译并陆续出版了各种教材和医著。1859年嘉约翰出版了《种痘书》，此书虽仅有六页，却对推广新式牛痘接种法以预防天花的流行，起到普及知识的作用。他翻译、著述较多，像《西药略说》、《眼科撮要》、《割症全书》、《炎症》、《裹扎新编》、《卫生新编》、《内科阐微》、《花柳指迷》、《皮肤新编》等。1883年后他又陆续出版《内科全书》六卷，《体用十章》四卷（系生理学专著），和《体质穷源》（人体解剖学著作）、《外科学》、增订《西药略说》等，全面介绍西方医学。这些医书和教材，对西医在中国的传播产生了重要的影响。1868年，嘉约翰在广州编印《广州新报》，主要介绍西医西药知识，1884年改为《西医新报》。1872年，北京教会施医院编辑发行《中西见闻录》，传播西医知识。此报后来迁至上海，更名为《格致汇编》。

1890年5月，博医会在上海举行第一届会员大会，医学名词统一问题是会议的中心议题之一。在一些传教士医生的呼吁下，这次大会决定成立一个名词委员会负责统一医学名词的工作。委员会由嘉约翰任主席，成员有威尔逊、亨特、多斯怀特、波特、高似兰。名词委员会的成立标志着医学名词统一工作进入了一个新阶段。自1894年后相继出版了《疾病名词词汇》、《眼科名词》、温天谋编辑的《疾病词汇》、惠特尼的《解剖学词汇》、波特的《生理学名词》等。1904年，名词委员会第二次会议上讨论审定了病理学、内科、外科和妇产科的名词，校定和增补了1901年编辑的名词。同年12月委员会举行第三次会议，讨论了药物学和细菌学名词，并将结果提交博医会会员大会审议。以后又经博医会的名词委员会与出版委员会联袂合作，出版经审定的医学编译教科书、《英汉医学词典》、中文《医学字典》等三百二十二种医学书籍，对西方医学的传播和统一医学译名起到重要的作用。

师图尔（1859～1911），美国美以美会传教医生。1886年来华，在南京美以美会创办的医院工作。1889年在芜湖为美以美会创办医院。1898年在南京任汇文书院院长。曾任中华基督教教育会和中华博医会会长，曾主编《博医会报》。

比必（？～1928），美国美以会传教医。1884年来华，在南京设立医院和教堂。金陵医科学院成立以后任院长。1915年调到上海任中华基督教博医会干事，兼《博医会报》总经理。1927 年回美国。

雒魏林(1811～1896)，英国伦敦布道会传教士。1838 年来华，在澳门、广州传教施医。英军侵占舟山后，维氏赴该岛创立医院。英人撤离舟山，他转到上海，在 1844 年设立医院。1861 年在北京设立医院，并兼任英国公使馆医生。著有《在华医务传教士——二十年经历记事》。

文惠廉(1811～1864)，美国圣公会传教士，医学院毕业。1840 年来华，在厦门、上海行医传教。

玛高温(1814～1893)，美国浸礼会传教医生，1843 年来华，在宁波传教行医、创办医院，其后回旋于英、法、美诸国。1879 年任温州海关帮办兼医生。死于中国。生前写过许多有关中国的文章。

合文(1815～1911)，美国北长老会传教士。在厦门传教，开设医院。后去日本传教施医。

哈巴安德(1818～1894)，美国北长老会传教士，美宾夕法尼亚医学校毕业。1844 年来华，在广州行医传教。

施惠廉(1822～1904)，美国北长老会传教士。1846 年来华，在广州行医传教，著有《最古老和最新的帝国:中国和美国》一书。

韩德森(1830～1865)，英国伦敦布道会传教士，爱丁堡大学医学博士。1861 年来华在上海负责仁济医院的医务工作。著有《上海卫生学》、《赴华医务传教士韩德森医学博士年代记》等书。

喜嘉理(？～1917)，美国公理会传教士，1883 年来华，在广州传教行医。孙中山信奉基督教即由他洗礼。

文恒理(1839～1925)，美国圣公会传教士。1880 年在上海创办同仁医院，自任院长。

博恒理(1805～1916)，美国公理会传教士。1872 年来华，在天津传教行医。

司督阁(1855～1936)，英国青年基督教会佛来芒分会牧师。他于爱丁堡医学院毕业，为医学博士。1883 年来华，在中国东北地区传教四十年，1923 年回国。他在沈阳创立盛京施医院和奉天医科大学，最先将西医传入东北，开了西医院机构、分科及西医教育在东北的先河。与其它传教士不同，他不是将行医视作传教的工具，而是实心实意地为着发展中国的医学事业，并作出突出的贡献。在华曾为中华医学传教士协会主席，著有《在满州十年：1883～1893 年盛京医务传教活动史》(1895)一书。

盈亨利(1858～1934)，美国公理会传教士。1887 年来华，先后在通州公理会所属医院及北京协和医学校任职。1917 年加入美国红十字会，前往西伯利亚西部协助捷克俘虏返国。1920 年回北京。1934 年夏在北京西山被杀。

师图尔(1859～1911)，美国美以美会传教士。1886 年来华，先在南京美以美会创办的医院任职，1889 年在芜湖创办美以美会医院，并负责该区的医务及传教。曾为中华基督教育会及中华博医会会长。主编《博医会报》。

笪达文(1863～1926)，英国伦敦会传教士。1889 年来华，曾为上海仁济医馆的馆长。

载遂良(1866～1933)，法国耶稣会传教士。1881 年来华，在河北献县传教行医。汉学家。

荣安居(1869～1922)，英国浸礼会传教士。1905 年来华，在西安浸礼会所办的广仁医院任医师。后任三原英华医院医师。德福兰(1870～1967)，美国公理会传教士。1902 年来华，在傅州公理会博济医院任医师。1941 年返美。

柯德文(1871～1952)，美国北长老会传教士。1899 年来华，在安徽传教行医。

罗嘉礼(1875～1920)，美国北长老会传教士。1903 年来华，在山东维县施医传教，后任山东齐鲁大学医学院教授。

施尔德(1877～1958)，美国南长老会传教士。1905 年来华，曾在山东齐鲁大学医学院任教。

巴慕德(1878～1953)，英国浸礼会传教士。1906 年来华，在山东传教行医。曾为山东齐鲁大学校长，著《中国与现代医学：关于医务传教发展的研究》(英文)。

1900 年以后教会大学也开始兴起。耶鲁大学毕业的胡美，在创建湘雅医学院时说：医疗工作只能按最科学的路线才能实施。……这意味着只能遵从约翰·霍普金斯的标准的医疗及教育工作，必须依靠最强大的教会影响，按照教育、科研的最高知识、最科学的标准进行。又说：教育的目标终于得到了承认。传教团中的医生，就是为此目的才来到中国的。与湖南市民的通力合作，意味着可以做中国需要的事情，这正是求之不得的。辛丑条约订立后，教会纷纷在各地创办医学校，其如广东女子医学校、北京协和医学堂、汉口协和医学校、济南共和医学校、上海震旦大学医学院、福州协和医校、沈阳教会医学院、上海圣约翰大学医学院、成都华西协和大学医学院、湘雅医学校、山西医学校、北京中法大学医学院、上海女基督教徒医学院等数所。其中较有名的医校有：

博济医学校（博济医学堂）为原岭南大学医学院前身。是1866年嘉约翰设在博济医院内创办的，当时为博济医院的附设医学校。目的是对中国学生进行较系统的医学教育。第一批学员十二名，学制为三年，学习方式具有师带徒的性质。学员除参加实习训练外，主要是学习基础课，如解剖学、生理学、化学、内科学及药物学等。当时的教材大部分由嘉约翰编撰，教师除外籍医生外，还有中国医生黄宽、关亚杜等人。从1879年该校更名为博济医院附设南华医学堂，开始招收女生。1897年改学制为四年。几经风雨，1930年7月博济医院外籍人士将医院管理权移交岭南大学校董事会，华南医学校同时并入岭南大学医学院。博济医学校可能是教会在中国建立的最早医学校。

圣约翰大学医科是上海第二医学院前身的一部分。1877年由美国圣公会施若瑟主教在上海梵王渡开始筹建的，其目的是培养为教会服务的医生，以英语授课，学制五年。1914年圣约翰大学医学院与广州宾夕法尼亚医学院合并。1952年又与震旦大学医学院、同德医学院等合并，后为上海第二医科大学。

夏葛女子医学校原名为广东女子医学校，是中国早期较有影响的女子医学校。创建于1899年，由美国长老会委派富马利负责。1902年得到美国印第安那州的夏葛氏的捐助，为医学校提供资金建成新校舍，因此更名为夏葛女子医学校。教学人员多为外国人，如嘉约翰、博格斯、塞尔登、奈尔斯等人。该校学制四年，后改为五年，1930年该校教育权移交给中国人办理。校董事会是学校最高行政机关，1932 年奉教育部令批准立案。该校附设有女子医院、药剂学校及护士学校各一所。1933 年开始招收男生。1936 年并入岭南大学医学院。

19 世纪末至 20 世纪初，在中国掀起了一次出国留学的高潮。中国留学学医的第一人是黄宽，他是自费并得到教会医学校的赞助而出国的留学生。1847 年 1 月他随澳门马礼逊学校校长布朗赴美，入麻省曼松学校学习，1849 年毕业。1850 年他又赴英国爱丁堡大学学习，1855 年毕业后回国。曾任海关医官，博济医院代理院长、兼博济医校的教学。

1872 年，清政府有汁划地向美国派遣留学生，每批三十人，四年共派出一百二十人。容闳是中国派往美国的最早留学生之一。清政府原计划这批留学生在美国学习十五年。除学习西方语文和科学外，还规定读中国经书，每逢节日由清廷派去的学生监督宣讲皇帝的圣谕广训，并向北京遥望，朝紫禁城跪拜。1881 年学生监督吴子登要求留学生求见时行跪拜礼。学生不服，吴即向清廷诬告学生“学业未成，心绪先变”。清廷于是下令只留十人在美国，其余人全部回国，其中有八人进北洋医学堂学习医学。

1914 年，欧洲战争爆发，在华西医士和护士大多回国。特别是自从 1925 年的“五卅”惨案和广州的“六·三”惨案后，中国民族运动的目标直指外国势力，反对“外国文化侵略”的呼声日渐高涨。教会医院和教会学校被视为外国人侵华的组成部分，迫使这些教会医疗机构和教会医学校关门，西医士和外国护士也纷纷撤离。在北洋军阀和国民党统治时期，也曾要求教会学校须向中国政府注册，然后方可给予承认。这在一定程度上也限制了教会医院和教会学校的肆意扩张。据美国调查团 1932 年在中国考察报告说：“各地差会为医药事业要求人才和经费。由于这两项不足，若干医院业已关闭。而差会本部负责招聘的干事，深感招聘医务人员实属不易。据分析，招聘困难的原因是：宣传不得力；缺乏有吸引力的动机；教会医院设备不全，医生难以顺利开展工作”。

在华传教士主编的中文综合性刊物有《中西见闻录》、《格致汇编》、《万国公报》等，设有医学专栏，刊载一些西医和卫生通俗知识。1897 年浙江温州瑞安利济医院院长陈虬主编的《利济学堂报》、1897 年上海新学会创办的

《新学报》等，也都辟有医学专栏，介绍医药卫生知识。

6. 传教士与中医学西传

16世纪中叶荷兰人白斯拜克奉日尔曼国王查理五世的命令出使土耳其，他在土耳其遇到一位到过中国的传教士，从交谈中得知人参。白斯拜克遂取一小块人参放在口咀嚼，咽下之后，顿觉身体发温，精神振奋。《北京传教士中国论丛》第五卷载的传教士所写的《药》一文，介绍了治麻疹、猩红热粉剂和治中风、消化不良、肠绞痛、无名热酊剂。在《中国新图》中也介绍过人参。中国的脉学曾引起了欧洲的兴趣，有一位在广州的传教士曾把王叔和的《脉经》翻译成法文，名曰《中国脉诀》，1631年在格莱诺布尔出版。此后，卜弥格依王叔和《脉经》为底本，用拉丁文写了《中医示例》来介绍中医的切脉、望色、看舌苔等诊病法，于1682年出版，颇受西方学人注意。书稿中的《中医脉理医钥》被译为多种文本行世。卜弥格任过波兰王的首席御医，来华后留意中国药物学。他用拉丁文写出《中国植物志》(实际是《本草纲目》的节本)，收集了近三百味中药，有木版图一百四十三幅，铜版图三十幅，于1656年在维也纳出版。纽伦堡天然药物研究杂纂补编，收录了他的著述。

法国耶稣会士赫苍璧1701年来华。他曾翻译、节录了《图注脉诀辨真》和《本草纲目》的有关内容，被收录在杜赫德编著的《中华帝国全志》第三卷中。

法国皇家外科医院的皮埃尔苏昶1790年向在华的罗广祥教士寄发了十二卷答案，据此完成《论中国外科学现状》一书，附有他与北京传教士的通信，由巴黎医学会出版。

韩国英向西方介绍了《洗冤集录》所载的刑狱检验法、尸伤检验法，被收载于《北京传教士中国论丛》第四卷。钱德明在《中国医学》中评介《洗冤集录》说："中国医生还写过一本书，以帮助官员对涉及命案的死者死因进行判断。诸如死者是自杀，还是他杀；溺死者，是自己投水而死还是被人投水而死，还是将人害死后再投入水中。他们还设想了一些方法，以便在半腐烂的尸体，甚而在骨头上找出致死的被人打击的伤痕。”从而引起了西方对中国这部法医专著的兴趣，1882 年法国马丁医师在《远东杂志》发表了《洗冤集录》节要，1908 年《洗冤集录》有了法译本。

1700 年之前在华的传教士给英国皇家学会的信中，已谈到中国种人痘之术，但未能引起人们的重视。英国传教士医生德贞在《中西闻见录》中说：“自康熙五十年(1717)有英国钦使曾驻土耳其国京，有国医种天花于其使之夫人。嗣后英使夫人遂传其术于本国。于是其法倡行于欧洲。”《北京传教士中国论丛》(法文)第四卷中收录了人痘接种技术的有关内容。法国国家图书馆现收藏有一本华传教士所制作的天花画册，画有 62 个患天花的小孩头像。传教士还对中国的天花防治术与西方古代传统防治术作过比较。还通过送礼，从宫廷医生那里得到了预防治天花处方：其如天花预苗痘痂的选取保存、被接种孩子的年龄健康要求、接种方法、接种后的病理反应及注意问题；对痂的净化处理、痘苗型类、接种忌禁、接种成败的鉴定等；接种前的准备；中国人痘接种法的技术要点等。中国籍的耶稣会士杨德望、高类思也参与了向西方介绍中国的人痘接种术。

传教士中最先向西方介绍中国针灸技术的是西班牙奥斯定会士拉，他人于 1575 年 6 月奉菲律宾国王派遣来中国福建沿海一带活动，收集情报信息。

17 世纪针灸术已引起一部分欧洲人的重视，天主教士杜赫德将针灸术传人欧洲。杜赫德根据传教士寄回欧洲的各种材料编写成《中国全志》4 卷(《中国及鞑靼中国的地理、历史、王朝、政治情况全志》)，1735 年在巴黎出版。其卷首为中医诊脉图，其中翻译的有《脉诀》、《本草纲目》、《神农本草》、《名医别录》、《陶弘景本草》、《医药汇录》等诸书一些内容。该书不久便被译成英文和德文，在西欧颇有影响。

自 17 世纪以后，中国的针灸术更引起了欧洲人的关注。主要还是天主教士考察并向西方世界介绍针灸技术、相关信息，翻译针灸文献、编写并出版有关针灸的书籍。据不完全统计，18 世纪时，在英国、法国、德国、瑞典、捷克等国出版了针灸学方面的书籍多达五十余部。另外还有介绍中国医事，及各科医学的。

海深德(1881～1945),美国归正基督教会传教医生。1920年来华,在江苏如皋传教行医。著有《殉道者施约翰夫妇小传》、《奋力向前——自传稿》。

胡美(1876～1957),美国传教医生,出生于印度。1904～1926年在长沙雅礼医院任主任医师。1920～1923任雅礼会总干事。1923～1926年任湘雅医学院院长。著有《中国式医学》(1940)、《道一风同—— 一个美国医生在中国的生活》(1946)。

祈仰德(1875～?),英国浸礼会教士,1904年来华传教,他目睹了辛亥革命,著有《龙的消失:陕西革命和救援队的故事》(1913)、《陕西的荣安居——医务传教中的奇遇》(1924)等书。其后往北京传教。

麦嘉缔(1820～1900),美国北长老会传教医生,1844年麦嘉缔夫妇来华,在宁波传教行医,并一度任驻宁波领事,其后赴日本东京大学任教,1877年返回中国,任驻上海领事,旋又充任中国驻日参赞,1880年以后在东京的美国长老会工作,他曾写过许多有关中国博物学的文章。他在宁波期间曾收养过一个中国女孩金韵梅,金韵梅两岁时父母因染疫双亡,麦嘉缔后来把这个女孩送往美国纽约女子医学校学习,1885年毕业回国,曾任北洋女子医院院长,并于医院内附设护士学校,造就护士人才。这便是中国第一个毕业于美国医学院校的女生。

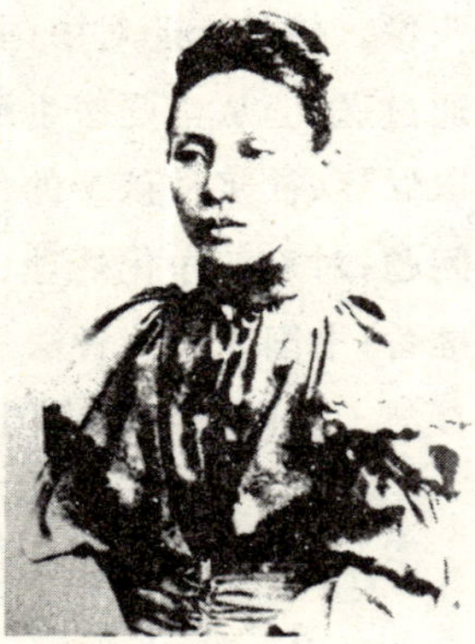
金韵梅

莫尔思(1874～1939),美国浸礼会传教医生,1909年来华后,在成都华西协和大学创办医学院,1919年为代理主任。1938年回美国。著有《中国的医学》一书。

博恒理(1880～1958)是美国公理会传教医生。1872年与同班同学明恩溥来华,在天津传教行医,后来又转至山东,1900年回国。著有《省身指掌》、《梅威良传》等书。其子博晨光(1880～1958),出于天津,从耶鲁大学毕业后来华任协和大学教授。1919～1950年在北京大学任教,又在哈佛燕京学社燕京办公处任干事。

伊博恩(1887～1949)英国伦敦会传教医生，于1920～1935年任北京协和医学院药理系教授兼主任。1935年在上海雷氏德医学研究院担任研究工作。著有《上海的工业卫生》及有关中国药材等书。

德尔士是英国浸礼会传教医生，1890～1907年在西安英国浸礼会办的广仁医院从医。其后常为《泰晤士报》提供有关陕西及其周围的情报。

1253年，法国国王路易九世派遣天主教教士卢布鲁克出使中国，卢布鲁克于次年4月抵达蒙古。他归国后于1256年写成了给路易九世的出使报告《东方行记》。他说："他们的医生对于草药的功效知道得很多，并且从按脉可以非常熟练地作出诊断。"他还介绍了酸马奶的医疗保健作用等。

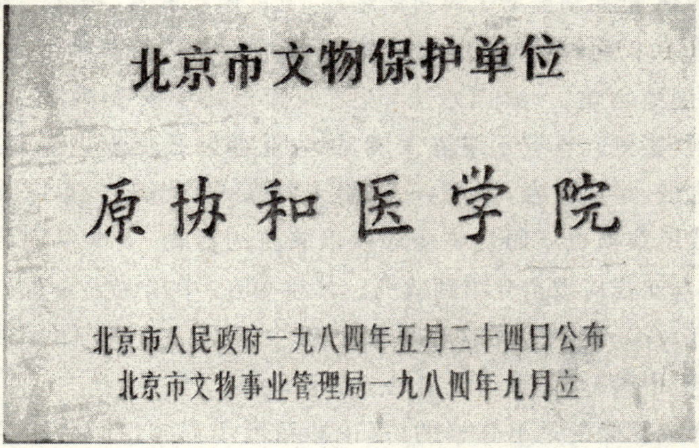

原协和医学院

当然，传教医生在一定程度上为中西方医药学的交流起到了一定的作用，如西方体液学说、西方人体解剖学知识、西药学等有关医药学的理论与方法也影响到中医药界。

巴多明向西方人介绍中国针灸这种不用放血、不用吃药亦可治病的方法，他在1736年11月6日写给法国科学院秘书长梅兰的信中、1737年写给圣彼得堡科学院的信中，都介绍了中国针灸。由于他对中医理论缺乏理解，所以对针灸的作用感到神奇。

来华的西洋传教士基于他们对中国医学实实在在的研究，又受益于中国医生的治疗，对中国医学多持肯定态度。方玉清说：中国医生不只在抚脉诊断方面有非凡的本领，他们用药也极有效果，方玉清本人曾患重病，就是由中国医生治好的。方玉清(1598～1693)是法国籍耶稣会士。1630年来华，在山西、陕西传教。死后葬中国。

教士们对中草药生长的地点、采集、收藏、炮制、性能、制剂、用量、疗效、四气、五味、升降浮沉、剂型以及中药的分类，名贵药材、地道药材等也作了介绍。

吐根、大黄、生姜、冬虫夏草、三七、人参、地黄、当归、王傍子、阿胶、安息香、马六甲丁香、交趾芦荟，中国的肉桂、樟脑等，都通过商贸而传到欧洲。其中用零陵香治疗梅毒的疗法广为流传，以致于官方最终垄断了这种药物材贸易。1546年瓦利奥斯·科多斯编纂了《日用药典》。传教士从世界各地带回来了五十多种欧洲本土原来没有的天然药物，进行药理学研究，科学分类，修建药用植物馆。《泰西水法》说："西国市肆中所鬻药物，大半是诸露水，每味用器盛置。且有不堪陈久者，国主及郡邑长吏岁进遣官巡视诸肆，令取过时之药，是水料者，即倾弃之，是干料者，即杂烧之，盖虑陈久之药无益于疾病或反致损也。"而对中药却投以关注的目光。《本草纲目》的内容，从18世纪末就被传教士介绍到欧洲。杜赫德在《中国帝国全志》中对《本草纲目》作了节译。传教士的医事活动及对中医药学向欧洲的传播史事，在《北京传教士中国论丛》等当时文献中多有记载。

最早介绍脉学的是卜弥格的《医论》，康熙十五年(1676)米兰出版了他的意大利文译本，10年后，纽伦堡天然药物研究杂纂补编，收录了此书。

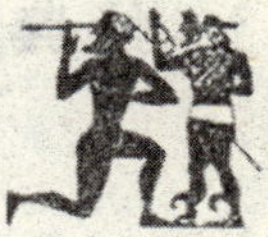

七　伊斯兰教与医学

早先阿拉伯人以本土的医药卫生文化为体，不过那时他们的医药尚处于十分滞后的状态。穆罕默德曾号召人们说："求知是男女穆斯林的天职。""学问虽远在中国，亦当求之。"《哈狄特》于是阿拉伯人遵照穆圣的教导，既向东方的中国、波斯、叙利亚、印度等民族学习医药学，也向西方的希腊人、罗马人学习医术，为己所用。哈里发们对医药学都非常重视，并不拘一格地引进医药人才，翻译医籍，开办医院，兴办医校，发展学术，出现了象阿维森纳这样名震东西方的"医中之王"，被称为"医学史上最伟大的人物之一"。这一切，都标志着阿拉伯医学的崛起。阿拉伯医学被视作中世纪辉映亚细亚和欧罗巴的医林"灯塔"。正当阿拉伯医学以加速的态势发展之时，突如其来的战争使阿拉伯文化遭到一次严重的毁坏，久享盛名的阿拉伯医学从此开始衰落了。尤纳尼·蒂布传承了阿拉伯医学往日的学术经验，继续为人们的保健事业更立新功。

1. 经典与医典及传统的医药卫生文化

在伊斯兰教产生之前，阿拉伯人已对疾病防治有了一些朴素的经验，他们使用丁香、胡椒等香药，主要手术疗法有烧灼术等。随着经贸文化的交流，东西方医学也在这里留下了深刻的足迹。

阿拉伯医药卫生的传统还体现在它与伊斯兰教的密切关系上，许多卫生习俗都可在《古兰经》、《圣训》中找到其文化的源头。教规中关于卫生的经文颇多，如斋戒、大净、小净、饮食卫生、割礼等，对药物特别是香药的重视尤盛。穆斯林认为《古兰经》的教义是神圣的，不得违背。教典中对医药卫生的重视和对病人的善待等思想，对于阿拉伯医药卫生文化的形成和发展有其重要的意义。

《圣训》是穆罕默德的言行及其弟子言行的文献辑录，在伊斯兰教经典中，《圣训》的地位仅次于《古兰经》。在《圣训》中，有许多关于医药卫生的论述：其如"论真主降服病症"、"论小净的益处，脸和手脚将因小净而光泽"、"论小净后入睡的益处"、"论经净后妇女大净时使用香药"、"论给饥饿者喝水的益处"、"论探视小儿疾病"、"论疟疾、瘟疫、邪眼和禁咒"、"论封斋者刷牙"、"论蜂蜜治病，中邪属真，病不传染和逃避麻风病"、"论请赴喜筵，放血治病和咽喉痛"等等。

伊斯兰教创始人穆罕默德曾说过："学问远在中国，亦当求之。"随着阿拉伯人与国外的交往，异域的科学文化随之也传入阿拉伯，并互相补益，医药卫生学也是如此。所以说阿拉伯医学除了本土的医药卫生文化之外，还有来自希腊，以及波斯、叙利亚、中国和印度等民族的医学的内容。

早期的阿拉伯医学，包括伊斯兰教兴起以前及神权时期(400～660)及倭马亚王朝时期(661～750)，不甚发达。公元622年，穆罕默德创立伊斯兰教。632年穆罕默德病逝，此时阿拉伯半岛已基本统一。伊斯兰实行政教合一，其领袖均称为哈里发。此时的倭马亚王朝比较强盛，通过向东西方扩张，阿拉伯人向西方主要是大量的吸收希腊、罗马医学，通过吸引外籍医生，翻译大量的医药文献典籍，吸收消化。另外，西班牙、埃及、拜占庭、犹太、波斯、印度、中国的医药文化，也被阿拉伯医药学家兼收并蓄。中国晋代太医令王叔和的《脉经》、中国的药物、炼丹术等，被阿拉伯医药家所接受。他们接受了先进的希腊文化，兴办学术机构、医院、学校等，吸引并雇佣了外国医生来任职，开始形成了具有阿拉伯特色的医学，取得了长足的发展，从而达到了辉煌的程度，所以人们常把阿拉伯医学称为中世纪辉映东西方的医林灯塔。

据阿拉伯文献记载，阿拉伯早期的正规医生著名者不多，有一名叫哈里斯·卡拉达的阿拉伯人，到波斯的容迪沙波医校学医，在波斯行医有名，曾被波斯国王召至宫廷中并与之交谈，讨论医道。哈里斯·卡拉达主张四体液理论，对抗疗法，认为胃病最好的疗法是灌肠。这反映了他是继承了古希腊医学的学说，，但此人却没有留下医学著作。

661 年叙利亚总督摩阿维亚当选为哈里发，开始了倭马亚王朝，即中国史书上所称的“白衣大食”，至 8 世纪中叶，已成为横跨亚非欧三大洲的强大帝国，迁都于大马士革，广泛地吸收东西方文化，翻译希腊、埃及的医药著作，引进外籍医生。后因倭马亚王朝被推翻，幸存的拉曼出逃。重建的倭马亚王朝(西哈里发，756～1148)与阿拨斯王朝(东哈里发，750～1258)又相互对立。在东哈里发的首府巴格达聚集了许多外来的学者，这里成为当时的知识的中心。西哈里发首府科尔多瓦是最繁华的城市，8 世纪即修建了大学，阿尔·哈姆图书馆藏有大量的图书。东西哈里发的医学虽有联系，但各有特点，西哈里发的医学不仅限于引进，医药学术更具有自己独立思考，而不甚崇拜学术权威及偶像，更倾向于创新。

750～850 年间，阿拉伯大量的翻译和编纂医籍。哈里发拉希德下令翻译以希腊典籍为主的文献，哈里发马蒙还对医药文化及教育采取扶植的政策。在注重文化的氛围中，巴格达逐渐地成了伊斯兰文化和医学的中心，827 年，在东哈里发首都巴格达设立“智慧馆”，这里收集了大量的医药文献，吸引了大批学者、医家，在此研究医药和翻译医药文献，翻译成的阿拉伯文医著多部，现有大英博物馆的九种拉丁文本，涉及食疗、杯吸术、静脉切开术、炼金术、以及胃病、泄泻、肠绞痛、发热、妇科学、脉学等内容。巴格达也是当东西方医药文化的交汇荟萃之地。先后出现了大批著名学者与医家。马萨华(777～857)生于容迪沙波,其父是药剂师。为巴格达医校校长,又任四代哈里发的御医。从此阿拉伯医学文献从翻译逐渐走向编著阶段,形成了自己的特色。

早在倭马亚王朝时已出现了医院,9世纪时的拉希德统治时期巴格达也建有医院,之后医院的创建如雨后春笋般地发展,据说在科尔多瓦城就有五十座医院,巴格达有六十座医院,以巴格达的爱杜迪医院的设备最为精良,该院的医务工作人员达八十多名。在阿拉伯帝国的版图内,几乎大大小小的城镇都有医院设置。1284年建于开罗的曼苏理医院规模宏大,有四个大院区,每一院区的中央都有喷泉。病人依病种分病房,配有护士。对外伤、眼病、腹泻、发高烧的病人设有特别病房。医院内还设有学术讲演厅。有门诊与住院部两部,还有出诊等业务项目。医院也兼有教学、制药和学术交流业务,931年,东哈里发政府成立了医生考试委员会,规定凡是皇家御医,必须在医术上有名望者才可免于考试,其它医生则一律要通过考试方可行医,否则视为不具备医生资格。

阿拉伯在大量吸收外来医药文化的同时,也引进了中国的造纸术、印刷术、炼丹术等,从而有力的促进了医疗、医学教育、卫生工作和图书馆事业的发展。阿拉伯的医学教育初以师傅带徒弟、世医家传而多见,例如伯克泰苏家族世代遵循希波克拉底学说,在东里发既当医生,又带徒培养学生。大量医学著作和译本的出现,也为医学教育提供了良好的课本和参考书,从而使许多良医得以脱颖而出。在10世纪,对阿拉伯医学和医学教育作出重要贡献的著名医生和教师,主要有拉齐、麦鸠西、尤沙比、杰尔杰、扎哈拉维。

阿尔·拉齐(约841～926)曾译名"累塞斯"。他是波斯人,生与德黑兰附近,早年从事音乐、物理、炼金术等,并著有《音乐百科全书》等,40岁以后才开始学医。据说他去巴格达医院看望在医院里工作的老朋友,这位老朋友是化学家,他们频繁的交谈,讨论学术问题,引起了他学习医药的强烈兴趣,遂志学于医。他游历过许多地方,一方面行医,一方面采风医药,甚至向妇人和药商寻访医药经验。当他返回巴格达时应邀为一家医院选址,还常常被召入皇宫看病。被誉为当是最好的临床医生,他在巴格达医院供职,诊疗和管理方法都很科学，故从学者如流，随从见习、学习、实习。拉齐还告诫医学生不要沉溺于不良的习惯和肉欲，他说：既然人们要用药物来治疗疾病，那么，他更应当注意什么东西给灵魂带来欢乐。拉齐主张对医学生和医生应加强医德教育，竭力反对庸医的欺骗行为。他坚持在医院和病人的床边训练医生，练习操作，注意引导学生通过临床观察取得经验，在培训过程中，要求学生报告自己的观察结果。在论述医患关系时，他要求医学生要用一种友好的方式向病人提出有关疾病的问题，要关心病人，回答病人所提出的问题，然后同病史联系起来。他要求学生要按照以下七项原则来观察病人的一般情况：即根据症状和临床体检来诊断疾病；找出疾病的原因；根据临床表现和病因来推断病人是否患了一种或几种疾病；要将同时存在的几种疾病区别开来；提出包括饮食、药物或两者并用的治疗方案；取得病人的信任，使病人乐意听从医生的劝告，树立病人正确对待疾病的态度和信心；能预测将要发生的情况，并在发生前告知病人。他反对盲目地崇拜盖伦。他写了十五本书和二百多篇论文，其《医学纲目》是一部医学百科全书式的医著，包括内科学、外科学、解剖学、药物学、食疗学、卫生学及医药化学，甚至论及血液循环及天花、麻疹等一些学术与医疗问题。该书既广泛吸收希腊、罗马、叙利亚、印度、波斯医学先贤们的学术经验，又参以己见和个人经验。拉齐的著作多来自实践，他对疾病的观察细致，据说有一患寒热往来病人，别的医生误以为是疟疾，但拉齐依据病人尿中有脓为由，诊断为肾脏感染，并用利尿剂将病人治愈。他在《论鼻炎之在春季玫瑰飘香时发生的原因》中，最早记载了枯草热。因对小儿科擅长，著《儿童疾病》一书，故被尊为“儿科之父”。他的《献给曼苏尔的书》，主要是根据希波克拉底、盖伦、奥瑞巴西厄斯、艾希斯和保罗等医家的著述编纂而成的。他的《论从头到脚的疾病》一书，直到15世纪仍为图宾根医校的教材之一，拉齐的《论天花和麻疹》，对天花和麻疹的临床症状、鉴别诊断和治疗的记述，长期以来被公认为是诊疗天花和麻疹的经典之作。他指出：天花出痘之前，先有持续发热、背疼、鼻痒、睡眠中惊恐。这些是此病发病前较为独特的症状，尤其是背痛、并伴有发热；病人继以周身刺痛感，面部发胀，时来时去；面部色红而肿，双颊壮红，双眼发红；周身沉重感，极度不安、打哈欠、伸懒腰；嗓子和胸部痛，并伴有轻度呼吸困难和咳嗽；口干、流稠涎；音哑；头痛而有沉重感；焦燥、心烦、恶心、不安（麻疹与天花不同，在于麻疹患者的焦燥、恶心和不安等症，要比天花病人更为常见；而另一方面，背痛则更为天花所特有的症状）；全身发热；结肠炎症，全身出现发光性红色，尤其是齿龈红色更浓。他的《论天花和麻疹》被译成多种文本。拉齐还写有许多涉及医学心理学、医生与病人的关系、医生专业化等问题的短论，还《论高明医师也无法治愈一切疾病》、《论人们为什么更喜欢江湖医生和庸医而不喜欢高明医师》、《何以无知的医生、外行人和妇女甚至比饱学的医生还要受欢迎》等论著行世，他被评赞为“最伟大的穆斯林医生鼻祖，最多产的作家之一”。尽管如此，他还是认为“医学的真理是无法到达的终点，一个聪明医生的实践经验要比书里所写的更有价值”。是为至理名言。但拉齐的解剖学则完全遵从盖伦解剖学，没有个人的实地观察。拉齐重视床边教学。12 世纪后期，他的著作被译成拉丁文，并在以后三百多年中，对欧洲的医学教育和医疗实践均产生了重要的影响。

医圣阿维森纳（980～1037）对医学的贡献是多方面的，他的代表作《医典》，共有五卷。其中第一卷论述医学的一般原理。他给医学所下的定意义和学术范围是：“医学是科学，我们从中学到人体的种种状态；在健康时；在不健康时；通过什么方式；健康易于丧失，丧失健康时使之恢复健康。换言之，医学就是如何维护健康的技艺和健康丧失后使之恢复健康的技艺。”这种思想不把医学仅仅局限于致病的范围，还包括有生理、健康与亚健康状态，以及预防与保健等。因而展开论述人体各器官的生理与病理、肌肉、神经、动脉与静脉、脉搏、尿液变化与疾病的关系，以及各类不同的人在不同环境和季节中的摄养防病问题。在第一卷中还论述了一般病证，尤其是对症状、脉像、尿液的变化与疾病诊断等诸学术问题，都有详细的阐释。他所论及的预测和防治疾病的理论与方法，被医界长期所遵循，其如摄养方法，预防处方、灌肠术、泻下法、放血疗法、烧灼术等一直到 17 世纪仍被医界所传承。

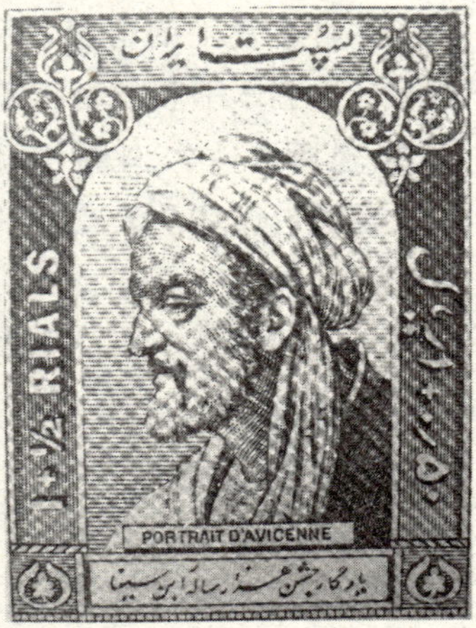

阿维森纳

第二卷主要是依据古希腊名医第奥斯柯利德斯的《药物学》和其它许多

医药文献，列述药物七百六十种，要求对药物通过临床的验证，还对药物的采集、修和、制剂、保存等都有论述。

第三卷论全身疾病。对症状及症候鉴别尤为细致。兹以阿维森纳对胸膜炎的描述为例："单纯胸膜炎的症状是容易分辨的；发热是连续的，在肋骨部有刺痛，有时仅在患者深呼吸时才能觉到……。第三病征是呼吸困难和加速；第四病征是脉搏加快而微弱；第五病征是咳嗽，开始是干咳，后来有痰，这种现象说明肺也受到侵袭。"其次为治疗。阿维森纳的认为识病与辨别病候是治疗的前提，只有认病清楚，治疗才有针对性，从而才可避免误治，或延误病情的事情发生。

第四卷中论述病。天花、麻疹等流行病，对外科、骨伤科病证论述颇详，还包括医学美容术。

第五卷为药剂学的重要经典，主要评论药物剂型及其制药工艺。主要参考了阿拉伯肯迪的处方集，介绍了特殊药剂、解毒药、丸药、子宫托、栓剂、散剂、糖浆、补药等，以及功效主治、用法、用量等。

阿维森纳对医学知识进行了概括，并对哲学、逻辑学和其它自然科学作出了贡献。他的思想在10世纪后的阿拉伯医学占据着统治地位，造成了穆斯林医生特别是东哈里发的医生对阿维森纳的盲目崇拜，在一定程度上也限制了阿拉伯医学的发展。在欧洲的许多大学里，阿维森纳的著作被列为必修课，阿维森纳崇高的学术地位甚至保留到文艺复兴以后。阿维森纳的著作被译成多种文本，曾对东西方医药学的发展产生过重要影响。

拉希德哈里发时期(786～809)，医院的广泛建立，为医学教育和医疗实践的发展提供了物质基础。当时，在巴格达修建了第一所现代意义上的医院，在以后几任哈里发统治时期，这一医院一直得到充分的重视。在这一医院中工作的医生，除治病外，也培训年青的医生。随着巴格达医院的建立，邻近地区的其它大城市，如马尔、雷依、大马士革、安提克、马卡、开罗、马拉喀什、格拉纳达等也相继建立了医院。在巴格达的阿杜迪医院拥有二十四名内科医生，外科医生、眼科医生和药师。由于医院设立了藏书丰富的图书馆和拥有充足的卫生人力资源，在此后几个世纪中一直成为阿拉伯世界的医学教育中心。医院的图书馆不仅作为阅读医学文献的场所，也作为教学和讨论的场所。沙比德建议成立医学考试委员会，使所有医生都通过考试后行医。尤沙比则在他的著作中进一步论述了如何对医生进行考核以区别庸医和称职的医生。在尤沙比的著作中还谈到医学生应当做些什么，并指出定期巡视医院、访问和检查患者的必要性。他认为通过临床教学，学生可以热悉常见的和一些只在书本上描述过的病，通过观察后，他们应当记录病因，症状和治疗。医院在医学教育中起了很重要的奠基作用。巴格达医院中，由主任与外科医师给学生上课，只给考试及格者颁发毕业证书。教材从希腊、罗马医学经典原著中摘选，逐渐地选用阿拉伯文的医书和名医名著为教材。有一些妇女则在家里或宫廷里接受私学教育，不少人后来成为护士、助产士，甚至妇产科医生。

公元 9 世纪时，阿拉伯伊斯兰的医学教育和医疗实践已经发展成一个具有明确目标的成熟专业，有着牢固的基础和较强的学术性。在阿伯沙德哈里发时期，伊拉克和邻近地区的学者们即开始将叙利亚语、波斯语、科普特语、梵语和希腊语的优秀医学著作译成阿拉伯语，广泛引进东西方医学的先进知识；中国造纸术和印刷术的传入，促进了医学著作的出版和大量手稿的记录；公私立医学教育机构和医疗机构，诸如图书馆、医院和医科学校的建立，例如在科尔瓦多，市内图书馆多达 70 余所。

有关眼科解剖、生理、疾病和治疗方面的论文已大量涌现，供学生用的眼科书籍也不少。眼科医生的培训主要是通过医师从师学艺的方式进行。许多眼科医生还设计了多种眼科器械供医疗和培训使用，显示了中世纪时期阿拉伯医学中的眼科学和眼科医师培训已得到了一定的发展。

在 10 世纪及其以后相当长的时期内，阿拉伯医学教育：一是以医院为基础的学校，各医院都拥有藏书丰富的图书馆、专用的课堂、药房，并拥有各种剂型的药物供教学用。学生跟随老师定期查看病房，在床边进行示教。二是由社会上享有很高荣誉的著名医生创办的医学校。前来习医的学生甚多。名师的课堂里总是挤满了学生。在学习上如果碰到需要作进一步解释时，他们可以请老师写一篇评论或摘要，以供他们讨论，而老师对学生们的这种请求常常乐于接受。据说在阿拉伯、波斯和土耳其的图书馆中至今还收藏有许多这类文章。三是师带徒培训。这类培训方式在阿拉伯非常流行，在有经验医生的带领下，徒弟们除学习经典医书外，师傅也会按照循序渐进的原则，向他们讲授医学入门的著作，同时向徒弟讲授医德、医学概论。

当学徒跟师见习、实习，学业完成以后就可以独立行医了。

医院的广泛建立，并由于这些医院享有很高的信誉，吸引了大批优秀的医生到这些医院工作，并吸引了许多优秀的青年前往这些医院来求学。在国王辛吉(1118～1174)于大马士革建立的奴里医院里，人员、设施与图书馆条件均很优良，后来成为医院教学的重要基地。

医学著作的引进和医学教科书的编纂成为传授医学知识，培训合格医生的重要手段。在医学教育中心和图书馆已经收藏了大量原版的或翻译成阿拉伯文的医学著作和手稿，因而在此后三百多年中，阿拉伯语一直成为医学科学和其它学科的通用语言。

一些阿拉伯著名医生同时也是著名的医学教育家，他们备课非常认真，对学生的指导也非常仔细，他们还讲授一些与医学相关的知识，如逻辑学、天文学等。

阿拉伯医学教育中那种学术讨论会和师生间自由争论的优良传统，对后来的欧洲医学教学产生了深远的影响。

穆斯林还开设有药店，普通百姓、医生，都可以购买从整个伊斯兰世界采集来的草药和药品，其中包括酒精、肉桂、番泻叶、木蜜等。为药丸包上糖衣，使之适口；阿拉伯人则用玫瑰水和香料来做同样的事情。药店还出售泥罨剂和油膏。从而使药剂学成为一个独立的行业。在巴格达周围有许多的药房。一些受过专业教育或培训的人员经当局审查后方可从业，并接受行政部门的检查。为适应药学人员培训的需要，医生同药学家合作，曾写出了许多优秀的药物学著作。第一本有关药物学的著作是沙布尔编写的。这本书不仅为私人药店、医院药房所参考，还被药物学家作为正式的教材用于培训青年药师。

在阿拉伯帝国时期，医生们注重通过实验来证明药性。提倡环境卫生和个人保健，注意气候、天象、季节的影响，保持病室的良好空气和适宜的温度，注意选择住宅的建筑地点，采用良好的饮水、食饵、经常沐浴等。阿拉伯人还建立了许多医院、在选院址时，相传要在新地址上挂些肉，依其腐烂程度和时间长短，来确定该地是否可选作院址。

阿拉伯有不少出产药材的宝地，如阿拉伯海上的索科特岛在很久以来就以出产药物而著名。相传古印度人曾常来索科特岛采乳香、龙胆、龙血树、没药、芦荟、龙涎香，捕捉麝香猫。古埃及第十二王朝时，法老常派人到索科特岛上采集名贵药材，重点是采集乳香等香药，为制作木乃伊之用。当年在亚历山大大帝东征波斯、印度时，曾派人到索科特岛采药，以防治军队中的伤病。13世纪时，希腊药物学家德尤斯古里德斯对索科特岛上的名贵药材进行过考察研究，并在其药学著述中有记载。

索科特岛上的椰枣很多，这种枣又称海枣、伊拉克枣、波斯枣。这种椰枣肉厚而可口，含有淀粉、糖、维生素、蛋白质、矿物质等多种营养成分。因此岛上的居民把椰枣当成食物，还将其制成蜜饯卖。索科特岛上的龙血树的树脂麒麟竭，又名血竭，最为有名。岛上的人常用此药来治疗妇人血崩，对多种出血有良效。还用之作为护齿品和化妆品。岛上所出产的乳香等，亦久享盛名。索科特岛上的居民利用该岛的天然药物来防治疾病，进行保健。

巴基斯坦北部的居民，至今还保留着一种古朴的洁牙习俗，他们每于饭后，要取一根短树枝来刷牙，这种叫“Musak”的树含有特别的元素，常用此刷牙可以护齿、洁牙、防牙病。

阿拉伯传统医药保健文化，约定俗成，一点一点渗透到人们生活和保健活动乃至精神生活的各个方面，成为人们一种优良的习俗，而长期被传承发展，为人们的养生保健发挥着重要的作用。阿拉伯医学认为某些种类的食物不能相互搭配进食，名曰“食忌”。

在阿曼乡间，至今传统的阿拉伯式土郎中颇受人们欢迎。治病的方法也较奇特，他们用望月(即满月，相当于中国农历每月十五日及其前后)之下宰杀的牛羊血来治高烧、胸闷。治疗时土郎中口中念念有词，将牛羊鲜血涂在病人的胸部，据说有疗效。另外，烙疗较盛行。土郎中备有一个长约半尺，顶端装有小烙铁(约小硬币大小)和一只八宝形炭火盆，将烙铁烧红，往病人的一定部位上烫烙，从而留下烙痕，也能治病。虽然阿曼也有现代医药，但这些传统医学方法却得到村民的信赖。

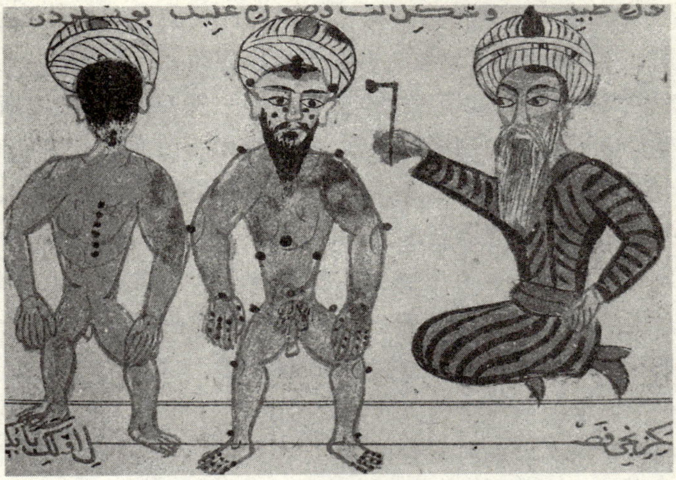

穆斯林医家治病

也门人把草药胡芦巴当作最好的滋补品，或作食品。将胡芦巴子先磨成粉，加上奶油煮熟，撒上胡椒粉以去除苦味，然后可烹制成各种具有丰富营养的莱肴药膳。

正当阿拉伯医学不断发展之时，公元1148年阿尔蒙纳人占领阿拉伯的科尔多瓦，西哈里发灭亡。1258年蒙古人攻下巴格达，阿拉伯帝国成为一片废墟，战争使阿拉伯文化遭到一次严重的毁坏。从此阿拉伯医学开始衰落了。阿拉伯医生们拯救并珍藏了希腊医药传统和希腊医药典籍，化学家们创造了药理学的科学基础，立法者们重视民间医生身份的持续存在。直到14世纪，阿拉伯医学便渐趋衰落。

2. 阿拉伯穆斯林医家

阿拉伯原有的医药文化低于周边许多传统医学，所以倭马亚王朝从一开始就接受较为先进的希腊文化。原来的首都麦地那是不允许非阿拉伯人定居的。当迁都大马士革以后，实行较为开放的政策，大马士革本来就是希腊文化在阿拉伯的一个重要落脚地。不但允许希腊医药文化在这里发展，还雇佣希腊医生、翻译家来此地从事医药文化活动。

东哈里发定都巴格达以后，注意从四面八方搜罗人才，把波斯西南的容迪沙波大学的学者都吸引到巴格达来，并从中国学习东方优秀的医药文化，遂使希腊、波斯、中国、印度、埃及、拜占廷的医药文化在巴格达汇集发展。

在阿拉伯帝国广袤的疆域里，吸引了各医药人才，其中医家为阿拉伯帝国的医学发展曾产生过重要影响。阿利·伊本·巴塔利生于波斯东部，由基督教而后皈依伊斯兰教。他著有《智慧的乐园》，在书的首卷论述了印度医学对波斯医学的影响。本书曾被誉为阿拉伯医学的百科全书。

玛塞尔鸠雅是波斯血统的白衣大食的医生，生于巴士拉，683年，他曾将叙利亚语的医学论文译成阿拉伯文。

叶海亚·伊本·玛苏雅出生于波斯古城君迪萨卜尔，其父是位药剂师。叶海亚早年在一所医院任教授。他到了巴格达以后，创建了一所医院。在黑衣大食王珂伦·赖世德(766～809)时代，他致力于翻译工作，并先后为艾敏、麦蒙、穆台瓦基勒诸位大食王当御医。公元830年，大食王麦蒙委任叶梅亚为智慧馆(是一个兼医学科学院，翻译馆为一体的科学机构)的馆长。其弟子有著名医学家，翻译家侯赛因·伊本·伊斯哈格(810～873)，叶梅亚的著述记有十二种，其中有《药物志》、《营养学》、《诸毒及其解毒法》、《论泄泻》等，论及食疗、静脉切除术、杯吸术、胃肠道疾病、发热、妇科病、脉学、炼金术。他的九种拉丁文医著今仍存于大英博物馆。

沙波尔是黑衣大食著名医生萨布尔·本·塞赫利(？～869)的名字。他原是波斯故地君迪萨布尔城(位于今伊朗阿瓦士附近)的医生。曾任该城医院院长，后来在巴格达行医。其著有《药物的替代》、《药理学》、《食物与泻药的区别》、《医药的疗效》、《睡眠与清醒》、等医药书。阿维森纳《医典》中收录了沙波尔的有关方剂。

阿里·伊本·阿巴斯·麦朱西(？～994)，波斯籍。他曾用阿拉伯文写成《医学体系》，对外科学有较精湛的论述。麦朱西的《医学体系》是第一部被译成拉丁文的阿拉伯医书(1127)，在欧洲也有一定影响。

麦朱西的《医学体系》一书曾广为流通，此书是用阿拉伯文写的最实用的、说理最清晰的、且有独立见解的名著。其中对古希腊和早期阿拉伯医家的著述作了评论。他认为古今没有一部全面的医书，希波克拉底的书太简要，有时不免含混不清；盖伦的书又太冗长；奥瑞培锡阿斯和保罗的书略于外科和妇科，而累塞斯的书，又因卷帖浩繁，过于昂贵，为一般人所不可得。麦朱西的外科论述最为突出，他记述了许多外科病和不少精湛的疗法。对于咽喉切开术，他主张切开皮肤后，用钩子把组织分开，然后把气管露出，在软骨之间切开；如伤及动脉，应切除之，并用丝线结扎两侧，然后把动脉中间切断。对于乳癌或四肢癌，他推荐用切除法治疗。他对导尿的记述，有相当意义，他说："选移适当尺寸的导管，用紫色软膏涂好，插入尿道口，使阴茎直仰，一直插到阴茎底部。然后把阴茎弯下，拉向脐，同时使导管通向膀胱径道，在其根处弯倾，并把导管尽可能前推至远端，然后把阴茎朝向直肠下推，把导管推进膀胱。这时便能感觉到导管已在膀胱之内，因为你能感觉到（导管）像是处在一个空虚的处所内。"麦朱西对于皮肤病的记述有湿疹、疥疮、红色粟粒疹、白色粟粒疹、黄癣、虱虫、皮脂性皮炎、簇状发秃、寻常性狼疮、麻风、丝虫病、天花、麻疹、水痘和丹毒，并附有鉴别诊断和疗法。

波斯药物学家阿布·曼苏尔在公元970年写成《药物学原理》一书，其中对东西方医学兼收并蓄。

阿维森纳（980～1037）是阿拉伯最负盛名的医学家，被誉为"医中之王"，"医学史上最伟大的人物之一"。

阿维森纳的父亲是巴尔克人，名叫阿卜杜拉，在萨曼王朝努·伊本·曼苏尔统治时期（977～977），从巴尔赫赴布哈拉任职，担任布哈拉地区中心城市卡尔梅坦的地方官。其母是卡尔乌梅坦附近阿夫香本地人。阿维森纳与哥哥都出生在阿夫香。后来全家迁往布哈拉定居。在他年幼时，父亲就给他请教师指导他读《古兰经》，纯文学作品，到他10岁时对这些已熟读记在胸。强烈的求知欲与好奇心驱使者他，使他凭者自己的聪明与勤奋，博览群书，拜师访学，广开视野，认真钻研哲学、数学、文学、天文学、地理学、物理学、化学、法学、神学、音乐、生物学、医学等。几乎无所不读，日以继夜。阿维森纳在《我的一生》中回忆说：晚上回到家里，常点亮油灯，重新开始读写文章。每当自己感觉瞌睡或精力不支时，自己起来就喝一点果子酒，提一提神，然后又开始阅读，当自己在打盹儿的时候，常梦见心中正在思考的问题，以致许多问题都是在作睡梦中找到答案的。坚持这样学习与生活，直到自己在人类智力所容许的范围掌握了这门学科。他学到了在那个时代所能学到的东西。广博的知识积累为他学医奠定了良好的基础。阿维森纳又自述说:"由于医学并不是一门非常难的科学,我很快就精通了,许多有本领的医生还常在我的指导下研究医学。"

阿维森纳在16岁时就成了名噪一方的医生,并吸引了川流不息的患者前来就诊,免费治病,使他增了许多治病的直接经验。当布哈拉的统治者努·伊本·曼苏尔埃米尔得了重病而众医无能为力时,阿维森纳依靠自己学识与经验,壮着胆子请求入诊。得到允许,与其它医生一起治愈了曼苏尔埃米尔的病,在治疗过程中表现出众,得到器重赏识。曼苏尔埃米尔有座图书馆,阿维森纳请求能进馆去查阅医学等图书,得到同意后,阿维森纳在该图书馆中查阅了自己的以前闻所未闻,见所未见的许多珍贵图书,以致于此后也再未曾见到这些书,他18岁时学完了这些书,收益匪浅。他以超的记忆力,把所学到的知识储存在脑海中,用时可随即调出,这些知识充实了他自己,影响他一生。1001年,萨曼国受到加兹尼(今阿富汗境内)苏丹马穆德德强大威胁,阿维森纳游学列花拉子摸(原苏联库曼斯坦共和国境内)的首府古尔甘吉,当他的首相阿布·侯赛因·索希利非常崇尚学问,并且在这里宫廷中会集了一批著名学者。阿维森纳来此时间不久,因生活窘迫再加之兹尼的苏丹要求古尔甘吉王埃米尔阿里·伊本·马姆恩将所有科学家都送到他的朝廷,马姆恩屈从了邻国的强大的压力。阿维森纳在基督教徒马西希的陪同下,又迁往霍拉桑地区,途径巴拉瓦、图斯、沙康、萨曼康、贾贾姆,最后到达位于里海东南部的吉尔甘。途中马西希不幸身亡,阿维森纳逃到迪希斯坦,遂大病一场。庆幸的是阿维森纳却在古尔甘接受了阿布·乌巴德·朱兹尼这位最忠实的弟子。阿维森纳即兴做诗,其中有"我若一展宏图,则无容身之处;我若才华横溢,则无知音相识"的诗句。朱兹加尼曾为阿维森纳立传并整理手稿,他晚于阿维森纳25年去世。

在古尔甘的两年间,阿维森纳进行研究与写作,完成了《起始与回复》一书,并开始着手《医典》的写作。之后,从古尔甘迁往当时马吉德·多拉王的首府拉伊城(在今德里兰西南部)。因治愈马吉德·多拉王的病,并留在宫中当御医并委以首相之职。多拉王所雇佣的土尔其及库提斯兵士发生哗变,逼王斩首阿维森纳,出与无奈,王免除了阿维森纳之职,把他驱逐出境。

阿维森纳知道多拉王的病不久将要复发，就潜藏于一个阿拉伯酋长的家里，而暗中与王通信。果如阿维森纳所料，多拉王旧病复发后，立即派人将阿维森纳请回诊治，王病痊愈后下令将阿维森纳官复原职。在其后的6年中，阿维森纳一直过着相对稳定的生活，奋力编写《灵魂治疗大全》一书。

1021年阿多王驾崩，阿维森纳失去了保护人，新王不任用阿维森纳，于是他就栖身于一个药商家里继续写作。阿维森纳曾密函给在伊斯法罕的老王亲信，事被新王发现后，阿维森纳与弟子朱兹尼被监禁达4月之久。在狱中，他写了《活着的人们，死亡之子》、《指导大全》、《心脏病的治疗》三部书。后来在阿拉·多拉王战胜萨玛·多拉王之后，阿维森纳与弟子才得以释放，但强迫他留住哈马丹。1023年，阿维森纳与弟子逃往伊斯法罕，在这里度过了他人生最后的十四个春秋。

由于长期的艰辛研究、医疗与写作，阿维森纳身心劳瘁不堪，腹绞痛频频发作。他预感不能远年，遂将仆人辞退，把财产分配给穷人。在1037年8月第一个星期五，阿维森纳在伊斯法罕向哈马丹的一条荒芜人烟的道路上腹痛身亡，享年58岁。他的遗体被安葬在哈马丹，长期以来，这里是人们凭吊阿维森纳的一处胜地。20世纪50年代，对阿维森纳墓进行了重建，墓室是一座大型图书馆，由十二根圆柱组成了一个35米高的塔状建筑，上面为圆锥形塔顶，这十二根圆柱象征着十二个大门类学科，寓意阿维森纳的智慧才华在这些学科领域中都得到充分的发挥。

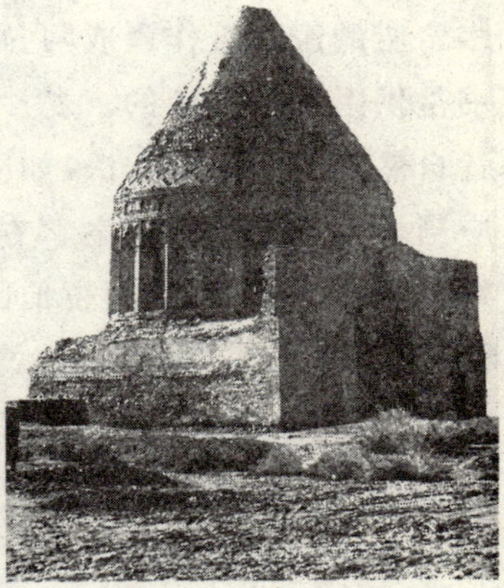

阿维森纳墓

阿维森纳一生著述不辍，往往日以继夜地写作，几乎在一切可以利用的时间内，他都在撰写和口述论著。据伊朗学者赛义德·纳菲西统计，阿维森纳德著述（包括被认为是他撰写的阿拉伯文著述四百五十六种，波斯文著述二十三部，被列入世界各图书馆目录的阿维森纳著作约一百六十种，而代表性医著是《医典》与医学《喻教诗》。阿维森纳的医著，对阿拉伯及欧洲中世纪后期的医学与医学教育产生了深远的影响。

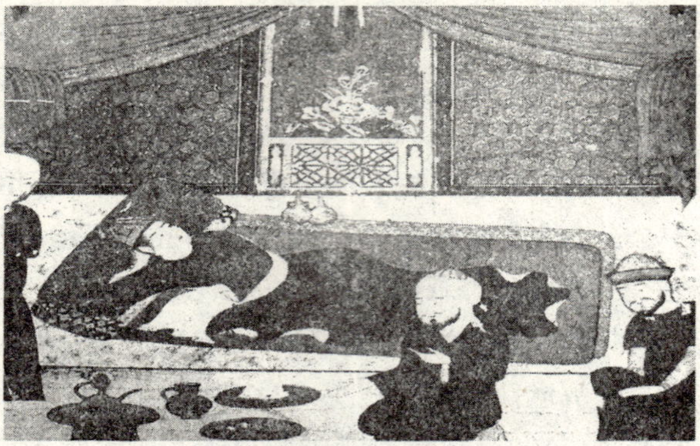

穆斯林医家诊病

9世纪上半叶，宫廷医生麦沙魏在巴格达创办了最好的医校，他把许多希腊的医学著作译成阿拉伯文，并写有二十余部医学著作，其中许多医书是供医学生阅读的。麦沙魏还说，医生应按自然规律来治病，并认为违背自然规律的治疗方法，如同炼金术一样是骗人的东西。提出称职的医生应当学习气象学和卫生学方面的知识。麦沙魏有关大麦茶的论文也是一篇有影响的著作，从阿拉伯的医学史来看，这篇短文在中世纪时期曾受到了高度的评价。有关预防饮食失调引起的疾病的论文，以及有关静脉切开、放血、杯吸术的论文，成为以后几代阿拉伯医家学习的重要教材。与麦沙魏同代人泰巴里，著有《智慧的乐园》一书，在相当大的程度上是受希腊和东方医学的影响。他的许多书作为学生的学习参考。他注重学生的医学知识素养和医德修养。他的学生伊巴迪写了一部专供学生使用的医学教科书，许多的医学生甚至职业医生也都喜好本书。该书把医学分为理论与实践两大部分，对医学的许多问题以问答形式表述，国家医学考试委员会总监也常依此书作为考医生的答案依据。他和同事们将大量的希腊医学文现译成阿拉伯文，他也从事医学教育和医疗实践，致力于医学著作的编译和医学教科书的撰写。他的医著甚多，涉及牛奶、沐浴、药物、胃痛及胚胎学的有关内容。他提出了作医生的职业道德和标准。在眼科学方面的著作更为重视，他对阿拉伯眼科解剖学、生理学和治疗学颇多贡献。他的眼科学著作成为阿拉伯医学生必读的教材和以后编纂眼科学教科书的主要依据。伊巴迪首次提出了重视口腔卫生的重要性，并将牙齿的功能与人体消化系统的功能联系在一起。他强调不良的饮食习惯、滥吃和消化不良都会严重影响牙齿。为了防止牙齿被腐蚀，他警告人们不要咀嚼黏性食物和坚硬的食物，应当避免吃酸奶和雪水，饭后应清洁牙齿，并提出几种牙粉的配方。他把医学分成理论和实践两大部分，皇家医学考试委员会总监也经常用它作为考核医生的依据。他是第一位使用复方药的医生，他把几种药物混合应用于同时患有几种疾病的患者。对伊巴迪的著作，尽管遭到保守势力和偏见的反对，他及其追随者对医学教育、医德标准及阿拉伯医学实践仍有重要影响。

伊斯兰最伟大的外科医生奥布卡西斯（935～1013），出生在科尔多瓦附近的埃尔扎哈拉。他留下来一部百科全书，书名为《方法》，由克来蒙纳的杰拉尔德翻译成拉丁文。其最有价值的部分是关于外科学的内容。该书还包括了一些观察方法，显然是出自于一位有着高超技术的外科医生之手。该书描述了那个时代有关外科手术技术的大量信息，其中罗列了阿拉伯人使用的两百多种外科手术用具的图解。他的书内科尊保罗，而外科论烙法、普通外科、骨伤科，以及乳腺癌手术等多种方法。他把当时阿拉伯外科学落后原因归结为解剖学知识的不足。关于外科医术，他告诫医生："真主正注视着你，并且知道你做手术是因为这个手术真的非常必要，还是仅仅为了金钱的利益。"

阿拉伯医家麦鸠西曾对医学生和医生提出了判断一本教科书或学术著作是否值得阅读的八项标准：即搞清作者写作的目的和动机；能理解阅读后可能得到的收获；有一个与主题相关的标题；能说出方法、概念和大意；能说出作者的姓名；说明作者的能力；能说明著作的内容和效果；有合适的组织形式。他提醒医生和医学生要遵循希波克拉底的誓言，作为一名医生，必须是诚实的、有技术的、机智的、善意的和富有同情心的，避免邪念。医生的任务是缓解和消除病人的痛苦，促进健康，不泄露病人的隐私。医生不应酗酒、犯罪，要定期随访病人。这些原则对进行医学实践和医生培训都具有指导意义。

9世纪的鲁哈维写了一本有关医德的书，提出了受过正规训练的医生应当理解自己的职责和作为一名医生的荣誉。尤沙比的著作对医德教育作了更加精辟的论述，在一本有关医德的著作中，他论述了一名医生必须具备的品质：谦虚、信奉宗教、小心谨慎、诚实和忠厚、乐意为病人做好事、刻苦钻研贤人的著作，并提出了任何一名医生必须学习的知识和技术，指出医学生应当学习逻辑学、解剖学、几何学、数学、测量学、占星学、气候学、地理学、气象学、光学和音乐，还应当了解各种医学学派、哲学，以及各自的观点，并应当熟悉其它自然科学。

阿里·勃·拉班（约 810～?）生于麦鲁，幼承家学，随父学医，精通阿拉伯文，希伯来文，叙利亚文，广泛涉猎东西方医籍，于 830 年开始，至 850 年终于用阿拉伯文撰写成《智慧的天堂》。书中的生理学、病理学遵循希波克拉底和盖伦的学说，药物学上遵从第奥斯柯利德斯的学理。注重准确的诊断疾病，重视食疗。在医学伦理学上，要求学医的人必须有良好的思想道德与文化素质，富有同情心，不慕钱财，不应傲慢狂妄，擅生是非，诋毁同道。而应注意仪表，清洁身体，关心病人。尽管他的医著中对妇科与外科论述较少，但因其内容资料的详实而长期受到重视，一直传到 13 世纪。

阿尔·金池（约 813～873）是阿拉伯人，曾任东哈里发马蒙的御医，博学多才，著有百科全书式著作二百册，其中医药学内容二十二册，尤其是对药剂论述尤详。其著大部分被译成拉丁文。

海塔姆（965～1038）巴斯拉人。他用实验的方法研究了光的散布、颜色、视觉的幻象、反射、投射角与反射角、屈光等。对眼科学作出了突出贡献。

阿拉伯医家苏尔（1094～1162）比较务实而反对虚玄，在他的著作中记述了纵膈脓肿、胃癌、肾结石、疥疮等多种外科病的诊治方法，以及气管切开术。他指出：胃癌的症状有消化不良、弛张热、时重时轻、轻度腹泻、消瘦、胃部可扪及无痛性包块，腹胀等。

拉西德（1126～1198）生于科尔多瓦，是一位博学的医家，他试图用亚里斯多德的哲学为指导建立一个医学体系。他的主要医著有《医学通则》共 7 册，包括解剖学、生理学与病理学内容，主要讨论疾病及其防治，如切脉，验验药物疗法、食疗，体育疗法、推拿、骨伤病的手法治疗，绷带术。他较详细的论述了发热，认为天花在人一生中只患一次。

1260 年，开罗的阿泰尔写成了一本详细论述制药技术的著作，并在阿拉伯世界流传了几个世纪。此外，还有一些著名的草药学家、内科医生和植物学家也编写了许多有关药物学方面的著作。

尤萨比亚(约1203～1269)是大马士革人，后迁开罗行医，著有《阿拉伯医家传》，后译成拉丁文，是研究阿拉伯医学史的重要资料。

13世纪才出现了一批称职的解剖学家和外科医生。约旦的夸夫试图建立解剖学和外科教学，并写了二十余篇有关这一领域最具综合性的论文。然而，他的努力如同扎哈拉维一样，很少引起人们的重视。与此同时，在奴里医院的夸夫同学纳菲斯，尽管他在药学和治疗学方面有渊博的知识，但他的最大贡献是在解剖学和生理学方面。他批评盖伦、阿维森纳的室间隔通透性学说，揭示了肺循环。

3. 炼金术与医药学

炼金术的滥觞，在东方可上溯到中国的“炼丹术”，其源远而流长。而在西方，则在希腊人那里也可以看到其渊薮，尤其是在希腊化时期，氤氲而成了“炼金术”。东西方对这一神秘文化的称谓虽有不同，其操作方式方法有差异，但二者却异曲而同功、殊途而同归。炼丹的目的是通过炼金术把贱金属炼成贵重的金属物质，或为炼得长生不老之药。这在古代的中国与希腊都较盛行，都与“财富”和“长生”两个宗旨联系着，并且富有神学的浓郁色彩。“炼丹”和“炼金”原来的目的未必能实现，但在客观上却在炼金实践中发现了许多化学物质和化合物。

聪明好学的阿拉伯人，从中国和希腊汲取了“炼丹术”和“炼金术”的思想理论与操作技术，经过实践发现，水银真的如国外炼丹术士所说的那样，可以通过烧炼而在形态和性质上发生改变。炼金术所具有的神秘文化特色，也非常令人神往着迷。虔诚的阿拉伯人终于信服了炼金术，并开始了他们炼金的世代生涯。

早在倭马亚王朝时期，曾量引进希腊先进的医药文化，吸收希腊和埃及的医学家，并学习中国医学和炼丹术。阿拉伯人从东西方文化交流中学得炼金术，使炼金术在阿拉伯几个世纪里都得大发展。在阿拉伯的炼金术士们的早期著述中，除其荒诞的成分之外，他们从实验研究中发现并记述了其如蒸发、蒸馏、升华、结晶，以及硫酸、硝酸、硝酸银、氧化汞的调制技术等内容。在许多炼金术著述中都涉及中国炼丹术，或注明其术或某些丹药来自中国。在公元8～9世纪，中国炼丹术已被阿拉伯人所掌握，阿拉伯人称硝石为“中国雪”。

阿拉伯炼金术师们曾认定，阿拉伯炼金术的始祖是哈利德·伊本·亚连德。然而阿拉伯炼金术承上启下的一位宗师，则是扎法·阿尔·沙迪克。扎法集公元8世纪以前炼金术之大成，又培养出了享誉9世纪的炼金术大师——扎比尔·伊本·海扬。欧洲人称扎比尔为“伯格”，尊伯格为“化学之父”。伯格也果真是名不虚传，在他过世后的两个世纪，阿拉伯人发现了扎比尔的炼金术实验室。据说该实验室就象一座小型化学工厂，其间摆放着与炼金有关的各种器具，其如蒸馏器、烧瓶、鼓风机、钳锅等。还发现了一枚重2.5磅的金臼子。由于扎比尔在炼金术方面的巨大影响，不少无名术士则托名扎比尔之名，而撰述其炼金术的书籍。后来，不论真伪，将署名“扎比尔”的所有手稿一并编入了《扎比尔文集》中。

正是这部《扎比尔文集》——包罗了炼金术、占星术、宇宙论、神秘思想的巨著，为阿位伯炼金术的定位和发展奠定了基础。不仅仅是阿位伯人对扎比尔及《扎比尔文集》的学术思想和炼金技术坚信不疑，就连西方的炼金术士们也对扎比尔推崇备至。

不单单是炼金术，就是阿拉伯医学乃至大文化，都有东西方文化合璧的特点。扎比尔关于“物质”的基本概念，导源于希腊亚里士多德的火、土、水、气四元素说，这种学说在渗透并指导医疗实践时，则逐渐地演化为体液病理学。而阿拉伯人又从中国古老的炼丹术中汲取了炼制“金丹”的经验。金丹是希腊炼金术中不曾有的东西，在中国的“丹鼎派”道士、方士那里，他们则非常娴熟地掌握就炼制金丹“不老药”的技术。

扎比尔在实验室里发现了一些炼制金丹药液的奥秘，那就是烧炼过程中各种物质的复杂变化。西方炼金术重视用矿物炼制金属药液。而扎比尔则汲取了东方炼丹术思想，创用动物、植物来进行炼金术的实验，广泛地应用蒸馏术，如用醋蒸馏来制作醋酸。

在公元10世纪阿位伯医著《秘密的秘密》中，也对炼金术作了论述，并分别讨论了物质、仪器和方法三个方面的内容。阿维森纳之后，阿拉伯的炼金术发展很快，也制出了不少的化学丹药。

阿拉伯炼金术士所写的专著，行文说理都比较直白，因而也是对已往炼金著作表述上的神秘主义与宗教隐喻的一定超越，并对炼金术中的一些术语如“哲人石”治病原理进行了诠译，对东西方炼金术进行了融会贯通。这些对西班牙等国的炼金术也产生了正催化作用。所以汽巴《讨论集》说：“中国炼丹术的主要思想向西推进，经印度、波斯、阿拉伯伊斯兰教的西班牙传播全欧。”

阿维森纳的《医典》中记载有大黄、肉桂、花椒、黄连、中国茴香、天竹黄等药物及其运用。这些药物都明确带有“秦尼”(Chini，即中国)的词尾，当均为中国药物或主要由中国传输过去的。波斯人阿布·曼苏尔·穆瓦法克约于975年所著的《医药概要》一书中，也记述了肉桂、土茯苓、黄连、大黄、生姜等中国药物。如书中将中国所产大黄与呼罗珊所产相比较，认为中国所产的功用更为广泛。

阿拉伯医生用了大约二百种药物以上，如番泻叶、樟脑、檀香木、乳香、没药、罗望子、肉豆蔻、肉桂、乌头、大黄、丁香、荜澄茄、龙涎香、水银、大麻等。阿维森纳《医典》中载药八百余种。

阿拉伯药物学的理论，在早期明显受希腊医药学的影响。阿拉伯的医生一般用二百多种新药。许多医家又是很著名的药学家，或对药学有论述。如拉齐有药学论著九册，阿维森纳《医典》第五册为药学专辑，记述每味药物的功用、组成、适应症、剂量、用法和毒性等。曼苏尔的药学著述论及五百八十四种药，以植物药为主，计四百六十六种，此外为矿物药七十四种，再次为动物药四十四种。迈蒙尼德斯的《药品汇释》载药四百〇八种，分别注明其出典来源，犹太药师阿尔·阿塔尔的《药物手册》(1260)中详载药物名称、鉴定、调剂、贮存、替代品药性及用药原则，从该书问世后至19世纪，一直被埃及药房人员当作药学手册。叙利亚的苏理常与画家协作，描绘药用植物图。西班牙的贝塔尔(1197～1248)赴希腊、埃及、小亚西亚进行实际考察天然药，他以第奥斯柯利德斯的《药物学》为蓝本，结合自己多年的药学实践经验，写成《药用植物集成》，载药达一千四百种，是阿拉伯当时最为完备的药物学著作。

阿拉伯医药在临床观察、实验观察中，一方面纠正了前人在药物学方面错谬，另一方面发现了药物的许多新用途。如鸦片在希腊人那里被认为使用有危险，而经阿拉伯人验证，则证明适当地使用鸦片可使它变成治疗疼痛、咳嗽、腹泻的特效药物。他们还发现了汞剂的使用宜忌，认为升华的甘汞有剧毒，服后会产生腹痛与血便，但汞剂软膏外用，却并不甚危险。

阿拉伯医学家所创用的剂型有糖浆、舔剂、软膏、擦剂、乳剂、油脂剂、饮剂、液汁剂（动物器官浸汁）、丸剂及其外包的金银箔衣等，这在当时也是颇享盛名的。来自阿拉伯地区的这些药物制剂传入中国，在客观上也推动了中国药物制剂方法的改进和发展。如阿拉伯人使用的蔷薇水，是经蒸馏法制取的露剂。阿拉伯人所使用的蒸馏器及其方法，被中国人了解并接受。南宋初年的蔡絛，在其所著《铁围山丛谈》卷五中记载："旧说蔷薇水乃外国采蔷薇花上露水，殆不然。实用白金为瓶，采蔷薇花蒸汽成水，则屡采屡蒸，积而为香，此所以不败。但异域蕃薇花馨烈非常，故大食蔷薇水虽见于琉璃缶中，蜡蜜封其外，然香犹透彻，闻数十步，洒著人衣袂，经数日不歇也。"

在中国，先秦以来仙家道士进行的炼外丹活动，在客观上就对蒸馏法的原理有所应用。在医药中有重要作用的烧酒亦系经蒸馏法制成，北宋时田锡的《曲本草》中已记载了烧酒及其制法。而南宋时张世南《游宦纪闻》卷五，则有中国永嘉（今浙江温州）一带用柑花进行水汽蒸馏以制柑花香露的详细记载。不过，当时蒸馏法在中国似乎并未得到普遍了解与推广运用，而大食蔷薇水等此类制剂的输入，促进了露剂药物在中国的迅速传播与普遍应用，这对中药制剂中多种花露剂的出现及其制法无疑产生了一定的推动作用。

除药物外，一些阿拉伯方剂宋时也在中国流传。如《太平圣惠方》卷三十二的眼科方中，载有"大食国胡商灌顶油法"，方用"生油二斤，故铧铁五两（打碎捣洗），寒水石一两，马牙消半两，曾青一两"，上述药物"以绵裹，入油中浸一七日后可"，"治脑中热毒风，除眼中障翳，镇心明目"，"用一钱于顶上摩之，及滴少许入鼻中，甚妙"。

阿拉伯人发明糖衣药丸，使之服用适口。药店中还经营备制的玫瑰水、香料、泥罨剂、油膏。当时的药业逐渐自成系列，与医疗有别。当时大多数药房设在巴格达周围，只有受过良好的专业教育才可经当局审查后发给职业执照，药店须接受官方检查。阿拉伯的医院里有药房，不过这些药房除了供给院内用药需要之外，还面向社会售药，院外有病的人可以在这里买药。阿拉伯医学采用含碘的海产品来防治地方性甲状腺肿，用汞油膏治皮肤病。

宋元时期，中国传统医学与阿拉伯诸国的传统医药交流是十分频繁的。中国输出的牛黄一药，很受外国人的重视。阿拉伯名医阿文阿左在他的笔记里，就有深信"解毒石"(即牛黄)功效的记载。后来《伦敦药典》也收载了此药。

宋元时期阿拉伯大食国输入中国的药物有白龙脑、蔷薇水、象牙、乳香、腽肭脐、龙盐、眼药、五味子、琥珀等。旅游家马可波罗在他的游记中，介绍元代大量中国船只，装载着大宗中国产的药材，连同其它货物一起被阿拉伯商人运到亚历山大等地。书中介绍的中国药材，有姜、茶、高良姜、胡椒、大黄、麝香、肉桂等多种。阿拉伯名医阿纳森纳创制的金银箔丸衣，不仅外观好看，而且能增强疗效。不久这种丸衣制作方法被中国医家普遍采用，宋朝的《和剂局方》就已有丸衣制备法。

阿拉伯人从希腊、波斯、拜占廷、中亚、印度及中国得到了大量的医学文献，并尽力将其译成阿拉伯文，同时从景教徒那里学习西方医学，从中国人学习脉学和炼丹术，从印度人那里学习药物知识。阿拉伯人的诗歌、谚谣和有关文献中也有记述疾病内容的。他们认识到身体健康的重要性，形成了许多重要的卫生条例。《先知的医学》中提到过一些养生的警句和格言，大多是关于饮食方面的，例如："最好的食品是面包，其次是肉，作为食品和饮料，没有东西能代替牛乳。"

由于唐宋两代尤其是宫廷需要大量的香料和象牙，在这一时期，中国与阿拉伯多通过海洋贸易，使这些香药和珍品不断地输入到中国。《诸蕃志》还谈到输入中国的药物有腽肭脐、麝香等，认为这些东西大概是从阿拉伯人那里运来的，或是出产于"非洲之角"，并且是从泽拉及邻近港口运来的。另据《马可波罗游记》记载，接近瓜达富伊角的索科特拉岛以及桑给巴尔和马达加斯加岛，这些地方都盛产龙涎香，大量的香料被阿拉伯人用船运到三佛齐等东南亚一带或中国。由于当时阿拉伯人的造船技术所限，那种用绳索捆绑式的船只要远航，是要冒很大风险的。

宋代的人们仍称阿拉伯帝国为大食，《宋史·外国列传》说其国有若干不同的部属，如勿巡、俞卢和地、麻罗跋等国，但都冠以大食的名称。《宋史·外国列传》所记载的层檀等国，当时也是位于小亚细亚一带的属于阿拉伯势力范围内的政权。宋朝与阿拉伯之间的交通比诸前代来更为发达，海外贸易及文化交流等活动日益频繁，因而使中国人对当时阿拉伯的医药知识有了更多的了解。北宋至道元年(995)，宋太宗接见了大食商人蒲押陀黎，曾问其国所产，蒲押陀黎回答说："惟犀、象、香药。"关于大食所产药物，宋朝赵汝适所著的《诸蕃志》卷上记载较为具体："大食出产真珠、象牙、犀角、乳香、龙涎、木香、肉豆蔻、安息香、芦荟、没药、血竭、阿魏、腽肭脐、栀子花、蔷薇水。"

一些宋代著作中还具体记载了某些阿拉伯所产药物的功用、采制方法等。如周密的《志雅堂杂钞》卷上对"押不卢"的记载。医家寇宗奭《本草衍义》卷五中，对产于波斯国海中珊瑚的采取法等也有详载。《宋史·外国列传》还记载了大中祥符五年(1012)，广州有一高龄达一百三十余岁的大食国长寿老人的轶闻。另外，《宋史·外国列传》还记述了层檀国等国所产的药物，如木香、血竭、没药、硼砂、阿魏、薰陆及真珠、千年枣、巴榄等。《太平广记》卷四百一十四则记载了佛森国所产的"阿勃参"这一药物及其功用。

北宋时中国与阿拉伯的陆路交通，虽然不时受到当时占居中国西北部的西夏国所阻，但来自阿拉伯地区的商队与使团仍然于古丝绸之路上络绎不断。他们经过中亚的哈喇汗国和新疆的于阗等地，带来许多物品，其中有乳香等香药，以及一些可供药用的珠宝。两宋时期中国与阿拉伯药物交流的主要途径还是通过海路。

宋代药物来自阿拉伯地区的有犀角、乳香、龙涎香、木香、丁香、安息香、金颜香、脑子、没药、硼砂、珍珠、芦荟、阿魏、苏合香等数十种。进口的数量也相当巨大。在广州、扬州、洪州(今江西省的南昌)，以至京东(今河南省的商丘及山东省的兖州、益都)等地，都有大食商贾的足迹。有的还长期客居中国，其中著名者如泉州的蒲氏家族，其祖先由阿拉伯东迁中国，逐渐地发展成为广州、泉州一带的富豪。蒲氏家族中的蒲寿庚，在宋代曾掌管泉州市舶司，兼任福建安抚沿海都制置使，曾把持泉州海外贸易30年。当时还有一些贵族官僚凭借其特权，私营与海外的香药贸易。

从阿拉伯等地输入的大量外来药物中，香药占有很大的比重。香药主要是供统治阶级享乐用的奢侈品，如焚香和薰香是宋代贵族、官僚、富豪最常见的风习，礼佛、祭神一类活动也需大量香药。但另一方面，这类香药大多具有重要的药用价值。因此，香药的输入，增加了当时对阿拉伯医药知识的了解，促进了临证中对香药的运用，甚至造成了一种偏好这类药物的风习，对当时的处方用药产生了一定的影响。

阿拉伯等地输入的香药及其制剂已成为防治疾病的常用药物。如《诸蕃志》卷下记载："苏合香油，出大食国，番人多用以涂身。闽人患大风者亦敷之。可合软食及入医用。"宋真宗时，丞相王旦气羸多病，真宗曾面赐其药酒一瓶，并苏合香丸一两同煎饮服，因功效极好，此法得以广为流传，苏合香丸于是盛行一时。用香药和合食物制成的香剂食品，除了达官贵人以此显示豪侈外，也有一定的食疗作用。此外，当时妇女还将香药应用于化妆美容。

宋代医家好用香燥药物，其影响不惟于宋，还沿续于后世。故元代医家朱震亨即奋起而挽时弊，著《局方发挥》一书，力斥滥用香燥热药之害，并发人身"阳常有余，阴常不足"之论，倡用滋阴降火法，以祛香燥之弊，这对于后世医学发展产生了较大影响。

元代刘郁撰《西使记》，书中记载了一些关于回回医药的见闻，如介绍中亚特产的药材："八日，过挦思干城（今乌兹别克斯坦共和国撒马尔罕），……满地产药十数种，皆中国所无药物，疗疾甚效。曰阿只儿，状如苦参，治马鼠疮、妇人损胎及打扑内损，用豆许咽之自消；曰阿息尔，状如地骨皮，治妇人产后衣不下，又治金疮脓不出，嚼碎敷疮上即出；曰奴哥撒儿，形似桔梗，治金疮，及肠与筋断者，嚼碎敷之自续。余不能尽录。"这三种药材，明李时珍修《本草纲目》据此予以收录。《西使记》还记载了一则黑衣大食哈里发接受音乐疗法而病愈的趣事："琵琶三十六弦。初，哈里发患头痛，医不能治，一伶人作新琵琶七十二弦，听之立解。"

元代有多种中国产药材输往波斯、阿拉伯、北非以至欧洲等地。著名的阿拉伯药学家拜塔尔（1197～1248）所著《药用植物大全》一书中载有大黄、姜、麝香，以及新疆原柏等中国药物。

从9～11世纪，阿拉伯医学充满活力，到了14世纪，阿拉伯医学则渐趋衰落。此后，欧洲经历了文艺复兴运动，并开始向现代社会过渡，阿拉伯医学的影响已降低到最低点，尽管出现了像16世纪思泰基那样试图振兴阿拉伯医学的学者，主张把欧洲的医学重新引进阿拉伯世界，但都没有成功。后来阿拉伯国家相继沦为欧洲列强的殖民地，使阿拉伯的民族文化没能得到应有的发展。

阿拉伯的香药不断的运往东方，一是从陆上丝绸之路而运输；另一条路是海上的"香药之路"。香药贸易的兴旺，直接影响到人们尤其是上层社会的生活消费，以及医药风尚，致使香燥性药物在盛行而成时尚。甚至造成一些弊病。而与此同时，中国当时较先进的医药学也直接传到阿拉伯。《医学四千年》说："阿拉伯人对医学的注重，系基与几种因素，他们早与东方接触，足迹到达般乌和中国，至于中国与阿拉伯的真正关系，虽迄今无确论。可是，阿拉伯的解剖学，有部分是从中国人那里学得的，因为中国有一医生名扁鹊，实行人体解剖，较亚力山地区的人为早。他苦心研究脉理，建立一种脉学，中国医学家至今仍沿用之。"

阿拉伯人在汲取外来先进文化的同时，创建了自己的医学，由于在学术理论上遵从古希腊医学的体液学说，因而称自己的医学为尤纳尼·蒂布，意即穆斯林·古希腊医学。尤纳尼·蒂布认为人体内有血、痰、黄疸汁和黑胆汁四种体液，还有七种具有特殊功能的物质，气质理论在阿拉伯传统医学中占有非常重要的学术地位，成为病理学、诊断学和治疗学的基础理论。气质有多血质、粘液质、胆汁质、忧郁质四种，与四体液理论相一致。每个人的气质都是独特的，或者用现代术语来说，每个人的精神－神经－内分泌系统及其倾向的调节方法不同，气质的任何变化皆能导致人体健康状态的变化。疾病是体液不平衡，或体液失调，或身体一部分或几部分排除致病废物的表现。药物也有一定的偏胜性，往往逆病性而用药，热病用寒凉药，寒病用温热药。

尤纳尼·蒂布还与现代科技、现代医学与吸进国外的先进医术结合，开发新药，使自己在未来的学术发展中路越走越宽广。尤纳尼·蒂布在印度、巴基斯坦等国也被采用。

尤纳尼医学处方上,开始一般用波斯语写的关于哈瓦什·沙菲的传说。处方包括下药和配药的详细指导,开始时给三天的药量。根据病人反应继续进行治疗,还规定了严格的饮食。

尤纳尼医学主要用草药,但也包括动物、矿物和海产药物。药能以煎剂,浸剂,片剂,粉剂,糖衣剂,糖浆和液体形式单独使用或复方使用。但缺少详细的实验,物理化学和生物数学数据,但却安全有效。尤纳尼医学对药物不求其太快的治愈作用,以以防严重的副作用。

中东国家正在流露对草药的兴趣。科威特政府已计划建立一个巨大的现代化的草药研究中心,预计其它政府也会仿效。

4. 中国的"回回"医学

伊斯兰教作为世界三大宗教之一,传入中国约在唐太宗贞观二年(629)前后。

"回回"一词,最早见于北宋沈括的《梦溪笔谈》。"回回"早先在唐宋时被称为"蕃客"或"大食人",元明以来,称"回回"。这些来自阿拉伯、波斯、中亚突厥族,包括中国的喀喇汗朝和哈喇契丹也被称为"回回"。"蕃客"、"蕃商"的穆斯林,其中相当一部分人在中国沿海城镇和西北地区逐渐定居下来,与汉族或其它民族通婚,繁衍后代,成为"土生蕃客"。因其世居传承,因而那时有"五世蕃客"或"六世蕃客"之称的,大有人在。元代来华的"回回"称为"色目人",其人数大增,在政治地位上优于汉人。这些"回回"在族源、语言、信仰、习俗上依然保持原有的特征,并逐渐在中国形成为一个民族共同体,小集聚,大分散于各地。

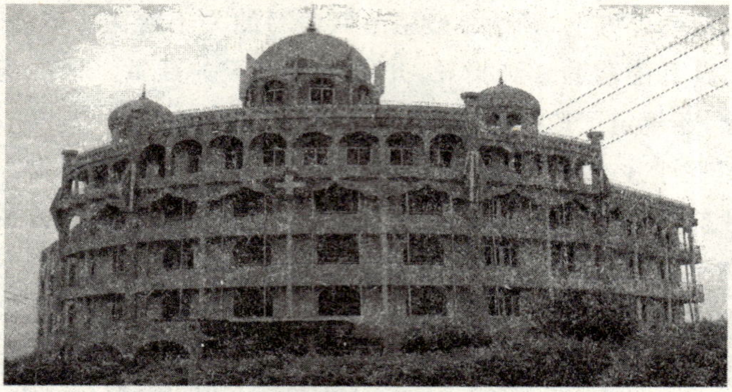

维医院

汉唐时期，中国曾与波斯、大食进行过多次的文化交流，在医药方面也曾为各自的民族医药发展产生过积极的作用。但回族作为一个民族共同体，其开始形成，可推溯到唐代。那时有不少波斯人和阿拉伯人久居中国，他们的后裔被称为“蕃客”或“回回蕃客”。也有一些医药人员、学者来华，一方面带来了波斯和阿拉伯的医药学术经验与药方，另一方面也学习中国医药学及医疗技术。从唐代开始，回族的先祖对香药推广应用颇多贡献，如用香药防治疾病，薰洗衣物，化妆美容、调味食品，祛邪防腐等。从中唐以后，来到长安的大食人数更有增多，其中大部分长期居住在“西市”一带，从事“回回”奇香异药经营。

由于在唐代至五代时期，阿拉伯与中国的关系最为密切的是商业贸易，而医药方面则是香药的大量进口，有时一处经营香药珠宝者甚至达一二十万人，单香药贸易有时竟达千斤之多，如此则大大丰富了中药品种。唐末五代时，最负盛名的回回医药家李珣，人称李波斯，他著有一本独具风格的药学著作《海药本草》，顾名思义，书名冠以“海药”之名，是因其所收录的药物多来自于海外。该书是一部总结唐末五代时南方药物与海外药物临床应用的本草学著作，有较高的文献学价值。

李珣家曾几代定居长安西市一带，以卖药为生。《海药本草》收药124种，大多数来自波斯等地及南海各地区，因此为回回医药根基的一部分，对中医学的发展也曾有过作用。有的医学专家指出，唐末五代时在民族医药史上有突出贡献的书籍首推《海药本草》。它还补充了《神农本草》、《名医别录》、《唐本草》、《食疗本草》、《本草拾遗》等不足，且纠正了前著的一些错记，丰富了中国药物学，是回回医学的重要基础与典籍。李珣对香药的产地、性状、炮制法及主治功能有较多的知识经验。李珣在此书中不仅记下了已为人们所熟知的波斯药物，还补入一些新的波斯药学知识，其如波斯的天生药银、石硫磺、矾石、缩砂蕾、药酱、芦荟、莳萝、波罗得、阿月浑子、没药等。李珣善用树脂类药，如薰陆香，李珣说它“是树皮乳，是树脂”；没药，乃“波斯松脂”；麒麟竭（血竭、龙血）为“紫矿树之脂也。”莳萝“生波斯国”，是波斯语小茴香的音译名。如今的维吾尔语中的孜然，也是这种原产于波斯的小茴香的音译。李珣对诃子（诃梨勒）做了药性分析。《海药本草》是波斯及其它西域、南海诸国医药于唐代传入中国的重要佐证。《海药本草》的问世和传播应用，丰富了中国传统医药学的内容。另外还有郑虔的《胡本草》，及非医药学书籍《酉阳杂俎》等记载的许多外来的阿拉伯药物，其中包括了一些阿拉伯药物。

在唐代不仅有香药输入中国，与之同时一些医疗技术也传入中国。中国穆斯林研究介绍了大量阿拉伯世界文化成就，如数学、天文历法等。而中国的造纸术、针灸学、脉学、炼丹术、临床科学经验也源源不断地输入阿拉伯国家，特别是造纸术辗转外传，给欧洲中世纪文明以很大促进。因此早期的回回先民为中外文化的交流做出了重大贡献，尤其在那时水陆交通工具不甚发达的时代，堪称丰功伟绩。

宋代，中国与西域的陆路交通不如海路发达，在东南沿海一带如广州、泉州、杭州、扬州等地集居了大量的大食人，其中不乏香药巨商与医家，且人数日增。其生活习惯宗教信仰与汉人不同。他们有许多人世代经营香药，进行香药贸易，以致于宋代香药盛行于世，影响到社会各个方面和各个阶层。在本草书中香药的条目增加，在方书中以香药为主的方剂，剂型增多，仅从宋代三部官修的大型方书《太平圣惠方》、《圣济总录》和《太平惠民和剂局方》中香药及其方剂，足以为证。就《太平圣惠方》而言，仅卷四十八“诸心痛门”以香药命名的医方，有沉香散三首，沉香丸一首，木香散六首，木香丸六首，丁香丸一首；《圣济总录》卷五十六“心痛门”，以香药命名的医方有木香煮散、木香汤、豆蔻汤、丁香汤、沉香散等，计应用香药八种。《太平惠民和剂局方》是宋代政府和剂局的成药配本，书中以香药命名的医方不下三十余种，其中有不少名方，如众所周知的苏合香丸、至宝丹、牛黄清心丸等便是。

苏合香丸中，十五味药就有十三味是进口药，苏合香丸对于中风所致的神志不清、牙关紧闭、半身不遂等重症有明显疗效，仍为现代临床所应用，发挥着它的医疗保健作用。由于海上交通频繁，宋朝在广州、杭州、泉州等沿海地设"市舶司"，以管理海外贸易及对外文化交流。载入史册的有福建蒲氏家族。《宋会要稿・蕃夷七》记载的蒲寿庚，也是宋代著名香药富商。《蒲氏家谱》有"家居西坂"，"世秉清真教，天下蒲氏皆一脉"之记载，蒲氏家族兴盛于宋元，衰落于明清，世袭经营阿拉伯香药。

宋太祖曾下诏令对海外香药香料放通行的有三十七种，其销路较广的是有医疗作用的香药，如丁香、木香、龙脑香、乳香、草豆蔻、沉香、檀香、龙涎香、苏合香油等。由于大量香药的引进，从而大大丰富了中医方药及治疗方法。宋代医方较唐代医方在香药的应用或组方上有明显变化。

宋代在社会上广用香料、香药薰衣、焚香、啖香之际，礼尚往来亦常以香药作为馈赠佳品，用香药配制的药茶甚至一度成为社会生活中的时尚。皇权贵族之间也视药茶为馈赠佳品。民间百姓们不仅用香药治病，而且也用于消毒。泉州有香料文献记载，蕃药能治冷气，医学多用之，泉人每岁家无贫富，皆燃之如燔柴。现代研究，燃烧香料，对于防止传染病传播和扩散有一定作用。这种习俗，自古至今，不仅在回民中间流行，在闽南地区其它民族中也同样流行。

元代一统天下，将国内民族分为四等，即蒙古人、色目人、汉人及南人。穆斯林则是色目人中的主要成分，他们往往与蒙古人享受同等待遇，无论在法律上或事实上都优于汉人，同时在元代"回回"一名开始代替"大食人"，被人们认为是信仰伊斯兰教者的名称。如此则为阿拉伯医药的广泛深入传播与兴盛打下了良好的基础，且蒙古人统一中国之后，继续奉行南宋时的海外贸易政策，推行民族医药共存的方针，回回医药在此得以兴旺发达。

元初，在中央政府中设有相应的医药机构。元世祖即位后效法汉制在建立太医院之后，于至元七年(1273)改回回爱薛所立京师医药院为广惠司。元朝曾先后建立了"回回药物院"。

在元朝开国前后，西域技术之士，医家之流，多入仕于元朝，如爱薛、答里麻等。还有一些祖籍西域，生于中国，精通汉、回医药的学者，如元末著名学者丁鹤年，他是一位虔诚的穆斯林，工儒学，通奥义，精诗律，也是一个精于医术的人。又如元末明初杭州的穆斯林大商人鄂施曼乃的子孙曾设立豪华的私人医院，取名“鄂施曼尼雅”，聘有回回医生从职。据陶宗仪《南村辍耕录》所记，曾有一些不知姓名的回回医官为百姓治病，其事迹生动，其医术精湛，疗效颇佳。

金元时期，是中国医学全面发展，学派争鸣的时期。回回医药为这一时期的医学注入了新的学术内容。与此同时，元代出现了一批回回名医。据《元史·百官志》说：“广惠司秩正三品，掌修制御用回回药物及和剂，以疗诸宿卫士及在京孤寒者”。至元二十九年(1291)先后在大都、上都建立“回回药物院”；至治二年(1322)隶广惠司，定置达鲁花赤一员，大使二员，副使1员。元代统治者对阿拉伯药物高度重视，元代阿拉伯人在当时政府中的医药机构里占极大势力，广惠司是回回医家的大本营。《世医得效方》等医籍中，对回回医药兼收并蓄。回回医药中的先进经验与技术，如药露的制造、丸衣的应用，糖浆的制作和临床应用，对后世医学产生了深远的影响。

元代统一全国后，中外交通甚为畅通，促进了中外各民族的大流动，民族杂居现象更为广泛，造成了中外医药交流发展的广泛基础。据《蒙古秘史》记载，在成吉思汗建国以前，西亚的回回人曾在蒙古经商，而后来阿拉伯商人和蒙古商人进行多次经济来往。穆斯林在蒙古帝国统治时期比较活跃，并且获得了优待。在蒙古人西征过程中，阿拉伯商人、官员、工匠和文人被迁至蒙古地区。而且蒙古皇帝“札撒”(法典)中也规定保护各路宗教徒。在这种文化背景下，穆斯林所带来的回回医药在当时得到发展，并影响蒙古传统医药文化。由于元朝的统治者对回回医药尤为重视，于是回回医药在医事制度方面占居了统治地位。元朝建立的广惠司、药物院，基本上是回回医家执掌的医药机构，上为宫廷服务，下为兵士与贫寒孤寡者医疗，所用的医疗技术与方药，无疑是回回医药。开始职掌大都回回药物院和广惠司的是回回人爱薛。《元史·爱薛传》记载：“爱薛，西域拂菻人，通西域诸部语言，工于星历、医药……。中统四年(1263)命掌西域星历医药二事。后改广惠司，仍命领之。”除在元朝宫廷任职之外，还有很多回回医生散居在中国各地，在民间用他们的医法和药物行医或卖药。在元代人的诗文笔记中，记载了不少赞誉回回神医奇药的篇章，足见其影响之广泛。如王沂《伊滨集·老胡卖药歌》说:"神农百草旧知名,久居江南是乡邑。朝来街北暮街东,闻掷铜铃竟来集。居人相见眼终青,不似当时答木丁。师心已解工名未,疗病何烦说《难经》。灯前酌酒醉婆娑,痼疾疲癃易得瘥。金丝膏药熬较好,伤折近来人苦多。川船南通有新药,海上奇方效如昨。眼中万事不足论,流寓无如贾胡药。"诗中的回回老医生名答木丁,曾侨居中国江南多年,不辞劳苦地以高明的医术和优质的膏药,为当地群众治疗伤折等病证。事实上,来中国的西域商人中,有不少人往往兼擅医术。元末明初的西域诗人丁鹤年,其曾祖于元初到中国经商,后留居江南。元人的《九灵山房集·高士传》称,鹤年"于导引方药之术,靡不旁习",晚年曾在四明(今浙江宁波)市上"卖药以自给"。

《瑞竹堂经验方》的原著在明代中叶后国内已失传,但书中许多内容则散见于许多医药文献,其原序两则及清明两代若干辑本和抄本,分别在中国和日本有关部门和私家珍藏。清乾隆年间修纂的《四库全书》曾将明代《永乐大典》中本书散在内容搜采编辑为五卷二十四门,集得内、外、妇、儿、眼、齿、调补、美容等科效方一百七十余首。《瑞竹堂经验方》作者是回回医家沙图穆苏·萨谦斋,官至元朝御史兼太守。其成书年代不晚于泰定三年(1327)。陈垣先生在其名著《励耘书屋丛刊》中的《元西域人华化考》一文中,早已经将《瑞竹堂经验方》的作者沙图穆苏·萨谦斋,考定为"华化"了的回回人。

在当时,西域的医药文化已进入中原和蒙古高原地区。由于中外医药文化及民族医药相互交流和影响的结果,产生了《饮膳正要》和《回回药方》这两部医药著作。

《饮膳正要》包罗蒙古族、回回、汉族及天竺食疗和营养保健经验。是中国第一部营养学专著,成书于1330年。作者忽思慧(又作和斯辉),是元仁宗时宫廷饮膳太医。书中配方多以羊肉为主料,"聚珍异馔"、香料、回回豆子、回回葱、回回小油、胡葱、胡麻、胡椒、胡荽等。《饮膳正要》中还提到阿拉伯的蒸馏技术。可见这些伊斯兰教科技文化影响了早期蒙古医药学,并对其形成和发展产生了一定的促进作用。

明代虽不像元代那样重视回回医药,但对回回医药成果的总结则在此时,其代表作就是《回回药方》。《回回药方》是回族医药学大型综合性典籍,未著撰人，红格明抄本，原书三十六卷，残存四卷，现藏于北京图书馆。全文基本上用汉文记述，并夹杂不少阿拉伯、波斯文医药名称术语的原文和音译词汇。现残存目录卷之下、卷十二、卷三十、卷三十四，大约为原作内容的九分之一。原作是一部规模较大的综合性大型方书。由于目录不全，故不知作者姓名等有关情况。它是一部包括内、外、妇、儿、骨伤、皮肤、药物、食疗、针灸等科，内容相当丰富的中国回族医药学方书。也有的学者认为它是维医书。无论怎样说，《回回药方》所具有的阿拉伯医药学术的特色是明显的，早先传承它的主要还是穆斯林，并且《回回药方》的学术渊源与希腊医学的体液病理学不无关系。当今的阿拉伯医学名为“尤纳尼·蒂布”，“尤纳尼”是“古希腊”，而“蒂布”则是指“医学”。也就说阿拉伯人他们自以为传承了古希腊医学，同源而异流。从这种意义上说，《回回药方》在其传承过程中，可能经过了许多穆斯林之手。《回回药方》的药物剂型既有中国式的丸、散、膏、汤，又保存有阿拉伯式的芳香挥发药、滴鼻剂，露酒剂、油剂、糖浆剂；灸法带有明显的阿拉伯医学特色。有体液病理学的医学特色。它是研究回族医药不可多得的极珍贵的典籍。

明李时珍《本草纲目》中也记载了不少回回医药的内容。可是在明代以后，回回医药的经验及其应用范围日益局限，随着时间的推移，回回医药知识也逐渐被人们所遗忘。但回回医药毕竟是生活在中国大地上的回族在与疾病作斗争的经验积累和医药学末理论体系。

从清代以后，回族医药文化的发展除了上述情况外，相当一些学术经验，还掌握在许多名不见经传，事不载史书的民间民族医之手，他们的事迹被人们口耳相传，或散见于一些乡邦文献中。另外，回族学者所著的许多非医籍文献中记有医学的内容，如《择要注解杂学》等。还有许多医药卫生的知识和经验，渗透到回族人民群众生活的各个方面，是值得深入研讨的一个广阔领域。清代人袁枚曾记述了回族医家用灌肠疗法治病的事迹。

在近百年间，出现了许许多多有影响的回族医家，他们继承发扬了民族医药文化的优良传统，为民众的医疗保健做出了突出的奉献。北京有个人称丁三爹(德恩)的回族医家，擅长于外科诸证的诊治，开设德善医馆，很有名气。回族外科名医哈锐利、哈玉民承其学术经验。在国内外享有盛誉的皮科专家赵炳南(回族)，也是丁氏的传人。天津的回族名医有哈荔田等。

在古城西安，回族医家以东马、西马最孚盛望。东马以湘子庙街的马芾轩为代表，西马以大麦市街的马玉堂为代表，各自形成绵延不断的医家链，他们在学术很有特点，至今仍被人们所称道。河北宛平一带的回民中，长期以来还保留有治疗常见病和多发病的土单验方。镇江城西清真寺当年曾针对当地贫病交加无钱就医者的困难，在1939年由马仁山、淡镜如、石焕章、夏容光等人发起，募集资金创办回教施诊所于西大寺内，公推夏容光负责主办，每年从端阳节至重阳节期间施诊，无论回族、汉族，均可在回教施诊所就诊，并免费取药。回教施诊所历经十年，一直到1949年停办为止。

综上所述，中国回族医药的历史，发端于唐，发展于宋，兴盛于元，衰落于明清，而振兴于新中国。由于中国回族人数多达千万，其生活卫生习俗与汉族等民族大有不同，因此自新中国成立以来，在回族聚居地区又相继成立了不少回民医院，为广大的回族人民防病治病。如北京市回民医院、西安回民医院、呼和浩特回民医院、哈尔滨市穆斯林医院、沈阳市沈河区回民医院、西宁市回族医院等。1989年12月11日，首届“回族医药学术讨论会”在西安召开，来自北京、宁夏、上海、吉林、黑龙江、甘肃、云南、陕西八个省市区的一百一十三名专家、学者及卫生干部参加了会议，会议收到论文、资料八十五篇，与会学者对如何挖掘、整理、研究、发展回族医药学进行了广泛的讨论。陕西省中医药研究院文献医史研究所、医史研究室整理印发了《回回药方》点校本，共同出版了论文集，从此开创了回族医药研究的新局面。

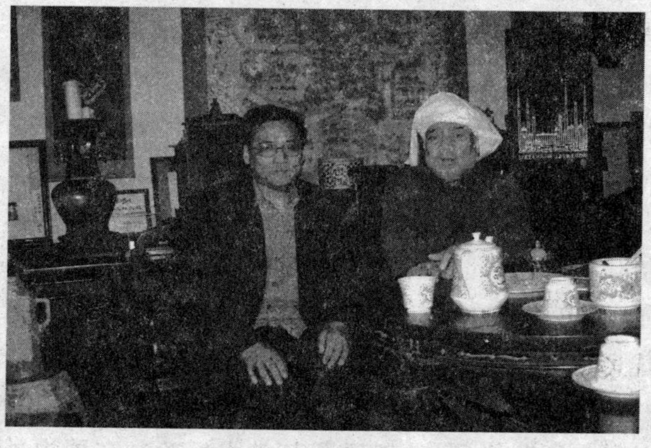

访问热心医药卫生事业的马良骥阿訇

回回医学是中国传统医学与伊斯兰医学合璧的产物。回医以人天浑同与有机整体思想为主导，以元气一元论与阴阳七行学说为基础，以动态和谐与过程论的观念，探索人的生命活动中身体和心性健康的基本规律，及其与疾病失序的关系，辨质、辨证、辨病、辨经论治，以养生、预防、治疗、康复为特点。其理论核心是“四大物质学说”、“四津学说”。在回医的病因学，病理学、病机学、脏象学中，遵循并把“四体液”学说改造为“黑、红、黄、白”四液。

回族医药的研究涉及到回族医药的临床实际、医学心理学，医药卫生民俗学、社会医学和医学社会学等学科领域。其研究工作不仅仅局限于医学本身，还涉及到医药学的许多边缘学科，以及宗教、民族等文化的各个层面。对于现代人来说，回族医药研究的对象并不象元明时期那样明晰，既没有很完整的体系传承下来，所需要的材料又很分散，而且缺乏，这就使得研究工作不得不从广义“文化”的大范围来考虑。其研究工作，往往不得不从“医药文化”入手。

2000年在古城西安市内的回民坊发现一块有图有文的石刻，其正背面刻有仙鹤图，两侧刻有医方四首：其一是真珠丸，治小儿风热痰壅，通利脏腑，破症瘕等；其二是宽中丸，主治消化病；其三为黄芪汤，治男子肾虚，耳鸣，四肢少力，小便滑数，女子血症；其四是藁本汤，治风症。此外依稀可见“清真”、“李家”等字样。但全部有方而无药，据推测可能是一李姓回族医家为记载家传秘验方而刻石的。

在西安大清真寺内，还收藏一通《秦府药圣祠记》碑，是最近在西安被发现的，本与伊斯兰教寺院医药卫生无有直接关联，在此也一并附带题记之。《秦府药圣祠记》碑首已残，然云雀图纹可见，残碑高1米，宽0.2米，厚0.12米。碑文有部分已漫漶不清，但仍可认出一些词句：“良医所原有药圣一龛，先年奉我简祖命增修祠宇一间，内塑三皇并历代名医像及加添岁时祭祀……。先于成化二十二年(1486)间，我惠祖命臣淳暂管良医所事。弘治元年(1488)复奉我简祖命臣淳司药。”为正德七年(1512)九月九日立石。碑中还记有当时在“秦府良医所”内供事的医药人员：“良医正张勉，大方脉；良医副王经，大方脉；大方脉科王顕；孟清兼折伤科；王春、叶济兼眼科；田恭医生；王锜、张臻兼□科；王锡、黄玉兼疮科；梁佐兼疮科……”。另有医学生十余名。

郑和下西洋时亲邀西安大清真寺大阿訇碑记尚存。在甘肃临夏回族自治州所在地的大拱北和台子拱北中，传承着“万灵丹”、“椒璃丸”，“锋明散”等秘方，对外科疮疡、以及胃病和风症的治疗有着独特的功效。又如西安市大皮院李家治骨伤科的秘方，其显著疗效也是公认的。

自新中国成立以来，在回族聚居地区相继成立的回医机构和组织，集回族医疗、回医研究和新药开发及医药文化交流为一体，为弘扬回医而不懈努力。近些年来，宁夏在回医回药的研究方面，成绩斐然。北京和西安等地的学者，在回医文献及其医药史源学的研究方面，也呈现出了可喜的景象。

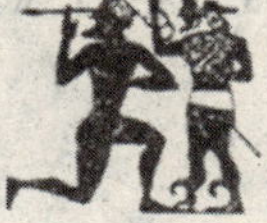

八　道教与医学

老子是中国道家学说的创始人，是今古今中外许多人所敬仰的一位哲人。春秋末期的大教育家孔丘曾怀着神往的心情，不畏山高路远，亲赴东周都城洛阳问道于老子。其后他感慨地对弟子说：“我只晓得鸟儿会飞翔，鱼儿会游水，兽类会奔走。然而会飞的却能被箭射落它，会游水的能被钓钩所钓住，会奔走的也逃不出套网的关卡。至于龙，那我就无法知道谁能制服它啦！它乘着风云而自由自在地翱翔在天宇之间。我自从与老子这位老夫子会谈之后，总感觉他就象是一条见首不见尾的神龙。”《老子》一书玄奥神秘。后来的道教尊老子为其教主，那已经是老子身后几百年才发生的事情。道教是中国土生土长的宗教，它以追求长生不老为目的，因而极为重视生命，主张“贵生”。老子思想最深邃的含义是“道”。也就是这个神奇的“道”，影响了“道家”、“道教”、“道医”及“医道”一两千年！

1. 老子《道德经》与医学

首先须要说明的是，老子本是先秦的一位思想家，他的《道德经》是一部哲学书，即道家思想的典籍。只是后来道教在其创始时，尊老子为其教主，以《道德经》为其基本经典，故谈及道教总得从老子及其《道德经》开始。

老子即老聃(约公元前580～公元前500年)，楚国苦县曲仁里人。《史记·老庄申韩列传》说，老子曾任"周守藏室之史"。致力于"道""德"的学问，其学说以修隐而不求功名为主导思想。后来他见"周之衰，乃遂去"。相传他西行至函谷关，关尹喜强求其著书，老子乃著《道德经》五千言而去，曾隐居关中楼观台，后不知其所终。

道家着眼于人的生命运动和万物之根本，以无为、虚静、纯任自然为主旨，更强调"道法自然"。

"道"被认为是宇宙万物之本源，是老子哲学体系的核心。老子认为宇宙万物是由一种最基本的物质构成的，他称这种物质为"道"。而"道"则不依赖于时间和空间，处于永恒的运动之中；"道"化生万物，永无穷尽；"道"虽无形、无声、不可捉摸，但确实是存在的，人在极其虚静的状态下可能会感受到或体察到它，但却无法确切地描述它；"天地"是由"道"所生，是实在的，故又称谓"有"。"有生于无"，"无"和"有"都是"道"，统称为"玄"。"无"，并非没有，而是指其不可捉摸，即"玄之又玄"。

老子把"道"与万物的关系归纳为："道生一，一生二，二生三，三生万物。"也就是说，"道"生元气一；一生二是指元气分阴阳；"三"或可用现代的语言把它理解为元素及其元素所化生的万物。

人作为万灵之长，也是道之所生。人与万物一样，有其发生、生长、成熟、死亡的过程，也都遵从这一自然规律。老子主张修道要从浑浑噩噩的状态中解脱出来，尽其天年，自觉地归于"道"，即所谓"返朴归真"，这样才有可能久视延年。

“德”是老子提出的另一个重要的哲学概念，“德”对于万物的运动以极大的影响。“德”存在于“道”所化生的万物之中。“道”是“德”之体，“德”为“道”之用。“德”是“道”的显现。“道”在其化生万物的过程中是物的属性，也是物的本真。“道”是自然的、无为的。老子说的“道法自然”，就是“道”以其内在的规律而运动。“道常无为而无不为”。所谓无为，是“不争”，无不为是指自然而为。老子认为“道”性“虚”、“静”、“柔弱”。柔弱之水却能驰骋天下而无坚不催。“德”生于“道”，唯“道”是从。人就能通过内省而体察它，认识它，得到它。从修道来看，就要循“德”而求“道”，就是要通过人的内心的洗炼，不断地涤除非自然的、“有为”的东西，而返归于自然，“各复归其根。”

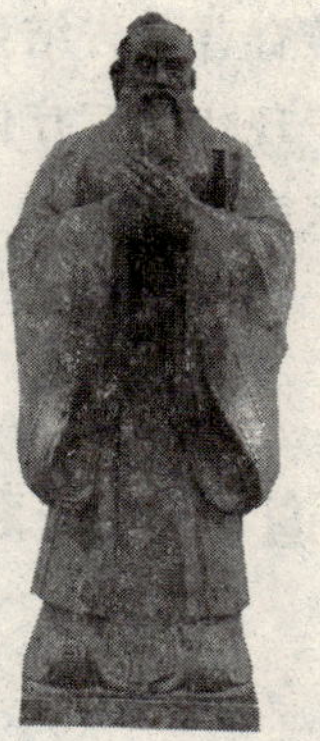

问道于老子的孔丘

在老子学说里的修身和用世也是统一的，但都统一于“德”，并按“德”的要求来规范自己的行为，不断使人的精神和与“道”合而为一，成为一个和谐健全的整体，只有这样人的生命才会充满生机和希望。专气以达至柔至和，使人的精神复归到婴儿的状态，象婴儿那样纯真质朴。“无欲”、“无为”、“至柔”、“至和”，在那种程度上可以说才体现了人的“玄德”。人要不断地通过内省，清除自己内心的私欲杂念，以便使心灵虚静无为，内观修心，从而使心灵深处明澈如镜，并通过守静而使人的心神能合于自然之道。

老子的修身方法有：无为、不争、不追求、虚静、“致虚极”、“守静笃”、返朴归真，而达于“道”。守静、守柔，动静相间，刚柔相济，而以静制动，以柔运刚，虚而不盈。这就象海纳百川那样，只要积德不休，就可和德全神，积精全神，以深根固柢，从而复归于“道”，可望达到长生久视。老子“道法自然”的思想也对中医学说的学术发展有其深远的影响。其它如《道德经》中的“道”与阴阳，辩证法思想，预防思想，养生思想，以及“甘其食，美其服，安其居，乐其俗”等思想。《道德经》也与《黄帝内经》及其以后的医学思想是一致的。相传老子传有按摩法，共有四十四式，包括转腰、扭腰、腰脊、颈椎、体转、挺举、托膝、足踝、上膊、胸膊、搓胸、拉肘、肘臂、颈项、上肢、搓肩、捣拳、振手、指腕、指节、摇掌，摩肘、耸手、顿手、伸肋、屈背、腕臂、心肺、扩胸、揉肋、摩足、摇踝、足踝、足背、股肌、振足、下肢、全身、托天、躯干、伸腿、下肢、顿足、绕转脊背而告结束。这套按摩法实际是由局部运动到全身的导引运动。相当于现代的医疗体操。整体而论,在对待生命的态度方面,道家学说比较亲近医药学。

2. 道教的兴起与医学 ▶

道教兴起于东汉中叶。道教的思想和方术的渊源主要基于以下三个方面:

①巫教。如本书第一章"原始宗教与医学"所述。因巫师可以交通鬼神、占卜、占筮等术式来决断凶吉,巫师依仗巫术还可以祈福禳灾,并且巫师们也多兼通按摩、针灸、医药之术,通过祭祀祈祷来为人治病。后来有些巫师就演变为方士,而方士又进而演变成为道士,这样就自然而然地把巫师所掌握的巫术乃至医术带入了道教。

②神仙方术。战国时代,在渤海一带常出现海市幻影,这一种自然现象起了人们的好奇,也为统治阶级欲求"长生不死"的梦想增添一丝光彩夺目的文化依据,从而衍生出了仙山琼阁之类的神话,遂在东方海岱地区有瀛洲、蓬莱、方丈、岱屿、员峤、方壶等"仙山",方仙术士活动频繁了起来。传说在那些仙山上,生长有神芝仙草,也有不死之药,又传说有的仙山上有仙药数千种,人若有病,即采仙山上的神药饵之,无有不愈。还相传有石镜,光明朗切,可鉴人的五脏六腑,亦名"仙人镜",国中人有疾,辄照其形,遂知病起何藏何腑。而在中国西部,则有不死之乡、不死之泉、不死之树、不死之药。轩辕之国有长寿之民,在流沙之东,黑水之间,也有不死之山,有不死民,不死之乡。长生国民,数百岁不死,其地既有不死树,又有不死之果,还有不死之药,更有不死之草,食之使人长寿。有玉醴泉,不老泉,饮其水使人长生不老。昆仑山上有寿木,吃了寿木上的果子也能使人不死。有玉桃,服之长生不死。有仙瓜食之不渴。有酒泉,人饮此泉水不死长生。西王母操有不死之药,白兔为之捣药。汉代的石刻中就西王母使白兔为之捣不死之药的故

事。李白诗中说："白兔捣药秋复春，姮娥孤栖与谁邻？"傅玄《拟天问》有"月中何有？白兔捣药"的诗句。"仙"字，据《释名》说："老而不死曰仙。"又说："仙，迁也，迁入山也。故其制字人旁作山也。"汉以前在中国东西部所形成的仙系——东部的"海岱仙系"与西部的"昆仑仙系"，在一定程度上孕育了方仙道，同时也丰富了中国古代神秘文化的内容和体系，催发了中国古代神秘文化的发展。

在新莽、东汉时期的铜镜中，尝有铭文为："尚方作镜真大好，上有仙人不知老，渴饮玉泉饥食枣"等字样。它主要的是表现了中国古代神仙家的一种修炼方法。不食五谷，即所谓"辟谷"，饥渴则服食药物（大枣），或通过"叩齿咽液"的导引术，从而达到"无有饥渴"的状态，试图长生成仙。此镜铭文除前述者外，并有"浮淳天下遨四海，寿如天石……"二句。《汉书·艺文志》说："神仙者，所以保性命之真，而游求于外者也。聊以荡意平心，同死生之域，而无怵惕于胸中。"载录神仙家书目共10家，205卷，反映了人们对神仙的仰慕和追求。另一方面，"神仙家"中也含有一些养生保健的内容。相传西蜀和关中地区曾出现过王乔、彭祖仙派，他们行吐纳导引之事，追求延年益寿。在燕齐沿海一带，又有一些炼丹采药制仙方的方士继续在大力鼓吹长生成仙之术，扬言只要服食仙丹仙药，即刻可以飞升成仙。这些方士又汲取齐人邹衍始终五德之运的五行学说，用来解释他们的方术，使他们所传的方术系统化和理论化，从而形成所谓的"神仙家"。方仙道也就是在这种历史背景和文化氛围中形成的。方仙道士所传承的吐纳导引、炼药服丹等方术，后来成为道教的一些炼养方法，也影响到了中医药学。

③黄老道。"黄老"是指黄帝和老子，他们被稷下道家学派尊为创始人。这一学派传承了许多神秘主义和长生不死的思想。西汉文景二帝以黄老清静无为之术治理天下，因而治黄老之学者蜂起，其中不少人本为神仙方士，他们遂以神仙思想对黄老之学中的神秘、不老内容作宗教式的解释，促使了黄老之学向神仙方术方向演变。东汉初期，佛教传入，又进一步刺激了黄老学派向宗教化方向的转化。方士们把黄帝奉为上仙，把老子奉为教主，从而把黄老进一步神秘化，在内外多种力量的促使下，"黄老道"终于形成了。东汉后期，对黄老尊崇有加，汉桓帝在宫中"立黄老浮图之祠"。其后，"黄老道"清静无为等思想被道教养生学所吸收。

由此可见，道教是在中国古代的原始巫教、方仙道、黄老道的基础上逐步合流形成的。

道教与先秦道家二者，既有联系，又有根本的区别。道家是以老子、庄子关于“道”的学说为中心的学术派别。道教则是中国汉民族土生土长的一种宗教。

东汉三国时期是道教的早期阶段。这一时期主要以继承前代养生家行气、服食、房中方术为主，并开拓行气法，出现形式多样的导引、吐纳、守一、胎息等方法，有关的著作有《老子想尔注》、《老子河上公章句》等。《老子想尔注》是早期道教的经典。它通过对《老子》的宗教性注释，把老子哲学作为道教教义的依据，提出“一”即是老子的“道”，并把“一”神化，认为存在一个长生不老的境界，凡人通过“结精”、“炼气”、“养神”等途径，可以到达长生的仙境。《老子河上公章句》则以治身与治国并重，言治国以言治身养生之道。认为人禀元气而生，欲治身养生，必须爱精气，保神明，守静抱一，除情去欲，使呼吸绵绵，五脏不伤，而后复还性命，则能延寿长生。如“莫若啬”句注：“治身者，当爱精气，不放逸”；“无厌其所生”句注：“人所以生者，为有精神，托空虚，喜清净”；“湛兮似若存”句注：“言当湛然安静，故能长存不亡”；“深根固蒂”句注：“人能以气为根，以精为蒂，……言深藏其气，固守其精，使无漏泄”。尤其是东汉魏伯阳撰著的《周易参同契》，是内外丹修炼的经典著作。

魏伯阳，东汉会稽人，相传魏伯阳曾于长白山中遇一高人，传给他炼丹秘诀，或曰“不知师授谁氏，得古文《龙虎经》，尽获妙旨。乃约《周易》撰《参同契》三篇……，复作《补塞遗脱》一篇，……所述多以寓言借事，隐显异文，密示青州徐从事，徐乃隐名而注之。至后汉孝桓帝时(147～167)，公复传授与同郡淳于叔通，遂行于世。”(彭晓《周易参同契分章通真义序》)可见《周易参同契》在成书之后，魏伯阳先后将其秘密地传授给青州的徐从事，徐为之作注释。东汉桓帝时，魏伯阳又将《周易参同契》传授给了会稽淳于叔通，此后《周易参同契》才逐渐地由秘密到公开，流传开来。

所谓“炼丹”，其本义是指炼却病不死的仙丹。炼丹术入于道教，其理未变，并终成外丹术大系。葛洪说：“若夫仙人，以药物养身，以术数延命，使内疾不生，外患不入，虽久视不死，而旧身不改，苟有其道，无以为难也。……

寿命在我者也，而莫知其修短之能至焉。”(《抱朴子·论仙》)葛洪也重于丹鼎方术，炼丹家多称“丹”为“药”。这段话反映了丹鼎派的本质，以及他们的思想与医学的关系。传说魏伯阳同他的三位弟子入山炼丹，丹成，试喂狗，狗食丹，入口即死，一弟子服丹亦死。其余二弟子不敢服，出山而去。

魏伯阳撰著的《周易参同契》，是对秦汉以来的各种炼养方术所进行的一次系统的总结。《周易参同契》全书包括上、中、下三篇和三相类、鼎器歌、赞序共六个部分。例如：上篇记载炼内丹的部位，如丹田(炉)、头顶百会(鼎)、大小周天的通行，人体气血流注与时间、方位等关系。后蜀彭晓在《参同契解义序》中释意《周易参同契》说：“参，杂也；同，通也；契，合也，谓与《周易》理通而契合也。”

魏伯阳的《周易参同契》是吸收大易、黄老、炉火和百家之说，在《龙虎经》基础上，经过长期的实践而后撰成的。正如宋代俞琰在《周易参同契发挥》中所说：“此书借大易以言黄老之学，而又与炉火之事相类，三者之阴阳造化殆无异也。”其言甚是。所谓大易，即以《周易》中阴阳八卦思想为基础，汲取了汉代象数派易学的成就，如纳甲说、十二消息卦等，以及阴阳五行学说和古天文学成果，融合黄老清静无为之说，形成一套自已的系统理论，并用来阐述炉火之术。炉火，即内外丹修炼术(包括房中、服食的某些内容)。外丹又称“金丹”，是指用炉鼎烧炼矿石药物所得的化合物；内丹又称“还丹”，是把人体当作炉鼎，以体内的元精与元气为药物，运用元神去烹炼，使元精、元气凝聚而成的结合物。《周易参同契》中虽然没有“内丹”之词，但书中所论述的一套理论对于外丹和内丹都有普遍的指导意义。所以《周易参同契》被奉为“万古丹经王”。书中所用的炼丹术语均用外丹用语，如铅汞、丹砂、黄芽等。在内丹术中也用这套术语，即所谓“藉外丹以炼内丹”。魏伯阳认为服食草木、行气导引可以延年，但不能长生，这是有其科学道理的。他关于内丹修炼理论和方法，为后来内丹家所继承和发挥。魏伯阳曾说：“巨胜尚延年，还丹可入口。金性不败朽，故为万物宝。术士服食之，寿命得长久。”但他又认为要长生不老，惟有炼服金丹。这一思想走到了极致，就有背于科学了。后来服炼金丹之风的兴起与魏伯阳的影响不无关系。《周易参同契》运用易理，第一次把时间、方位和人体内丹修炼有机地结合到一起，这也为道教内丹养生术的发展奠定了坚实的基础。

《周易参同契》在道教史上具有极其重大的影响，道家的正一、茅山、全真三大体系，按内丹家而言又分东南西北四大派，各派间观点虽有很大差异，甚至势不两立，但都把《周易参同契》捧为经典。宋代练功家张紫阳曾说："叔通受学魏伯阳，留为万古丹经王。"元代陈致虚说："端有长生不死方，常人缘德岂承当。铅银砂汞分斤两，德厚恩深魏伯阳。"

汉末道教创兴，古代方术包括许多养生术几乎无一例外地被纳入道教庞杂的修炼系统之中。早期道教流派之一是"五斗米教"，东汉顺帝永建元年(126)，张道陵倡"五斗米教"(即天师道)于鹤鸣山。"五斗米教"奉老子为道教教祖，尊称老子为"太上老君"。以老子《道德经》为主要经典。张道陵布道，"其治病事，皆采取玄素(即房中)……。行气、服食，故用仙法"(葛洪《神仙传》卷四)；创立五斗米道的三张(张陵、张衡、张鲁)皆精老子书及天文地理、图书谶纬之秘，同时亦以治病传道，"疗病，愈者以五斗米，号为五斗米师。"(《汉书·灵帝纪》)"加施静室，使病者处其中思过，……病者请祷。请祷之法，书病人姓名，说服罪之意，作三通：其一上之天，著山中；其一埋之地；其一沉之水。谓之三官手书。使病家出五斗米以为常，故号曰五斗米师。实无益于治病，但为淫妄。然小人昏愚，竞共事之。"(《三国志·张鲁传》)。张陵等人还把"房中术"即"男女合气之术"，这本是古代的性医学，引入了道教。《后汉书·方术列传》记载，有冷寿光、甘始等人也修炼此术。

在道教中也有擅长行气的，如葛玄善炼气保形，皇化通胎息内视；有炼服金丹的，如左慈合九转丹；有绝谷服饵的，如鲁女生"初饵胡麻及术，绝谷八十余年，且少壮。"(《后汉书·冷寿光传》注)。在道教产生之时普遍存在的这些前代方术，基本上被道士们一揽无余地吸纳了进来，为道教所用。

太平道的创始人本亦为巫师、术士者流。黄巾起义的首领张角"自称大贤良师，奉事黄老道，畜养弟子，跪拜首过，符水咒说以疗病，病者颇愈，百姓信向之。"(《后汉书·皇甫嵩传》)"光和(178～184)中，东方有张角……。角为太平道，……太平道者，师持九节杖为符祝，教病人叩头思过，因以符水饮之。得病或日浅而愈者，则云此人信道；其为不愈，为不信道。"(《三国志·张鲁传》)其行事颇似巫医。

《太平经》又名《太平清领书》，是早期的道教经典之一，也是道教符录派的主要著作，约成书于东汉桓灵二帝(147～189)之世。《太平经》的基本思想是"以阴阳五行为家,而多巫觋杂语"。其内容相当庞杂,大致可分为:以元气为本的宇宙观;以长生登仙为目标的"形神"关系理论和为达到这一和谐目标的方法;源于墨家思想的社会观;巫觋之术及神仙故事。在这四部分中有很多涉及医药的内容。有讲人的寿限的,《太平经》指出,凡人有三寿,应三气,上寿百二十,中寿八十,下寿六十。百二十者应天;八十者应阴阳,分别八偶等应地,分别应地,分别万物,死者去,生者留;六十者应中和气。不及三寿,皆天命所定。胞胎未及成,人而死者,谓之无辜承负先人之过。关于病因,认为多头疾、足疾者,皆为天气不悦;多病四肢者,四时气不和;多病聋盲者,为三光失度;多病寒热者,阴阳气忿争所致;多病愦乱者,为万物失所;多病温而死者,为太阳气所致;多病寒死者,为太阴气所致等等。《太平经》认为"人有一身,与精神常合并也。……常合则吉,去则凶"。形神"常合即为一,可以长存。"故道教强调形神统一,所以在其修炼过程中,既重视精神的修养,也重视形体的锻炼,并试图在精神和肉体的修炼上达到"形与神俱"。《太平经》认为精、气、神三者不是孤立存在的,而是紧密联系,共同构成为一个有机的生命整体。要想长寿必须爱气、尊神、重精。只有将三者有机地联系在一起才能长寿。《太平经》也特别注重"守一"。《太平经佚文·圣君秘旨》说:"天不守一失其清,地不守一失其宁,日不守一失其明,月不守一失其精,星不守一失其行,山不守一不免崩,水不守一尘土生,神不守一不生成,人不守一不活生。一之为本,百事皆行。"在"守一"中涉及"内照法"的一些内容。即"眩目内视,以心内理,阴阳反洞于太阳,内独得道要。猷火令明内照,不照外也,使长存而不乱。今学度世者,象古而来内视,此之谓也。久传相生复衰微,反目厌其所为,传失道意,不能内照,日益不理。"这段话的意思是说"内照法"在意念的控制下,通过修练而把视觉引向内部,犹如让光照亮内部一般。《太平经》注重"灸刺诀",药物疗法及心理疗法等。《太平经》基本教义还有重生、乐生,重视生命,以生为乐的思想。不过这些有用有益的医疗保健理论和方法却被道士们蒙上了一层神秘的外罩,被禁锢在宗教神学的体系之中。

在吴地创李家道的李宽,同样"祝水治病,故公卿以下,莫不云集其门。后吴中大疫,李亦温病死"。但却被说成是"化形尸解之仙,非为真死。"(《抱朴子·道意》)

道士们将原有的医学理论与巫术鬼神之类混杂，从而创造了道教医学的理论体系。这些既是民间道教组织，其事无不与医药治病相关。在这一时期中，重要的炼养道士除张陵、魏伯阳之外，还有葛玄、左慈、封君达、皇化、葛越等人。

曹操身边的那群方士，在后世都被道教尊为神仙中人。这些术士虽非神仙，但各有自已的一套。他们中间的不少人其本身就是道士，大多数人又类似于道士。

3. 晋唐时期的道教与医学

两晋隋唐时期是道教理论体系和修炼方法日臻完善和丰富的时期。

东晋道教医学理论家葛洪，字稚川，自号抱朴子，丹阳句容（今江苏省句容县）人，原出身是官僚家庭。葛洪生性寡欲，从小好学，为人质朴而不善辞令，不善交往。他广搜异书，博采众长，葛洪 13 岁时，其父在邵陵太守任上因疾去世，遂家道。破落葛洪于是伐薪贸纸笔，借书夜读。在葛洪 16 岁时，已遍诵《论语》、《诗经》、《周易》、《孝经》，并广涉正经、诸史、百家，乃至短杂文章。为求好书，请教文义，葛洪时常不远数千里，冒昧前往，必期所得。

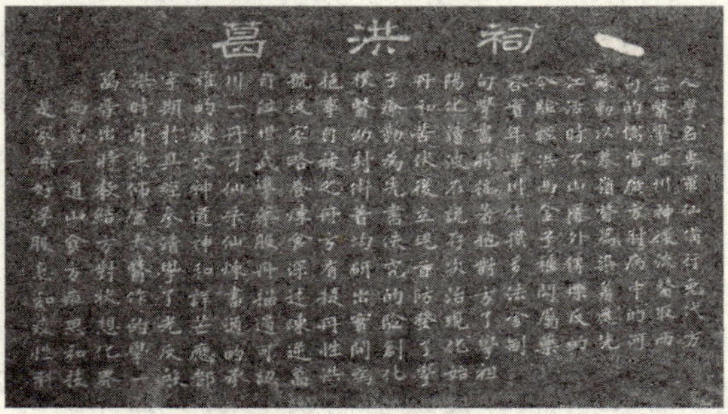

葛洪祠

葛洪的祖父葛玄是名士左慈弟子，号曰葛仙公。葛玄对葛洪很器重。《抱朴子·内篇》中屡次提及他从师于祖父葛玄的弟子郑隐，大约在葛洪 18 岁时由郑隐为他举行了入道仪式。按师徒传授体系，应为：左慈→葛玄→郑隐→葛洪。郑隐授葛洪以《太清丹经》、《九鼎丹经》、《金液丹经》、《三皇内文》、《五岳真形图》等，在马迹山立坛盟誓，"受之四十年一传，传之歃血而盟，委质为约。"(《抱朴子内篇·遐览》)

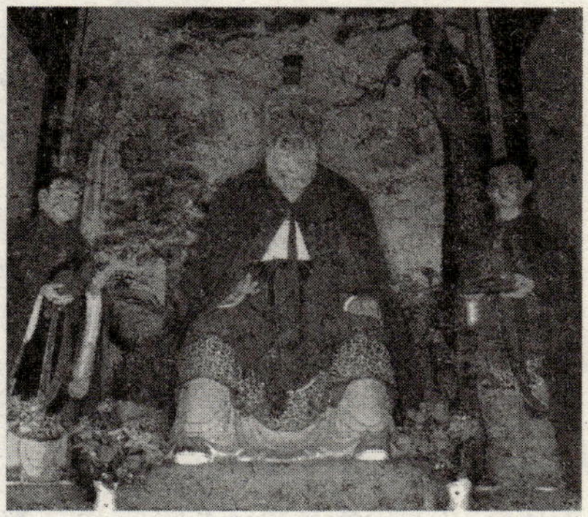

葛洪

葛洪在20岁时，从军任将兵都尉，然后转投戈释甲诣洛阳，广寻异书而又遇战事，北道不通。他可能还来过陕西，在关中、太白山一带活动。已开始了他的炼丹生涯。他著有《关中记》。公元327年，葛洪返回吴地，东晋开国大臣司徒王导召葛洪为州主簿，并累迁为谘议参军等。公元330年赐爵关内侯，食句容之邑二百户，葛洪上书固辞。后又与干宝深相亲友，被荐选为散骑常侍，领大著作，固辞不受，以年老，欲炼丹以祈遐寿。

葛洪听人说交趾(今越南)产炼丹的原料，于是求得去广西句漏县做官，以便就近采药炼丹。皇帝以葛洪年高，不许。葛洪说：非欲为荣，以有丹耳。皇帝终于允许了他的请求。遇嵇君道而转至广州任参军职。他携全家到广州后，因广州刺史嵇君道遇害，他不得已隐居罗浮山修炼，过着"神仙丹鼎"的生活，在山积年，优游闭养，著述不暇。大约在他81岁时，"坐至日中，兀然若睡而卒"。

葛洪系左慈教派，对晋以前的道教教理和修炼方法做过全面系统的研究。他一生著述甚多，《晋书·葛洪传》说，葛洪著有《抱朴子·内外篇》、《金匮药方》、《肘后备急方》等。葛洪在创立较为完整的神仙道教哲学理论的同时，熔秦汉以来炼养方术为一炉，建立了一个较为系统的养生法。《抱朴子》是他的代表作。他把世界的总根源，归于"道"、或"玄"、或"一"；认为谁能"得道"、"知玄"、"守一"，谁就可以长生不老。他指出："善摄生者，卧起有四时之早晚，兴居有至和之常制；调利筋骨，有偃仰之方；杜疾闭邪，有吞吐之术；流行荣卫，有补泻之法；节宣劳逸，有与夺之要。忍怒以全阴气，抑喜以养阳气。然后先将服草木以救亏缺，后服金丹以定无穷，长生之理，尽于此矣"。他还颇为详尽地论述了四季将息、饮食宜忌、起居调适、房室节制、劳逸适度、情志调节等调摄方法，介绍了坚齿、明目、聪耳、胎息等养生保健功。房中术本是有关性知识的和性爱和谐的艺术，也包涵着性保健养生术和性治疗术及优生术。葛洪在《抱朴子·内篇·遐览》中所录《素女经》等房中书七种。他强调："凡服药千种，三牲之养，而不知房中之术，亦无所益也。"他还认为有些方法如"服草木之药及修小术者，可以延年迟死"，但作为神仙道教的倡导者，延年长寿还不是葛洪的理想目标，他的最终目的是要获得永生，方法只要一种，即炼丹服药。他的这一思想，正是从科学延年的实用方法滑向了神仙不死的荒诞方术，实际上是误入死胡同。不仅如此，他所说的"长生仙方则唯有金丹"，"服丹守一，与天相毕"的一套宣传和说教，也煽起了服食金丹的风气，误导了不少的养生之人。

葛洪承秦汉以来方术仙道和早期道教思想，他的"守真"思想与《内经》"真气从之，病安从来"的思想一致。他把一个人的身体，比喻为一个国家的形象，把精神比作君主，血液比作臣子，元气比作百姓。认为只有懂得养生，才能治理国家，只有颐养元气，才能保全身体。欲固元气，要舍得割舍嗜欲爱好，使三魂七魄能够固守，生命就能延长。葛洪《抱朴子·内篇》展示了丰富多彩的道家医学思想。

葛洪的《肘后备急方》原名《肘后救卒》，后由梁陶弘景采撷其书简便之方，并行增补，分类，编著成《补阙肘后百一方》，取义佛家"四大成身，一大辄有一百一病"之说。至金代杨用道，又据《证类本草》一书，继为增补，终成《附广肘后方》。

陶弘景(456～536)，字通明，自号隐居先生或华阳隐居，卒后谥贞白先生，丹阳秣陵(今江苏镇江一带)人。他生活于南朝，历经宋、齐、梁三朝，是当时一个有相当影响的人物，博物学家。陶弘景为世医出身，祖父及父亲皆习医术，且有武功。陶弘景同葛洪一样，既是知名的炼丹道士，又是著名医学家。

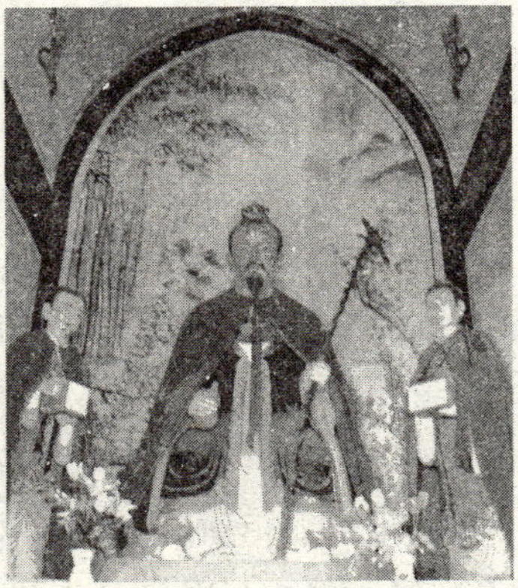

陶弘景

陶弘景少时慕道，在他10岁时，读葛洪《神仙传》，"昼夜研寻，便有养生之志。谓人曰：仰青云，睹白日，不觉为远矣。"同时，又精儒家经典，“读书万余卷，一事不知，深以为耻。”(《南史·陶弘景传》)他在17岁时，因文章诗赋才学闻名。他善隶书，长于绘画、琴棋，精通天文历算，地理方物，医药养生，金丹冶炼之术。他从22岁起一直只是南齐诸王(巴陵王、安成王、宜都王等)的侍读兼诸王室书记。36岁仅得除授“奉朝请”(六品文官)职位。这使他非常失望：“今年三十六矣，方作奉朝请，此头颅可知矣。不如早去，无劳自辱。”(《云笈七签》引《华阳隐居先生本起录》)同年，即“永明十年(492)，脱朝服挂神武门，上表辞禄。”(《南史·陶弘景传》)陶弘景在他36岁时退出仕途，隐居茅山。建华阳馆隐居修道，并遍历诸有名大山，访求仙药，遂成道教史上清派领袖，南朝道教改革之集大成者。当时，他深受梁武帝萧衍的信任，但他却对梁武帝多次赠官不受，然而在他得到神符秘诀之后，又用梁武帝提供的黄金、朱砂、曾青、雄黄等药物，合炼“飞丹”，而把丹药献于武帝，进一步博得了武帝的敬重。故梁武帝有关国家大事都要向他咨询，所以时人称他为“山中宰相”。

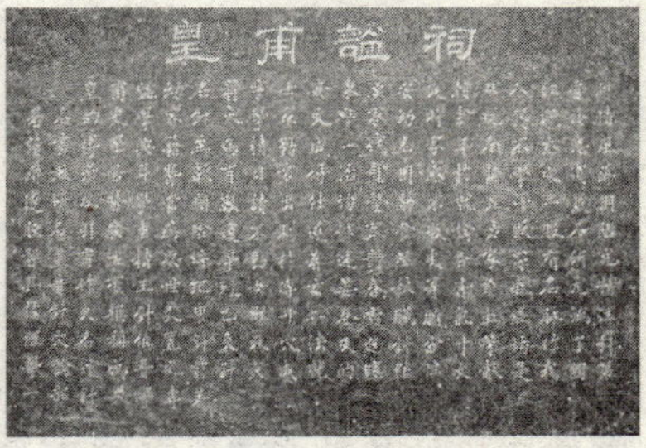

皇甫谧祠

陶弘景勤于著述，到老年更加孜孜不倦。据宋代贾嵩《华阳隐居内传》所记，陶弘景一生著作约有32种233卷之多。在养生方面，有《养性延命录》、《养生经》，所著道书和炼丹书，主要有《真诰》、《合丹法式》、《太清诸丹集要》等。他的学术思想相当复杂，是释、道、儒三家融于一体的代表人物。在道教中，他又属于丹鼎派的人物，深谙炼丹之理。他广收诸家本草书，著有《药总诀》等，又著有《效验方》。他整理《神农本草经》及《名医别录》，并把两者合而为一，加上个人的心得体会，著成《本草经集注》，共收药物七百三十种。该书开创了中国本草学进入博物学性质的先例，在中国本草学发展史上有着不可磨灭的功绩。陶弘景与弟子们苦心经营数十年，将茅山建成上清教派中心，奉南岳魏夫人为始祖。其实，这是继葛洪等江南士族，把神仙道教、旧天师道团改造成为官方正统道教的最后完成式。陶弘景总结并发展了上清教派修炼方术，创立茅山道团，建立起了道教神仙信仰的完整体系，同时他也把道教医学推上了一个新的阶段。

大约成书于魏晋之际的《黄庭经》，被内丹修炼者奉为“学仙之玉律，修道之金科”。《黄庭经》分为《黄庭内景经》和《黄庭外景经》。梁丘子注：“黄者，中央之色；庭者，四方之中也。外指事，即天中人中地中；内指事，即脑中心中脾中，故曰黄庭。”此书以七言韵语描述人身脏腑及作用，以为五脏六腑各有司主之神，相互协调，存养丹田，保气炼精。《黄庭内景经》将心神泛化，认为五脏六腑，周身百节皆有神之主宰。并提出黄庭、三丹田、八景、二十八真等概念，更提倡清修。其长生之道，强调存思五脏六腑之神，乃至八景二十四真。八景：指人身三元五行之神。二十四真，指人身有上、中、下三部，亦即三焦、三田，而每部之内各有八景之神，合为二十四真。可视为道教内丹术之生理解剖术语。“黄庭”有三宫：即上宫脑中，中宫心中，下宫脾中。黄庭三丹田：脑为上丹田，元神居之；膻中为中丹田，元气居之；脐下为下丹田，元精居之。且与养生学关系密切。其修炼以积精累气为宗旨，持行不怠为要诀。其存思法与《周易参同契》采药、进阳火、退阴符炼法又有所区别。因此，内丹家称黄庭派为“存思派”。又因《黄庭外景经》主张“扶养性命守虚无，恬淡无为向思虑”、“仙人道士非有神，积精所致为长年”，故有人称之“清静派”。

魏晋道书《西升经》提出的“我命在我不在天地”、“我命在我不在天”的积极修炼方法。认为人类生命之存亡，寿命之长短，不是决定于天命，而是决定于自身。人只要坚持正确的修炼养生，安神固形，就可以延年益寿乃至成仙。道士们在长生不死虽然是不现实的，但在追求这一虚幻而又美妙的目标过程中所创造的许多修道养生的方术，在客观上却为探索益寿延年及老年医学积累了丰富的经验。

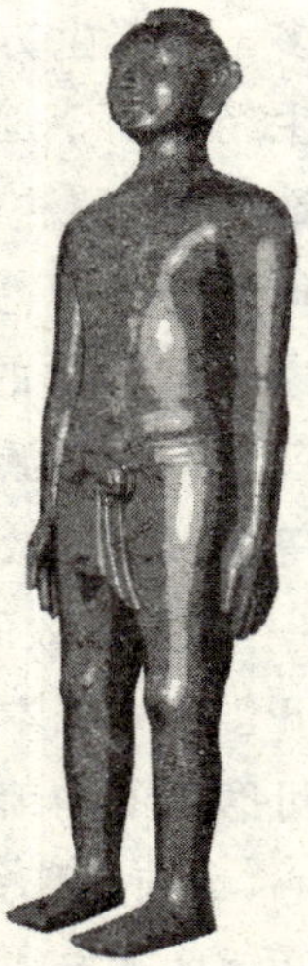

针灸人像

代外丹而兴起的是内丹术。隋代苏玄朗著《旨道篇》，据说“自此道徒始知内丹矣。”唐代《上洞心丹经诀》卷中的“修内丹法秘诀”，论述了当时较为简单的内丹术。唐末《钟吕传道集》借用外丹术语阐述了内丹修炼的方法，为宋元内丹派的形成奠定了一定的基础。

隋唐医学家孙思邈对儒释道兼收并蓄。孙思邈(581？～682)京兆华原

(今陕西省耀县孙家原)人,唐代伟大的医药学家。他在年轻时,就善谈老子、庄子、佛教和百家学说。贞观年间(627～649)孙思邈南下到四川的梓州、玄武、飞乌、蜀县、内江、江州、峨嵋、青城等地,考察医药、风土人情,采集药材,炼制丹药,沿途施诊。他高谈"正一"就像古代的庄子。《备急千金要方》和《千金翼方》均为孙思邈所撰,统称《千金方》。二书虽然各有侧重,但均系综合性医学巨著,较全面地叙述了脉学、临床各科、食治、预防、养生、本草等各方面医药学成就与经验。孙思邈儒释道医兼修,他炼丹行医长达数十年之久,撰著炼丹术著作有《丹经要诀》、《龙虎论》、《烧炼秘诀》等,故后世称为"孙真人"。北宋崇宁三年(1104),敕赐为"妙应真人"。他修道炼丹,成就显著,一般认为火药的发明,与其所用的"伏火硫黄法"有关。在两部《千金方》中,有养性、服饵、房中、飞炼、禁经等多卷,《翼方》中尤多,虽无炼外丹内容,却也提及伏火硫黄之法。将以上的内容均视为与医学一体,附以自己的体验评论,实属难能可贵。无论道学、医学,其修养之深,影响之大,都是罕有的文化现象。孙思邈的炼丹修炼未必以成仙为目的。尝自论曰:"神仙之道难致,养性之道易崇。"(《千金翼方·养性》)他将内外丹术用在医疗保健方面,主张摄生,服饵、养性、食治及适量服丹以祛病延年。实际上他讲求的是服食养生以求长年,并以医药拯夭枉。他本人不脱离临床实践,具有非常丰富的临床经验,他也不完全象葛洪、陶弘景等人那样孜孜汲汲以修炼为务,而不为人行医治病。孙思邈还著有《摄生论》、《福寿论》、《保生铭》、《存神炼气铭》、《摄养枕中方》等,大多收入《道藏》中。在其医著中,他介绍了黄帝内视法、老子按摩法,以及嵇康、葛洪、陶弘景等养生言论。在汲取道教医药卫生知识方面,就他那个时代的医家来说,孙思邈是很成功的一位医药学家和养生家。他的养生学思想,比较突出老年养生,根据老年的生理特点,在居住环境、精神情志、饮食运动、房室卫生等方面作了详尽的论述,使养生学与老年病的防治结合起来,丰富了长寿学的内容,迄今仍有现实意义。孙思邈在实践上也实现了古代高士那种立言、立德,以及长寿和精神长存的弘愿。所以当时的医药学家和著名人士,以及唐太宗、高宗、武则天,连黎民百姓也都非常敬重孙思邈。历代医家、药学家、养生家、高僧、高道,也莫不尊崇孙思邈。现代著名中医学家黄竹斋先生评赞孙思邈说,其"道通天地术通圣,儒中隐逸医中仙",反映了孙思邈的道骨仙风。

孙思邈的学生孟诜(621～713)撰著了《食疗本草》一书,专门论述了食物养生疗疾的方法。孟诜本人少好医术及炼丹,学阴阳、推步、医药。曾举进士,当过睿宗在藩侍读,后任同州刺史,也是著名文人。孟诜于神龙初(705)致仕,归伊阳之山隐居,但以药饵为事。年虽晚暮,志力如壮,曾对自己的亲友说:"若能保生养性者,常须善言不离口,良药莫离手。"撰《补养方》三卷,经张鼎增补,改名为《食疗本草》三卷。另有《必效方》三卷(佚)。可知孟诜亦是一位方外术士。孟诜在医学上颇有贡献,创用白帛浸于黄疸患者尿中,逐日晾干,推列对比,以此观察黄疸病疗效。方法与今日尿化验试纸法颇相似。这一方法实又导源于葛洪《肘后方》。孟诜名为文士,实为道林医生。

唐末五代之际的杜光庭在脉学上有其贡献。杜光庭身为道士,道行很高,后隐居四川青城山。他著述甚多,其中的《玉函经》三卷,是继王叔和之后对脉学的又一次大的整理。书中以述脉证为主,为歌决体裁,许多论述精湛,独有见解,堪称"神脉",至今仍为医家所遵奉传习。

唐代道士司马承祯自号白云子,精通养生之术,著作有《修真秘旨》、《坐忘论》、《服气精义论》、《天隐子》、《修真精义杂论》等。在《修真精义杂论》中,引用中医关于经脉所以行血气,荣气所以通津血、益筋骨、利关节,卫气所以温肌肉、充皮肤、肥腠理、司开阖,头者精明之府,背者胸之府,腰者肾之府,膝者筋之府,髓者骨之府,诸髓皆属于脑,诸筋皆属于节,诸血皆属于心,诸气皆属于肺,以及气机升降等理论,另外对导引效用详加阐发。司马承祯提倡"主静去欲",他以自己养生的理论与实践,丰富了道教养生学的内容,同时也推动了道教养生学说的发展。

唐代的王冰(约710～805),也是道林信徒,号启玄子。唐宝应中(762～763)任太仆令,世称"王太仆"。他的主要功绩是补注《黄帝内经·素问》。为中医经典著作《素问》的传承和学术发展,作出了应有的贡献。可以说,《素问》一书标准本的确立和流行,全靠王冰。王冰自序中说:"冰弱龄慕道,夙好养生,幸遇真经,式为龟鉴。"王冰注《素问》,其中对道家及道教经典的引文则随处可见。仅《上古天真论》就直接引用《老子》九处,《庄子》、广成子、庚桑子的语录四处,河上公语一处,陶弘景《真诰》一处,等等。在王冰之前,《素问》"世本纰缪,篇目重迭,前后不伦,文义悬隔,施行不易,披会亦难”。为了整理注释《素问》，王冰精勤博访，历十二年的艰辛努力。他从郭子斋堂受先师张公（即玄珠）秘本，经整理，比世传通行本《素问》多出了《天元纪大论》、《五运行论》、《六微旨论》、《气交变论》、《五常政论》、《六气正纪论》、《至真要论》共七篇大论。《素问》七篇大论虽一直存有争议，或谓原属《素问》本文，或谓王冰加入，但其内容则多涉天文地理、五运六气，其玄语不少，明显受到道教思想影响。王冰还著有《玄珠》一书，虽在宋以前失传，但有《玄珠》十卷，《昭明隐旨》三卷等后人附托之书，不一定是王冰之作，然而与《素问》十九至二十四卷颇有发明。其《昭明隐旨》与《天元玉册》正相表里。这些均入《道藏》，同为道教秘籍。王冰补入的《素问》的七篇大论，无疑有益于医学基础理论的发展。

4. 宋元明清及其后的道教与医学

自五代开始，至宋元时期，是道教史上的昌盛时期。道教逐渐完善了其宗教理论体系，宋朝以后道教的社会地位也较佛教为高，道教中高层人物屡受当朝统治者的诏见。宋徽宗信奉道教，厚待神霄派道士。为了推崇道教，他自称道教皇帝。宋仿唐制，崇尚道教。但好景不长，随着北宋的覆灭，也直接影响道教的发展。道教修炼随着外丹飞炼术的失败而转向内丹的炼养。在这一时期，道教分南宗和北宗。

南宗以北宋的内丹大家张紫阳为代表。张紫阳（984～1082），原名伯端，字平叔，后改名用成，道号紫阳，世称“紫阳真人”。他是天台缨络街人，少年时无书不学，但屡试不第，因读佛书，顿悟人生。晚年浪迹云游，留心金丹之道，孜孜访问，遍历四方。《悟真篇记》说他少业进士，坐累谪岭南兵籍，后陆诜（龙图）镇守桂林，将张伯端置于帐下典兵事，此后张伯瑞即随陆诜宦游。张伯端遇青城丈人刘君，得诀后，开始普传道教，从学者数百人，但皆为治病而来，病愈后则皆翩翩然逐名利去了，故开始时没有一个正式门徒。当陆诜在成都逝世以后，张伯端又去陕西，后投马默（处厚）居留。后来张伯端将《悟真篇》交给马默，说平生所学尽在此书中，请为流传。《悟真篇》一书约于熙宁八年(1075)撰成。

张伯端后遇石泰，将所得秘诀，倾囊而授于石泰。石泰字得之，号“杏林道人”。从张伯端——石泰——薛道光——陈楠——白玉蟾，是为南宗五祖。又张紫阳另传刘永年，白玉蟾传彭鹤林，故南宗五祖加刘永年、彭鹤林，合称南七真。按南宗当时基本单传，传至第五代(白玉蟾)时，张紫阳尚健在，白玉蟾又传彭鹤林、马自然等人，后彭鹤林在闽浙一带进“细林派”。从石泰至彭鹤林皆有著作传世。

张紫阳一生参学了儒，道，佛三家之学，倡三家归一之说。张伯端在《悟真篇》一书中援引《老子》、《阴符经》以及儒、佛诸说，他特别推崇佛家，并自称得达摩的真传。《悟真篇》明确提出炼服外丹之虚幻，如“草木金银皆滓质”，“用铅不得用凡铅”，认为“人人本有长生药，……何须寻草学烧茅”，力斥金丹，并视房中、辟谷、吐纳、导引等为旁门，皆非成仙之道。成仙之道只有炼内丹一途。他在《悟真篇》中全面系统地介绍了炼内丹的方法，对内丹术的基本概念、修炼方法和内炼理论等都有论述，如“取将坎位中心实，点化离宫腹内阴。从此变成乾健体，潜藏飞跃总由心”，援引易理以阐述内丹修炼原理。《悟真篇》问世后，就被内炼道士奉为经典，与《周易参同契》相提并论。《四库全书总目》谓：“是书专明金丹之要，与魏伯阳《参同契》，道家并推为正宗。”宋之后，仅《悟真篇》的注本就不下十数家，其影响广大而深远。张伯端的内丹术初传石泰，再传薛道光，三传陈楠，四传白玉蟾。此五人在内丹理论和具体修炼诸方面都有所阐述。其中以白玉蟾成就最大。南宗内丹法已经构成道教内丹术的完整体系，其理论、原则、方法为后世内丹修炼者所遵奉。有些还被医家所汲取，如明代李时珍的《奇经八脉考》中就曾引载张伯端《八脉经》，以及八脉循行部位和各脉在内丹功中的作用与炼功体验等内容。

张紫阳主张先命后性的内炼法诀，分筑基、炼精化气、炼气化神、炼神还虚四个阶段进行炼养。从清静入手，成内丹希望，故先修命以“添油接命”。然后从容修性，故有人说南宗功法为不得已而设。

《悟真篇》被认为南宗之“祖书”，所论丹理与《周易参同契》相合，其言理方式亦略仿《周易参同契》，即借用了阴阳、五行、八卦等，以喻丹理。

北宗以金代全真道始祖王重阳为代表。王重阳(1112～1170),字智名,号重阳子,陕西咸阳人。弱冠修进士业,善文,才思敏捷,正隆四年(1159),王重阳时48岁时,忽遇道人于甘河。于甘河认为王重阳可教,密授口诀,又饮以药水,自是尽断诸缘,佯狂垢污,人益叵测。后于近村掘地为隧,封高数尺,榜曰“活死人墓”。又于四隅各植海棠一株,曰:“吾将使四海教风为一家耳。”三年后遂迁于刘蒋村,夏焚其居。金世宗大定七年(1167),王重阳抵宁海,筑室于马钰(丹阳)之南园,题其室曰“全真”。并作诗歌说:“堂堂名号号全真,寂静逍遥仔细陈,岂用草茅遮雨露,亦非瓦屋度春秋。”后人遂以“全真”名王重阳所创之道派。马钰亦儒流中的豪杰人物,与其妻孙不二俱执弟子礼。又得谭处端、刘处玄、邱处机、王处一、郝大通,共七人。号马曰丹阳,谭曰长真,刘曰长生,邱曰长春,王曰玉阳,郝曰广宁,孙曰清静散人,合称“北七真”。己丑(1169)秋季留王、郝于昆仑山(山东),携四子(指马、谭、刘、邱)西归。明《正统道藏》所收王重阳《重阳全真集》、《重阳教化集》、《分梨十化集》及授马丹阳《金关玉锁诀》、《二十四诀》和王注《五篇灵文》等。以“全真”为其道派。

“全真”一辞,出典于《抱朴子·外篇》:“藏器全真,以待天年之尽。”唐王冰《黄帝内经素问·序》亦有“全真导气,拯黎元于仁寿”。这两个“全真”含义不同。葛洪所说的全真,是指高明之士怀才隐遁,不苟流俗的意思。“藏器全真,以待天年之尽”,以义不仕金而托道自隐。王冰序中的“全真导气”,则具有练气以治疗保健的含义。但作为一个道派的名称,则始自王重阳。王重阳用“全真”一辞,或兼此二义,但后人对其含义则各有不同解释。

王重阳与弟子马丹阳、丘处机等人,主张先性后命的炼养学说,分三乘丹法,修九转功夫。丘处机的《大丹直指》中就阐述了这些观点。全真道主张“三教合一”,能博采众家之长,故而人材辈出,如元之丘处机、明之伍冲虚、柳华阳等均在教理上有相当成就。

在内丹修炼上,全真道未超出南宗内丹法;但在性命双修的共识下,提出与南宗不同的修行功夫。南宗主张先命后性,北宗则主张先性后命。明代陆西星认为“性则神也,命则精与气也”(《玄肤论》),高濂则认为“上丹田为性根,下丹田为命蒂”(《遵生八笺》)。由此可知,所谓先命,是先从下丹田的精气人手;所谓先性,是先从上丹田的元神人手。实际上,在具体的修炼过程中，常常是精、气、神，三者结合修炼，很难分清孰先孰后。因此，元代陈致虚、李道纯、王道渊等皆主张融南北二宗丹法为一体。

全真派修持以人身之精气神作为内炼之根本，参以禅定之习，其说颇类禅而稍粗，排除符录之怪诞，屏去幻妄。王重阳摒除了旧道教中的服石铅汞，画符念咒，祈祷鬼神，瞻星礼斗，烧香磕头，独露其真。但其后代多未能保持"祖风"。

全真一派主清静，王重阳认为，人之一身外有四肢百骸，内有五脏六腑，至于涕唾津精气血液者，俱是有形之物，皆属后天阴浊。而先天真一之气，恍惚杳冥。要想激发先天至阳之气，别无他术，只是一静之功夫。静功之道，只在去妄念上做功夫，观一身皆空，寂然不动之中，忽然一点真阳发现于恍惚之中，若有若无，杳冥之内，难测难窥，非内非外，不知所以然。虽然外来，实由内孕。

全真道是众多道教派别中唯一的禁欲派。要求做到"清静无为，逍遥自在，不染不著"。马丹阳指出：清净者，清为清其心源，净为净其气海。心源清则外物不能挠，故情定而神明生焉。气海净则邪欲不能干，故精全而腹实。全真道把清心寡欲作为养生之要旨，王处一在回答金章宗所问的养生之道时撮全真养生之要道，说："无为清静，少私寡欲"；丘处机解答元太祖问长生久视之道，亦谓"清心寡欲为要"。

明清时期，内丹术的大小周天功法已经基本定型，这与伍柳派是分不开的。北宗龙门派丘处机的八传弟子——明末的伍守阳，是该派的创始人。所著《天仙正理》、《仙佛合宗》二书，扫尽旁门，独标精义，熔佛、道、儒、医诸家之说为一炉。倡导清净丹法，主张以修炼气脉与小周天功为主，参以佛家禅定止观功夫，尤其是一扫以往丹法晦涩难懂的旧习，运用比较浅显易懂的语言来阐述内丹理论和方法。因此，自明以来，盛行于各地。伍守阳亲传弟子中以柳华阳最为著名。柳华阳著有《慧命经》、《金仙证论》。他继承了其师的衣钵，亦以小周天功为内丹术之要。在《金仙证论》中，专论小周天功，诸如炼已、药物、鼎器、火候、效验、任督二脉、防危虑险等问题，无一不涉及并包容。《慧命经》兼论大、小周天，而详于大周天。在这一阶段，却正是道教由盛转衰的时期。因为内丹术的隐语连篇，所以传播的人群和范围也非常有限，因而对社会的影响不很大。

吐纳法、胎息食气法、服饵养生诸法，在种这一时期也有所发展。除此之外，清修、房中卫生、导引健身疗疾都有所进展。

陈致虚著《金丹大要》，他主张融合南北二宗，统一修炼法。

宋以来道教中有识之士，痛感“道家之学杂而多端”。以宋陈抟为先导，张伯端集其大成，并著有《悟真篇》行世，倡导炼养，从而开创了道教改革探索。而咸阳王重阳摒除“服食”、“符录”诸派的弊端，独倡“屏除幻妄，独全其真”的全真派，一反已往旧道教中烧香磕头、祈祷鬼神、瞻星礼斗、画符念咒的积习，完成了道教的一次改革。南北二宗实际上都讲性命双修。不过各自人手的方式方法有所不同，修命的方法也不相同，即使得南宗功法，如无一定的性功保证，也是修不成的，同样的道理，没有命功或寿命说的保证，性功亦难于修成，总之南北二宗最后皆以性命双修为之归宿。不仅仅是北宗，而南宗功法后来也讲清修，南宗后来有的并入北宗的龙门派的，自称其为龙门南派。

宋元以后的道教名师对医学特别是对养生学有贡献者，其如陈抟、张三丰等人。

陈希夷(872～989)，原名抟，字图南，自号扶摇子。亳州真源人。相传陈抟四五岁时尚不能言，因戏于涡水，水滨有一青衣妇人将其抱在怀中给他奶吃，从此陈抟才能说话，并且敏悟过人。他遍览经史，至后唐长兴中(930～933)举进士不第，遂不求功名仕途，以山水为乐。自言曾经遇孙君仿、獐皮处士两位高人，他们都嘱咐陈抟，去武当山九室岩隐居。陈抟遂尽散家财，惟携一石铛而出家。《宋史·陈抟传》记载：陈抟好读《易经》，常手不释卷，著有《指玄篇》八十一章，论及导养及还丹之事。而他影响最大的是《先天图》(或称《无极图》)、《太极图》及易象数之学。《宋史·隐逸》中记述陈抟擅服气辟谷，睡功及“外丹”、相法等。陈抟根据《周易大传》所说：“易有太极，是生两仪，两仪生四象，四象生八卦”的宇宙生成理论，加以阐述、推演，著成《太极图》、《无极图》，从而建立了一套系统的内丹理论。他认为道即无极，无极生太极，太极生阴阳五行，阴阳五行化生万物，此为生成之道。生成之道则为成仙之道，成仙之道就是炼内丹。他在《无极图》中建立了一个内丹修炼的理论模型。这个模型由自下而上的五个圈构成。五个圈依次代表玄牝、炼精化气炼气化神、五气朝元、取坎填离、炼神还虚复归无极，亦为五个内丹修炼阶段。后来元代李道纯也持此说。他认为内炼之理就是返本还原，返本则合乎元虚，所以太极本无极。修炼之士运气回还，周而复始，惟神不变，故运化无穷。攒簇五行者，神也；会合阴阳者，亦神也。神本虚也，炼精化气，炼气化神，炼神还虚，谓之返本还元。所谓"还元"，就是复归于"无极。"在导引方面，陈抟还编创了二十四节气坐功却病势，根据不同的节气，进行导引锻炼，治疗五脏六腑十二经络的一些疾病。道教的《修真十书》卷十九，首次介绍了钟离汉的八段锦，有文有诀有图，是一套坐式八段锦，明代出现的十二段锦就是在此基础上略加变化编成的。这两套导引术，在明清医书、养生著作中多次被转载，至今仍为人们锻炼身体的好方法。

《宋史·甄栖真传》说，甄栖真，字道渊，单州单父人，博涉经传，长于诗赋。一应进士，举不中第。叹曰：劳神敝精，以追虚名，无益也。遂弃其业，读道家书以自乐。初访道于牢山华盖先生门下，经过一段时间以后，甄栖真出游京师，遂入建隆观，成为一名道士。此后他游历四方，以医药方术济世活人，不取报酬。

相传扬州名医杨介，医术高明。某郡有一士人，其症状好似有病，众医莫能知晓这一士人患的是何等病苦，杨介遂往诊视病人。杨介说："君热证已极，气血消烁且尽，自此二年，当以背疽死，不可为灸。"此病人心中不乐，杨介见此等情景，便离退而去。病家又听人说茅山观中有一道士，精于医术，神通广大，但不肯以医技自名，也未必常为人看病。这位茅山道士真乃道医、隐医，更令病人神往。由于此病人心计交切，于是他穿上下苦人的衣服，到茅山来拜访这位茅山高道，表示愿意在道观中做勤杂工。茅山道士一听，心生喜欢，于是留此人在诸弟子之中，教其读道经，悉心教诲，不离左右。经过两个多月的考察，茅山道士终于发现来人与其他人有所不同。茅山道士遂叫此人到面前，细问其来由。此人再拜谢过茅山道士，以实相告其原由。茅山道士笑着说：世间那有医不得的病，汝试以脉示我。诊视完毕，茅山道士笑着说："汝便可下山，吾亦无药与汝，但日日买好梨一颗，如生梨已尽，则取干者，泡汤饮之，仍食其滓，此疾当自平。"此病人回家如其言，经过一年的食疗，随后赴扬州。杨介见了，惊诧其颜貌之腴泽，脉息之和平。遂问其原因说："君必遇异人，不然，岂有安痊之理？"此人将原由如实地告诉给了杨介，杨介立即沐浴更衣冠，焚香往茅山求教于这位高道，并自愧自已学识之有限。(宋洪迈《夷坚志·支景》)依现代医学分析其病理,可能此病人患有糖尿病。在临床上确有某些糖尿病人,其病的某些症候难以名状。又见中医有食梨治消渴(糖尿病)的经验,有其道理。

宋张君房从《大宋天宫宝藏》四千五百六十五卷中,撮其精要,辑为《云笈七签》一书,明张萱补辑,共成一百二十二卷。此书除了记载有关道教学说之外,而在记述修持方面,主要包括了存思默祝法门,如第四十一卷《七签杂法》、四十二至四十四卷《存思》,以及四十五至五十五卷《秘要诀法》,五十六至六十二卷《诸家气法》,为炼气及服气辟谷法门。

北宋初道士王怀隐,今河南商丘人,居于汴梁建隆观,善医诊。于976年奉诏还俗。太平兴国初年(977)任尚药奉御,三迁至翰林医官使。并承命与翰林医官院副使王祐、郑奇和医官陈昭遇等共同编纂《太平圣惠方》,于992年完成。《太平圣惠方》共一百卷,分为一千六百七十门,载方一万六千八百三十四首。该书的内容详博,条理清晰,理法方药齐全。宋太祖为《太平圣惠方》御笔书写了序文。经政府刻印而颁布于天下,其学术影响深远。

北宋代还有一位著名道医马志,他曾得到孙真人《海上方》,深明其要,用之治病且多良效。宋开宝五年(972)他与刘翰共同治愈宋太宗的病,御授其医职。次年奉诏与尚药奉御刘翰、翰林医官翟煦、陈昭遇等九人同校《唐新修本草》,新增药品一百三十九种,并由马志注释,编成了《开宝新详定本草》二十卷。药学史家认为,《开宝新详定本草》实际上是宋朝政府颁布的一部有名的药典。

相传元末明初的著名道士张三丰依据太极之理,创编了太极拳。据清代有为斋主《少林拳秘诀》所说:"元末明初,有武当道士张三丰精于少林,又加以改进,能以静制动,名内家拳。相传即今日之太极拳,人称武当派。"又据吴志青的《太极正宗》一书所载:"考名家太极拳之源流,均称系丹士张三丰所传授。"《明史·方技传》说:"张三丰,辽东懿州人,名全一,字君实,三丰其号也。颀而伟,龟形鹤背,大耳圆目,须髯如戟,寒暑惟一衲一蓑。"曾游大半个中国,亦曾于宝鸡金台观修道。明天顺三年(1459),英宗赠诰,赠为"通微显化真人"。"太极拳"实为当时民间流传的某些拳法与古代吐纳导引相结合的产物。其动作圆活,动中求静,刚柔相济,内外相合,虚实相间,首尾连贯,深契太极阴阳之理,故称"太极拳"。在张氏太极十三势基础上,后世不断创新，出现许多流派，著名的有陈氏太极拳、杨氏太极拳、武氏太极拳、孙氏太极拳、赵堡太极拳，独具风格，各成一家。太极拳是内家拳的一种，享誉天下，它已由早期以防身技击的武术，逐渐地转变为以保健治病为其主要目的的一种健身术。

明清时期，在道教养生术中，内丹术仍然是最受推崇的。内丹术的主要代表人物和流派中也有张三丰，张三丰的道教思想也倾向于三教合一，他提倡先养性，后调息。

内丹术在传承过程中，汲取了易理象数八卦、金丹炼制、房中术、太极、佛家、河图、洛书等用语作为说理工具。由于这些用语比较难懂，又加上道教各派之间对词意的理解不同，因而严重地阻碍了内丹术的传播。而内丹通俗化是当时的迫切需要。内丹术诸派如东派陆西星，西派李西月，伍柳派有伍守阳，柳华阳、刘一明等，他们的内丹学说基本继承南宗丹法，略有发挥或创新。当时的内丹界有“圣人传药不传火，从来火候少人知”的现象，而伍柳派则用比较浅显易懂的语言来阐述内丹法，指出所谓“火候”是指在炼内丹术功法过程中应掌握的调息与用意的法度。《天仙正理直论》一书的作者也认为内丹“全凭火候成功”，从而揭示出火候只是指一气进退之节，并没有什么神秘的。并用直观的图画来表达内丹功理，使之通俗易懂。东派、西派都主张性命双修，东派更偏重男女阴阳双修，而西派则倡自然清静修炼。内丹术的主要内容是小周天和大周天，这一时期两种周天功已基本定型。这与伍柳派的总结是分不开的。

明代《性命主旨》就是一部图文对照而论述内炼理论及具体功法的著作，书中附有普照图、太极图、火龙水虎图、大小鼎炉图、顺逆三关图、取坎填离图、五气朝元图等四十幅。便于人们传习。

明代医家胡文焕《类修要诀》中曾载有一套简要的小周天功法。该法脱胎于道教内丹功。这套功法先后被清代尤乘的《寿世青编·勿药须知》和汪昂的《医方集解·勿药元铨》所转载，逐渐在医界和民间流传开来。与此同时，道教中其它一些简单易学、行之有效的导引、按摩、养生术，也为医家和社会上知识阶层所接受。明代文学家高濂编撰的《遵生八笺》，多取道教养生诸法，颇有影响。明初官吏冷谦撰《修龄要旨》一书，其中收录的四时调摄、延年六字总诀、长生十六字诀、十六段锦法、八段锦法、导引歌诀等，皆为道教养生之术。

明代医家胡文焕编著的养生著作较多，如《寿亲丛书》、《养生导引法》、《修真秘要》、《保生心鉴》等，也都不离道教修炼法。这一时期，一般的养生著作，均程度不同地在介绍道教养生法，也就是说道教养生术已开始走出宗教殿堂，逐渐地深人民间，演化成为群众保健延年的一种比较普通的方法。

傅山（1607～1684），字青主，号石道人、朱衣道人等称。山西太原人。他自幼颖悟，20岁补廪生，为督学袁继成所器重。傅山重气节，不阿权贵。明朝灭亡之后隐为道士，居土穴养母。康熙特示恩宠赐中书舍人，傅山坚不仕清。傅山博学多才，经史之外兼工佛、道、书法、绘画、诗词、音韵训诂之学。由于他家世代知医，故傅山于明亡之后，亦以医问世，设“卫生馆”于太原三桥街，往往对沉疴痼疾，应手而愈，活人甚众。傅山的医学遗稿，后人整理编为《傅青主女科》、《傅青主男科》、《傅氏幼科》等。

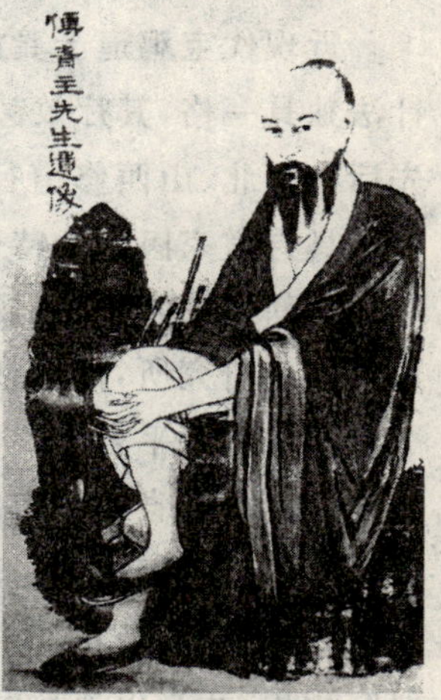

傅山

内丹术复杂深奥，令人生畏，且师徒授受，秘而不传，大有走入死胡同之势。经过道教内丹家通俗阐解，逐渐被部分医家所理解，有的接受内丹理法，有的进一步白话，并与医理相结合。

外丹术的失败，内丹术的玄秘，都说明养生学在宗教殿堂里必然会误人歧途或走向死胡同。道教虽然较其它宗教对养生学的发展要有利得多，但它毕竟是宗教神学，这就决定了它不可能给养生学提供良好的发展环境和科学理论的平台。养生学从道教中走出来，与其它养生流派一起，汇成中国传统养生学的大海，为人类的健康服务，这也是历史的必然。

明清以后，道教的发展基本停滞。而道教关于养生健身的方法逐渐流入民间。道教学者也有不乏致力于道教养生学术研究的人。

清代道士刘一明撰著的《阴符经注》、《参同契直指》、《悟真直指》、《修真辩难》、《象言破疑》；《悟道录》等，都用较为浅显的语言注释内丹典籍和阐述内丹之旨，为内丹修炼的通俗化发挥了一定作用。

陈樱宁，曾任中国道教协会会长。他29岁起历游九华、武当、崂山等名山，求师访贤，传习修炼养身之术。他先后著有《孙不二女功内丹次第诗注》、《黄庭经讲义》、《最上一乘性命双修二十四首丹诀串述》、《神经衰弱静功疗养法问答》、《静功总论》、《治遗精病的特效法》等著作，对发展道教养生学以及扩大其影响，都起到了积极的作用。

近现代宝鸡道士龚浩然，他著有《天罡针法》一书，其手稿今存。他天罡针法独具一格，其疗效甚佳，在当地很有影响。龚浩然爱国爱教，热心义举，先后在河北、山西修道行医。抗日战争期间，来到宝鸡行医，门庭若市。其医术具有道家医学的特色。

据新华社郭占柱、杨兴国2005年1月2日报道，刚刚正式挂牌的武当山道教医药研究所，挖掘整理道教医药，为武当山的医学临床和科研提供了一个良好的学术平台。

位于湖北省十堰市的武当山，既是中国著名的道教圣地，又是一座天然药库。这里不仅有李时珍《本草纲目》中所记载的417种中草药，还生长着蔓陀萝花、七叶一枝花、头顶一碗水等稀有珍贵药材。加上道人上千年的潜心研究积累，武当山道教医药文化遗产相当的丰富。

近些年来，十堰市卫生局和武当山旅游经济特区管委会把道教医药当作武当山的重要品牌，科学经营，高度重视道教医药遗产的挖掘整理与开发，取得了一系列科研成果。道教秘方“九龙降糖汤”配合针刺治疗2型糖尿病的临床研究，被湖北省科技厅鉴定为重大科学技术成果。在《武当山道教药用植物》研究项目的实施中，已调查采集到了武当药物标本200种之多。《武当山道教医方》也已整理出了一百七十余种秘方，部分验方已经临床验证，取得了较好的效果。

5. 道教的方术与医药卫生 ▶

中国炼丹术的发明是很早的，远在秦汉时期，炼丹术主要掌握在方士手中。自从道教兴起以后，许多方士成了道士，炼丹术作为道教徒实现长生不老的重要手段，受到极大重视。道教历来要求炼丹术士应当兼通医药，正如葛洪所说："治金丹者，宜兼通医术。"陶弘景也在炼丹方面也很有造诣，他著有《合丹法式》等炼丹的书。上行下效，薪火传承，几乎代不乏人，亦不乏术，且有增益和发展。因此，许多道士热心于炼丹术，那已是道教界中的一种传承久远的集体意识。炼丹术以其神秘的文化色彩和带有宗教的某些形式。炼丹术自魏晋以降，几乎与道教协同发展，所不同的是炼丹术曾冲出了道教地界，随文化的传播而跨出了国门，传至阿拉伯世界及欧洲大陆，在一定程度上，炼丹术氤氲并催发了化学及制药化学的发展。

魏晋时期，服石之风兴盛，魏尚书何晏自称服"五石散"后，谓有"美容色，强房事"之效。经玄学家的现身说法，于是人们竞相仿效，尤其是魏晋时期贵族名士藉服石以放荡其行为，从而逃避现实，故每每在清晨起而宽袖大袍，行于风中，称之为"行散"。当时一些名流学士也纷纷为《老》、《庄》作注，老庄的清静无为、逍遥遁世的思想得到了又一次的广泛传播，从而使得不少上层社会的人士淡漠于政治，转志于养生长寿，追求逍遥神仙，其如嵇康在《嵇中散集》中所说"采薇山阿，散发崖岫，永啸长吟，颐性养寿"；"浊酒一怀，弹琴一曲，志愿毕矣！"嵇康著有《养生论》及《答难养生论》，于文理和医理，莫不精湛绝伦，故现代伟大的文学家鲁迅先生当年曾笔录嵇康《养生论》全文。现今的高等医药院校教材《医古文》中列有嵇康《养生论》一篇。可见嵇康《养生论》的学术价值之高，学术影响之深远。

随着魏晋时期道教思想的流行，服石被人们看作是养生长寿的重要手段，日益为世人所采用。玄学家及道士和一些医家也曾对当时的服石之风起了推波助澜的作用，故而魏晋时期社会上出现并流传开了"服石"的不正常现象，服石之风几乎吹遍了当时社会的各个阶层，竟成为一种社会时尚。帝王如拓跋圭，臣僚如裴秀，僧侣如释慧远，妇人如王羲之的姊妹，小儿如嵇康的男孩等，都曾服过寒食散。倘若服用寒食散得当，确有补虚长寿、增强性功能的一些作用。但服石的人当出现中毒后，便会出现行为放荡、不梳洗、衣薄且垢、到处乱游等怪异行为。

服石风气从魏晋至隋唐的几百年间未曾中断。世人追逐时尚，许多人都甚至盲目地服石，也全不顾寒石散的适应症，这就难免出现服石的副作用。并且由于服石者的放荡不羁，无视服石后严格的将息节度，从而不断地加大了患“石发”病人的数量。石发病主要表现为神经失常和发背，这在当时的疾病谱中增加了一些新的病种。

葛洪十分相信丹药的作用，他在《抱朴子·内篇》中专辟“金丹”、“黄白”两卷，较集中地讨论了制炼金丹仙药。葛洪还将炼丹药物用于医疗。陶弘景在炼丹和医药方面均有造诣。唐初孙思邈虽然说“宁食野葛，不服五石”，但在《备急千金要方》和《千金翼方》“养性”、“辟谷”、“飞炼”等卷中，却记载了数量可观的服石方，并且常使用石钟乳、白石英、紫石英、云母、赤石脂、朱砂、石硫磺、禹余粮等石药，同时非常重视道地优质药石的选用。甚至有“人不服石，庶事不佳”等评述的话语。但他同时也十分强调服石必须遵循正确的将息方法，他的弟子孟诜对乳石之功亦推崇备至。

唐朝统治者自称是老子的后裔，因而一度奉行崇尚道教的宗教政策，并且继续大力支持炼丹活动。在帝王和宗教双重势力的促进下，炼丹术发展到了鼎盛阶段。考古发掘出土的唐代金石类药物，多与服石炼丹有关，如1970年西安何家村唐代窖藏的丹砂。窖藏出土的丹砂共7081克、分为7等，分盛不同银药盒内，其中，红光丹砂1415克(墨书题字“二大斤”)。全部盛银药盒，盖内均有墨书题字，如最上等的“光明紫砂”、“大粒光明砂”等。窖中出土的钟乳石分为数等，其中上等的钟乳石678克，次上等的钟乳石606克，次等的钟乳石947克，共2231克，皆有墨书注明这些钟乳石品级重量及“堪服”与否的字样。窖中同出紫石英、白石英为和炼丹的主要药物。这些出土文物，现收藏于陕西省博物馆内。科学证实，丹药的主要成分是有毒的汞、铅、砷、硫化合物，所以因内服丹药而中毒的事情屡屡发生是完全有可能的，毋庸置疑。在那个古远的年代，不时有许多新的炼丹著作问世，也出现了不少炼丹大家。

由于丹药毒性的日益显现，使越来越多的人失去了对炼丹术的迷信，致使唐之后相信丹药的人越来越少。道教医家也从误食石药丹药的实例中汲取了医史的经验与教训，从而更加审慎地将丹药用在了医疗上，由此而出现了一些转变。一是由原来的炼外丹(药物来自体外)转向炼内丹(药物来自体内)，这些道教养生内容后来为医家所汲收。二是原来用于成仙的丹药后来被医家用于治病，多以外治，长期以来，丹药作为外用药，在皮肤科和外科等病的治疗方面发挥了其卓著的功效。根据丹药的烧炼方法和化学组成，可把众多丹药配方分为氧化汞类（如红升丹）、氯化汞类（如白降丹）、硫化汞类（如太乙小环丹）以及其它杂类四个类型。

大约自唐代炼出了轻粉、红升丹、白降丹等外用药以后，丹药被视为中医外治的常用特效药。有些丹药迄今仍被用于对骨髓炎、骨结核、淋巴结核等病的治疗，继续在中医外科临床上发挥着它应有的作用。当然内服的某些经过加工处理过的矿物药，迄今也在中医临床上有一定的用场。大凡内服的丹药一般要减量，同时辅以调和药，从而以减轻丹药的毒副作用，使之能较好地适用于内服治病。如孙思邈炼制的“太一神精丹”，曾用于内服治疗回归热和疟疾。白降丹划点疗法也一直被民间医学所传承沿习。

服食金丹在学术上曾得到道教医学家理论支撑。在服食金丹的理念影响下，中国古人的不死观念与鄙薄尘世、超脱现实、升华人生的丰富想象有机地结合，是道教医学思想对世俗的一种文化熏染。《抱朴子·内篇》引《仙经》说：“上士举形升虚，谓之天仙；中士游于名山，谓之地仙；下士先后蜕，谓之尸解仙。”对这种“三等神仙学说”的虔诚信仰，使人们只管盲目的服食丹药，而不能理解服石饵丹者的死亡与常人无异，竟到了痴迷的程度，因而误以为“尸解”（因服石饵丹致死）者是变成了仙人，即得道成仙。这样不但不能从前人中毒丧生的惨痛实例中接受教训，反而更加坚定了成仙的信念。

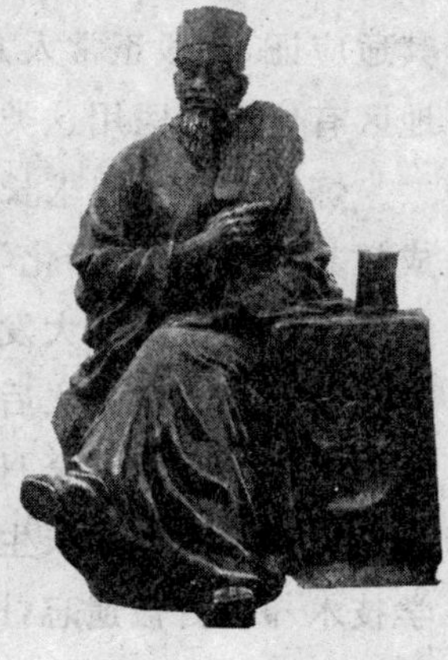

测断吉凶

关于“尸解成仙”的说法，虽然早在汉代就受到唯物主义思想家王充等人的批判，但作为服石炼丹活动的一个重要的思想基础，这种理论并没有因此而被抛弃。例如，葛洪依然认定李少君、费长房等人的死去，都是“尸解成仙”的结果，并以此来宣扬道教的神仙思想。炼丹术兴起的一个重要的原因，究其思想根源，是基于一种所谓的“物性互渗意识”。即通过人为的某种方式，或认为一种物质可以占有毫不相关的其它物质的某些特殊属性。如《周易参同契》所说：“金性不败朽，故为万物宝，术士服食之，寿命得长久。”《抱朴子·内篇》也说：“草木之药，埋之即腐”，而“夫金丹之为物，烧之愈久，变化愈妙。黄金入火，百炼不消，埋之，毕天不朽，服此二物，炼人身体，故能令人不老不死。”

所谓“假求于外物以自坚固”。所以他曾不遗余力地鼓吹炼服金丹成仙之说：“生长之道，不在祭祀鬼神也，不在导引与屈伸也。升仙之要，在（于）神丹”。在《抱朴子·内篇》、陶弘景《本草经集注》、孙思邈《太清丹经要诀》等文献中也记载了许多石药的名称、产地、性状、功用、炼制、保藏，以及炼丹的工具、设备和炼丹的诸多方法等等。

道教炼丹术无论是其“服丹成仙”和“飞丹合药”的根本信仰及基本理论，还是具体的实践操作，发现新药或研制新药，在客观上扩大了医学家的视野，拓垦了传统医药学的领域，在一定程度上也丰富了古代医药学的内容，所有这些也都曾对中医药学乃至古代西亚医药学、欧洲医药学的发展，产生了相当深远的影响。

由于服食这类石药之后，突出一个自觉症状就是发热，于是服食者就自然去寻找“寒凉”，如寒饮、寒食、寒卧，似乎越寒凉越好受，故而泛称这类石药方为“寒食散”。“寒食散”中的代表方剂以“五石更生散”、“五石护命散”最为有名。所谓的“五石散”，本是指由钟乳石、紫石英、白石英、赤石脂、硫磺五种石药组成。钟乳石甘温，温肺气，壮元阳；紫石英甘温，镇心，暖子宫；白石英甘温，温肺肾，安神；赤石脂甘涩温，涩肠固精；硫磺酸热有毒，壮阳杀虫。这五种温热药组成的药方，能治疗下元虚寒，遗精阳萎等病症。但它有其适应证，一般正常人尤其是阴虚火旺者不能服用。据调研寻访所知，西部地区有位老中医用这类热性石药来治疗风湿痹症，听说其疗效颇佳。

炼丹术作为追求长生不老的方术虽然失败了，但炼丹家们取得的化学成就其如汞化学、铅化学、砷化学、矾化学以及冶金技术，却都留下了一些可鉴的经验。中国四大发明之一的火药是在炼丹炉里诞生的。中国炼丹术经过阿拉伯传到欧洲之后，又成了近代化学的先声。15世纪末叶的巴拉塞尔萨斯有一句名言：“金丹术的宗旨不是炼冶黄金，而在于为人类疾患研制药品。”虽然炼丹作为长生术日趋衰落，但它作为“为人类疾患研制药品”的化学技术却没有被遗忘，医药学家们只是把它的应用重点，从冶炼贵金属转移到治疗保健学上来了。

道士们在采药、炼丹活动中的不少发现和发明，有助于本草学、方剂学的发展。《神农本草经》行世几百年后，南朝道医陶弘景首先对此书进行补充、修订，著成《本草经集注》七卷，对后世本草学产生了积极的影响。唐宋及其以后的本草学著作，都是在《神农本草经》及陶氏注的基础上逐步完善、发展的结果。晋代葛洪著成《金匮药方》一百卷、《肘后卒救方》三卷。前书已佚，后书经陶弘景及金代杨用道增补成《肘后备急方》八卷，流传至今。宋代道医王怀隐受诏编成《太平圣惠方》，载方16000多首，亦影响较大。

外丹术被看作是近代化学的先驱，但它与中医药也有着密切的联系，它扩展了药物的来源，丰富了临床实践，对药物炮制也起了不可低估的作用，当今矿物药和丹药仍有其用场。可是到了宋代，“外丹”明显衰落。

总之，炼丹术的发展与道教关系极为密切。炼丹术一向被统治者作为追求长生不老的一种方术，其实也是道术的组成部分，以其神秘而吸引了一些高级士族加人道教，从而促进了道教的发展。宗教的外衣又进一步增强了炼丹术的神秘色彩。随着道教的传播，炼丹活动的范围和规模也在不断地扩大。同时，历代凡是崇拜道教的统治者，当然也都支持道士们炼丹活动。

在外丹衰落的同时，“内丹”术悄然兴起，并且盛行于世。内丹可能是从却谷食气、胎息之法发展出来。

晋唐时期，由于葛洪的倡导，外丹术非常兴盛，内丹术尚未得到重视。后来由于服食外丹，不少人因此伤残乃至丧命，内丹遂为人重视。于是出现一些修炼内丹的书，《黄庭经》为内丹术奠定的理论基础和实践方法，后世内丹术士对此又作了许多衍绎，如《太清境黄庭经》、《黄庭中景经》、《黄庭遁甲缘身经》、《黄庭养神经》等。又如《上洞心丹经诀》卷中“修内丹法秘诀”，在胎息功的基础上，“又运精气自尾间、夹脊人脑。尾间穴在第十九节，夹脊穴在第十二节下。补脑法：其初当偃（仰）头向后，紧闭大椎穴第三节，不令气过。先紧闭夹脊不令气过。大椎穴名上关，夹脊穴名中关。后渐渐一起直人脑满（脑海）。脑满之后，丹自玄膺（咽喉）而下，其味甘，其气香，至此则内丹成矣。”此时内丹的含义仅指人体的内气，所谓“气能存生，内丹也。”并明确指出内丹术是一种循体内一定路线所进行的内气锻炼方法，如《谷神论》说：“含津炼气，吐故纳新，上人泥丸，下注丹田，谓之内丹。”内丹术又经唐末五代汉钟离、吕洞宾、陈抟等人大加推行，内丹研习渐成风气，取代了外丹的主导地位。

吐纳，即吐故纳新，吐纳服气是道教所采借并传承的最常用的治病方法，是一种呼吸锻炼，又称服气、食气、行气。道教后来统称之为行气或服气。道士所著的导引行气专著甚多。如魏晋南北朝时期的《太上黄庭外景玉经》、《上清黄庭内景经》、《上清握中经》、《抱朴子·内篇》、《养性延命录》卷下《服气疗病》、《导引按摩》等；隋唐时期《幼真先生服内元气诀》、《嵩山太无先生气经》、《钟吕传道集》、《延陵先生集新旧服气经》、《胎息抱一歌》、《胎息精微论》等；两宋时期的《悟真篇》、《青华秘文》、《云笈七签》、《道枢》、《修真十书》等；金元时期的《大丹直指》、《金丹大要》等；明清时期的《性命圭旨》、《摄生要语》、《道贯真源》、《悟真直指》等。这些著作，除服食、房中外，还论述了服气或行气，包括进取、陶气、委气、调气、咽气、炼气、布气、运气等。

道教呼吸修炼术的有关文献相当丰富，约有百余种，主要有《胎息秘要歌诀》、《嵩山太无先生气经》、《延陵先生集新旧服气经》、《诸真圣胎神用诀》、《太清调气经》、《黄庭经》、《太上养生胎息气经》、《神仙食气金柜妙录》、《幻真先生服内元气诀》、《玉泉胎息经》、《上清服气口诀》、《服气精义论》、《气法要妙至诀》、《诸家气法》等等。道教呼吸修炼的流派和方法也很多。其流派主要有天师道法、上清派法、灵宝派法、净明派法、清微派法、神霄派法、南宗法、北宗法、先天派法、东派法、西派法、三丰派法、伍柳派法等；而呼吸修炼的具体方法则多达五十余种，例如吐纳法、服气法、淘气法、调气法、咽气法、行气法、炼气法、委气法、慎气法、节气法、散气法、导气法、接气法、采气法、迎气法、运气法、布气法、息气法、胎息法、闭气法、和气法、进气法、养气法、用气法、修气法、补气法、护气法、守气法、凝气法、引气法、候气法、合气法、六字诀法、十六字诀法等等。闭气法，就是吸气后停闭，以受纳自然之气，使之尽可能地充分与谷气、先天之气结合，形成真气，充养机体。“胎息”也是行气法的一种，是最具神秘色彩的方术。

道士们在修道养生实践活动中总结出了许多具体实用的行气治病方术，其六字气治病法，是通过默念六个神秘的字来进行呼吸练习的方术，据说用它可以调整人体的内脏功能和通行经络气血。

道教大小周天内丹术的集大成者是北宋的张伯端。他在道书《悟真篇》中，以大量诗词的体裁来阐述道教内丹修炼术，所以说，《悟真篇》堪与《周易参同契》互相发明，因而也被后世丹家视为炼丹的经典，甚至在习惯上与《周易参同契》齐名并称，如元代陈致虚在《周易参同契分章注》中说："丹书多不可信，得真诀者要以《参同契》、《悟真篇》为主"。不过张伯端倡导的是"内丹"，他力斥"外丹"。他认为"人人本有长生药"，"何须寻草学烧茅。"张伯端以通俗语言阐发了"内丹"的理论，他说通过"神"的作用，使心火（气）与肾水（精）既济、相交，从而可产生精、气、神的结合物——"内丹"。

道教的全真道，或全真教、全真派，在内丹修炼方面，提出了性命双修的思想，并以先性（炼神）后命（炼精、炼气）为修炼宗旨，将清心寡欲作为修炼的第一要务，其如"无为清静，少私寡欲"，"清心寡欲"等等。

由此可见，道教南宗与北宗在内丹术方面，都主张性命双修、性命混融。倡导清净丹法，主张以修炼气脉与小周天功为主，有关的道教典籍有《天仙正理》、《仙佛合宗》、《慧命经》、《金仙证论》等。《慧命经》则兼论大、小周天，而详于大周天。而在《金仙证论》中则专论小周天功，诸如炼已、药物、鼎器、火候、效验、任督二脉、防危虑险等问题，也无一不及。当时内丹的理论不仅在道教内部作为重要的修练项目。就连当时的一些文人和医家，如高濂、冷谦、孙一奎、胡文焕、李时珍、汪昂等人，也都致力于内丹术的通俗化，在胡文焕的《类修要诀》、尤乘的《寿世青编》、汪昂的《勿药元诠》等书中对内丹术都有所引载和注释。

内丹术要求真气在体内按经络路线循环运行，故《天仙正理》借用天文学术语"周天"来喻称。小周天是指内气在任、督二脉中运行，而大周天则除了任督脉外，还在其它经脉中循环。小周天功法又称"百日筑基"，据说要练一百天，是内丹术的基础。一般分炼已、调药、产药、采药、封炉、炼药六步。大致过程是：炼功者摆好姿势，排除杂念，意念集中，人静，称为炼已。然后；意念集中在脐下三寸下丹田处，缓缓调息，令其细、匀、长，以后天呼吸之气接先天之气，此谓调药。静极之时，丹田气动，于恍惚杳冥之中，觉"身心和畅，如疾如醉，肌肤爽透"或"外肾（阴茎）欲举"等，此谓产药。此景象纯出乎自然，切不可主观追求而伤身。此药产后，应及时采药，即运用撮、抵、闭、吸四字诀，加强意念导引，使丹田内气进入任督运行。继续用意导气，称为封炉。意引内气上行督脉，过头顶，接任脉，顺势下行而不用着意，使内气归于丹田，这就是炼药。经过锻炼，内气在小周天中自然流转，可以防病祛疾。大周天是在小周天基础上进行的。锻炼方法与小周天基本相同。由于长期炼功，内气在体内的运转会随着功夫的加深而扩大到其它经脉，有的沿奇经八脉走，有的沿任督及其它一、二条经脉走，有的甚至沿十二经络中的几条走，因人而异，炼功者不必苛求一致。其它如炼神还虚之类实在是虚而不实。

内丹术还讲究火候，要求在炼内丹术功法全过程中所应掌握的调息与用意的法度。火候主要有进阳火、退阴符、沐浴等，意、息、身的配合都有一定的法则，若无名师指导，不可妄练。《类修要诀》中的小周天功，要求练功者先要排除杂念，身定心静，面东盘腿而坐，呼吸和畅平缓。右手拇指掐无名指，右掌放在左掌上，置于脐下。叩齿三十六次，使意念集中。舌搅口腔、牙齿内外三十六次，舌抵上腭。静心默数呼吸三百六十次，等到口中津液充满，鼓漱数次，然后“撮”(收缩肛门)、“抵”(舌抵腭)、“闭”(闭目上视)、“吸”(鼻吸莫呼)，使丹田内气通过提肛穿过尾闾关(肛门后上方尾骨末端)，缓行至夹脊关(第七、八胸椎之间)，然后逐渐加速，闭目上视，鼻吸莫呼，运气冲过玉枕关(第一颈椎与颅内相接处)，引气直达头顶，下行鹊桥(此为上鹊桥，在眉间至鼻孔之间的鼻棱骨内面)。最后将口中 1/3 的津液咽下，并同时意引内气、津液经过咽喉、中丹田(心)直达脐下丹田气海，将内气略存一存。再重复上述做法，共作三遍。之后静坐片刻，两手分别擦丹田一百八十次，抱住脐部，稍停片刻，放手。速用衣被护住脐部。两手拇指背相互摩擦至热，分别揩拭两眼皮十四次，能去心火；沿鼻两侧擦三十六次，能润肺通窍，防治感冒；用手掌分别擦耳十四次，能补肾聪耳；又擦面十四次，能健脾益胃。然后双手掩耳鸣天鼓(即以两手掌心掩耳，用第二手指压在中指上，弹后脑部，听咚咚……声二十四响为度)；两手缓缓上举如朝天作揖三次；缓缓从口呵出浊气四五口，再从鼻吸入清新之气。双手抱肩，向左右转动数次，使筋骨活动、气血流畅。用手擦玉枕关二十四次，又擦两腰眼部各一百八十次，再擦两足心各一百八十次。内丹术是入静调息、吐故纳新、运转内气循行于体内的一种道家健身术，谓能在身体内九转成丹。这实际上是一种身心训练。

在道教内部，炼内丹的理论和方法还有很多。例如《陈希夷二十四气坐功法》、《指玄篇》及陈抟于华山石壁所刻的无极图，建立了一个内丹修炼先后天理论模型图式，代表玄牡、炼精化气、炼气化神、五气朝元、取坎填离、炼神还虚、复归无极等七个阶段。这对中医学的先后天命门元气理论颇有影响。钟离权、吕岩的《灵宝毕法》总结了内丹修炼七步，即匹配阴阳、聚散水火、交媾龙虎、烧炼丹药、肘后飞金晶、玉液还丹、金液还丹。炼后“阳精成体，神府坚固，四时不畏寒暑，神采变移容仪。”施肩吾在《钟吕传道集》中所论的阴阳五行、龙虎、铅汞、抽添、河车、还丹、内规等十八篇，所论的阴阳、心肾、水火、升降的理论，对中医学术也不无影响。

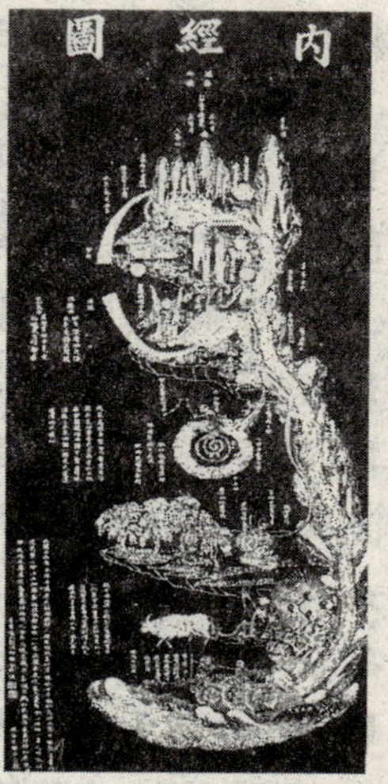

内经图

内丹为道教修仙的核心。道家内丹术借用外丹术语把人身比作“炉鼎”，把人身中精、气、神比作“药物”，通过种种功法，藉以炼精化气，炼气化神，炼神还虚，成就丹道。《道藏》中关于道教内丹之术的著述约三百种，对内丹除作为哲学概念予以阐述外，更对人体正常生理活动作用进行详论。一些以炼丹理沦讲述行气导引、内丹修炼，即以己身为炉鼎，以身中精气为药物，以意念(神)和呼吸为火候运用，从而炼精化气，炼气化神，炼神还虚。这一过程实则是行气、导引、存思诸法的综合运用，最后精气神互化互凝，结成金丹，存于下丹田之中。它可令人长生不老。道教徒的修炼的“内丹”，这种丹被认为是延年之灵药，也称“丹药”。这种丹药产于小腹部的丹田，丹田内接于肾，肾为先天之本，生命之根，故此丹药能使人留形住世，长生不老。“内丹”就是由这种生命特质所构成的。道教认为当修炼者有了这种生命特质的时候，修炼的人就与不修炼的常人有了区别。

道教的自然疗法中，存思治病法是在高度入静的情况下，把意念存放在体内或体外某物上。并且将存思术与行气相配合，通过意念想象正气、日光、火光来攻治疾病。这种存想疗法带有自我心理调节和自我心理暗示来治病的性质。这种方法被用在多种身心病的治疗与保健方面。甚至用在癌症的心理治疗上，据说有些练习此法的癌症病人其病状得以减轻，生存期得以延长,还有出现奇迹而愈的。

存思功法,其实质是心理调节。通过瞑目凝想,在脑海中自铸幻象幻景,从而驱除一切有害的杂念,获得治疾延龄的效果。道教编创了许多养性静功,其如"抱一",要求在静修时达到神气混然的境地。心斋是要使心志纯一,排除杂念,屏弃情欲,保持虚静的精神状态。坐忘是指端坐而至浑然忘掉物我的精神境界,即通过静坐修养,彻底忘掉周围世界、自己的形体和知识,使身心完全与"道"融合相通。"坐忘"后来成为道教的一种重要的修炼方法。唐代司马承祯专门详论坐忘之法,他认为修炼形气、养和心灵、长生久视的关键在于静定功夫。通过静坐定心,进入一个物我两忘、完全寂静的状态。其所论者,对道教内丹的发展和北宋周敦颐"主静说"的形成,有一定影响。止念为定观的初阶,即停止一切思念。如地不动,如天常照,定体无念,慧照无边,定慧等修,故名定观。认为修道之士,首先要外事都绝,无与忤心,然后静坐内观,万念俱灭,不动妄想,昼夜勤行,须臾不替,灭除忘念,不灭慧心。据说行之日久,自然得道。存思亦称"存想",属精思凝想,内视内观之法。其中专以身内外诸神为存想对象者,称存神。存思内视养生法要求养生者直观五脏之神,可使人延年益寿。

仿生导引、健身体操、保健按摩三者构成道教形体锻炼的主要内容。其内容是非常丰富的。在《养性延命录·导引按摩篇》、《真诰·协昌期》、《备急千金要方·养性》、《修真精义杂论·导引论》、《太清导引养生经》、《四气摄生图》、《真气铭》、《古仙导引按摩法》、《云笈七签》卷三十至三十四、《道枢》、《修真十书》、《摄生纂录》、《灵剑子》、《灵剑子导引子午记》、《三洞枢机杂说》、《黄庭内景五脏六腑补泻图》等道教文献中,记有炼精导引法、颐生导引法、延龄导引法、圣胎导引法、婆罗门导引法、灵剑子导引十六势、灵剑子导引六势、灵剑子导引子午记法、十二般导引法,以及内家拳、武当拳、八卦拳、龙虎功、行意拳等。

中国古代的性医学被称为房中或房中术,些类书或著以方士或道士的名号,或托黄帝等圣贤之作,或冠以素女、玄女之名。其如《容成阴道》、《务成子阴道》、《素女经》等。《后汉书·方术列传》记载:"甘始、东郭延年、封君达三人者,皆方士也。率能行容成御妇人术。"

除全真道士之外,其余道士并非绝对要求出家。所以道教也不象佛教那样避而不谈性的问题。道教养生学认为：两性交合中，泄精本是自然生理现象，而且“泻之精气，自然生长”。

早在道教创立之初，就以宗教的方式吸收并利用了房中术。《太平经》中也有诸如“合阴阳顺道法”之类的法术。道教对房中术的异化，使其蒙上了更神秘的面纱，因而也影响了房中术的名声。这也成为宋代以后的儒家和儒医们反对房中术的理由之一。再加上其它意识形态和政治上的原因，房中术逐渐地神秘化，因而也合得中国古代性医学的发展受到了严重的阻碍。

房中作为医学的一个组成部分，其发生、发展深受道家和道教的影响。美国著名性学家，斯坦福大学教务长兼大学院副院长贺兰特·凯查杜里安，在其所著的《人类性学基础》中文版序言中说：“中国文化中性的学问和智慧却可上溯几千年，是人类文化的一笔财富。……在性的学问方面，我应该向中国人学习的东西比我所讲授的要多得多。”这并非虚言。1993年在北京召开的东西方第一次性学研讨会上，美国性学家迈克·佩里博士及其妻子艾利莎·白贝珂·宋德博士著文说：“一些最古老的性学著作是来自中国，这些古典的书给予非常清晰的指导……。美国的《现代婚姻指南》录象，是根据中国古代传统的枕边书而拍的。”房中术重视对性及性功能的保健和维护，有些方法与现代行为疗法中的“性器官意念集中练习”和“盛衰技巧”相符。这些古老的方法确实能够锻炼人们对性感的心理控制能力，同时也能锻炼性器官周围肌肉与血管的舒缩力及韧性。房中术作为一种养生术，可增益性功能及夫妇性生活。这一观点也得到现代性医学的支持。美国性医学家马斯特斯和约翰逊认为：“维持老年男性实际性行为的最重要因素是积极的性表达的连贯性……。简而言之，如果振奋的性活动水平，从年轻时便一直维持下来，而且既无急性也无慢性身体缺陷干扰，老年男性通常能继续某种形式的、主动的性表达，直到70岁甚至80岁年龄组。”贺兰特·凯查杜里安也强调：“无论男女，继续老年时健全性功能的关键是整个的成年期性行为的持续。因此，保持活跃的性行为对于维持成年晚期的性功能是相当重要的。”而继续老年时健全的性功能对于延缓身体和心理的衰老是有益的。正如《抱朴子·内篇》所指出的：“人不可以阴阳不交”，“阴阳不交则坐致壅阏之病，故幽闭怨旷，多病而不寿也”。男女不交违背自然之理，轻则伤身生疾，重则早天病亡。

房中术的关键是“合而不泄”;其实质是通过某些特定训练功法,使人们在性生活中能够自主地控制射精。房中家论述了此法诸多的益处。明清以后及现代诸多医家却认为“合而不泄”不符合生理,而且会导致败精瘀血积于体内而生病端。现代国外的性医学家却多有支持”合而不泄”说者。如贺兰特·查里杜里安就在其著作中对“合而不泄”作了专题讨论,指出:“古代中国人十分清楚射精和非射精性高潮之间的区别。”并且从生理学的角度论述了其合理性和可行性:“性欲高潮与射精并不是同一个概念。性欲高潮在成年男女性中均能体验到,是累积的神经肌肉兴奋的释放。射精即精液的射出,它是青春期后,当前列腺和其它附性腺成熟时,男性在性欲高潮中具有的最明显的表现……,有些男性在性欲高潮收缩时,能有意识地抑制射精。换句话说,他们可以有不射精的性高潮。这样的性欲高潮并不会使人进入性不应期。因此,他们可以和女性一样产生多重性欲高潮。”他还指出:“20 分钟交媾所带来的快感是 10 分钟的加倍,所以延长交媾时间是必要的……,唯一的标准是达到双方的最佳满足……。所以男人们有更多的负担,以维持阴茎挺直和交媾行为。性高潮控制可以通过对性兴奋的生理,或精神调节,……,是对兴奋程度的心理控制……,一切措施应得到双方的合作。”当然男人的经验是相当重要的。射精控制所达到的最高程度是“合而不泄”,即男人在延长的交媾中没有射精。他认为人类如果能普遍掌握“合而不泄”的技艺,不仅人类的性生活质量将大大提高,而且人类对生殖活动也将能够更自然、更自主地加以控制。

而中国的道教关于房室卫生的认识,如《抱朴子》所说的那样:节欲可保精,保精可长寿,长寿致永生。其“节欲”则有“欲不可早”、“欲不可纵”、“欲不可强”之说。而当戒纵欲和禁欲,应节欲。孙思邈指出:“务存节欲,以广养生也”。元代李鹏飞撰著的《三元延寿参赞书》提出了一系列颇有见地的主张。提出“欲有所忌”,在行房时尤应有所避忌,诸如忌饱食、大醉、经期、怒、恐、疲倦、患病、忍尿、燃烛等。“欲有所避”,主要是指行房时应避自然界经常变化和恶劣的环境,如大风恶雨、地动、雷电、霹雳、大寒暑、季节变换之时等。道家认为“一阴一阳之谓道,偏阴偏阳之谓疾”,“圣人不绝和合之道”,“男不可无女,女不可无男”,男女相需合乎自然之道。

道教养生术包括内修和外养。服食补养就是其外养的重要内容。服食补养，主要选用矿物、植物，也用个别动物类的药物或食物，经过一定的配伍、炮制，以内服为主要摄入途径，作用于人体，从而达到祛病健身、延年益寿，乃至“长生不老“的目的。另外就是“辟谷”，即“却谷食气”，其中包括“却谷”与“食气”两个部分内容。“却谷”，又叫辟谷、断谷、绝谷；“食气”，又叫行气、服气、吐纳。这些方术虽早于道教，属于古代的神仙术，但后来道教把它接收了过来，为道教服务，也被包容到了道教之中。

道教服饵之物，从来源来说主要有两大类：一类是草木类植物，一类是金石类矿物。道教的“辟谷”并非不吃任何东西，不过不吃普通膳食，改食含有多糖、淀粉、维生素等成分的植物类食品，如豆类、植物种子和果类含有大量的人体必需的不饱和脂肪酸等营养物质。它可以促进机体发育，维持皮肤和毛细血管的健康，它可以避免由于过量摄取动物性脂肪（含饱和性脂肪酸）引起血脂、血胆固醇增加，在客观上有效地预防动脉血管粥样硬化、高血压病及心血管病的发生，对于老年人的健康更具重要意义。辟谷作为道教一种养生功法，并非什么都不吃，主要是不吃谷物，而辅以饮水服气，同时服食一些天然营养药物，如黄精、松籽、柏籽、茯苓、麦门冬、天门冬、地黄、山药、茯苓、黄芪、人参、火麻仁等。果类或含有丰富的植物油较多的优质蛋白质与大量维生素与矿物质，如苹果、梨、西瓜、桃子、柑桔、荔枝、龙眼、红枣、山楂等。其中红枣含有的营养成分也非常丰富，可增强机体免疫功能，山楂含有大量钙，可增加皮肤弹性，促进骨骼钙化，对于预防老化是有益的。

道教还认为人体中有三虫，或称三尸虫：上尸名彭倨，好宝物；中尸名彭质，好五味；下尸名彭矫，好色欲。三尸虫常居人脾，是欲望产生的根源，是毒害人体的邪魔。三尸虫在人体中是靠谷气生存的。如果人不食五谷，断其谷气，那么三尸虫在人体中就不能生存了，人体内就消灭了邪魔。因此，要益寿长生，就必须辟谷。原本具有科学道理的辟谷术，经过道教的变形镜，且扭曲了变形，那就与本真相去甚远了，甚至成了一种歪理。

道教辟谷术要求不吃谷物，但不是不吃食物。一般开始由一日三餐减为二餐、一餐，适应一个时期后，以饮水食气为主，同时服用一些辅助食品，如中草药，以及山果、野菜等。这些药物和食物，常常被配制成许多不同的“辟谷方”。宋张君房辑的《云笈七签》，号称“小道藏”，卷七十四至七十八收集服食"方药"，其中辟谷方不下二百首。如太极真人精于上仙灵方、乾天父地母七精散方、坤风后四扇散方、艮王君河车方、巽龟台王母四童散方、离彭君麋角粉方、兑夏姬杏金丹方、坎南岳真人赤松子枸杞煎丸、震青精先生迅米饭方、真人驻年藕花方、老君益寿散方、骊山老母绝谷麦饭术等。

道教的这一系列方术，其主要的是在"道法自然"的思想指导下，通过身心理活动来改变和促使病理过程的消失，或使正常生理功能的康复，或使身心得到保健。正如唐代道教养生家司马承桢所说："以我之心，使我之气，适我之体，攻我之疾，何往而不愈焉。"

唐代以后，内丹术逐渐取代外丹术成为道教修仙方术的主流，相伴而来的是出现许多配合内丹修炼的药方。中医的肾藏精，为先天之本，以及命门、命火等论述，也都受到道教内丹家的关注，他们在内丹修炼的同时，还服用中医补肾的方药，如六味地黄汤、肾气丸等，或加减使用。有的将炼丹的技术或原理运用于强壮药方的研制。

道教作为一追求生命永存的宗教，通过道士们的种种努力，在客观上对传统医学、药物方剂学、针灸、推拿、导引、食疗药膳、特别是对养生学的影响有其积极作用。道教还对蒙古族文化产生了一定的影响，据《长春真人西游记》所述，成吉思汗特别注重养生之道，曾经专门招聘汉族全真道士长春真人邱处机到他行宫处传授养生之道，于是邱处机应召西游，与成吉思汗谈论养生之道。然而道教的禁咒、符、隐语如称鹿茸为"振山威"、称淫羊藿为"风流带"、称辰砂为"乾坤髓"等，以及道教的秘术、巫术、祝祷、祈禳等也曾对传统医药文化产生过一些负面的影响。

6. 道教的有关医学文献及文物胜迹

大凡修道之人，莫不兼修医术，收集整理医药文献、创建道医物质文化，这些都是修道活动的重要内容。早在南北朝时期，就有陆修静的《三洞经书目》、孟法师的《玉纬七部经书目》和陶弘景的《经目》。真正的《道藏》始于唐开元年间(713～741),称之为《开元道藏》。宋代的《大宋天宫宝藏》,奠定了其后《道藏》的编纂的体制。后来宋代又有《崇宁重修道藏》、《政和万寿道藏》。金代有《大金玄都宝藏》。元代亦有《玄都宝藏》。以上的《道藏》诸版本大都散佚。明代的《道藏》是明英宗正统十年(1445)重辑刊成的。明神宗万历三十五年(1607)续加编修,成为现存的《万历续道藏》,共收道书一千四百七十六种,五千四百八十五卷,按"三洞"、"四辅"、"十二类"来分类。由于明清时期,道教开始由盛转衰。自明中叶《正统道藏》之后,道教日渐衰微。然而《道藏》中所保存的医药卫生及养生保健文献,对医学特别是中医药学仍有其重要的参鉴作用。

据薛公忱的《论医中儒道佛》一书对《道藏》的医药卫生书目的统计所述,《道藏》中的医家经典,覆盖了中医药学的五脏、医经、养生、炼丹、本草、药方、阴阳、导引、运气、按摩、胎息等各个方面,约占《道藏》内容的70%以上。《道藏》对保存和发展中医药古籍作出的巨大的贡献,这一点是不可没灭的。

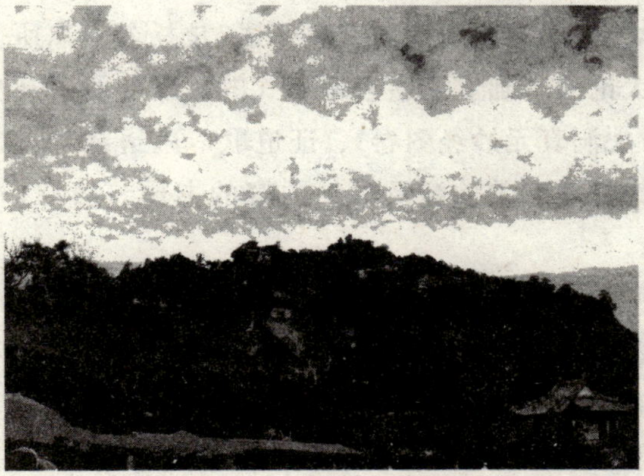

道教第一山崆峒

《道藏》中收录的有关医学基础理论的书,其中不少就是引自于医学文献,也有部分是属于道教与医学的书。

《道藏》中收录的有关医经的书计有:《黄帝内经灵枢略》、《黄帝内经素问补注释文》、《黄帝内经素问灵枢集注》、《黄帝素问遗篇》、《黄帝八十一难经纂图句解》、《素问入式运气论奥》等。

《道藏》中收录的有关藏象学的书,其如《黄庭经》,分内外两篇,全名为

《太上黄庭内景玉经》和《太上黄庭外景玉经》。《黄帝内景五藏六腑图》仅存于《道藏》，其中有肺脏图、心脏图、肝脏图、脾脏图、肾脏图、胆腑图，这对于研究中医的脏腑学说，有其重要的参鉴价值。另外还有《黄庭内景玉经注》、《黄庭外景玉经注》、《渊源道妙洞真继篇》、《上清明鉴要经、《黄庭内景五脏六腑补泻图》、《四气摄生图》、《灵剑子》《内丹还原诀》、《上清黄庭五脏六腑真人玉轴经》、《云笈七签》等。《云笈七鉴》被誉为“道藏袖珍”，是一部重要的道教类书，该书概括地反映了道教经籍的全貌。其内容不仅包括道教宗旨、仙真经籍，还涉及五脏、内丹、外丹、按摩、养生、养性等医药内容。

在《道藏》中，收录有关阴阳学说的书计有十六部。有关阴阳的文献多有道教的神秘色彩，但不一定是为医学而设，且在正规的中医书中也很少引用这些书。

《道藏》中收录的有关运气学说的书计有四部：其中的《素问入式运气论奥》与《素问六气玄珠密语》，是《道藏》中关于运气学说的两部重要著作。《素问入式运气论奥》的作者是北宋的刘温舒，这是一本全面系统论述《内经》五运六气学说的书；《素问六气玄珠密语》是托名王冰所著的书。本书是在《素问》七篇大论的基础上论述五运六气的。以上两书有文献价值和参鉴作用。在《大方大洞真元妙经图卷》、《证道歌》等《道藏》文献中，也有涉及运气学说的内容。另外有关诊断及摄护内容的书比较散在，有些也被包容在其它的道书中。

《道藏》中所收录的有关药物方剂学的书，最有代表性的大都是引自于中医药学文献。其中《道藏》所收录的有关药物学的书，最著名的有《神农本草经》，还有宋寇奭编撰《本草衍义》，以及《神仙服食灵草菖蒲丸方传》、《蓬莱山西灶还丹歌》、《白云仙人灵草歌》、《种芝草法》。方剂是医生治病的有力武器，是理法药物的综合体现，根据配伍原则，总结临床经验，以若干药物配合组成为药方。《道藏》中所收录的关于方剂书，有《葛仙翁肘后备急方》、《孙真人备急千金要方》、《急救仙方》、《仙传外科秘方》、《梅崇献方》、《济急仙方》、《青囊杂纂》、《秘传经验方》、《太上肘后玉经方》、《急救仙方》、《太极真人杂丹药方》、《仙传外科秘方》等。

《道藏》所收录的有关炼丹术的书计有近百种：如《黄帝九鼎神丹经》、《大洞炼真宝经修伏灵矿妙诀》、《太清金液神丹经》、《龙虎元旨》、《金丹秘要参同录》、《诸家神品丹法》、《张真人金石灵矿论》、《大丹记》、《还丹肘后诀》、《三十六水法》、《丹房须知》、《太清丹经要诀》、《石药尔雅》、《吕纯阳真人沁园春丹词注解》、《灵宝众真丹诀》、《神仙服饵丹石行药法》、《还丹众仙论》、《修丹妙用至理论》、《丹经极论》、《还丹金液歌注》、《金液还丹百问诀》、《上阳子金丹大要图》、《真人高象先金丹歌》、《金丹真一论》、《上清经真丹秘诀》、《周易参同契》、《周易参同契注》、《周易参同契》、《周易参同契分章通真义》、《周易参同契鼎器歌明镜图》、《周易参同契注》、《周易参同契发挥》、《同易参同契释疑》、《周易参同契解》、《养命机关金丹真诀》、《太清金液神丹经》、《黄帝九鼎神丹经诀》、《九转灵矿大丹资圣玄经》、《张真人金石灵砂论》、《魏伯阳七返丹秘诀》、《太极真人九转还丹经要诀》、《大洞炼真宝经修伏灵矿妙诀》、《九转灵矿大丹》、《九转青金灵矿丹》、《阴阳九转成紫金点化还丹诀》、《玉洞大神丹矿真要诀》、《灵矿大丹秘诀》、《大丹论》、《纯阳吕真人药百制》、《修炼大丹要旨》、《大丹铅汞论》、《丹方鉴源》、《大还丹照鉴》等。

《道藏》中有关养生(包括养性)总论的书约百余种。主要的有《养性延命录》、《混俗颐生录》、《养生辨疑诀》以及《孙真人摄养论》和《抱朴子养生论》等。其中《抱朴子养生论》,用治国来比喻养生,具体地论述了养生诸法。陶弘景的《养性延命录》是一部承上启下的养生著作,该全书分上下两卷,上卷为教诫、食诫、杂诫三篇,下卷分服气疗病、导引按摩、房中损益三篇。主要论述了"饮食有节、起居有度"的养生思想。五代刘词的《混俗颐生录》是一本讲究实用的养生著作。其它还有《三光注龄资福延寿妙经》、《黄帝阴符经讲义》、《黄帝阴符经疏》、《黄帝阴符经集解》、《上清握中诀》、《洞真太上八素真经修习功业妙诀》、太上老君太素经》、《四气摄生图》、《修真十书钟吕传道集》、《修真十书杂著捷径》、《天隐子》、《悟玄篇》、《长生指要篇》、《保生铭》、《枕中记》、《彭祖摄生养性论》、《孙真人摄养论》、《养生泳玄集》、《保生要录》、《三元延寿参赞书》、《太上保真养生论》、《上玄高真延寿赤书》、《唐太古妙应孙真人福寿论》、《太清道林摄生论》、《修真秘录》、《摄生纂录》、《养生秘录》、《神仙养生秘术》、《云笈七签》、《抱朴子·内篇》等。以及有关养性的著作如《太上三十六部尊经》、《太上一乘海空智藏经》、《太上玉皇天尊四十九章经》、《唐玄宗御制道德真经疏》、《道教义枢》等。

据不完全统计,道教有关内丹的书有三百余种,而收入《道藏》的仅有一百五十多种。其中主要的有《黄帝阴符经注解》、《阴符经三皇玉诀》、《黄帝阳符经注》、《阴真君还丹歌注》、《吕纯阳真人沁园春丹词注解》、《学仙辨证诀》、《太上洞真凝神修行经诀》、《太上皇庭内景玉经》、《太上黄庭外景玉经》、《灵宝大炼内旨行持机要》、《上清胎精记解结行事诀》、《混元八景真经》、《南华真经》、《修真太极混元图》、《修真太极混元指玄图》、《金液还丹印证图》《上清太玄九阳图》、《紫阳真人悟真篇注疏》、《紫阳真人悟真篇三注》、《紫阳真人悟真直指详说三乘秘要》、《紫阳真人悟真篇讲义》、《紫元君授道传心法》、《还丹众仙论》、《玉清金笥青华秘文金宝内炼丹诀》、《三天易髓》、《陶真人内丹赋》、《修真十书金丹大成集》、《修真十书悟真篇》、《还丹歌诀》、《还真集》、《修炼须知》、《金丹四百字》、《内丹秘诀》、《还丹复命篇》、《还原篇》、《还丹至药篇》、《洞元子内丹诀》、《内丹还原诀》、《上清经真丹秘诀》、《诸真内丹集要》、《养命机关金丹真诀》、《三洞道士居山修炼科》、《西山群仙会真记》、《内丹诀》、《太清道林摄生论》、《存神固气论》、《长生诠经》《道书十二种》等。

《道藏》中讲吐纳食气的书近一百二十部。吐纳食气属于道教养生术的"内视疗法"或"意念疗法"。自唐代以后,有关吐纳食气的功法被内丹术所包容。该类书除了《养性延命录》之外,还有《存神练气铭》等书。

《道藏》中讲胎息的书约有十余部。其中的《胎息经》是最早的经典,另外还有《高公玉皇胎息经》、《洞真太微黄书天帝君石景金阳素经》、《胎息经注》、《太清元道真经》、《修真太极混元指玄图》、《胎息秘要歌诀》、《真一金丹诀》、《碧虚子亲传直指》、《擒玄赋》、《真气还元铭》、《太清中黄真经》、《太上养生胎息气经》、《庄周气诀解》、《延陵先生集新旧服气经》、《诸真圣胎神用诀》、《胎息抱一歌》、《胎息精微论》、《群仙要语纂集》。据说胎息法对蓄养人的精、气、神,治疗五劳七损有其功效,但要达到所谓的胎息,却实非易事。

《道藏》中讲导引的书近二十部。导引是古代一种养生术,以肢体运动,呼吸运动和自我按摩相结合为特点,以达到行气活血,养筋壮骨,除劳去损,祛病延年的目的。《养性延命录》第五篇即为导引按摩,《云笈七签》中有《导引论》,《备急千金方》中,都有不少关于导引功法的叙述。此外,还有:《太清导引养生经》、《灵剑子引导子午记》、《太上洞玄灵宝无量度人上品经法》、《上清握中诀》、《上清三真旨要玉诀》、《太上老君元道真经注解》、《上清黄书讨度仪》、《太清调气经》、《太上老君养生诀》、《延陵先生集新旧服气经》、《幼真先生服内元黑诀》、《气法要妙至诀》、《神仙食气金柜妙录》、《三洞枢机杂说》、《上清黄庭五脏六腑真人玉轴经》、《服气精义论》、《太清服气口诀》等。

《道藏》中讲存思守一的书近五十部。所谓“存思”又名“存想”，即把意念完全集中到身体的某一部位或身外某一景色，以“一念代万念”，从而排除杂念，使人进入到一种虚静状态。《云笈七签》认为：“学道之基，以存思为首”。是对其重要性的强调，所以说，存思守一法为道教的重要功法之一。此类书还有《灵宝无量度人上品妙经》、《太洞玉经》、《太乙元真保命长生经》、《元始天尊说玄微妙经》、《太上内丹守一真定经》、《上清黄庭养神经》、《枕中经》、《紫庭内秘诀修行法》、《太上老君大存思图注诀》、《洞玄灵宝真人修行延年益算法》、《上清灵素上篇、《玄珠心镜注》、《真治》等。

《道藏》中讲辟谷的书约有九种。如《太上老君内日用妙经》、《灵宝施食法》、《灵宝净明院真师密诰》、《嵩山太无先生气经》、《神仙食黑金枢妙录》、《太清经断谷法》、《修正精义杂论》、《抱一函三秘诀》等。

另外《道藏》中还有关于推拿按摩的书约十种，主要收录的是有关防治疾病和养生保健方面的，这些书可分为他人按摩与自我按摩两种。其中，除陶弘景的《养性延命录》中所载的自我按摩法，孙思邈《备急千金要方・养性》中的“老子按摩法”等文献之外，在《登真隐诀》、《上清三真旨要玉诀》、《洞真西王母宝神起居经》、《至言总》、《三洞枢机杂说》、《正一法文修真旨要》、《太清道林摄生论》等书中，也多论及推拿按摩。

汇编性的道书《云笈七签》、《道枢》、《修真十书》以及医书《圣济总录》等，对道教内丹、吐纳、导引、房中、服食等养生方法，均有记载。其中北宋《云笈七签》具有重要的文献价值，所以《四库全书总目提要》评赞此书：“类例既明，指规略毕，纲条科格，无不兼赅，《道藏》菁华，亦大略具于是矣。”

此外在《列仙传》所记述的七十一位神仙中，有十一位是以医药济世活人的，或卖药都市，或送药上门，或防疫不取一钱。在葛洪《神仙传》所记述的八十四位神仙中，也有十四位是与医药有关的仙人。其如沈建、封君达等。又如《稽神录》记述：“广陵（今扬州）有木工，因病手足皆拳缩，不能执斧斤，匍匐而行。至后土庙前，遇一道士，长而黑色，神采甚异，呼问其疾，因与药数丸，曰饵此当愈。旦日平明，复会于此。木工辞曰：某不能行，家离此远,明日虽晚,尚未至也。道士曰:尔无忧,但早至此。遂别去。木工既归,饵其药,顷之手足痛甚,中夜乃止,因即得寐。五更而寝,觉手足甚轻,因下床,趋走如故。即驰诣后土庙前,久之,乃见道士倚杖而立,再拜陈谢。道士曰:我授尔方,救人疾苦,无为木匠耳。遂再拜受之。因问其名。曰:吾在紫极宫,有事可访我也。遂去。木匠得方用以治疗,无不愈者,至紫极宫访之,竟不复(见)之。后有妇人久疾,亦遇一道士,与药而差(瘥),言其容貌,亦木工所见也。"这些道医的史料,弥足珍贵。

道教有关医药卫生胜迹文物不胜枚举。陕西省周至县的楼观台,相传这里是老子当年著述《道德经》的地方,有关的文物胜迹较多。留坝县的张良庙为一养生文化的胜地。据说五斗米道的创始人张道陵是汉张良的后裔,五斗米道与医药关系较为密切,有道医活动,曾被人认为是民间最早的一种合作医疗形式。在江西的龙虎山,天目山,四川的鹤鸣山等地,皆有张道陵所创道教及其医药活动的一些遗迹。在江西省清江县的阖皂山,有汉葛玄炼丹修隐处遗迹。

据载葛洪在东晋咸和年间(326～334),于广东博罗县罗浮山修道炼丹,行医采药,建庵舍。现有冲虚占观、葛洪炼丹灶、洗药池等遗迹,宋代文学家苏东坡游罗浮山时,为葛洪炼丹灶题写了"稚川丹竈"四个大字。葛洪炼丹灶,顶高 3.60 米,四角形底座边长 2.25 米,8 角形坛体边长 0.80 米,以石砌成,雕有八卦图和灵禽异兽图案。据说在葛洪炼丹灶旁,曾悬有古剑、古镜等物,留有五色土,传为炼丹遗余残物。在杭州的葛岭,有葛洪炼丹台、炼丹井、抱朴庐、葛仙庵等遗迹。福建省霞浦县城南十里处,有葛洪山,相传葛洪曾炼丹于此,故名。广西的勾漏有葛洪炼丹之勾漏洞等遗迹。陕西省的太白山曾有葛洪当年从事医药活动的一些遗迹。类似的葛洪炼丹处、修隐地,还散见于浙江省、江西省、陕西省,以及广西壮族自治区等地。

四川的峨眉多具仙道色彩,据说人痘接种术的发明和应用与峨眉山的道林医生有关。而青城的仙道色彩比峨眉有过之而无不及。据《青城山志》记载,蜀中青城山的著名道士医生自唐至明不断,例如杜光庭、梅彪、韩隐庵、邢先生、郝姓医、彭晓、郑荣、皇甫坦、徐神翁、郭长孺、康道丰、萨守坚、李金指甲、张怀贵、罗仲光、郭运暄、谢武等不下数十人。四川省其它各地的道教名山甚夥,此类医生也不在少数,兹不必一列述赘言了。只能述其要者。

陈抟老祖自言曾遇孙君仿、獐皮处士两位高人点化，遂尽散家财，惟携一石铛而出家。并遵照孙君仿，獐皮处士二人的指示去武当山。在武当山服气辟谷二十余年，日仅饮酒数杯。相传陈抟得睡功于四川邛崃天庆观道士何昌一，并对何昌一执弟子礼。后曾隐居华山云台观，得蛰龙法，每卧尝百余日不起，修习睡功遇。刘海蟾逢麻衣子拥炉对坐，以铁筋画灰成字，默受玄机，并以尹文始先生相法传之，高隐不出。在道家各门派中，多有睡功之传，各种不同睡法，各有妙用，而独以陈抟睡法著称于世者，盖此种睡法实兼禅、道玄机。当时士大夫皆慕其清高，而欲得识其面，但陈抟皆不与之交往。后周世宗柴荣好“黄白术”(即所谓点石成金的方法)，听说陈抟擅长此方术，遂于显德三年(956)召陈抟进宫，留住月余，向陈抟请教。陈抟回答说：“陛下为四海之主，当以致治为念，奈何留意黄白之事乎。”婉言拒绝传授。但周世宗并未责怪他，又赐谏议大夫官职，陈抟固辞不受。周世宗柴荣遂放陈抟还山中，并责令当地官吏予以特殊照顾，时有赏赐。后来周世宗柴荣又召见陈抟，赐号陈抟为“白云先生”。后唐明宗亲笔写信诏陈抟，陈抟应诏而至，长揖不拜。明宗待陈抟愈加恭谨，赐号陈抟为“清虚处士”，并赐宫女三人。陈抟上表辞谢：“赵国名姬，汉庭淑女，行尤婉美，身本良家，一入深宫，久膺富贵，昔居天上，今落人间，臣不敢纳于私家，谨用安之别馆。臣性如鹿麋，迹若萍蓬，飘若从风之云，泛如无缆之舸，臣送彼归清禁。”并赋诗说：“雪为肌肤玉为腮，多谢君王送得来。处士不兴巫峡梦，空烦云雨下阳台。”陈抟遂辞去。陈抟早与宋太祖华山有交。北宋太平兴国中(976～983)，陈抟入朝，宋太宗待陈抟甚厚。九年后再度入朝，宋太宗更加以重礼相待。当时宰相宋琪等人曾向陈抟问道。陈抟说：“抟山野之人，于时无用，亦不知神仙黄白之事，吐纳养生之理，非有方术可传，假令白日冲天，亦何益于世。今圣人龙颜秀异，有天下之表，博达古今，深究治乱，真有道仁圣之主也。正君臣协心同德，兴化致治之秋，勤行修练，无出于此。”宋琪等闻言称善。宋太宗对陈抟敬重有加，遂赐号“希夷先生”，并赐紫衣一件。陈抟因不愿以道术干政，故对宰相的请教，一口回绝。宋端拱初年(988)，陈抟告诉弟子贾得升说：“汝可于张超谷凿石为室，吾将憩焉。”第二年秋季七月，石室凿成。陈抟给皇帝上表略说：“臣抟大数有终，圣朝难恋，已于今年二十二日化形于莲花峰下张超谷中。”如期而卒。一说陈抟至石室以左手支颐，安卧而终。在上述这些地方都留有关于陈抟的遗迹。

山西永乐宫是元代统治者在山西省芮城永乐镇为道教全真派道士尊奉的神仙吕洞宾而建造的庙院，即永乐宫。永乐宫中有关于道教医疗、养生等内容的壁画。

永乐宫有洗儿图两处：其一在纯阳殿内东壁，画着吕洞宾诞生的故事画——“应瑞永乐”。该画描绘的是吕洞宾的母亲刚刚分娩以后躺在床上的情景，吕洞宾的父亲站在床前照料，床下有两妇人蹲在地上，共同浴洗盆中刚刚降生的婴儿——吕洞宾。其二是在重阳殿内东壁，画有重阳祖师——王重阳在咸阳诞生的情景。床上躺着王重阳的母亲，表情露出分娩时的痛苦，床下面也画着两人蹲在地上为刚刚出生的王重阳洗浴的场面临。这两处壁画中，都有为初生婴儿洗浴的画面。在道观这样的清静之地，能如此生动真实地反映了古代世俗社会所传承的浴儿习惯，即为初生婴儿行洗浴礼的人生之第一礼，实属难能可贵。

诊治眼疾壁画：在纯阳殿的北壁，有一吕洞宾为单州（今山东省单县）荀大郎的母亲治眼疾的壁画。题记是：“救荀婆眼疾。”在纯阳殿的北壁西侧，有一处壁画，在这幅壁画的题记中，记载着一治疗发背（背部的痈疽）的药方。

人体骨骼图：在重阳殿的北壁，画着身着道冠道袍的王重阳座在一位中年妇女的对面，一手拿着一根木杖，杖头挂着一幅人体骨骼图。题记是：“叹骷髅”。这幅骨骼图虽比较简略，但头部、四肢、躯干儿部分都清晰可辨，大体准确和完整。

永乐宫壁画反映了元代宗教生活的有关情况，另外还有一些治病渡人的壁画故事。反映了道医文化与尘世人生不可分割的联带关系。

邱处机为道教全真派北七真之一，于陇县龙门洞修道，创龙门派，此处有其遗迹。元太祖成吉思汗在西域大雪山（即今阿富汗兴都库什山），诏邱处机及其弟子前往，问道养生，邱处机谈了清心寡欲，敬天爱民，止杀生的一席话，成吉思汗大加赏识，赐号“大宗师”，北京白云观有邱处机遗迹。邱处机死后赐“长春演道主教真人”。邱处机及其全真道士，亦多习医药，主张医药与修练并重，如邱处机与成吉思汗在大雪山的会见及谈论医道的画，就展出在呼和浩特市博物馆内。全真道医马丹阳有“鬼穴”针法传世，为后世针灸医家所尊崇，沿用至今。

白云观筵丘节是北京白云观传统的庙会之一，其中正月十九日的会神仙，又叫“筵丘节”、“阉九节”，是纪念丘外机真人的。相传真人这天要降临人间，带来吉运，此日会上人很多，据传会见者即可增福添寿，甚至长生不老。凡到白云观者，在山门石头上可见刻有一个10厘米左右的小猴子，样子活泼可爱，据说用手摸一下这只小石猴，可使风湿病痛减轻或痊愈，游人到此争相抚摸之。类似的还有各地的摸摸爷、摸摸佛等。

张三丰是武当拳派的创始人，又是太极拳的始组。在宝鸡金台观、陇县龙门洞皆有其踪迹。西安八仙庵等有关医药卫生文物有修炼碑，如《修真图》、《内景图》、《五岳真形图》等，八仙庵的药王殿堂里供奉孙思邈，有《孙思邈赞》石刻和名中医黄竹斋为之题写的楹联。每逢这里有道教活动，时见香烟广大，朝觐者络绎不绝，或问医问药，或祈祷健康，其虔诚之心，溢于言表，是一道鲜活的道医风景。

明中叶的飞霞道人韩懋，字天爵，又名“白自虚”，人称“白飞霞”，是四川泸州人。少为诸生，屡试不第，而弃儒学道并医，游历几遍天下，师事峨眉山高人陈斗南，金华名医王山人，武夷仙翁黄鹤老人，庐山良医休休子等高人，得其秘传。终于学业有成，医术精湛，活人无数，名满天下。韩懋曾到楚地，适值春瘟大作，人不识症，治疗无策。他带领弟子以“五瘟丹”分施病家，日起数百人。正德间(1506～1521)，韩懋游京师，武宗赐其号，曰“抱一守正真人”，诏筑白云观而居。韩懋后来复回蛾眉山，晚年修隐于成都。嘉靖间(1522～1566)，有一进士自言游峨眉时，遇见了韩懋，得到韩懋所授的吐纳服食之术。据说这一进士活了94岁。可见韩懋医术及养生术、道术都很高明。韩懋著有《韩氏医通》二卷(1522)、《杨梅疮论治方》一卷，及《方外奇方》、《滇壶简易方》、《韩氏有效方》等医书，现存韩愗医著仅见《韩氏医通》。此书论四诊合参，医案格式等甚精，被后世医家多所所遵循。所制诸方又多简便有效。例如“三子养亲汤”，至今常用。杨梅疮即梅毒，韩懋谓此病不独交媾相传，禀薄之人，或入市登圊，或与患者接触，偶中毒气，不拘老幼，或即病，或有不病。在梅毒刚传入中国时，能有此见地，殊为不易。现在泸州有仙顶山、飞霞洞遗迹，传为韩懋当年修炼之地。

广州越秀山有要一清嘉庆壬申(1811)镂造的练功碑，原存于三元里宫，碑高125厘米，宽66厘米。道观中的《内景图》、《内功图》等石刻，据云为道教修练图文。

有关道教医药的文献与文物胜迹，是道教与传统医药的重要载体，犹如一块璞玉，有其令人多嫌的瑕玷，但瑕不掩瑜，除其瑕疵，其间也有许多可资参鉴和实用的东西，既不可合盘接受，又不可全部否定而弃用，而应当批判地继承，为医药卫生科技文化的实践和发展服务。

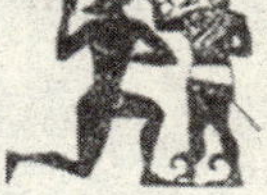

九 民间宗教与医学

在历史上，民间宗教是指那些流行于社会下层的各种宗教，因其活动秘密，也曾被称之为“秘密宗教”，或“民间秘密宗教”。但它却有其广泛的社会人群基础。有些民间医疗保健的学术经验，在民间宗教中得到了一定的保存与传播，而民间宗教或借用一些医疗技艺作为其传教手段。类似的这种情况比较普遍，美洲印第安人是这样，非洲某些黑人社会宗教组织也是这样，甚至把医疗技艺当成为民间宗教的一种文化传统。总之，民间宗教的情况比较复杂，良莠混杂。正如宗教学家王晓朝所说：“民间宗教是……广大劳动人民的宗教信仰，是他们日常痛苦生活中的精神慰藉与寄托。……于是民间宗教就应运而生，成为他们心中信仰需要的产物或宗教信仰的‘替代物’。”（《宗教学基础十五讲》）中国在鸦片战争之后出现的真空教，是民间宗教与医疗卫生主要的是与戒毒治疗相结合的一个典型。

1.“黑非洲”传统医学的神秘性 ▶

非洲是仅次于亚洲的世界第二大洲，非洲是人类文明发祥地之一。“黑非洲”在地域上是泛指撒哈拉以南的非洲。撒哈拉以南的非洲医学，亦即所谓“非洲黑人医学”，因而它更具有传统性。在“黑非洲”历史上，医药文化的传承比较久远，但由于长期的文化传承靠口耳相传，缺乏文字记载，这种医药文化比较民俗化，民间有一些掌握医疗技术的医生、助产婆，他们自由开业，医术相对保密，在家内或族内传授。殖民主义者闯入“黑非洲”之后，推行西方医药，排斥并取缔民族民间医学，因而传统医药被非洲各国的殖民当局所压制或禁止，传统医生只能在民间秘密地行医。

非洲由于地缘关系，疾病比较多，可是非洲的天然药物资源却比较丰富，医史文化比较悠久，人们向来很注重本民族土生土长的医药文化。据报道，传统医学至少为非洲80%人口的卫生需求服务。非洲的传统医学在人们的医疗保健方面，仍发挥着其不可能全部被替代的作用。

非洲传统医学理论属于自然哲学范畴，具有朴素唯物论与自发辨证法思想，但非洲传统医学中巫文化的色彩相对比较浓厚。在非洲的传统医学中，其心理-社会疗法，主要是指非洲式的医学心理学与社会医学、采取心理疏导、疾病预测、家庭摄护、祝说病由、音乐舞蹈与暗示治疗等等。所以人们认为，“语言的力量”在非洲传统医学中占有相当重要的地位，甚至可以说是非洲传统医学的一个特色。有些人把它称之为“咒语”。传统医学包括治疗手段、预防手段，如免疫，衣物消毒防病，采用祭品和供奉，遵守禁律，禁忌，以及一系列有关个人卫生的宗教仪式等。

非洲是世界农业的发祥地之一，约有二百五十多种农作物。天然药物的发现与农业文明有密切的关系。非洲的农作物有大麦、小麦、高粱、小扁豆、稻谷、芝麻等；蔬菜与水果有黄瓜、甜瓜、葫芦、枣、葡萄、蜂蜜、甘蔗、香蕉、可可、薯蓣、南瓜、谷子、花生等。

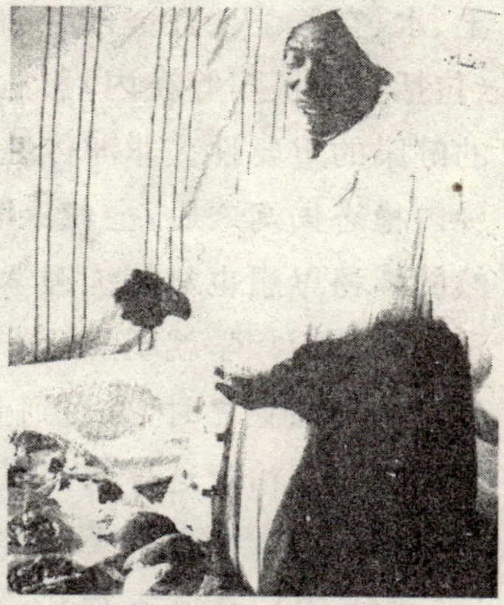

苏丹草药

非洲的天然药物有香料、矿物类及动物类，尤以植物类药物为数最多。中国史籍对东非各地的香料等药材有所记载。《诸蕃志》记载索马里出产“血竭、芦荟、瑇瑁、龙涎”，桑给巴尔岛“产象牙、生金、龙涎香、花檀香”，柏培拉“产龙涎、大象牙及大犀角。象牙有重百余斤、犀角又十余斤。亦多木香、苏合香油、没药。瑇瑁至厚，他国悉就贩焉”。另外，《星槎胜览》中记载摩加迪沙“地产乳香、金钱豹、龙涎香”，布拉哇“地产马哈兽，状如麝獐；花幅禄状嚷花驴、豹、麂、犀牛、没药、乳香、龙涎香、象牙、骆驼”。唐代段成式在《酉阳杂俎》中，记载了非洲的拨拔力国居民，“不食五谷，食肉而已。常针牛畜脉，取血和乳食饮……。土地唯有象牙及阿木香（可能是龙涎香）。”王韬《探地记》中也说，当时的非洲黑人虽“最信鬼，亦最信药，以为凡事皆可服药而效。”这也反映了那时医巫相混的情况。在《三洲游记》中说，当年坦桑尼亚的桑给巴尔——意为“黑人居住的地方”，其“土人更好吃烟，并嗜茶，故烟卷、茶叶两物，不可一日无。”以现代医药卫生的观点看，人们的饮茶习俗是比较好的，而嗜烟之风实不足道。

尼日利亚人相信传统疗法，尽管在一百年前现代医学就传入尼日利亚，迄今人们在去西医医院之前，总是要先到当地的传统医生那里去治疗。尼日利亚的传统医生对骨伤科病的治疗很有特色与良效。传统医生准时要先给骨伤病人用些有镇痛作用的草药，予以整骨、复位，或治软组织损伤，采用传统疗法，病人恢复得也比较快。他们固定骨折，用的是酒椰制的夹板，兼用热敷药物，有止痛、生肌、散瘀血、促进骨痂生成的作用。在尼日尔的沃达贝部落中，有一种健美的秘方玛加尼，其配方全是从树根、草根、种子、叶子和树皮中提炼出来的。据说，这种药在非洲许多地方都受到欢迎，很畅销，声誉也好，并且还衍生出来许多美妙的神话。

非洲传统医学被誉为非洲文化的菁华之一，非洲传统医学的基础理论与学术视野，都相当宽泛。关于健康问题，往往可以从肌体、心理、社会各个角度与层面来审视，非洲传统医学的理论，既有上升为哲理的医学思想，如土、水、空气、火、五金，以及日月星辰等自然变化对于人体生理、健康、疾病（包括身心疾病等在内）影响；人体与自然保持和谐、平衡，对于保持着身心的健康的重要性。非洲传统医学认为，在人体内存在着一个平衡机制，当这种内稳态失衡之后，会使人生病，但由于非洲社会文化与宗教的关系，超自然的神秘思想也对传统医学与人们的心灵起着潜移默化的熏染。非洲的精神病及其治疗学就明显地带有这种文化的特色。当一个人处于远离所属社会集团并独立之时，或受到受害，或遇到困难的时候，他可能会患精神病。

在非洲治疗这种精神病的方法很多，除药物之外，则更多地是采用精神疗法，或称“无形的力量”及宗教仪式疗法，用语言说教，声波冲激，心理疏导，甚至占卜、催眠等疗法。传统医生结合该文化圈中的人们身心状况，在治疗本族人的精神病方面往往会取效成功。治病确实有一个异法方宜的问题。非洲传统的精神病学疗法实际上是身心兼治。这些民间的治疗精神病的医生，可能是出身于农民、渔民、牧民，但须要经过跟师学习较长时间，既学药物学，又了解神秘方术，才能给病人进行心理治疗。他们除了门诊式的治疗之外，还常把病人收容在自己家里治疗，或由病人的家属作陪护，这样病人在回到自己家里以后，陪护的人仍然可以为病人继续作护理。非洲民间往往有一种俗信，即西医治好了病人机体上的病，还须民间的精神科医生来调治心灵上的病，否则，那些处于民间文化氛围中的病人，总会觉得自己有病未除去的感觉。

民间精神科医生的收入较正规医院少得多，初诊时可给予少量的钱，或送给医生一些果品、茶叶，或在结束治疗时，付给医生一些诊金即可。

非洲人的精神病既然与社会文化、民族心理因素的关系如此密切，故医学人类学或对此有更好地解释。非洲传统医学的内容尽管很丰富，但由于文献记载得较少，而口耳相传，家内传承的情况较多，并且比较散在，因此许多医理、诊断与治疗方法，尚须更进一步地去挖掘整理。

非洲传统医学既脱离不开宗教概念，又离不开民间医生所掌握的有关病因、分类、诊断、治疗以及对人体解剖学和生理学的知识。马里的邦巴拉人认为，人体内部共生着一种叫作卡利亚的东西，它是无法具体直观地表现出来的，由此必然会诱导出“超自然”的病因概念，因而民间医生在寻求看得见的因素时，也往往在寻求那些“看不见”的致病因素。

催眠和其它类似的力量被称为“直接力量”，别的被归纳为“间接力量”，只有民间医生的“诱发力”才能使它们发挥功效。民间医生从事医疗活动有时与占卜仪式有关。人们请他们帮助时，他们便把占卜、仪式用于各种场合。在某些情况下，医疗手段受宗教倾向的影响。这一类治法极为复杂纷繁，而且主要属于心理、社会范畴。是一种“无形的力量”及宗教仪式疗法。草药疗法往往和“无形的力量”及宗教仪式疗法的结合。

占卜是非洲传统医学的另一方式，在某些情况下它能帮助测断疾病的预后情况，因而它可作为临床分析病情的辅助手段。在住所使用芳香植物或烟熏法“驱除邪气”，这与室内消毒十分相似，可能有异曲同工之效用。

非洲文化认为，神力无处不在，它会对人的肉体和心灵产生了极大的影响，故民间精神病医生采用草药、宗教仪式或祭品来治疗精神病。民间医生的一举一动似乎都是为了疗效。不是每个人都能成为民间医生，特别是成为合格的民间医生。然而真正的民间医生，甚至还担任着术士、巫师、拜物教徒的角色，以便更好地了解病人的疾病情况，并采用恰当的治疗方法。民间医生不仅利用魔法和宗教，也懂得肌体障碍和主要综合病症，然后，他们汇集病史一类的资料，综合作出诊断，再给病人服药，或举行某些治疗性的仪式。非洲土著医生能够治愈精神错乱症，或其它的精神性疾病。而民间精神病医生的主要任务，则是治疗精神病，他们也可以治其它疾病。

医疗技术和制药技术，是一切医疗卫生体系的两个主要组成部分，在黑非洲，这两者却有机地混合在了一起。非洲的任何一种治疗方法，都可以叫作精神病学疗法，从词源学上解释是“寻求治愈生命力疾病”的方法，这种疗法是相对于肌体治疗而言。民间医生的任务是通过去除潜藏在人体内部的病魔而恢复其人的健康，通过种种治疗程式而获效。

非洲传统的病因思想带有许多神秘主义色彩，似乎人的生老病死都是精神的因素所致。他们认为，魔法巫术、咒语毒言、亡灵、神力是四大病因。治病只得多光顾巫医，这些巫医兼有巫师与医生的双重身份。巫是交通人间与彼岸世界的中介者，所以这些巫医会采用巫术，如咒语、巫舞、法术等手段，还须掌握一定的医疗方法，或者在其方术中就含有某些有医疗作用，如给患者给以心理调适、精神安慰、按摩、洗蒸气浴、拔火罐、穴位部位烫烙、放血等等。

在西非，巫医诊疗往往借助于击鼓、跳舞、唱歌、龟镜、草药烟、求圣物（干尸）、与神灵谈话来作依据。契洛基人的巫医只对风湿、牙疼脓肿等显而易见的病证命名，而对其它一切病都归于病人作恶梦，如“梦蛇病”、“梦鱼病”、“受鬼折磨病”等等，全由巫医说定。由于医药卫生知识的贫乏，所以西非的巫医也就敢胡说。他们认为，凡病不出血者，皆为灵魂中邪。由此可见，在自然状态下，医学要走出巫术的荒蛮之地，往往是要在付出高昂代价，或冒生命风险的条件下，才有可能实现。

非洲的巫医治病时的怪声嘶叫，狂跳乱舞、手击皮鼓和法器，甚至达到精神恍惚的程度，以为这时可以通神。这样做，或对一些精神情志方面的病，可能会有一定作用。

非洲一些地方，特别在传统社会里，巫医有其市场。他门一方面掌握着传统的方药与医技，另一方面还兼有神职人员的角色。他们不但不允许给人施黑巫术，相反他们还要为那些中黑巫术的人治病，解救他们。无论其后果如何，他们本不是有意要害人，而是诚心想善待他人与生命，因而他们在乡村中颇有声望。当一个称职巫医，不是轻而易举，而是须要进行严格的训练。

人类学研究证明，巫术中含有某些医疗卫生的成分。在乌干达境内，人们称巫医为“巴萨沃”，这里巫医诊病的方法，常须一只鸡吃下病人的唾沫后，再将鸡杀死开膛，去查看鸡肠内的斑点；或让病人在一个盛满水的容器里吐一口痰，以观察痰在水中的变化情况而确定疾病的性状。巫医治疗的方法有按摩、让病人蒸气浴、杯吸法、烫烙法、外敷药及内服药物，或用夹板固定整骨，治疗外科诸病。又有资料报道，赞比亚的一些部落中，常用的草药有三百多种。刚果的本土医生，能用数百种草药来为人治病，那些好的民间医生很受人们的尊重，虽被称之为巫医，但他们既懂天然药物，又精于一些方术。

据说，马里的大部分国民，至今仍然依靠传统的医药。那里的病人可住在巫医家中，由巫医来关照患者的饮食起居，看病可不收钱，只要送给巫医一点粮食即可。马里的巫医也采用当地的草药，甚至主要靠草药来治病，同时兼采手法、手术、针刺等疗法，情志与心理疗法应用得也相当广泛，在特定的文化氛围中，这些方术也往往有一定效果。好的巫医还颇受民众的爱戴。

非洲的传统医药应放在其文化背景与环境中去认识审视。"在传统的非洲黑人社会里，人们通常认为疾病和死亡都是某种精神的摧残造成的，是一种邪恶。当地人所说的病，不仅仅是指身体方面的疾病，而且指的是所有生活中不平衡的方面，包括身体、心理、社会和精神的因素。对他们来说，是导致死亡的原因。而这些巫医不仅是治病的大夫，也是能打开人们心灵、解脱痛苦的一把钥匙。他们能治疗人们身体的疾病，也能解决人们的心理问题，巫医通过草药和占卜一类的身体治疗与心理治疗相结合的方式，治愈并安慰那些'患了病'的人。通过心理和药物的治疗，使病人恢复健康。他们不断告诫和规劝人们养成良好的生活习惯，避免疾病的传播。总的说来，他们对病人的治疗多少也有一定的科学成分。不少巫医都是懂得草药的性能来配制治病的秘方。就某些慢性病来说，用草药比用现代医学所采用的医疗方法效果可能更好。不过，这些巫医有时会为自己披上一层神秘的外衣，将一些所谓的魔法加入其中，使人们对他们产生神秘感并由此对他们加以敬畏。……非常讲究增强自身的力量，这样，不仅能预防和治愈疾病，还能抵御外来邪恶的侵入。有一种增强力量的仪式，定期为每个家庭成员切开身体的一部分，每个切开的部位都会被涂上草药。一般在战士出征前，人患了病等特定情况下都会举行这种仪式。一些植物或动物特定的部位还被认为有奇特的效果，比如：狮子的皮会给心脏较弱的人增加勇气和力量，动物的关节部位会使人跑得更快，等等。"(《独闯非洲高山王国》)

非洲人的生育观念一般都倾向于多生，这与他们的文化环境和宗教观念有直接的关系。但非洲人却把双胞胎视为不祥，甚至溺死双胞胎。也有象霍屯督人采取的堕胎的方式以节制生育，其方法是紧束腹部或服用草药。一旦妇女怀孕后，按习俗家里人要对孕妇特殊照顾，包括饮食、起居、药物保胎，精神上的安慰等，要使孕妇在身心上处于一种安康的状态，禁止吃可疑的食物，禁止性生活等。非洲人的这些作法，很有些"胎教"的意义。妇女分娩一般要请年长的接生婆来助产，临盆时禁止男人及行经期妇

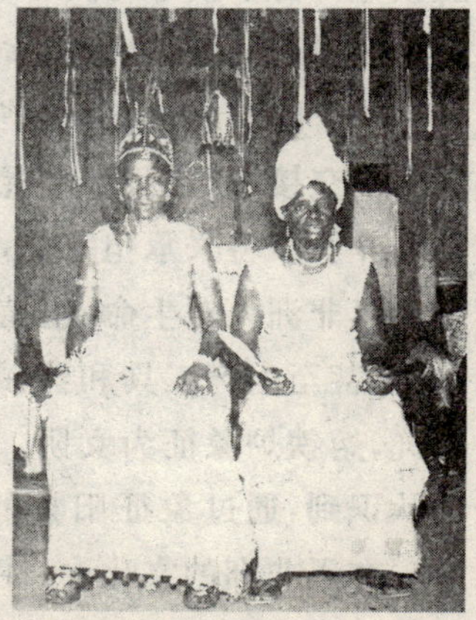

非洲助产婆

女进入产房。其目的是为了避免外人的干扰，其中含有消除产妇的紧张心理某些因素。乌干达族妇女分娩的方式是双膝跪地，双手抱住房子里的柱子或院子里的树杆，接生婆从产妇的后面接生。当婴儿一降生，接生婆就为新生儿断脐带，用手掏干净婴儿嘴里的污秽之物，并向新生儿鼻孔中吹气，概为防止新生儿窒息。然后给婴儿洗澡，用棕榈油调制的草木灰涂脐部。草木在一般经火烧后，其新近的比较干净。在传统医药学理念中，干净的或处理过的草木灰有灭菌、止血作用。加蓬的芳族人，由于不同的思想，禁忌孕妇接触松鼠。认为松鼠住在树穴中，如果孕妇吃了松鼠的肉，将会使胎儿变成松鼠模样而不肯离开子宫发生难产。这种俗信恰与东方一些民族相反，东方人好在妇女怀孕生产时或产后，有送以小松鼠玩具的习俗，认为小松鼠活泼可爱，动作灵敏，为吉祥的象征。非洲各地人大都喜欢孩子，所以一切有助于生育的宗教仪式和药物都受人们的欢迎。一旦家里有妇女怀孕，那么全家都要庆贺，向神灵、祖先祈求保佑。当要分娩时，则要用祈祷和服用草药来助产。

非洲许多氏族社会中，小孩一旦出生就已视为特定的社会角色。在四岁之前，主要是接受教育与本土文化的薰陶。四岁之后，男孩、女孩则要分开安置，由有经验的妇女负责女孩的托育教养，男孩则由父辈们传授捕猎的技艺。黑非洲吉库尤人在十岁时，对男女儿童要举行有关生命、性知识方面的教育。男子成丁时要举行割礼，以取得成年人的资格。东非的乞力马扎罗山区附近的塔维塔区，女孩子一旦进入青春期，就要一些成年妇女把她们带到一个隐秘之地，由这些成年有经验的妇女用舞蹈动作教给女孩子们有关房中交接术，或假借木棍等象征阳具，以示范虚拟性演示。其目的似乎在于培养女孩将来承担家务，生养孩子的技能。

黑非洲人对生命、生殖的崇拜文化，还反映在他们的艺术作品、文学作品中，甚至生产工具和器械上。如铁匠用的两个圆形风箱好比男子的两个睾丸，熔铁炉象征为女阴。寓意风箱鼓入的空气为生命的种子。人们直觉地认识到，通过象征阳具的风箱而通风于熔炉，可在炉中造化出新的器物来。在黑非洲的文化中，性欲并不使人恐惧，也不会令人神往。而是一种正常的心理与生理现象，在一定意义上，性在这里成了生命的一种萌动之力。

非洲人的文身文化主要在苏丹南部、刚果、坦桑尼亚等国，尤以苏丹的努巴人、拉图人、巴里人最擅长于此技艺。他们纹身的部位，主要在睑、背部。使用锋利的芒刺刺破皮肤，用草木灰或颜料涂敷于伤口，待伤口痊愈后图形就显出来了。从四五岁的小孩到成人，各年龄阶段所刺的图案花纹是不相同的，男子一旦建功立业时，还要文上特殊图案，女性在性成熟或怀孕之后，也有一些特殊文身图案。女性文身主要是为了美，而男子的文身则有标志氏族、部落的意义。

东南努巴人的女子在其一生中须三次文身：第一次是在10岁时进行，文身于脐下，只开几个小口子；第二次是当月经初潮后，在偏远安静的山洞中文身部位在乳房至肚脐，身体的两侧；第三次是在头生子断奶后，再去山洞中进行为期两天的文身，第一天纹背部、颈部、双臂，第二天纹臀部与大腿。尽管目的是为了标美，但却是依女子的生理变化阶段而进行的。

总之，非洲民间从医的人员，既有草医，也有巫医，还有产婆之类。非洲的草医一般都掌握着一定的秘方，有的还特意把方药神化为"神"、"精灵"之类的名称。据《非洲传统宗教》一书所载："有焙过的昆虫、晒干的爬行动物、碾成粉末的狮子粪、瓶装的水妖脂肪，……各种动物的皮和骨、数以百计的树皮、树根、浆果、树叶，总之一句话，从整个陆地和海洋的矿物界、植物界和动物界中精选了无数奇异的、药用的、具有法力的、有益的、有害的、中性的物品，不一而足。"草医所用的药和疗法有敷泥剂、涂软膏、擦粉、汗浴和放血。有些专家用自己的偏方，来治疗一些特殊类型的病症，其如溃疡、脓肿、热病等。草医还有催吐药、导泻药为人治病。草药对非洲传统医学来说，确实也是一大资源优势。

非洲东南部的科萨人男子到了18～20岁时，按传统习俗要举行割礼，此后便是成人了，并享有成人的一切权利。割礼时要举行盛宴，清晨日出时举行典礼。巫医在酋长的陪同下，拿着一把利刀和一块软山羊皮做的绷带进行割礼。在初升的阳光照射下，鲜血落在沙地上，巫医将沙和泥土搅和，涂在被割礼者的面部，以表示此人已经成丁，可以娶妻了。科萨特人的识别能力和记忆力都是非常强的，他们聪明，有才智，又保持着古朴的风俗习尚。坦桑尼亚拉多加族，却按年龄组生活。少年队的成员要想成为战士，非接受割礼不可。他们的割礼是在灌木丛中举行的，由割礼师主持。割礼的刀子一般不利，所以割时很疼痛，但不能吭一声。年满45岁的男则，被列入老年组，他们可以不放牛，但要参加部族会议，讨论部族大事，喝蜜酒，或从事驱逐病魔等事务。蜂蜜酒是拉多加族各种仪式中必备的饮料，但青年人不许喝。传统医生往往是当地社会的活跃分子，他们操当地的方言，随时可为病人服务。这些情况显然加深了医生和病人之间的关系，对医疗保健会产生积极的作用。防治手段大体上可以分成肌体疗法、社会和心理疗法。他们的肌体疗法也基本上包括了食疗、草药和化学药品、烧灼术、简单的外科手术、接骨、按摩、水疗、拔罐、放血等等。

在非洲黑人中，存在着多种宗教。黑人非洲的药物的医疗是通过宗教仪式来发挥作用的。

占卜师既是“药师”，也是“巫医”。其所采用的方法带有巫术的成分。他们将病因皆归于超自然，所用的药物也不一定非常有效。当不效时，巫医仍从唯心的方面去找原因。他们误以为人是不会自然死亡的，即使肉体死了，该人的灵体还存在，因而在诊病和治病中，总不免有几分神秘。占卜医生也收徒弟，而当他的徒弟出师时，师傅要给徒弟一些药物，并传授给一些秘术以应世。

非洲黑人的巫术还传至美洲，如美洲的黑人巫师仍采用红苜蓿治癌，用酸模治肝病，用泽兰治热病。非洲苏丹的巫师崇尚天花神，曾焚烧天花病人衣物或采用隔离等方法来预防天花。这与医学的科学道理和防疫的方法颇有相通之处。

非洲阿赞德族的巫医通常都是男人，事先他们是要拜老巫医为师，随其学习，并要付一定的学费。拜师学习的内容有草药知识、软膏、宗教术式等。非洲巫医注重于精神的力量，其语言也好、行为也好、所用的方术也好，无不体现出神秘的力量。即使一些已在白人医院里治好病的人，出院以后还须再采用巫术，以此来治其精神方面的病，否则，他们认为自已身上的病邪未除。

坦桑尼亚人通过宗教某些礼仪，可对一些疾病进行治疗，非洲的聪加人对精神病和神经病患者采用礼仪治疗，包括用医药和巫术、歌舞等，以消除患者的心理障碍，使得病人情绪安宁，使其增强战胜疾病的信心，往往患者也会因此而逐渐康复，真可谓心病还须心药医。在那种文化氛围中，巫师和信仰者认为，奇迹的出现，都是超自然的神灵在起作用，实际上是这一种文化心理治疗，尤其对心因性疾病可能才能有疗效。

非洲是热带大陆，有3/4的土地在太阳的垂直照射之下，气温高，干旱少雨，有95%以上的地方年平均温度在20℃以上，由于自然环境的原因，热性病最易发生流行。一旦得了热病，病人的皮肤就开始变得干燥，排汗不畅。在俗信心理中人们认为，一个人的出汗情况与皮肤湿润程度，往往是健康与疾病的重要标志，所以人们对于出汗情况，尤为关注。因此非洲有的民族见面问候语有："你出汗的情况怎么样？"以表示对他人健康的关心，或对客人尊重的敬语。

精神病学可看作非洲一切学科中最全面的一门学科。个体反应和外力之间的相互作用，可通过惊恐造成的众所周知的症状来进一步说明。惊吓（萨斯托病）影响中枢神经系统，表现为形形色色的寒战、苦恼、紧张、夜间坐立不安、乏力、心悸和肠胃症状。惊吓引起精神（或部分灵魂）分离，精神不安躯体。严重的神经性休克，影响人体的代谢功能，特别是中枢神经系统的功能。医生做按摩和淋浴，举行仪式以召回精神（或灵魂），都是为了使病人痊愈。颜色和音乐有时也是治疗和保健的重要方法，颜色由于其视觉效应和象征性意义，既可令人愉悦，又能克邪。因而颜色被作为治疗和占卜仪式的音响背景衬托，音乐被人认为能吓跑妖精，并能起到召示吉祥的作用。

2. 美洲传统医学与民间宗教 ▶

美洲东滨大西洋，西临太平洋，北接北冰洋，南面隔格雷克海峡同南极洲相望。美洲是由以巴拉马运河为分界的北美和南美两块大陆及其附近的诸岛屿所组成。北美所包括的范围：美国、加拿大、西印度群岛、北极群岛、纽芬兰岛、格陵兰岛等。在政治上把除北美之外的美洲列为拉丁美洲，包括墨西哥、中美、西印度群岛、南美洲。

美洲的土著居民主地是印第安人，曾创造了他们灿烂的文化，包括其医药文化在内。印第安人是美洲最古老的居民，大约远在一万五千至两万年前从亚洲经白令海峡陆续迁入美洲，有的还进入北极。他们的语言属于印第安语，分为十几个语族。他们在经济、文化上的发展各地也不均衡，文明程度亦有差异。他们最早种植玉米、马铃薯、向日葵、棉花、蕃茄、辣椒等多种作物，对人类的贡献颇多。

美洲的印第安人的医术带有一定巫术色彩，见诸礼仪的法术极为盛行，治病之始，也要行此礼仪。如加拿大和美国的印第安人用蒸气浴净化自身。奥马哈印第安人用蒸气浴来医治牙痛、耳痛等。中美洲印第安人盛行放血疗法，而南美洲的印第安人则盛行催吐法。印第安人用来治病的草药，据说有一百四十四种，而其中的五十九种见了现代药典。

16 世纪开始，西方殖民者的杀戮、残害，使美洲的传统文化发展几至中断。19 世纪初，他们挣脱了殖民者的统治，但还会受到种种不公正的待遇，通过斗争而得到人权。

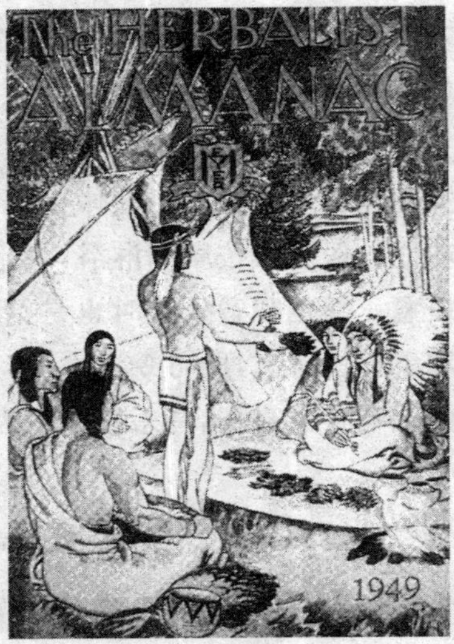

美洲草医

印第安人的本义“印度的居民”。为了与真正的印度人有所区别，称其为“美洲印第安人”，或简称“美洲人”。葡萄牙与西班牙殖民者称其为拉丁美洲人。

印第安人的土著文明主要集中于墨西哥与中美洲，其中最界代表性的有：

一是玛雅文化。玛雅人被誉为“新大陆的希腊人”，位于中美洲的腑地，即今墨西哥南部、尼加拉瓜一带地区。玛雅人活动的地方，延伸到危地马拉高原，墨西哥萨尔瓦多，洪都拉斯，横贯伯利兹，覆盖了墨西哥的尤卡坦半岛。公元前 4000 年～公元前 3000 年，玛雅人已进入农耕文明阶段。奇钦、伊查、乌希玛尔都是玛雅人文化的中心区域。公元前 1500 年～公元 292 年，被称为是玛雅文化的前古典时期；公元 292～900 年，为古典时期，此后已进入铜器工具时期，他们已创造了较高的文明和医药科技文化。中美洲的玛雅在还用手工方法制成了装饰性假牙，考古发现了大约在公远 600 年的一块玛雅人骨的颌骨上有三颗牙齿是由贝壳所替补的，并且是该人在生前安上去的。公元900～1527年被称为后古典时期。玛雅一词后来变成了印第安人奴隶制国家的名称。玛雅文化后突然衰落了。

二是阿兹特克文化。阿兹特克人是美洲托尔特克人的一支，因驻地名而命名其族名。1069年阿装特克人向墨西哥南部迁徙，经过两个世纪，于1325年在今墨西哥城定居下来。1426年阿兹特克人联合友好部落，征服了邻近其它部落，其疆土北至契梅克边境，南至中美洲的玛雅地。1519年被西班牙殖民者所灭。

阿兹特克人继承了美洲早先的奥尔梅克文化，特奥蒂瓦坎文化等文化遗产。建立了奴隶制。农业与手工业已有分工。已有蜂蜜、香草、可可等海上交易。他们的医学与宗教结合，已掌握了一些医学知识，如奎宁治疟疾，毛地花治心脏病，甚至用土法麻醉，已掌握了据说上千种草药。阿兹特克人已有用橡皮做成的灌肠器，还有用橡皮树汁制成外用膏药。

三是印加文化。大约公元前1500以后，在秘鲁为中心的一片地域内，曾出现了纳斯卡查文、瓦里、莫契卡、契姆、提瓦纳科等文化，至公元13世纪初，印加文化崛起，先后征服了各部落，并建立了印加帝国。印加人的部落原来在南美洲安第斯山区，他们是克丘亚族的一支。其名的本义是“太阳的子孙”，因崇拜太阳故名。9～16世纪，印加帝国的版图北至厄瓜多尔及哥伦比亚，南至智利中部和阿根廷西北，东到亚马逊丛林和阿根廷北部，西濒太平洋，大约八十多万平方公里，人口达六百万之多。被后来人誉称为“新世界罗马人”。1533年被西班牙殖民者所灭。印加帝国的农业较发达，种植有玉米、花生、木瓜、蕃茄、龙舌兰等四十多种作物，其手工业、采矿业、交通、科技相对比较发达。印加人在距今约两千多年前对疾病已有了一定的认识，他们用陶制品造形来显示肿瘤、梅毒、秘鲁疣、肥胖病、矮小症、腐肉病，以及由于皮肤和黏膜的利什曼病引起的面容损伤、肢端肥大症体征等。印加人可做钻颅术、切除肿瘤，并且有相当数量的外科手术成功案例。虽文字比玛雅原始，但艺术水平却令人惊叹。

据不完全统计，有80%的拉丁美洲人是印第安人，约两千多万。1492年哥伦布航行到美洲的古巴和海地时，误以为到达东方的印度。故有“印第安”这样阴差阳错的名称。但约定俗成，沿用至今。

印第安人的先民们曾是狩猎者和采集者。早在冰河时期，世界各大洋的海平面都降低，在亚洲和北美之间的浅大陆架则露出海面。所以人们猜测，可能至少在一万二千五百年前，那些印第安人的先民们从亚洲横跨白令海峡，通过由冰河造成的大陆桥而到达美洲，再进一步扩散和迁徙到美洲各地。冰河大约在一万年前就开始终止，冰帽融化，海水上升而淹没了大陆桥，从而使美洲与旧大陆之间被浩淼的大海所隔断。

印第安人认为人是二位一体的。灵魂有传达思想，情感与运动能力，灵魂或能离开人体（它离开人体时，单在睡眠中或在惊吓中，就会发生一种改变的状态或疾病）；物质的身体。灵魂是永恒的，并可回到自然世界、植物中去。

招魂术起源于拉丁美洲之外，但都在巴西安了家。从16世纪开始，非洲人的招魂术随黑奴贩卖经大西洋传入美洲。他们把建立在古老文化基础上的宗教仪式，植物的性质和能量以及信条与中世纪精神和当地印第安人的联系结合起来。19世纪初，法国的一些学者对流行于全国的灵魂现象感到兴趣。研究使他们确信“有一种超人控制的东西”，最后形成了《灵魂之书》一书。这本谈到主要原因（宇宙，人类差异，生与死），灵魂世界（不同灵魂的起源和进展，它们在人间的使命，为什么死去的生命不能再召回来，以及洞察力），精神规律以及来世的报应。此书于1858年传入巴西，并被许多从事顺势疗法的内科医生所获得，随身携带并免费给穷人治疗。招魂术就此开展起来，并在日常的上千人大会上、医院里、孤儿院里全部免费施行，开展工作的关键是施舍，分文不取。

位于南美东部的巴西，地貌多样，有冲积低地、高原、盆地，东部沿海一带是一条狭长的平原。巴西的处然气候也呈多样比，北部处赤道带，气候湿热，中部属热带气候，高山地区温度较低，南部属亚热带气候。盛产咖啡、可可、甘蔗、玉米、棉花、黑豆等。

巴西的印第安人熟悉当地许多种天然药物，有专门出售草药的药店。印第安人的草药能治肝病、胃肠病、头痛、风湿等多种疾病。药源最丰富的莫过于巴西雨林地区。印第安草医甚至在电视上作有关草医药知识的讲座，并号召用现代方法来开发这些民间医方与草药。

据说巴西印第安人所常用的天然药物有三百多种，这些药物被那里的草医所掌握，取材方便，价钱低廉，比较安全且有效验，深受人们的信赖。所以巴西的不少植物药名是以当地印第安语命名的。

巴西的草药中有一些是具有激素成分，还有避孕的药物。有的已用现代方法进行研究。

巴西印第安人注意精神情志疗法，以增强人们与疾病抗争的勇气和力量。

一些有名的印第安名医，还被请去为上层人防治疾病，甚至治疗那些被西医认为是不治之症的病人，并且取得了成功。

美国东各地的印第安人把病理现象归于人、动物、植物三者之间的冲突。动物若被激怒会给人带来疾病。植物是人的朋友，为人提供医药。

印第安人认为，每一种动植物都具有一种特殊的致病作用和治疗保健功用。对有些部族人来说，则误以为胃病和腿痛来自蛇类；呕吐来自狗；牙鄂痛来自鹿；肚子痛来自熊；痢疾来自臭鼬；鼻血来自松鼠；黄疸病来自水獭；小腹和膀胱病来自鼹鼠；痉挛来自鹰；眼病和失眠来自猫头鹰；关节痛来自响尾蛇。还有些把嗓子痛病归于獾；把脓肿、头痛和发烧归因于熊；把嗓子和肺部的病归因于鹿；把儿童的病因归因于狗和郊狼；把胃病归因于黄鼠或田鼠；把溃疡病归因于一种野兔；把便秘归因于老鼠；把出血归于鹰隼、地松鼠；把梅毒归因于秃鹫；把儿童发烧归因于大毒蜥；把风湿病归因于蟾蜍；把肝病胃病归因于蛇；把溃疡和瘫痪归因于龟；把内脏痛归因于蝴蝶。等等。民间俗信往往是那样的荒诞。

印第安有些部族还把风湿病看成是由被杀死的动物鬼魂所致，也有的认为是那些想要来报复猎人的鹿的鬼魂所引起。因此，在治疗上要用鹿的天敌狗或狼的神灵来驱赶。除念咒语禳除之外，还用草药煎汁涂擦患者的身体。契洛基人认为四是一个神圣的数，治病请四个神如红狗、蓝狗、白狗和黑狗，医生要向患者病位吹四口气，药要用四种，如四种蕨根，擦四次身体，禁忌也常定为四天，甚至草药要煎四天，用汤药汁浴身每天一次，共浴四天。

印第安人用巫术治病之始，要行洁净仪式。在加拿大和美国的印第安人用蒸汽浴是绝无仅有的洁净方式。这种蒸汽浴室通常是一间狭小房室，其间放置灼热的卵石，以石激水，遂使蒸汽弥漫，让人坐在中间净化。奥马哈印第安人用蒸汽浴来医治疼痛诸症。在中美洲北起墨西哥、南至秘鲁的地区，盛行放血疗法；而南美洲、西印度群岛以及部分墨西哥地区的印第安人，则盛行催吐法。印第安人也在实践中认识到许多药草如奎宁、箭毒等等。

从15世纪起，欧洲殖民者大量涌人美洲，使美洲本土人即由哥伦布他们所命名为“印第安人”的新大陆居民。遭受多种传染病的侵害。1518年，天花传人加勒比海地区，此后不久又进入墨西哥和南美洲，无数的人死于非命。16～18世纪的北美，天花肆虐。其它如螺旋体传染病、麻疹、白喉、沙眼、百日咳、水痘、淋巴结鼠疫、疟疾、伤寒、霍乱、黄热病、登革热、猩红热、阿米巴疾病、流感，以及肠道寄生虫的感染，也已出现。自16世纪起，天花成为最可怕的疾病，患天花的病人的死亡率高，麻子脸是天花留下的永久性毁容病貌。16世纪末在墨西哥高原斑疹伤寒大流行，共病死约200万人。

非洲黑奴被贩卖到美洲，亦可能带来一些原来美洲大陆所没有的疾病。

美洲传统医学有专门治外伤病的“专科医生”，如缝合伤口，整复骨折，甚至做剖腹产手术。然而墨西哥人拥有较丰富的草药麻醉制剂，被人们所熟知的具有麻醉功效的天然药物有墨西哥仙人球、那卡塔尔真菌、奥鲁留奎，因而可行截肢等外科手术。北美的达科塔人曾经用类象形文字的图画记载天花流行的情况。

印第安人有自己的民族药，他们知道许多有用的草药，摊贩们在美洲乡村和各州的集市上叫卖“印第安药”。土著美洲人已有相当的医疗知识。他们能有效地处理骨折、脱臼、挫伤、磨损以及伤口。巫医使用宗教仪式祈求神灵的帮助，从而为病人提供心理安慰。他们的医学是建立在疾病是神灵作怪的基础之上的，即便在使用那些实用型的药品时，也认为这些只不过是精神治疗的附属物。那些巫医也是“神父”，治疗只不过是其职责的一个部分。更为重要的是，并不存在大一统的民族民间医学，因为在数百个印第安人的部落中广泛存在着不同形式医疗实践。一个部落广泛使用的有效的植物疗法，相邻的部落却常常一无所知，即使有所了解，也可能因为这个部落使用的是叶子而不是根，土著美洲人的医术有些是有相当水准的，并不逊色于16～17世纪的欧洲医学，主要的区别在于当时西方医学已开始由宗教向理性基础转变，而在文化的碰撞过程中，欧洲医学对美洲土著医学最大的冲击，只不过是用欧洲殖民主义的方式把美洲土著医药文化排挤到边沿地带，甚至焚毁了印第安人的不少,医药文书,使其遭受前所未有的浩劫。

美洲的佩奥特掌或称威廉斯仙人球,服用后能引起幻觉,其仙人球毒碱的含量最高,考古发现公元前800年前后的秘鲁北部安第斯山区的一块石刻上有毒仙人球的图形。该物还往往被人们画在纺织物上。在莫切文化的陶罐上,还刻着医者手持仙人掌的图形。

美洲伞菌(当地人称之为“众神之肉身”),含有二甲－4－羟色胺磷酸。该菌在公元300年墨西哥中部的墙画中有其图形遗存。

公元前500年前后,玛雅人在沿海低地制作了数百个蘑菇石。其顶部像伞,其颈部雕凿动物、人物的图形,人物的图形中有将蘑菇磨碎或服用的形像。土著美洲人曾在蘑菇菌上抹些蜂蜜,送到宴会上招待宾客,使人产生美妙的幻觉。西班牙史学家贝尔纳迪诺·德·萨阿贡曾记述这种情况说:“在这次宴会上先吃的东西是一种能让人醉眼迷离、产生幻觉的黑色小真菌,……他们在日出之前就着蜂蜜吃下,……在身子变暖后,他们就开始跳舞。有人放声歌唱,有人嚎啕大哭,如此陶醉皆为这些真菌所致;其它人并不歌唱,而是默不作声坐在屋里,沉思默想……。在这些真菌所引起的醉态消失之后,他们相互谈论在他们头脑中产生那些幻觉。”(《世界古代文明》)从而薰莸在宗教与毒品的双重麻醉之中,些许有几份陶醉。

3. 中国台湾的民间宗教及医药文化

台湾自古以来就中国的宝岛,台湾与大陆同属一个文化圈。居住在海峡两岸的都是华夏儿女,在漫长的沧桑岁月中,浩瀚的海水不曾隔断海峡两岸的文化联系,源远流长的民俗风尚超越时空,架构着海峡两岸人民交通的友谊桥梁。依大文化而论,海峡两岸同属中国文化圈,在医药民俗方面也是如此。而在中国民俗文化的七个亚文化圈中,闽台则为一个有机的民俗亚文化圈,这就是说,台湾与福建的民俗文化包括医药民俗同属一体,又与黄河民俗文化圈、长江民俗文化圈、东北民俗文化圈、北方游牧民俗文化圈、青藏民俗文化圈、云贵民俗文化圈也保持着千丝万缕的联系，并沐浴着当代新潮民俗的洗礼。

神农大帝是海峡两岸人所供奉的医药神。神农倡导农业，尝味百草，始有农业和医药，故神农氏历来被中国人尊奉为农业和医药之神。当闽粤人移居台湾时，也带去了神农信俗。据说台湾的宜兰神农宫，始建于清代咸丰元年(1850)，以神农大帝为主神，据统计，台湾的神农宫有百余座之多。台北保安宫后殿供奉有神农像，每逢古历四月二十八日，台湾的粮食公会、中药公会、台北商会，都要于此举行盛大的祭祀活动。有病者讫求神农能给以安康。

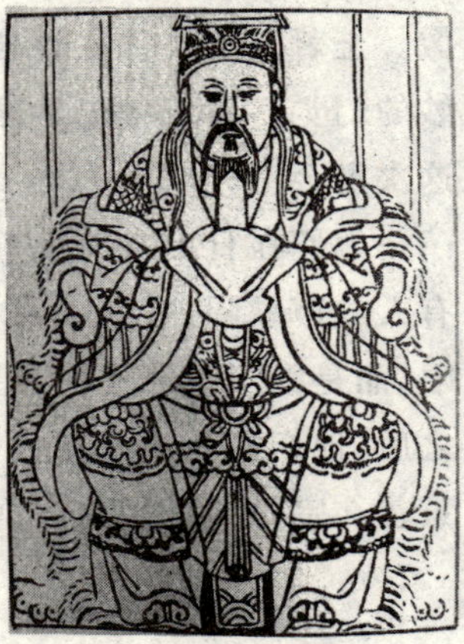
保生大帝

海峡两岸人民所共同尊奉的“保生大医”吴夲，被誉称为“包治百病的神医”。吴夲字华基，号云冲，宋太宗兴国四年(979)三月十五日生于福建泉州同安县白礁乡。少超悟好学，长以医济人，医术高明，医德高尚，深受民众百姓敬重。宋仁宗时，皇后病，群医不效，经吴夲施治而愈，授御史。据传著有《吴夲本草》。1036 年吴夲在家乡逝世。吴夲逝世后，乡人遂在白礁乡建庙纪念。据《金门县志》记载：“明永乐太后患乳疾，甚剧，医治不痊，洪熙太子榜求名医，公化为道士，诣阙视疾……(灸治)遂愈，太子喜，以金谢公，不受，乘白鹤而去，太子知为神医，爰加封为万寿无极，保生大帝庙，概取诸此。”由此，迅速扩及厦门、漳州乃至台南而遍及全台。在保生大帝庙内，多设有药签，药签还分为大人科、儿科、眼科、外科、妇科等，以大人科之药签最多。清康熙年间，从福建渡海抵台的人不断增多，吴夲作为“神医”也被请到台湾。而吴夲的祖庙却在其故乡，名叫慈济宫，俗称白礁古宫，建于南宋初年，距今八百余年，经历代增建，规模宏大，被誉称为“闽南故宫”。该宫殿内还有十根从台湾运来的盘龙彩绘石柱，作为闽台医药民俗文化的一大景观而供人瞻仰。据统计，在台湾各地现有大小保生大帝庙一百六十二座，最有名的要属台北市大龙峒的保安宫。传说所供以台南县学甲镇慈济宫的保生大帝像为最早，原系郑成功收复台湾时，由福建将宋代的雕像带到台湾去的，以供祭祀膜拜。

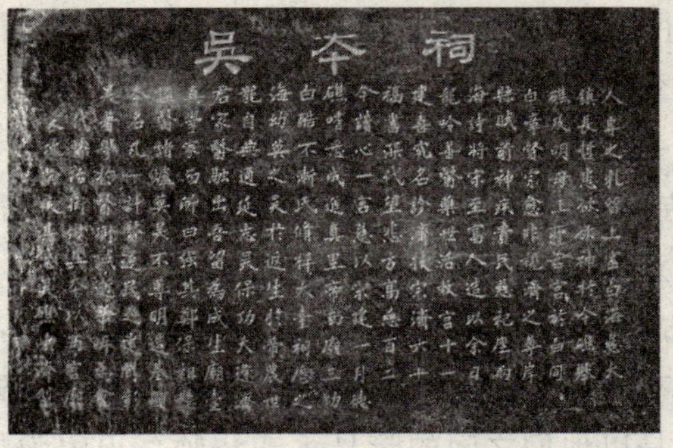

保生大帝吴夲祠

相传康熙三十八年(1699)台湾发生传染病流行，莫能医治。于是许多泉州和漳州的移民纷纷回到原籍，将保生大帝的灵身带到台湾供人祭拜，疫病遂愈。从此保生大帝的名气大振，建庙祭祀保生大帝以求保佑的风气大兴。被人们奉为世尊吴真人。世传的《保生大帝济世真经》中有关于养生保健、医疗卫生及医史的内容。其如“逿逿名医行天尊，古帝神农尝百草，医治众生得康宁，诸邪杂症疔疮癣，五脏六府相关连……。历代先贤精医理，扁鹊华佗人所知，保生显灵中华地，闽境降生报亲恩，攻读诗书志为本，苦研岐黄又求精，替天宣化行大道，……贫人赠药不收金，富贵人家求公平。数十年风霜星月，凭经验医好万人，名声远播在华夏，仁慈众知呼名医”等。

妈祖天后是宋代福建沿海一带颇具神奇色彩的女子，她时常扶危救难，还为人诊疗疾病，后在海上抢救遇难船民时不幸被台风卷去，献出了她年轻的生命。人们为了纪念这位女英雄，在东南沿海一带许多地方都建造了天后宫，据不完全统计，台湾现有妈祖庙五百余座，香港、澳门，甚至新加坡、日本长崎等地也都有信奉妈祖的风俗。澳门有句俗语说：“先有妈阁，后有澳门”。澳门的英文名叫“Macau”，妈阁就是妈祖庙。在华人和华侨心目中，妈祖就是一位可尊敬的保护神。据说台湾嘉南地区新建的“妈祖医院”，已成为一座规模大、设备齐全的现代医院。

台湾的医药神祇及其医药卫生保健风俗，最晚当在17～19世纪。前已述及，泉州、漳州移民或郑成功时，已将保生大帝像带至台湾供奉为医药保护神。现代学者考察，台湾盛行扶鸾最早始于澎湖，福建泉州的公善社，于同治三年(1864)6月，在澎湖成立普劝社，以关帝(关羽)和大医慈济真君(吴夲)为祭祀神祇。公元1887年澎湖修建“一新社乐善堂”,印刷《觉悟选新》,是台湾最早的鸾书。其后,淡水古圣庙(仙公庙)是台湾最早设立的鸾堂。据统计:台湾现有鸾堂五百余座,仅台北市大约有乩童七百余人。据《信仰与文化》(1971)一书统计,全台寺庙约有七千多座,有的寺庙有乩童十五人之多。南投县一寺庙之乩童,一个月间竟有二百二十位病人前来求医。据学者调查所知:乩童、法师是要经过一定的医药知识学习,特别各寺庙中有关各类疾病的处方集,例如:强壮剂、腹痛、肺炎、解热剂等,每种又各有多种处方,每一处也各有多味相关药物组成,以供乩童扶鸾与法师处方之参考。而乩童处方用药,是以他们之间的暗号示知法师。正因为如此,同一疾病经两位乩童法师处方,往往药用大致相类,甚至相同,这就给患者以心理上极大安慰。

在明清及其以前的台湾尚处在巫医时代,有病多以鬼神论治,因而那时的巫医颇受民众的尊敬与信赖,在社会上有着崇高的地位。其除疫、医疗,甚或咒诅以使人病、伤亡者,均赖巫师、女巫为之。台湾的巫医:一是原住的高山族巫医;二是自从陆大陆移民带去的巫医或神医,或僧、道且兼医者。唐宋以来,闽粤沿海一带零散移居台湾者不计其数,其中必有一些巫者和医生。

清代黄叔的《台湾使槎录》中记叙了当时台湾巫医为人治病的有关情景:“庄秀才子洪云,康熙三十八年(1699),……归家俱病,医疗罔效,后始悟前曾乞火于大杰岭番妇,必为设向,适郡中有汉人娶番妇者,因求解于妇,随以口吮鸾风脐中,各出草一茎,寻愈。番妇自言,初学咒时,坐卧良久,如一树在前,卧而诵向,树立死,方为有灵。诸罗志作法诅咒名向”。“擅其技者,多老番妇”。显系巫术。铃木质《台湾蕃人风俗志》说:“白占以来,山胞生病或遇到灾祸的时候,都认为是神的旨意,所以一旦生病或遇到灾祸,必定请巫师厌胜……。在山胞之间,医术与厌胜是无法区分的。”福建以及沿海地区民众移居台湾,带进了一些大陆的巫医、神医以及有关的医药卫生习俗。

清代《台湾纪略》说:“疾病不足医,辄浴于河,言大夫置药水中,济度诸番,言冬月亦入水澡浴以为快”。“或云明太监三保,航海到台,见番俗顽冥,弃药于水,浴可以已疾”。明代三保太监郑和(1371~1435),回族,本姓马,小字三保,由于其祖与父曾到伊斯兰教圣地麦加,对外洋有所了解。明初为宦，从燕王起兵，赐姓郑。永乐三年(1405)率舰队通使西洋。共计二十年间，七次出国，访问过三十多个国家和地区。郑和的舰队中包括保健医生百余人。当年郑和的船员浴于河以已疾的美妙故事，当是一种历史的折射。

台湾有关医疗保健民俗中既有以乩童、扶鸾、教谕为代表的巫术内容。又有以孙思邈、华佗、保生大帝等名医崇拜的医药活动。大陆移民所带到台湾的医药民俗文化是多样性的，在沧桑岁月中传承、流变、发展和本土化。

4. 太平天国医事的宗教淡妆

太平天国是中国近代史上一次大规模的农民革命运动，太平天国的领袖洪秀全同时也是“拜上帝会”的创始人，在金田起义之前他们总是高举着“拜上帝会”这面旗帜，然而平天国建立新政权后的情况有所转变，宗教的文化色彩逐渐淡薄。在其医事中，这种民间宗教的文化氛围也日渐淡化，医药卫生作为防治疾病的基本功能则愈加凸现。例如太平天国的《太平刑律》中对于吸毒与戒烟有明文规定，凡吸食黄烟、鸦片烟有严厉的惩处规定：“凡吹洋烟(鸦片)者斩首不留。”“凡吃黄烟者初犯责打一百，枷一个礼拜；再犯责打一千，枷三个礼拜；三犯斩首不留。”北王韦昌辉、翼王石达开曾联名发布诲谕，要求不可贩卖吸食黄烟、鸦片，告诫军民“洋烟为妖夷贻害世人之物，吸食成瘾，病入膏肓，不可救药。黄烟有伤肤体，无补饥渴，且属妖魔恶习。”明令：“倘有贩卖者斩，吸食者斩，知情不禀者一体治罪。”太平天国还明令严禁贩运鸦片：“外洋入口之烟不准过关，走私者杀无赦。”洪仁玕在太平天国原有禁令的基础上，进一步提出“禁酒及一切生熟黄烟鸦片。先要禁为官者，渐次严禁在下，绝其栽植之源，遏其航来之路。或于外洋入口之烟不准过关，走私者杀无赦。”

洪秀全在《原道救世歌》中说：“第五不正为铿觋，邪术惑众犯天诛，死生灾害病皆天定，何故诬民妄造符。作福许妖兼送鬼，修斋建醮尚虚无，自古死生难自保，岂能代祷保无辜。”表明了太平天国严禁巫觋迷信的决心。太平天国还严禁用符水治病，称符水为“妖符”。

洪仁玕(1823～1864)是洪秀全的族弟，自幼熟读经史，才思敏锐。1843年加入拜上帝会，他曾长年在乡塾任教并研究医道。1853年他避居香港，1854年洪仁玕曾到上海，原期望洋人协助赴京，无奈沿途受阻又返回香港，直到1859年4月才辗转到了天京，受到重用，被封为“开朝精忠军师顶天扶朝纲干王”，总理全国政事。洪仁玕向天王洪秀全提出了改革内政、建设国家的政治纲领——《资政新篇》。在《资政新篇》中他建议：“倘民有美举，如医院、礼拜堂、学馆、四民院、四疾院等，上则亲临以隆其事，以奖其成。若无此举，则诏谕宣行，是厚风俗之法也。”他又强调说：“兴医院，以济疾苦，系富贵好善，仰体天父、天兄圣心者题缘而成其举。”主张“立医师，必考取数场然后聘用，不受谢金，公义者司其事。”他倡导创办医院，还在干王府内修建一大棚作为医院，收治病人，并积极筹划拆除棚前一排旧屋另建新医院。他主张“禁庙宇寺观。既成者还其俗，焚其书，改其室为礼拜堂，藉其资为医院。”“禁演戏修斋建醮。先化其心之惑，使伊所签助者，转助医院、四民院、学馆等，乃有益于民生实事。”

太平天国重视卫生，所设乡兵，兼管环境卫生和社会治安。严禁摧残妇女身心健康的陋习，倡导禁缠足、禁溺婴，严禁娼妓和奸淫妇女。在石达开、韦昌辉革除恶习的诲谕中明文规定：“娼妓最宜禁绝也。……倘有习于邪行，官兵民人私行宿娼，不遵条规当娼者，合家剿洗……。知情故纵者一体治罪，明知故犯斩首不留。”

太平天国在设立“老民残废馆”之外，洪仁玕还建议设四民院、四疾院、跛盲聋哑院、育婴堂等等。他在《资政新篇》中写道：“兴跛盲聋哑院。……请长教以鼓乐、书数、杂技”。“兴鳏寡孤独院。……生则教以诗书各法，死则怜而葬之。”特别强调“禁溺子女。不得已难养者，准无子之人抱为已子，不得作奴视之，或交育婴堂；溺者罪之。”限于历史条件，洪仁玕的设想、建议大部分未能实现。

太平天国仅仅存在了十四年，且一直处于战争状态之中，虽重视医药卫生，又几经振兴医事，招聘各类医药人才，欲以筹建医院、疗养院，实施城乡公共卫生，颁布医药卫生政令等等，但其后期的医事随着这场农民革命运动的命运而江河日下，在中国医林中卸装中而淡出了医史的舞台，留给人们的是那段难忘的医事记忆。

5. 民间宗教中的医疗事象

旧时河南一些地方，俗传在农历十月一日，阎王放鬼出来，民间都要杀鸡，因为“鬼怕鸡血”、“鸡血避邪”。可能是望年嘴馋，想吃鸡肉而寻找的一个由头吧。俗语云：“十月一日，杀小鸡儿。”俗信认为此日杀鸡，可免于鬼神致病作祟。又有“走百病”之俗，或称“走三桥”、“消百病”、“游百病”等，各地不一。或“元夕，……妇女相率宵行以消疾病。”(《帝京景物略》)也有正月十六日“走百病”之俗。春节前后，苏皖等地妇女旧有一种习俗，携一瓦罐，将其弃于途中、桥梁之畔，名曰“丢晦气”；吉林等地则妇女出游、连袂打滚，以“脱晦气”。还有扔大石头、扔旧衣物等等。有诗云：“桐城好，百病走慌张，点着灯笼忙碌碌，打来烧罐响仓仓。”“都城灯市由来盛，大家小家同节令。诸姨新妇及小姑，相约梳妆走百病。俗言此夜鬼六空，百病尽归尘土中。不然今年且多病，臂枯眼暗兼头风。”(周用《走百病诗》)

民间除了将创医药的三皇当神来敬之外，认为最早的送子娘娘是女娲。至春秋战国时，又出现了一位九子母，被民众认为是多子的偶像。其后当佛教传入中国，又添加了一位送子观音。另外有较专职的送子娘娘，南方广州有以金花娘娘为首的二十个送子娘娘，福建有以注生、守胎、安胎婆姐为代表的送子婆姐十二位，北方北京崇文门外的药王庙娘娘有以送子、催生、斑疹娘娘为代表的九位送子娘娘；兼职的送子娘娘尚有碧霞元君、天后等，送子的男性有张仙、送子弥勒、刘海等。这些都与历史上妇女们的宗教信仰有关，认为平素多做好事，就有好报。无子者当会有子，可承家业，可显富贵；孕产有病者可以逢凶化吉。故旧时中国内地多观音庙、菩萨庙、娘娘庙，其香烟不断。

相传，顺天圣母是一位助产的女神，这位顺天圣母本是唐代福州的一位陈姓人家的大家闺秀，人称陈靖姑，为人心善，为民除害。据说助产救人而被朝廷嘉封，又被民间尊奉，而成助产女神。

寿星是南极仙翁，既主国寿，又主人寿，故普遍地受人敬奉，是一位男寿星。而女寿星则是指王母娘娘，相传她居住在昆仑山上，又称西王母，那山是座长生山，有长生不死的药和长生树及寿桃，令人神往，被人所崇拜。

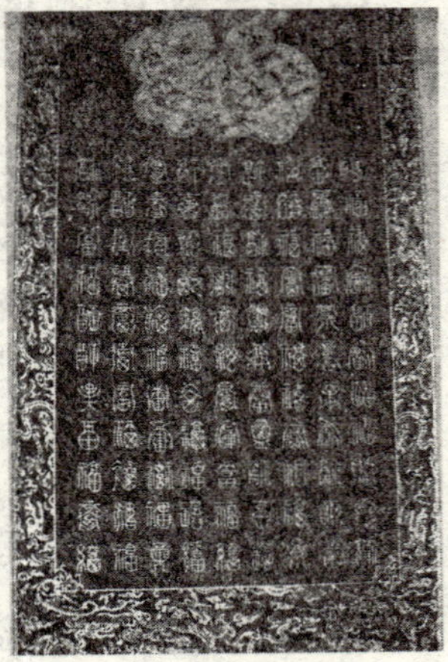

百福图

在中世纪的漫漫长夜中，神学占统治地位，在神秘主义的预言甚嚣尘上之际，有见识的科学家也曾站在科学的立场上提出了悖论。宋代伟大的科学家沈括在《梦溪笔谈》中曾指出："人有前知者，数十百千年事皆能言之，梦寐亦或有之，以此知万事无不前定，予以为不然，事非前定。方知其时，即是今日，中间年岁亦与此同时，无非先后。此理宛然，熟观之可喻。或曰：苟能前知有不利者，可迁避之。亦不然也。苟可迁避，则前知之时已见所避之事。若不见所避之事，即非前知。"预知的灾难有可避免的，也有不可避免，有含混的预知，也有较明确的。沈括对"预知"起码有怀疑，这种不盲从的审视精神是一个科学家所应有的。元代名医朱丹溪《格致余论》概以实证之意以冠其书名。"格物致知"曾在元明哲学史上产生了很重要的影响。基于这种思想，刘基在《郁离子》中还批判了鬼神迷信："鬼神何灵，因人而灵。夫蓍，枯草也；龟（甲），枯骨也，物也。人灵于物者，何不自听而听于物。"

刘基（1311～1375），字伯温，浙江青田人，出生于书香之家。22岁中进士，学识渊博，无书不读。有的文献中竟注录了刘基的医方。他曾为明朝建国立下汗马功劳，因与权势不合而归隐故乡。相传《烧饼歌》为其所作。还著有《郁离子》、《覆瓿集》、《犁眉公集》等书。被誉为"明乎吉凶祸福之人，审乎古今成败得失之奇"，"如五谷之必疗饥而不可无者"的智囊。他虽被尊为预言家，但他的预测方法多建立在经验与直觉的基础之上，在理论上也没有浓厚的神秘色彩。他在《论物理》中说："天地之呼吸，吾于潮汐见之；祸福之素定，吾于梦寐之先兆见之……，阴阳五行之消息，人命系其吉凶，吾于介鳞之于月见之……，三辰六气之变有占而必验，吾于人之脉色见之。观其著以知微，察其显而见隐，此格物致知之要道也。不研其情，不索其故，梏于耳目而止，非知天人者也。"他的"格物致知"的思想在预测学史上是一面旗帜。《礼记》上有句"致知在格物，物格而后知至"的话，是说穷究事物的机理就可以获得知识。

法国哲学家亨利·柏格森(1859～1941)在《时间与自由意志》一书中说："若有一个有较高理智的生灵从现在起把一切将要发生的前件都知道了，则他对于这些前件所要引起的决定是否不能绝对准确地有所预知"。他认为在动作尚未做出时，不可能知道动作的全部前件，要想知道全部前件，就必须做出动作。"因为就是最平常的事情在一个人的生活史上都可能有重大的意义；退一步，假如没有重大意义，则除非针对它们和最后动作的关系而论也不能断定它们丝毫不重要；而照假设，最后动作是所不能知的。"从哲学上抹去了"预知"者的神秘灵光。他进一步指出："就根深蒂固的心理状态而言，在预见、看见和动作三者之间没有任何可辨别得出来的差异。"

而早在西方文艺复兴时期，最激进的医学家巴拉塞尔萨斯(1493～1541)却对传统医学的预测学产生了浓厚的兴趣，关心天体气象对人的影响，并用以预测疾病。其后则是鼎鼎有名的诺查丹玛斯(1503～1566)，他是16世纪法国最副盛名的预言家、医生。1503年12月，他出生在法国南部普罗旺斯地区的一个小镇圣雷米，他的父亲是位小有名气的医生，在父亲的影响下他选择了医学，遂进入蒙特贝利尔大学学医，终于成为一名合格的医生。而他的外祖父则对他的预言、预测能力的培养产生过重要影响。外祖父是犹太籍的宫廷御医，精通星辰学与犹太喀巴拉密教经典。诺查丹玛斯游历过法国许多地方，见多识广，在法国南部盛产葡萄和葡萄酒的萨隆度过他大半生。当萨隆和附近地区黑热病(即鼠疫)大流行之际，诺查丹玛斯积极投身于防疫工作之中，他向群众宣讲防病的知识，主张把抓住的老鼠与黑热病污染过的衣物等都要统统烧掉，并顶着宗教与世俗的旧观念，要求对黑热病尸体进行焚烧掩埋。他还指导群众对黑热病人可能接触过的地方用酒精进行彻底消毒。1963年《法国大百科全书》的诺查丹玛斯条目中评价说："由于他(指诺查丹玛斯)在南方发生鼠疫期间的杰出贡献而名闻遐迩。"然而他作为一个医生兼预测家，预言的名气却远远大于医生。他从1553年发表占星预言，至1555年5月，他的预言诗集《诸世纪》的出版问世，使他成为轰动一时的风云人物。被召至京城巴黎，担任法国皇帝亨利二世的顾问，服务于宫廷。据说，他曾预言到亨利二世的死："在喝彩声声的比武场，年轻的武士勇斗老将。锋利的长矛穿盔入目，痛苦折磨凄惨地死去。"由于他不适应宫廷那种繁杂的清规戒律等原因，仅仅在宫廷中呆了五年时间，便辞职而归萨隆，继续充实并完善他的预言诗集。据说，他准确地预测到自己不久于人世。在临终前一天对卡特琳·德梅底西说："明天我就要与世长辞了。"翌日，他果然仙逝，享年62岁。他的许多言论使人难以理解并接受。

诺查丹玛斯的《诸世纪》，共十二卷，各种版本亦不尽相同。每卷百首四行诗，共一千二百首预言诗。至1568年出版的《诸世纪》时仅剩下九百六十五首预言诗了，还有一些六行诗，很难说是原作或是托名之伪作。据说《诸世纪》是诺查丹玛斯在生前试图预言1555～2000年间西方，也涉及到东方乃至全世界历史与文明的进程。在沉隐了三百多年之后，从20世纪30年以后，《诸世纪》一书又经人研究注释而有多种版本流传于世。由于该书语词晦涩难懂、含义模糊，使人可以随意地加以解释，这也是古今中外许多预言书的通则，所以众说纷纭，可借题发挥衍义，牵强附会。法国一位颇有影响的女预言家认为，《诸世纪》中"杀戮的原罪，恐怖的奸淫，全人类最险恶的敌人，比一切坏的祖传更可怕，关联铁、火、水、血和复杂的情丝。"说这四行诗中暗寓或预示着一场疫病对人类的袭击，疑指爱滋病云云。有的藉此发出对诺查丹玛斯敏锐的直觉、预言家的灵感和超前幻觉的惊叹，有的在盲从预言与星辰学的预测，有的竟肆意制造思想上的混乱，产生不应有的恶劣影响，使人误入歧途。

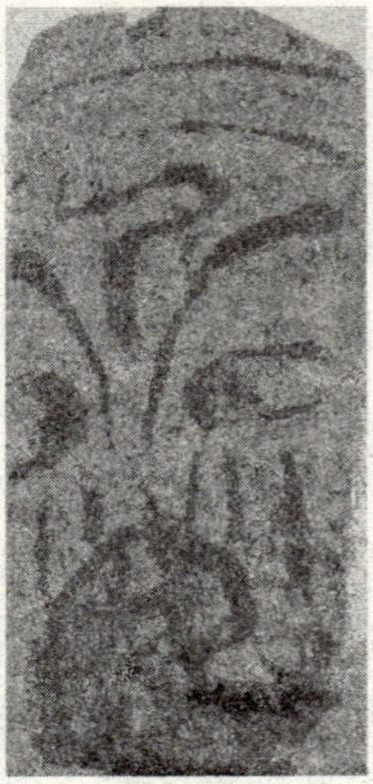
镇邪之物

作为一个有名的医生和历史人物，诺查丹玛斯是值得研究的，应当给他以实事求是的科学评价。现代媒体对此已有过多次的评述。科学的解释毕竟不同于神学。

清李渔在《闲情偶寄》中说："因愚夫愚妇识字知书者少，劝使为善，诫使勿恶，其道无由，故设此种文词，借优人说法与大众听，谓善者如此收场，不善者如此结果，使人知所趋避，是药人寿世之方，救苦弭灾之具。"在民间宗教及劝善活动中，多以通俗易懂，喜闻乐见而又带有宗教善举的氛围中进行。

6.真空教与戒毒

自清朝中叶以后，英帝国设立在印度的东印度公司，通过广州口岸走私销售鸦片，国人吸食鸦片者愈来愈多，鸦片烟已成为社会的公害。清廷在嘉庆十八年(1831)曾下令禁止鸦片，后继者道光皇帝又三令五申严格禁烟，但是均收效甚微。直到林则徐担当起禁烟大任，以钦差大臣前来广东，坚决果断地收缴焚毁鸦片，以示绝决。这一行动引起殖民主义者的疯狂仇恨，终至发动了中英鸦片战争。不幸中国战败，被迫签定了屈辱的《南京条约》。鸦片烟不但未遭禁止，反而在不平等条约的保护下更加肆无忌惮地向国内倾销，致使吸食者骤增，为害愈烈。凡染上烟瘾者，形同痼疾，轻者损体耗财，重者则家破人亡，成为社会之公害。

赣南地接广东，则首当其冲。清咸丰年间烟毒日盛，江西寻邬县的廖帝聘有鉴于此，向民众劝诫说，真空教能为人戒烟治病，勿用药方，勿用杂法，只须信心跪拜，向空静坐，接清化浊，其瘾自脱，其病自疗。民众饱受烟瘾之苦，皆纷纷趋前，欲试其效。戒烟者烟瘾脱除，遂广为宣传。自设坛以后，在二十多于时间里，治愈瘾病疾苦者甚多，纷纷赞颂真空道之灵验，而信者愈众。皆尊廖膏聘为祖师，或称之为“仙伯”。

真空教创立后，为以教养教，特定出教规：凡求戒烟或治病者，每人纳米三升，供献钱六十文，或送以鸡鸭并檀香烛茶等物，以示助教心意。此后，信仰者越来越多，竟有为推广空道，而举家罄财助教者，廖帝聘也声名日著，而且各地纷纷效法，请师设立道堂。于是真空道在赣南骤然兴起。

初创时，廖祖用跪拜、静坐、诵经和饮茶这四种方法，为人治病戒烟，愈者成百上千。一般群众对此颇感神奇，似有神明相助。于是廖帝聘名声大著，真空教也威名远扬。一般信徒则益推波助澜，神化其说，使空道治病戒烟之法，披上浓厚的神秘色彩。

其诵经的内容和方式，可分为平日和节日两种情况。平日，早、午、晚三堂经，一般是由两名颂经生咏唱，一人领唱，一人附合。是时红烛高烧，檀香点燃，烟雾缭绕，经歌回荡，法器叮哨，整个教堂里充满着肃穆神秘的气氛，令打坐者入静凝神，以收“精神治疗”之效。

当初，真空教又名“空道”，是清代的民间宗教之一。真空教是由廖帝聘(1827～1893)所创。由于实施“有验”，所以信奉者日渐增多，流传范围扩大到大江南北，并在各省设立教堂。至清末一直发展到东南亚地区。20 世纪 70 年代末，记者采写的一篇《星马华人社会的真空教》的文章指出：

“真空教的传入东南，据史家告诉，已有八十多年的历史，而传人星马也有六十多年了。在星马约拥有两百间的道堂及道友逾十五万人，这是令人惊奇的一个数目字。这种宗教不拜偶象，不用符咒，不吃药物，仅喝清茶，静坐，而能治病戒烟，是其最吸引信徒的主要因素。而且，真空教在马来西亚、新加坡和泰国等地都受到政府的保护，甚至有政府部长或议员参加道堂落成典礼或其它纪念活动。真空教成为使相当一部分华人社会团结的凝聚力。”

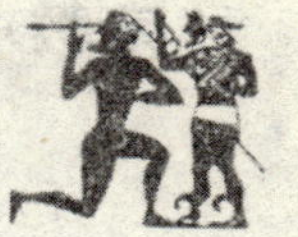

十　宗教与医学心理学

宗教是人类历史上一种既古老而又普遍的社会文化现象，医学心理学则是医学与心理学结合的产物，它们三者的目标都是“人”，在这里主要是针对人的心理健康。“宗教与医学心理学”所要谈的是介于心理学、宗教学和医学之间的一个边缘领域的学问。宗教与医学心理研究的历史相当久远，直到现代《宗教心理学杂志》和《宗教心理学》的书籍中，只包含了一些与医学心理学相关的内容，而对宗教与医学心理学上升到科学理论上的研究，要数詹姆斯的《宗教经验之种种》和弗洛伊德《强迫动作与宗教实践》。从宗教与医学心理学的内容、结构、功能，及其所涉及的诸多问题来看，宗教与医学心理学的应用研究和理论探讨，是要站在现代科学的高度，认真地探求隐秘在宗教文化中的医学心理学知识和技艺，所以其宗旨是为了用它来为人类的医疗保健服务，以维护人的心理健康。

1. 宗教心理学概况

宗教心理学是研究宗教信仰的心理活动特点和规律的一个应用社会心理学领域。它是介于心理学、宗教学和社会学之间的一门边缘学科。人类很早就开始探索灵魂问题。宗教心理研究的历史渊源也往往可以追溯到西方的古希腊时期，以及中国古代的道家和儒家及佛家的灵魂观。

在科学心理学建立之前，宗教心理学通常是作为哲学的一个组成部分。如德国哲学家费尔巴哈从哲学角度分析了宗教信仰的心理根源，德国宗教神学家施莱尔马赫从宗教神学角度分析了宗教感情。

到19世纪末，德国心理学家冯特开创了科学心理学，他的《民族心理学》系统地研究了原始人宗教、民族宗教、多神宗教和世界宗教，提出了宗教演化四阶段的假说：由原始人崇拜魔力阶段发展到崇拜图腾动物阶段，然后进入崇拜英雄和多神崇拜阶段，最后发展到人道宗教阶段。冯特本人被誉为西方宗教心理学的奠基者。所以他的《民族心理学》成为宗教社会心理学创建的标志。

在美国，冯特的第一个美国弟子霍尔从个体宗教意识的发生为切入点，系统研究了青年的宗教意识，从多学科的角度对宗教和教育等问题作了广泛的研究。随后，霍尔的学生斯塔巴克探讨了宗教与道德问题，并着重对教徒的皈依经验，特别是青年皈依宗教信仰作了系统的研究。

霍尔和斯塔巴克不仅最早使用“宗教心理学”一词，还创立了美国最早的《宗教心理学杂志》。1900年斯塔巴克的《宗教心理学》一书出版，标志美国宗教心理学的形成。继詹姆斯的《宗教经验之种种》之后，弗洛伊德发表了《强迫动作与宗教实践》，对宗教心理的研究都产生了广泛而深远的影响。

宗教心理学的内容包括宗教思想、宗教意识的内容和结构，宗教情感的特点以及宗教在个人和社会精神生活中的心理功能，特定社会条件下的各种不同教派的信徒参与宗教活动及其宗教生活所感受的宗教经验和宗教感情，以及信徒的融汇宗教体验、宗教感情和宗教意志的宗教信仰心理状态等方面。

宗教心理学研究宗教意识时有两种情况：一种是由专职神职人员及教会宗教团体颁布的宗教思想体系。它是一种既同宗教神学有密切关联，又不等同于一般宗教神学的具体宗教心理学。例如，宗教神学中的佛教心理学或基督教心理学等。它们以心理学的原则来阐明基督教或佛教的教理、教义、持戒等。代表人物有美国的博依森、日本的铃木大拙等。弗莱克和卡特 1981 年认为，这种宗教心理学尚处于它们的婴儿期。另一种是广大信众具有的宗教信仰心理，直接对普通信众的宗教意识和宗教心理作深入的研究和科学的说明。其研究对象是：信仰群体或个人在参与宗教活动时内在和外显的一切独特的心理现象，各种社会性和非社会性因素对各种独特心理现象的制约性，以及这些因素之间的互相制约关系。这种研究不同于宗教社会学对宗教的研究。

宗教社会学侧重于宗教与社会，宗教与社会政治、经济形态、文化心理等的关系的综合研究，而宗教心理学则着重研究宗教与心理的制约关系。它结合特定的历史条件、文化背景等，侧重研究特定的信仰群体。例如，氏族、民族、阶层或宗教小群体和个体的宗教信仰、宗教修习、宗教体验、宗教行为和态度、信仰动机和意志以及宗教活动和交往等。

宗教心理学的研究课题多数集中在宗教意识的结构和功能、宗教经验的实质和潜意识的关系、宗教神秘经验的心理和生理基础及心身健康机能等方面。其中，从认知社会心理学角度研究宗教经验的直觉思维模式已成为一个突破口。有的学者从功能上强调研究宗教经验的重要性，有的学者在研究宗教经验思维进程中，开始引进计算机程序模拟。由宗教社会心理学角度进行研究的选题，多数集中于宗教活动中的宗教崇拜行为、宗教态度、宗教交往以及非言语交流的宗教情绪感染等方面。

涉及宗教心理学研究的理论大致有投射理论、惧怕死亡理论和认知需要理论等。精神分析的投射理论是西方宗教心理学关于宗教起源的传统理论之一。认为信仰的上帝（或神）是一种祖先表象的投射。阿盖尔 1975 年的研究表明，对上帝和对双亲的态度非常酷似。宗教所关心的众多认知问题，诸如苦难、生与死等，每每都是人生旅程中遇到的问题。因此，在当前宗教心理学研究中，死亡恐惧理论成为普遍受到东西方学者强有力支持的理论。学者们分析，这可能反映教会教育的影响，同太平世界的传播有关。

西方国家和苏联、东欧各国的宗教心理学研究，明显地存在着方法上的不同。这主要表现在西方学者的研究已不再满足于往常采用的访谈法、问卷法或档案文献法等传统的研究方法，而是十分重视实验和测量。例如现代宗教心理学研究中，宗教态度测量受到相当重视。1987 年，澳大利亚社会心理学家布朗的新著《宗教信仰心理学》，把宗教态度测量列为单独一章，着重介绍了美国著名心理测量家瑟斯顿等人的宗教态度量表及其研究成果。

西方学者把宗教心理学的发展，大致经历了以下三个时期：

① 创建发展时期。这一时期除以霍尔为代表的克拉克派之外，还有艾姆斯，勒巴和普拉特等人的一批研究成果问世。如勒巴的《对宗教的心理学研究》、普拉特的《宗教意识》，还有神学家奥托的《论神圣》等。这一时期通常被称为宗教心理学发展的古典时期，影响最大的是詹姆斯的《宗教经验之种种》。

② 向深层潜意识发展时期。这一时期的研究，一方面受行为主义的影响较深，一度除皮亚杰从儿童心理学角度研究儿童宗教意识外，其它宗教意识方面的研究进展不大；另一方面，自 1909 年弗洛伊德和荣格访问美国后，宗教心理学研究又深受精神分析和分析心理学的影响，开始向无意识领域发展。这期间，弗洛伊德的《图腾与禁忌》、《一种幻想的未来》、《摩西与一神教》等著作，集中反映了精神分析对宗教、上帝、宗教戒律、宗教仪式和神话等的分析解释。荣格的《宗教心理学》和弗罗姆的《基督教义的心理分析》，则分别代表了分析心理学和新精神分析对传统精神分析宗教理论的修正，以及潜意识研究方面的成果。

③战后发展时期。第二次世界大战结束以后，宗教心理学的研究取得较大的进展。在这一时期，个体宗教意识研究得到进一步深化。奥尔波特倾向于从人格心理学角度探讨个体宗教心理，他的《个体及其宗教》是这方面研究的重要成果。

美国精神分析学家埃里克森对人格同一性特别是宗教同一性问题作了深入研究。他的《青年路德》一书对宗教人格的研究颇具深意。宗教同一性研究与宗教意识经验的研究密切相关。其中，神人合一的宗教神秘经验已成为当代宗教经验研究中的一个重要内容。宗教同一性和宗教经验的实质这两个问题已成为当代国际宗教心理学界共同关心的课题。

第二次世界大战后，宗教神学家对宗教心理的关注和探索是一个引人注目的动向。德国籍的美国基督教新神学家蒂利希和德国宗教哲学家布伯等人，都关心社会和心理学的关系。布伯在他的《我和你》一书中，主张神是人的永恒对话者，强调通过祈祷来与神结合。蒂利希则试图以现代神学、精神分析和存在主义来综合清理传统的基督教。他的著作《信仰的动力》着重于人性和动机的研究，强调心理学的社会意义。

中国宗教心理学研究较少。20 世纪初，个别大学和神学院曾有外籍教师作过有关宗教心理学的讲座。早期的心理学家陈大齐曾撰写《迷信与心理》一书。此后，在相当一段时间内几乎无人涉足宗教心理学领域。20 世纪 80 年代以来，这方面的研究开始受到重视。

2. 宗教心理的起源

宗教心理医学即宗教关于人的心理疾病病因的解释及其心理治疗的学说，自人类产生以后就有了它的萌芽。早在氏族社会，部落中如有人生病，就被原始自然宗教认为是大自然中的神灵降灾所致，为此采取祭祀、还愿或赎罪的方式以求免除灾祸。祭司或巫医在神秘庄重地宗教仪式中运用神灵的力量为病人驱邪除魔，病人及其家属则顶礼膜拜。这种气氛给病人带来希望和信心，稳定了病人因恐惧而到躁动不安的情绪，部分病人由此而被治愈，这其实就包含有心理治疗的成分。在《圣经》里也记载了很多盲、聋、哑人和不能走路的病人，来到耶苏基督跟前，接受他的扶摸，结果自觉病愈。推论这些病人当中难免有不少是患有癔症一类的病人。此外，各种宗教里都有关于上帝、神、佛或者圣人治病的记载，有些病人信仰“心诚则灵”的神话，希望达到恢复健康的目的，这些都说明了心理治疗的历史源远流长。

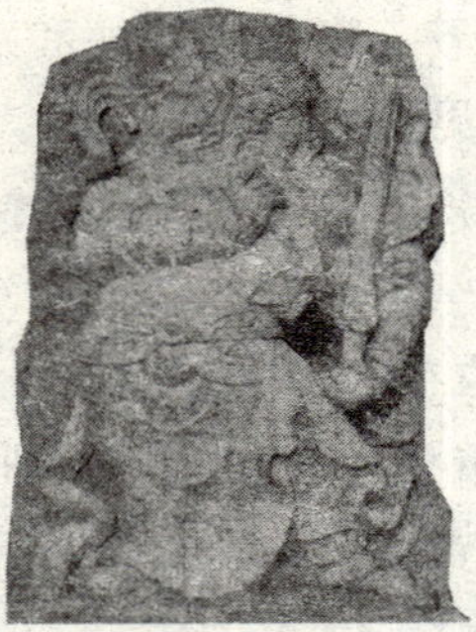

门神①

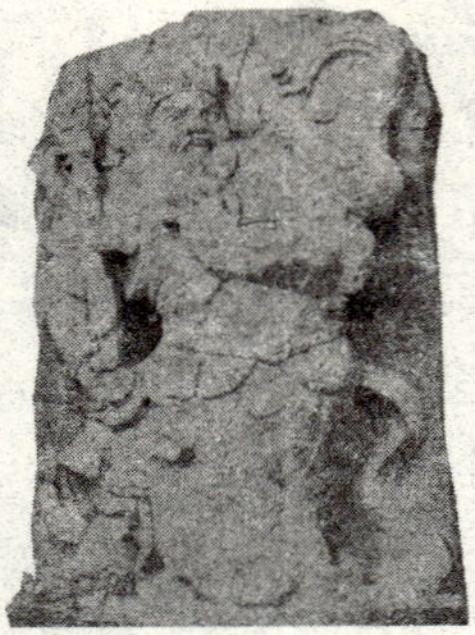

门神②

在人类早期，即人类进入文明时期，出现了古希腊的“肉灵一体”和中国古代的“形神合一”的自然哲学，如古希腊医学之父希波克拉底关于心身治疗的西医思想和中国春秋战国时期的《黄帝内经》关于形神调摄的中医思想。此时，心身医学脱离了原始宗教的影响，而进入了临床经验探索阶段，但也偶见古代宗教影响的影子，如焚香驱病魔、祝由画符等，都带有宗教心理的暗示治疗作用。当时，对人类疾病的治疗开始由专门从事医疗职业的医生来承担，他们从实践中摸索出如草药、单方、验方、针刺、按摩等形式的治疗手段。这些措施并不一定都有医学治疗作用，其中有一些甚至还会起到伤害性作用(如放血、峻泻、烧灯花等)，但医生在治病过程中常先进行一套仪式如沐浴、更衣、焚香等，然后才进行望、闻、问、切等诊断操作程序，这些都给病人及其家属以信任感，起到心理治疗的效应。二千多年前，《黄帝内经》就已以识到心理医学治疗的诸多思想，如“精神不进，志意不治，病乃不愈”(心理病因)、“情知内伤”(心理病理)、“治神为本”(医疗原则)、“五志相胜”(心理治疗)、“形神调摄”(心身保健)、“言语开导”(心理调节)。在西方，早在古埃及和古希腊时代就对心理治疗相当重视，如强调要把“言语”作为一种治疗疾病的工具，所谓“心病还要心药(言语)医”，同时希波克拉底还强调“因人施治”，他说“了解什么样的人得了病比了解一个人得了什么病更重要”。不过当时由于对精神病的病因不知道而用神秘主义的“驱邪”“惊吓”作为心理治疗手段，如让精神病人走过在河中搭起的特制的桥，当病人行至桥中央活动亭子时，突然落入桥下冷水中，受惊后使疾病好转(后称此桥为“疯人桥”)。

进入中世纪后，由于神学和宗教的无上权威，阻碍了科学与医学的进步，把精神病人当作魔鬼附体而采用锁绑、吊打、烧灼等摧残肉体的方法来驱魔，阻碍了心理治疗方法的科学应用。直到1792年，在法国精神病学家比奈的倡导下，去掉了疯人院中精神病人的铁链与枷锁，用人道主义的方法对待精神病人，心理治疗才又重新得到发展。但是，当时的宗教神职人员如教父、神父、牧师、修女等承担着一定的神学心理职责，如教父用自己宗教心理开悟天下教徒，神父用心理治疗解除教徒心理疾苦，牧师用心理疏导教育教会儿童和青少年，修女用心理护理和心理关爱为患者救死扶伤。尽管它带有宗教的外衣，但其中不乏心理治疗和心理护理的成分。

到了近代，心理治疗与科学心理学（如临床心理、精神分析、行为矫正等）相结合，但宗教心理治疗仍然保留在各类宗教之中。19世纪Braid、Charot、Janet和弗洛伊德等学者对18世纪末开始流行的催眠术和催眠现象作了研究，并把它当作治疗精神病的主要手段之一。弗洛伊德在此基础上创立了心理分析疗法，大大也推动了心理治疗的发展。他所建立的一整套心理治疗的理论和方法成为心理治疗发展史上的一个里程碑，影响深远。心理分析疗法成为20世纪前半叶在心理治疗方面占主导地位的疗法之一，为精神科的医生们所广泛使用，心理治疗遂成为主要应用于精神科的一种专门技艺。20世纪50年代以后，随着其它学科的知识和技术的渗入，心理治疗的方法和种类日益增多，人们对心理治疗的需要也不断增长，从事心事治疗工作的也不再仅仅是精神科医生，而扩大到临床心理学家、社会工作者及牧师等。各种专业的人员，如儿科医生、儿童保健人员、幼儿园和小学教师、管理青少年罪犯的司法工作者等都要求掌握一些心理治疗的知识和技术，心理治疗已不再局限于医生和病人之间。特别是近二、三十年来，艾森克、沃而普（Wolpe）等人创立了行为疗法，通过学习理论的原则来改变不适宜的行为，使心理治疗的病种更为广泛，并因具有较理想的效果而成为时髦的治疗方法。社会上有许多心理较为不健康的人，也要求作心理治疗，以此来促进他们自身的健康，所以，心理治疗的实施范围也已越出医院。由于各治疗家或学派的理论不同，有的是把心理治疗看作为心理社会治疗或教育治疗，有的则看作是促使人格和自我发展的手段，所以，对于心理治疗至今尚没有一个能使大家都能公认的定义和分类。

对于什么是宗教，佛教回答说："宗教是神的律法，正如一个国家的法律只能由最高的管理机构制订而不是某个人说了算一样，宗教原则也只能是神所制订和传递下来的”。佛教讲因果，重轮回，所以佛教认为“神的律法不会因你不信而不产生作用，作孽必有果报，正如种瓜得瓜”。

所有的宗教，都有一个自己信仰和顶礼膜拜的“神”，如上帝是基督徒信仰的神，释迦牟尼是佛教徒信仰的神。无论是基督教经典《新约全书》，还是道教经典《道德经》，或是佛教经典，都在说教扬善弃恶的理念。扬善弃恶的理念来自于“因果报应说”。因为善有善报、恶有恶报，故要扬善弃恶。

从心理的角度来理解宗教现象，包括宗教的起源，宗教对个人和群体心理的影响，宗教对个人行为的影响等。如“改变信仰”、“巫术医病”、“神灵崇拜”等，职业宗教人员大都会使用宗教心理治疗手段，比方说“驱魔”、“忏悔”“信仰治疗”等等。“治疗说”认为，宗教的产生是出于人们对付重大心理创伤的需要。当人们无法面对巨大的心理创伤时，人们就把整个事件神秘化以治疗人们的心理创伤。

神学来源于神话，神话是对人类神秘心理的想象性解释。《圣经》开篇就是“创造神话”。神话反映的是人类最基本的心理，如恐惧，焦虑，愿望，需求等。不管科学与人文发达到哪一步，人类的最基本的心理需求并没有改变，至少到目前为止还没有改变：安全，次序，意义等。“创造神话”对每个宗教都有，如基督教的上帝传世说，中国古代的盘古开天地和女娲造人。

弗洛伊德认为宗教不过是人们把自己内心的强烈恐惧或无法由理性来解释的情感“投射”到想象中的“神明”。因此，宗教本身根本就是子虚乌有的，是一种“精神异常”。他还认为，宗教反映了人们内心深处被压抑的被社会所不容的欲望，比方说“弑父”的欲望，“淫母”的欲望等等。换个角度来看，也就是社会用“宗教禁忌”的方式强迫人们放弃这类欲望。"投射说"有不同的“投”法。有一说是“神”其实是反映了人们人性各个不同的侧面。比方说希腊神话中的神们就代表了人类自己的不同性格。雅典娜代表人类的智慧，如此类推。又有人把这理论的范围缩小一点，说是代表人们个人的性格的不同方面：宙斯代表人们自己性格中权威的一面，雅典娜代表人们智慧的一面，战神马斯代表人们怒气的一面。

这一观点是新精神分析学派荣格提出的。他认为宗教是来自人们潜意识心灵里的一连串的象征。人们需要“健全”的心理，就少不了“象征”，要了解宗教的真正意义，就得了解宗教的象征的究竟是什么。“象征说”至今还挺有影响的。Jung 的理论比 Freud 要比较容易令人接受。“象征说”的关键是，你得弄明白“象征”底下的真正涵意，别在表面意义上打转转。

宗教用某种特定的形式如信仰、祈祷、祭神、念咒、朝拜、烧香、磕头、灌顶等来满足了人们的一些心理需要，满足人类对“次序”的需要，对“安全”的需要，对“意义”的需要，人们从中得到了安慰、安全和心灵的宁静，从而感觉到生命的意义和健康的价值。

3. 宗教信仰的医学功能

据美国《新共和国》1999 年 7 月 19 日和 26 日报道，新的医学研究表明，信仰宗教的人普遍比其它人更为健康而且长寿。

传统观念认为，宗教是那些受疾病和烦恼所困扰的人们的精神避难所，耶稣巡视古圣地的时候也通常首先帮助那些受到疾病折磨的人。最新研究表明，信仰任何一种主流宗教的人（不论男女），与不信仰宗教的人比较，其免疫系统功能较好，血压较低，患中风、抑郁症、心脏病和产生焦虑不安情绪的可能性也较小，自杀的可能性远小于普通人。这些都是世俗医学院校和卫生保健机构的研究成果。即使研究人员对教徒们的健康史、自我选择的影响（即这些人从病床上起来后去参加宗教仪式是否会使他们比以前更加健康）、“集体支持”（教会团体通过关怀网络为那些患病的成员提供帮助）等变量因素进行控制研究之后结果依然如此。

杜克大学曾对四千名不同信仰的男女进行研究。这些人的年龄全部在 65 岁以上。这项研究发现，在经常参加宗教礼拜的人身上，死亡的相对危险因素要低 46%。这项研究还发现，经常祈祷的人的血压比不经常祈祷或从不祈祷的人的血压要低得多。此外，经常参加宗教礼拜的人的免疫系统也比较强健。杜克大学的科尼格说，几乎所有基督教和犹太教的情况均表明，参加宗教活动与身体健康之间有着内在联系；另外，他认为，尽管目前研究尚未获得足够数量的穆斯林来予于确证，伊斯兰教也将会是这种情况。主要区别看来就在于人们是否定期参加宗教活动。他说：除了那些非主流教派，基督教内部各个教派信徒的健康状况改善程度都大同小异。犹太教和基督教之间的区别也很小。

柯尼格医生说：宗教和医疗之间的联系不是什么新话题和非自然现象。许多病人有宗教信仰，并且用宗教信仰来对付他们的疾病。宗教信仰和心理健康、社会支持、以及健康行为都有关系。反过来，较好的心理健康、较好的社会支持、以及较好的健康行为又和较好的身体健康有关。因此，宗教信仰的确和身体健康有关。而当你确信这点时，关系就更加密切。

美国盖洛普民意调查发现，95%的美国人相信上帝，而在六十五岁以上的美国人当中，有将近80%的人属于一个教堂或教会。过去有些研究发现，经常祈祷和上教堂的人比很少或从来不上教堂的人要健康，而且更长寿。

杜克大学医学中心的哈罗德·科尼格博士对所有主流教派进行了调查研究，结果显示：很少参加宗教活动会对人的寿命产生极大的影响，相当于每天抽一包烟、连续抽四十年造成的危害。科尼格与来自杜克、哈佛、耶鲁这些大学的一些研究人员又分析了大约一千一百项有关宗教活动对健康影响的研究结果，发现大部分数据显示：参加宗教仪式与增进健康之间存在着具有统计意义的联系。一项研究发现：定期进行礼拜的人的血液中间白细胞素的指数很正常。即使是感染艾滋病病毒的人，如果他们定期参加宗教仪式，其白细胞素的指数也会降低。另一项研究还发现：在耶路撒冷，不信宗教的成年人患心脏疾病的危险要比那些信仰宗教的成年人大得多。研究人员威廉·斯特劳布里齐用了28年时间，对大约五千名加利福尼亚人进行了跟踪研究，这项研究的结果发表在了《美国公共卫生杂志》上。他发现，尽管在男子当中并没有这样明显，但那些每周参加一次宗教活动的妇女的确明显地延长了寿命。斯特劳布里齐还发现，从总体来看，教会信徒并不是一开始就比普通人健康，相反他们开始时的健康状况还达不到平均水平，只是后来身体才逐渐越来越好。另一项主要由得克萨斯大学研究人员进行的新研究发现，定期参加宗教活动的人比那些从不参加的人的平均寿命要多七年。信仰宗教还能造福下一代。父母如果定期参加礼拜活动，其子女健康长寿的可能性就会大大增加。原美国内战陆军军医处处长、后为纽约公立图书馆首任馆长的约翰·比林斯，在其研究文章中提到：部队中宗教可减少军人死亡人数，信仰宗教可增强军人体质。

有些研究显示信仰宗教能够健康时，认为这是宗教社团中的“心理关怀”原因所致。一个人定期参加宗教活动，其身体不适时周围关心的教友会注意到；如果他没有如期参加宗教活动，教友就会打电话询问原因；或者上门去看望，在他患病时给予照顾和鼓励。所有这些都是心理关爱，有助于信教人延年益寿。只要有这么一个互助团体能在自己身体出现问题时表示关切，在自己接受治疗时给予鼓励，都将会很有心理帮助，因为早期治疗总是最为有效的。但研究似乎表明，即使当去除了宗教集体的帮助这个因素之后，信仰与健康之间依然存在着一种内在联系。

研究表明，信仰宗教必然导致倡导健康的生活方式，禁忌不良的生活方式，各类宗教都有其对生活方式的宜与忌的种种规范。如禁酒、禁咖啡因、禁烟或者像犹太教要求食物必须洁净这类饮食限制。宗教信仰通过倡导健康合理的生活方式而有助于健康。虽然教派之间各不相同，但每一西方主流教派均鼓励其教徒适度地饮酒、远离毒品、戒烟、生活节制、一夫一妻、结婚并维持婚姻。除了争吵和打架，已婚成年人比年龄相仿的单身族心身更为健康，一个重要原因就是夫妻双方均为对方提供“外界支持”。神学鼓励人们选择的生活方式与医生就长寿而建议采取的生活方式并无太大差别。当然，世俗生命哲学体系也鼓励人们在生活中应注意节制和保持忠诚。拥有数千百万教徒、仅仅信奉唯一最高权威的宗教在提倡导人们过一种有节制的生活方面，可能会胜出一筹，从而使其信徒们保持相对健康的心身状况。宗教的自我保健意识，是一种自尊健康和自爱生命的心理行为表现。从宗教行为与延年益寿的关系这个角度而言，信教者的生活方式可能有其渊远的历史根源。比如，历史学家有足够的理由认为犹太教制定禁食猪肉的教规的根本原因在于“卫生”，或被现代人诠释为防止教徒患旋毛虫病。类似的自我保护意识在宗教的许多方面均有所体现。因此，那些教育其信徒有节制地生活、互相关心的宗教往往更容易蓬勃发展壮大，并将其健康观念和健康习惯一直保持到今天。

然而哈佛大学医学院的赫伯特·本森博士，提出了一个关于信仰与健康之间可能存在关系的原因，实际上是信仰与社会之间的历史联系，即自然选择选择了宗教。根据本森的理论，在史前时代那些出现宗教信仰萌芽的氏族或群体中，可能已经形成了较好的生活习惯，而且崇尚一种照顾家庭和邻居的责任感。这可能增强了“血亲的体质”或提高了整个氏族将其族人的优良基因遗传下去的可能性。他们的子孙也因而在信仰中成长；他们的后代则由于建立在宗教信仰之上的健康生活习惯和无私关怀他人的品德，从而提高了生存能力。他们如此循环，一代又一代地繁衍子孙后代。本森认为，就是以这种方式，人类为了上帝而团结在一起，人类天生就具有信仰宗教的潜质。但显而易见的是，宗教并非在所有情况下均发挥其选择的优势：有时宗教会使信徒群体成为战争的靶子或在其内部实行高压统治。但是在人类发展进化的漫长历程中，那些拥有宗教信仰的人似乎比那些不信教的人健康长寿。本森认为，在今天这依然是事实。

没有一个颇负盛名的、从事信仰与健康研究的人士认为，宗教是运用了超自然的力量才使人长寿的，因而有一些人就十分重视祷告的作用，为了健康与长寿的期盼，于是就“为其它祷告”，如甲为乙的健康而祈祷。为了健康与长寿而祈祷，其奇迹虽尚未获得证实与发现，但有资料确实也能提供支持证据，表明祷告对祷告者的身心可产生一定的良性影响。例如，早在西周时期，周武王患了病，周公为之祷告于先祖，而获痊愈。其事详见于《史记》的《周本纪》和《鲁周公世家》。

美国癌症协会最近宣称：“医学找不到办法时，有时可以从祈祷中寻找到答案。”这一论断引起了医学界的极大不满。从某种意义上讲，这一说法是无可争辩的：对更高理想的向往也许可以减轻病人采用任何药物或技术都无济于事的痛苦。但传统医学只能苟同这样的社会学观念：即病人可以通过向现实或虚幻的造世主诉说痛苦来寻求安慰。认为已经有了确切答案的想法，即“可以从祈祷中寻找到答案”的观点使许多医学界人士深感不安，哪怕这个答案只是源于个人的潜心思考。

现代社会的诸多小秘密之一，就是并非只有虔诚的教徒才祷告。世界著名的大气物理学家、全球变暖理论的主要支持者约翰·霍顿，就经常地做祈祷，他还撰写了许多文章论述祈祷的重要作用。诺贝尔奖获得者、物理学家、激光光束的主要发明者查尔斯·托内斯，说他每天都要祈祷。也许博学的权威们听后会嗤之以鼻，但是如果有规律的祷告，可能会使人的心态平衡，并有可能给人的身心健康带来一些益处。各种宗教有多少真实性成分姑且不谈，祷告者的所作所为，则不失为一种明智之举。

1995年，一千多位从事医学健康的专业人员，出席了哈佛大学医学院所主办的“信仰与健康”大会。《内科医学新闻》的标题说，灵性是个尚未被发掘的医治方法。该项大会发表的论文说，每周参加礼拜，每日阅读《圣经》，经常祷告，是身体和心灵的极佳医药。信仰是对宗教偶像的崇拜心理和行为。宗教信仰的医学心理学意义在于：维系真善美的心态；排除各种邪念的侵扰；生活充实感和未来期盼感。国外学者认为，宗教信仰是极佳医药。这是因为人具有神赐予的肉体和灵魂两个方面，二者交互作用影响人的健康。肉体状态影响灵魂的宁静，灵魂状况影响肉体的健康。灵魂信仰神所带来的平安、喜乐、爱心、自尊和盼望，会使人保持愉快乐观的心态，会使大脑神经、身体器官和内分泌处于协调状态，最终使人心身健康和长寿。常参加每周礼拜，找一段安静时间阅读、默想《圣经》，花时间祷告与神同在，让神的平安、喜乐充满心房，是预防疾病，医治疾病的良方。

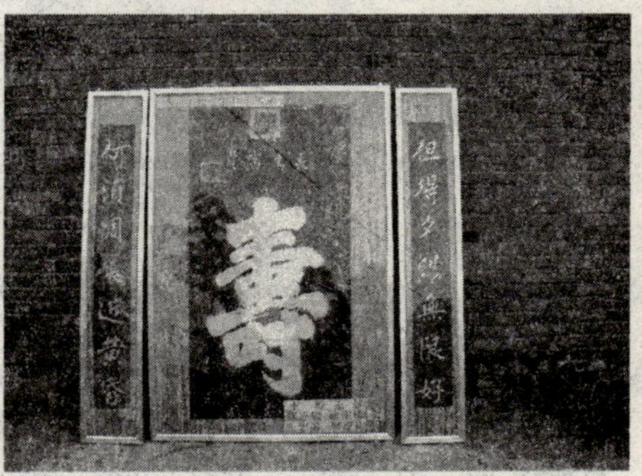

寿字

祈祷或祷告具有重要的心身医学调节功效。国家健康研究院研究员赖大卫在国际心理期刊（1998.8.11）发表了他多年的研究结果，从追察2391名65岁以上老年人六年来的健康状况发现：每周参加一次礼拜，并每天祷告或读经一次的人，比那些不去教会做礼拜，不常读经祷告的人，患高血压的可能性减少40%。因为高血压属于心身疾病，其主要心理因素是心理应激或心理压力和A型行为（美国医学家 Roseman 和 Friendman 提出），即时间紧迫感、过分竞争性和敌意性。经常做礼拜和祷告的人，会大大减少这种压力和行为，从而减少心身疾病的发生。赖大卫在《U·S·A·Today》（1998.8.11）发表文章说，去做礼拜和健康显然有关，但仍须进一步的研究，来确定宗教习惯与健康之间的关连性。最可能是透过两个途径造福当事人，一是个人灵性的，二是人际社交的。一个人有人际社交是重要的，而坐在家里沙发上却得不到这种人际温暖。相信上帝关爱尘世的每一个人，并透过祷告将人生大小的难题交托神，人们内心就能享受安息，精神安宁，血压稳定，从而得以健康地生活。参与教会的活动，享受弟兄姊妹的关爱，并付出关爱，对心灵和身体健康，都有极大好处。

类似静默沉思的非宗教祈祷也能使人心情平静，并且感觉身体舒泰，这一功效早已得到临床医生的承认。任何人都可以从每天一段时间的静思祷告中获益。杜克大学和其它一些研究机构最近均发现，传统的宗教祈祷或者默默地与上帝进行交流也对身心健康有益。研究发现，既参加教会礼拜活动又进行有规律祷告的人的血压比控制高血压组的人其血压要正常。研究人员认为传统的祷告通过静思的心理作用使祷告者的身体从中受益。例如，本森在研究中发现，平稳的心理状态有助于增强身体的自我治愈能力。

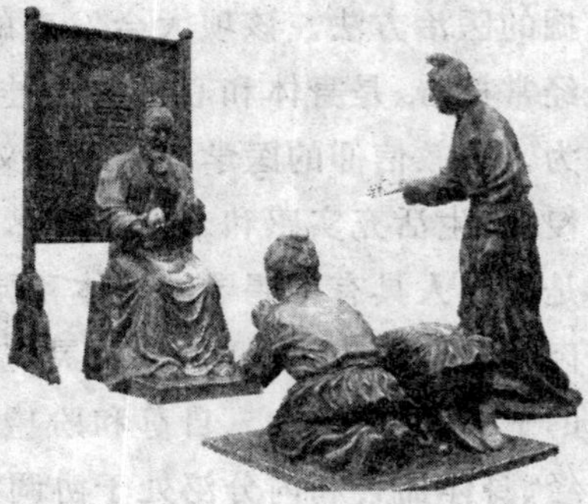

祝寿

科尼格猜想，许多宗教活动对身体的益处源自于信徒们所说的舒适感，或者“感觉人生有目标”的自我体验：他发现有宗教信仰的人一般比其它人较少受到抑郁症的折磨，而且即使确实出现心情抑郁的情况，他们也能很快地调整过来。从这种意义上讲，宗教不仅可以发挥有益的精神安慰作用，而且还是帮助信徒们掌握摆脱压力和焦虑的一种办法，精神压力的减轻反过来促进了身体健康。艾瑟·斯特恩伯格博士是全国精神健康研究所的一名研究人员，他出版了一本很不错的新书名为《脆弱的平衡》。斯特恩伯格在书中用实例证明人只有通过培养一个坚定自信的感情世界，相信自身存在真正具有意义且目标明确，才能提高健康水平和生活质量。

“信仰与健康”关系论与心理学领域中的“美好生活”运动有着相同的基础。二战后心理学和社会科学界一直将重点放在对机能障碍的研究之上，即探索究竟是什么使人异化或变得反社会。与之相反，“美好生活”运动则致力于强调是什么使人们变得高尚和无私。从这种意义上讲，“美好生活”运动就意味着选择一条理想的生活道路。美国宾夕法尼亚大学的马丁·塞列格曼担任美国心理学协会的主席，他是这一正在发展的学科的领袖人物。塞列格曼说，学者们“应该多看到生活中美好的地方”。目前为大多数人所接受的观点是：当人们被逼得发狂时，社会便会暴露其狰狞且真实的面目。“美好生活”运动则宣称，当人们都变得无私时，社会闪光的一面就会大放异彩。但是当今的学术界只会对社会的丑陋性发出哀叹，而不愿去赞美人间的美德。“美好生活”心理学与“信仰与健康”关系问题之间存在一个明显的内在联系。如果心理学应重点探索道德观的根源，而且主流教派可以培养美好的道德和促进精神健康，那么人们就有了一个为什么要严肃地对待信仰问题的新的根据。由于战后对宗教的怀疑在知识界深深地扎下了根，所以直到 1994 年美国精神病学协会仍将强烈的宗教信仰定性为“精神错乱”。其实，信仰宗教可以造福于人类，能够使人心身健康。“信仰与健康”的支持者拉尔森说，即使研究表明宗教对健康有益，这也不意味着医生就应将其当作抗生素来使用。科尼格认为，研究仅仅表明医生应询问病人是否信仰宗教；如果信仰宗教，医生可以给予什么样的帮助。从这一点来看，人们有足够多的研究可以证明这一点，这的确是临床上的一剂良药。虽然满足了人的精神需要可使人受益匪浅，但是医生只行医，而不同时兼任神职人员，而心理医生则可以帮助人们怎样通过信仰宗教来调节人的心身状态。

4. 道教修炼与心身健康 ▶

道教“重人贵生”，认为“仙道”不离“人道”，“全人道”是“修仙道”的基础。只有很好地履行做人的社会职责，成为一个对社会有用的人，一个道德高尚的人，才谈得上修仙得道。信奉道教，重要的是将道教的精神、道教的智慧贯彻到生活之中，在社会生活中修道、行道、悟道。古云：“不离日用常行内，直到先天未画前”，就是说要在世间而超世间，不离生活而又升华生活。立足于生活，圆融于生活，服务社会，利益人群，这才是道教的心身健康观。

现代医学心理学研究发现，有人生信仰如宗教信仰者，有利于心身健康。道教的信仰是永恒的“道”。因为道既是宇宙的本质，也是生命的本真。个体的生命发展规律，因禀道而生，循道而存，修道而寿，故成仙得道为生命追求的永恒自由的理想境界。成仙得道的信仰理想解决了众生的终极关怀问题，吸引古往今来无数的人们，为之奋斗，为之献身。有了道的信仰，生活才有意义，人生才有动力。成仙得道的信仰使个体有了追求的目标，找到了安身立命之处。现代医学心理学认为，有宗教信仰的人感到生活充实，生命有质量，所以能获得愉快和健康。

道教经典有一句口号是：“仙道贵生，无量度人。”要求道教信徒不仅要“度己”，而且要担负起“度人”社会责任。度人的方式很多，如以我之德行去感化他人，以我之能力去辅助他人，以我之学识去教导他人，以我之修持服务于他人等等。只有积极地为社会作贡献，功德圆满，才能名登仙籍。

人是生活在社会之中的，受到各种社会关系的制约。社会和谐有序，个人才会有美好的人生。那么，如何才能处理好各种社会关系呢？道教提出，每个人都应该具有慈爱之心，要仁慈、友善地对待他人，乐人之成，悯人之苦，济人之危。平等一心，和同一切，“不杀不害，不嫉不妒，不淫不盗，不贪不欲，不憎不忌，言无华绮，口无恶声”(《度人经》)。道教对人际关系的理想境界的描述是“齐同慈爱，异骨成亲”(《度人经》)，即所有的人，不分亲疏，都互相仁慈友爱，没有血缘关系的人都像血亲那样亲密。如果每个人都遵循道教仙圣的教导，世界一定会和平安宁。

顺应自然，即审时度势，顺应事物发展的本性，不强作妄为。每一个人，从决策者到普通老百姓，只有当他的行为顺应时势，顺应民心，顺应自然规律和社会规律，才能取得成功。否则就是蛮干和盲动，不管付出多少努力，都会失败。道教顺应自然的思想是从对宇宙人生和社会历史的深刻洞察中总结出来的，不管在什么时代，始终闪烁着智慧的光芒。

推崇俭朴的生活，反对奢侈浪费，是道教的传统美德。然而，在现代社会中，不少人踏人了消费的误区，以奢华摆阔为荣耀，以挥霍享乐为潇洒，以节俭朴素为寒酸。这种价值观念严重影响了社会风气，导致一些人盲目攀比，超前消费，为比债台高筑；一些人为了满足自己的挥霍而不择手段，或盗窃抢劫，或利用职权贪污受贿。这种现象如果蔓延开来，后果不堪设想。人们认为，在现代化的今天，崇俭抑奢的古训仍然有着不可忽略的意义。让人们继续传承那种崇俭抑奢的思想，在消费活动中，多一些理智，少一些盲从；多一些实在，少一些虚华；多一些精神追求，少一些物欲放纵。麻烦的事，乃至恶性案件的发生，也将会少得多了。

道教所主张的人生，是一种艺术般的人生。人若能诗意地栖居于大地上，过着诗化般的生活，无拘无束，知足常乐地享受人生，是神往之事。道教引导人们放眼于广阔无垠的天地自然和历史长河之中，从一时一事的是非、得失、荣辱中超脱出来。这就需要有一种清静恬淡的心态，淡泊名利，随遇而安，流逝了的不去强求，来到了的也不躲避，不因丰厚的物质生活而欢悦，也不因贫贱简陋的处境而忧虑，不为个人的私欲而心神不安，不因为个人的不遇而情绪波动、怨天尤人，始终如一地追求崇高的精神境界。道教的这种思想能够引导人们冷静地面对曲折的人生，勇敢地承受无法避免的挫折和磨难，从而保持心理的平衡，确立健康的人格。无论人生的失意者还是成功者，都可以用自然常态的心情来直面对待。

道教的抱朴守真，是指固守人的纯朴自然的本性，反对人性的扭曲和异化。抱朴守真意味着诚实不欺，敢讲真话，不媚，不谄，不弄虚作假；意味着坚守节操，不随波逐流，不朝秦暮楚；意味着以诚待人，不矫揉造作，不口是心非。可见，抱朴守真是人的多种美德的汇合。只有抱朴守真，才能消除人与人之间各种人为的障碍，形成一种和谐融洽的人际环境；才能更好地表现和发挥人的价值，促进社会的有序发展。只有抱朴守真，才能获得恬静旷达的心境，养成淡泊洒脱的胸怀。

随着经济的发展，生活水平的提高，人们越来越重视养生之道。社会上持续不衰的健身热就充分反映了人们对健康长寿的期望。道教有完整系统的养生思想，有各种切实可行的养生方法，值得现代人认真挖掘。道教基于形神统一的生命观，提出性命双修的养生原则。道教所谓的性指心性，命指身体。性命双修就是既要通过身体锻炼优化人的生理功能，又要通过心性修养净化人的灵魂。这跟西方养生学只注重饮食卫生和身体锻炼是完全不同的。道教的养生学是整个人生修养方法，借这个方法去达到“天人合一”、“道我一体”的人生理想境界。道教性命双修的养生方法对于现代人保持身体健康和心理健康都有极大的借鉴价值。道教的命功涵盖了当今社会上流行的绝大部分养生功法。道教的性功即心理控制方法，类似于现代医学中的心理疗法。放眼当今商品化社会，竞争激烈，令人心理紧张，情绪焦虑，心理病人数量逐渐增加。如能学习借鉴道教的心理控制方法，可以缓解个人的焦虑情绪，减轻心理压力，保持良好的心态，从而促进心理健康发展。

道教认为，人与自然是有机的同构互感整体。人必须依赖自然界而生存，故人当爱护自然，保持与自然界的和谐关系。《阴符经》说："自然之道不可违。"人们应充分认识自然界的规律，要按自然规律办事，如果反其道而"妄作"，势必危害人类自身。道教主张对宇宙万物都施以仁慈的爱心，主张尊重自然界万物的属性，让宇宙万物自足其性，自然得到发展，而不横加干涉。在道教看来，人和自然万物之间存在因果报应关系，人与宇宙万物是互相感应的，感应的基础在于人和万物都有灵性，人与物信息相通。宇宙演化不停，生生不息，人作为宇宙共同体中的一员，应该以促进整个宇宙更加和谐完美为目标，而不应该以毁灭各种自然物的行为来扼杀宇宙的生机，有意或无意的破坏生态平衡。为了保持人与自然的和谐关系，道教在各种戒律中对保护环境作了许多具体的规定。在环境破坏成为全球性的严重问题的今天，道教的生态智慧对于解决人类的生存危机是有其现实意义的。

5. 佛教灵修与心身健康

约翰·威尔伍在《迈向觉醒心理学：佛教、心理学和个人灵性转化之道》中，对东方佛教灵修与西方心理治疗作了深入的研究。约翰·威尔伍早年受到华滋《东西方心理治疗》一书的影响，开始对"心理治疗与禅宗开悟的互补关系"产生兴趣。后从学于芝加哥大学临床心理研究所，遇到体察治疗学派大师尤金·简德林，而进一步确定"个人觉察有助于提高治疗效果"的主张。后来他开始跟创巴仁波切学大圆满和大手印的心要，认为开悟境界远比心理治疗高贵。他看到很多灵修上师和同修虽都有清明的观照状态，但都在回避个人的心理问题。因此，发现自己期待"开悟能自动消除一切的自我病理症状"的心理有点幼稚，并且决定向灵性追寻者说明心理治疗的重要性。于是，他就写了这本“迈向觉醒心理学”的书，想要说明：西方的个人和人际心理学需要东方的灵修传统，东方的灵性觉醒也需要西方的心理学传统。

西方心理治疗虽然是人格转化的工具，但仍能对“了悟自性”的灵性转化过程，提供实质的帮助。只要能够整合西方心理治疗和东方灵修觉醒，就能建立一种实践性质的觉醒心理学。

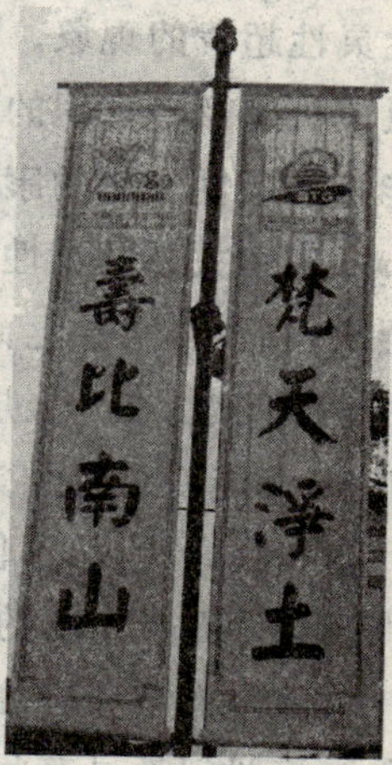

祈寿

潜意识不是弗洛伊德所谓的心灵压抑部分，而是禅修的觉察范围。禅修者可觉察到潜意识的过程有四个背景：情境意义的体察背景、个人背景、超个人背景与向实相开放的背景。心理治疗是水平面的揭露过程，灵修是垂直面的现成过程。西方心理治疗的自我反思经验和禅修的当下现成境界，具有动态的辩证深化关系。其特点如下：

灵修系统的心理治疗：西方的心理治疗太过重视心理症状的减轻及问题的解决，而忽略或背离真实本性的当下呈现。所以，应该把禅修的观照方式运用在心理治疗上面，来帮助个体看清和放空自己的杂念，就能直接观照经验的性质，并且把情绪能量的扰动转化成对空性的觉察，而能体会身心烦恼脱落的情况。

当下现成的治疗力量：只要停止躲避和否认身心体验的不适部分，就能全然活在当下现实的体验中，并消除潜在的分裂状态。

“脆弱、权力和治疗关系”：要坦然面对“个人世界崩溃的时刻”，才能放弃自我坚持的英雄主义，并且接纳自我的脆弱性质和虚妄性质，而培养出真正的内在宁静力量。

“心理治疗作为爱的练习”和“忧郁作为心灵的失落”：只要肯定人人都有佛性，就能把心理治疗当成发展慈悲心的重要手段，并且不会因为面对个人的虚无感，而产生重度的心理忧郁症状。

“与情绪做朋友”和“体现个人悟境：促进灵性发展的心理治疗工夫”：透过心理治疗来疗愈内心的伤口，让原始的生命情感能量重新自由流动；然后再透过禅修的观照，来放下个人情绪的执念，让本来如是的生命情感能量自由流动。否则，很容易利用灵修来逃避内心未了结的事务、情绪纠结、低自尊和疏离的问题，而产生灵性回避的现象。人们也很可能会以崇高的精神教条作为内在的权威声音，不断向自我发出批判的声浪与强制的命令，而产生灵性超我的现象。所以，先要用心理治疗来探掘内在的恐惧、僵化的内心反应机制及潜意识的动机，进而建立健全的自我了解与良性的人际互动，才能打开灵性发展的康庄大道。

亲密关系的灵性觉醒力量：亲密关系可作为灵性转化的途径，且有三个层次：在集体层次上面，可藉由爱的自觉，来处理男性气质和女性气质的历史分裂问题；在个人层次上面，可把亲密关系的心理障碍转变成灵性发展的机会，而能变得更加觉醒；在神圣层次上面，可藉由物我一体的大悲心，来和万物和解。所以，不仅要解决宗教组织中上师与弟子的问题，也要替人们的小区与世界带来新的场景。

佛教禅定和瑜伽，具有健身治病、延年益寿、优化心身等健康功能。古印度婆罗门教早有此论。《白骡奥义书》即以“身轻得康健”为修习瑜伽的初步效益。道教尤以行气守一等为祛疾健身、延命长生的要道。佛教中的显教重在破除世人对肉体的普遍执着贪爱，认为修习禅定，可随心寂静，身轻心安，调息调心，祛疾健身。《摩诃止观》卷八说：“若善修四三昧，调和得所，以道力故，必无众病。设小违返，冥力护持，自当销愈。若一心修三昧，众病消矣。”果善修天台宗提倡的四种大乘禅定：常行（般舟）三昧、常坐（一行）三昧、半行半坐（方等、法华）三昧、非行非坐（觉意）三昧，可产生自愈心身诸病之效用。

禅籍中说，修习禅定者若进入初禅，内气之充盈流溢，能令“身粗重性皆得除灭，能对治彼身轻安性即得生起。”身粗重性，指使身体感到粗重不适的一切障碍，包括心身疾病、亚健康状态等，随其消除，自然使人感到身体轻快、安泰、舒适，达到健康状态。若进入初禅以上正定，能改变欲界离不开饮食、睡眠、性生活的生理需求模式，有减少睡眠、饮食，乃至多日不吃喝、不睡觉也仍然身体强健、精神饱满。

对禅定能减少饮食睡眠和性生活的机理，道教内丹的解释是“精满不思淫，气满不思食，神满不思睡”，乃由收摄心意、惜精聚气保神，而令生命之本精气神不损耗、积聚充满乃至返回先天的结果。佛教禅籍中说，进入初禅，超出欲界，可离唯欲界众生所需的吃物质实体饮食的“段食”；进入二禅，可离以吃感觉为实质的“触食”；进入三禅以上，可离以吃意愿为实质的“意思食”，唯需“识食”（阿陀那识的执受，生的意志）。

佛学还认为，禅定功夫深达一定程度，有延年益寿之效。《阿含经》中佛说：比丘、比丘尼若修禅定，于第三禅基础上修习成就欲、定、精进、观“四神足”，可以随意住寿一劫或一劫有余。藏密说依无上瑜伽修气、脉、明点的禅定，当修到气入中脉后，可以有身健、力大、容颜鲜泽、足捷、年轻乃至不老、长寿健身效应。《恒河大手印》称修佛练功可以“长命黑发相饱如满月，光彩焕发力大如狮子”。据有关史料，长期修习禅定的僧尼，其平均寿命要比一般人高出好多，其中有些人如马鸣、龙树、达摩掬多、慧昭、纯陀等，均活到超常寿限。

现代科学研究者，利用电脑和心电脑电等仪器，通过对照组观测法，对宗教的瑜伽和禅定心身效应作了多种研究，结果表明，当锻炼入静时，人体新陈代谢、呼吸、血液循环、微循环、免疫功能、体温、消化系统等都发生良性变化：呼吸减缓，耗氧率等新陈代谢率明显降低，白细胞吞噬功能、红细胞免疫等指标提高，微循环血量增加，脑、心功明显增高，跃进频道呈太极图形，脑心耦合系数逼近黄金值 0.618。这些说明入静态是一种完整、和谐的意识激发态，能使人身体的各方面功能得到良好的调整。

机体新陈代谢的减缓和消耗量的降低，则可发生“节能效应”，使人延年益寿。从现代心理学的角度看，在修习禅定过程中尤其是深沉入静以后，随着意念和情绪活动的放松、停息，可以令人精神上的紧张和压力得到缓解，使被紧张和压力导致恶化的生理机能得以自行调整，从而发生健身之效，一些以精神紧张和心理压力为主因的疾病可能会逐渐不药而愈。若修禅者持有治病健身的动机，如今日的许多练功者那样，则可能加上自我暗示作用，使禅定祛疾健身的效用更为明显。

一些特殊的禅定还可能产生更为奇特的生理效应。如硬功一类，禅定可能使肌体的耐击压力大大超常，表现出“刀枪不入”、棍棒不能伤等奇功异能。藏密修练持戒便有此类效应，佛教史传中载有多例修禅高僧身心超常的事迹。藏密大圆满法还说，修习光明定，在通达心性的基础上依特殊的“妥噶”法修脉与明点，令内外法界融合，可以使肉体发生质变，转常人的血肉之躯为光明所成身，或称“虹身”或“光蕴身”，修习成就的极致，是成就以光明为质的“大迁转身”，视之有形，触之无质，寿命无量，永葆少壮。甚至认为可以完全超脱地球人类必要的生活环境和条件的限制，随心任意来往于宇宙间任何层次的世界，可谓人类生命自我变革的理想形态。然实际成就者甚罕，据藏传佛教史籍记载，千余年来，修习大圆满法临终时"虹化"（肉体化为光）者虽然很多，但成就大迁转身者只有莲花生等不多几位瑜伽行者。

修习禅定进程中，也可能产生有损健康的负面生理变化，引发生理性的“禅病”。因心意的渐趋寂定，身体自行调整，可能使身中潜在的疾病外化，或引发宿疾，如《释禅波罗蜜次第法门》卷四所说：“或本四大有病，因今用心，心息鼓击，发动成病。”这种情况一般发生在禅修的初级阶段，未必是坏事，多会随禅定功夫的加深，自然不药而愈，也可以医药治愈，可以用禅定方法对症调治。修习中不善调摄身心息，也可导致种种禅病，如坐姿不正确会导致脊柱和背部、腰腿等疼痛，调息不当可导致筋脉痉挛或枯瘠瘦弱，系缘、观想、用意不当会导致身中四大不调，表现为上火、身体沉重、头疼、胸闷、浮肿等疾病，此类病用医药治疗往往疗效不佳，最好用相应的禅定方法来治，《摩诃止观》、《禅门口诀》、《大乘要道密集》等禅籍中，列举有多种自我调整治疗禅病的方法。修静过程中若受到外界的声响、噪音等惊动，或受人事方面的迫害、毁谤、辱骂等刺激，或生活中心理负担过重，因而恼怒、惊恐、忧虑，也可能引发气满、腹胀、便血、肺胀、便秘、呕吐、消化不良等心身性的禅病。此类病也宜于用禅定调和身心息的方法治疗。对各种禅病，应善知病因，及时调治，“如此等病，初得即治，甚易得差，若经久则病成身羸，治之则为难愈。”一心修静，尤其是以正见修观，是治疗各种禅病的灵药。《禅门口诀》说：“但系心在境（修定所缘境），不令他缘，病自差耳。”《释禅波罗蜜多次第法门》卷四说：“般若一观，能治五病”。

令修习者享受到常人无法享受到的“禅悦”或“三昧乐”，是佛教所说定心的一大功用。《增一阿含经》以“禅悦食”（禅食）为五种出世间食之一，《维摩经》卷一说：“禅悦以为食”，意谓由禅定所得的喜乐能提供滋养人的食粮，使人身心健康幸福，是一种高级精神营养品。《阿含经》中佛将初获禅悦名为“现法乐住”、“现法喜乐”，谓可享受到人生的幸福和安乐。禅籍中所说初得奢摩，他时得身心轻安，即有心情安乐轻快之意。随着禅定功夫的深入，禅悦会愈益深细。

初禅、二禅皆以“喜”、“乐”为主要的两种功德。《杂阿含》第四百八十四经佛言:有众生进入初禅,“离生喜乐,处处润泽,处处敷悦,举身充满,无不满处。”从禅定起,遍告大众:“极寂静者,离生喜乐,极乐者,离生喜乐。”《清净道论》说进入初禅时以“身心喜乐为味,或充满喜乐为味,雀跃为现起”,其喜分小喜、刹那喜、继起喜、踊跃喜、遍满喜五种。小喜,谓喜乐令人身上的毫毛竖立。刹那喜,喜乐倏然而生,有如电光突闪。继起喜,喜乐如海岸的波浪一度到来,又一度消退。踊跃喜,喜乐之大令人喜不自禁,手舞足蹈,甚而跳跃腾空。遍满喜,喜乐充满全身,有如吹胀了的气泡,如山窟充满了流水。该论列举出佛典中记载的两则事例来证明初禅踊跃喜:一是住在波奈跋利迦的大帝须长老,他在一个月圆日之夜望见不远处的大塔寺,想到这正是佛弟子礼拜佛塔之时,引起对佛陀的欢喜,因而进入初禅,感觉如似跃上空中,从空而降,落在大塔寺的庭院中央,站在那里。另一例是跋多迦罗村的一位良家女子,其父母要去寺院听经,她因怀孕而不能一同前往,独自在月光下遥望寺院,想象佛弟子们礼佛听经的幸福,生起欢喜,不觉进入初禅,跃上空中,从空中降落在寺院塔园中,先于她的父母而到达。同论说,五种喜成熟之时,身心轻安皆悉成就,身心轻安成熟时,会成就身、心二种乐。所谓乐,谓“善能吞没或掘除内心的苦恼”,“以愉悦为相”。喜与乐的区别,是乐属受蕴,是内心的一种享受或情绪,喜则属行蕴,是因为获得未曾有过的愉悦而生的激动,喻如在沙漠跋涉中渴乏不堪之人,听说、看见前面有树林泉水时所起的激动为喜,走进树林中尽情饮用泉水时为乐。二禅之乐,更胜初禅,三禅之乐,更胜二禅,为世间喜乐之极致,《杂阿含》第四百八十四经佛称三禅离喜之乐“是名乐第一”。

《杂阿含》第四百八十三经佛言:世间由五欲的满足而生的诸喜乐,必须借助于一定的条件,为某种匮乏的满足,如人饥饿时得到饮食,饱餐痛饮而乐,故名“有食乐”。修定“无食乐”。当进入第四禅时,离喜乐的扰动而住于安乐的舍心正念中,这种平静的安乐名“无食乐”,即连“乐”也不需要凭借的乐。《释禅波罗蜜次第法门》卷五说,众生常被欲火所烧,热恼不安,当由修习禅定而进入初禅时,如同跳进清凉的泉水中,惊悟到从来没有尝受过的、远远超过五欲之乐的清凉喜乐,“深心庆悦,踊跃无量,故名喜支。”尝受到禅乐后,其心恬然,安隐快乐,即名为乐。喜为粗,乐为细。喜时心中踊跃(激动),乐时心中恬静。二禅的喜乐更超过初禅。进入二禅时,“其心豁然明净皎洁，定心与喜俱发，亦如人从暗室中出，见外日月光明，其心豁然明亮”，“行者受于喜中之乐，恬淡悦怡，绵绵美快。”初禅之喜乐由超离欲界五欲等而生，称“离生喜乐”；二禅喜乐由定心而生，名“定生喜乐”。初禅喜乐依禅触、觉观而生，心分别身体上的触觉，难免有扰动，较粗；二禅喜乐则不从外来，只从自心生起，唯属意识，较细。第三禅离二禅喜乐的扰动，唯有独特的乐，其乐与定心同时生起：“从内心而发，心乐美妙，不可为喻。”“乐遍身时，身诸毛孔，悉皆欣悦。尔时五情虽无外尘发识，而乐法内出，充满诸根，五根之中，皆悉悦乐。”譬如石中之泉，从内涌出，盈流于外，遍满沟渠，三禅之乐，亦复如是。三禅之乐，被称为“世间第一，乐中之上”。然而，有乐，终究是一种扰动。四禅以上，超越了喜乐的扰动，不苦不乐，心如明镜止水，实际上心灵处于一种极深的寂静、放松状态，是一种超越喜乐的快乐。

因为进入正定者能享受到远远超过世间依赖物质条件等刺激而得的粗劣的五欲之乐，才能使人们自然不追求世间的五欲，不被声色货利所惑，暂时制伏欲界的贪嗔等烦恼而不起现行。但享受禅悦，又可能产生对禅定喜乐的贪着，谓之“味禅”、“醉三昧酒”，属色界、无色界烦恼。这种对禅悦的贪着、沉醉，可能使人只管自己打坐享乐，对家事、世事和众生、社会冷漠，失去责任心，不想利益、济度众生，不想追求真正堪以超出生死的智慧，成为生死之因。佛陀教导佛弟子：虽然修习禅定，但其目的是进一步获得出世的智慧，不可“味禅”，须在禅定的基础上以正见修观而求得正智。大乘更强调要以“无所得”的般若智修禅，虽入正定而不住着于定，须利济众生，服务社会，在菩萨六度万行的实践中享受更为殊胜的无住涅槃之乐。

定心予人的喜乐，尽管只是修定者个人的主观体验，也不无其实际的价值，任何幸福快乐，有哪一种终归不是个人的体验？何况禅定喜乐之体验，有可验证性、可重复性，任何人只要如法修习，都可在自己身心上验证，都可获益。当今千百万习练功者中，得到“快感”者极其普遍，有关书刊上常见描述自己得气快感的文章，都认为这种快感有益于身心。从佛教禅学看来，上述情况多属初修禅定阶段很浅的、片断的三摩地，多在初禅以下，达不到四禅八定之正定，其所得到的喜乐相当粗浅微小，亦不乏健身治病和获得修练快感之效。若深入正定，其喜乐当更有益于身心。这仅就世间禅定而言，至于出世的定，其所得的“法喜”和利益，更非世间禅定所能及。

禅定的价值，更在于其益智开慧、消除烦恼、提高智商情商、优化心理结构等心理效应。禅定有提高智能、开发智慧之效。“因定生慧”，被佛教作为修习禅定的主要目的和禅定的首要功德。《法句经》：“无禅非智。”《大智度论》卷十七说：“实智慧从一心禅定生。”该论比喻说，定心出智慧，有如密室中不被风所吹动的灯焰，能放射出稳定的光明，经过禅定锻炼，排除内外干扰，精神高度集中，提供了成就在世间、出世间一切事业的根本，提供了产生智慧的基础，使人能集中精力反观内照，直窥身心世界的秘奥。以高度集中的心力用于学习、工作、处理问题等世俗的事业，其效率必高。出世的禅定，更能开发出妙观察智、平等性智等无所不知的超常智慧。《小止观》卷下说，在初修禅定尤其是修因缘观时，便有可能发生“内善根发相”，使宿世智慧的种子成熟，对佛法生死因果、诸法无我之理获得了悟，悟性、理解力将大大地提高。在四禅深定基础上修观，更能实证真理，获得出世的乃至通达世间法的超越性智慧。大量文献记载说明：禅定功深的佛门高僧大德，多有智商超人、对人类文化作出重大贡献者，如马鸣、龙树、无著、世亲、陈那、鸠摩罗什、道安、玄奘、空海、萨班、帕思巴、宗喀巴等，皆被世人视为国宝人瑞。由修禅定而开发了文才、辩才者，更是不可胜数。《憨山大师年谱》记载，憨山在五台山入定发悟后，智慧大增，文思敏捷，于 33 岁发愿抄写佛经，每落一笔，念佛一声，一面写经，一面还常接待来访者，应答时手不停写，与来人对谈，也不妨碍手抄，且抄写毫无错误。每日如此，“略无一毫动静之相”。

当代科学工作者对瑜伽、禅定、静功的研究表明：在超觉静坐、禅定或入静状态中，人脑的额叶脑电波随功夫的深入而趋向高度有序化，通常状态下主要在大脑皮层枕区的阿尔法波转向额区，通常状态下的左脑优势转向右脑优势，非对称结构转向镶嵌交叉的“大脑太极图”对称图象，从丘脑下部到听觉皮层的广大脑区域均处于不同程度的抑制状态，大脑功能从总体上看来与睡眠、清醒时皆不同，处于一种全脑共振状态、特殊兴奋状态，给激发智能提供了生理基础。

当代西方心理学家通过大量研究，发现就人的心理素质而言，商数（EQ）比智商更为重要，可能是一个人成功与否，在更大程度上决定了一个人的婚姻、工作和整个人际关系的处理，甚至影响着其事业的成功与否。“情商在很大程度上还决定了一个国家、一个社会和一个企业的命运。”所谓情商，指一个人对自己情绪的理解及控制自己情绪、承受外界压力、把握自己心理平衡、与他人建立良好关系的能力(社会智力)。从儿童期便注意培养情商,通过各种心理锻炼方法提高情商,越来越受到人们的重视。

情商的培育和提高,早就为佛教所重视,佛陀"自治其心"、"自净其意"之道,其实便可看作一种情商培养学、情绪管理学。禅定便是其培养管理的重要方法之一。佛学说经过禅定锻炼的心有很强的"堪能性"(自我控制、承担事业的能力),《大智度论》比喻说,未经禅定锻炼的散心如未加鞣制的生牛皮,堪能性很低,不堪制作衣物等,定心则如经过鞣制的熟牛皮,可用来任意制作衣物。佛教诸乘经论中一致说,世间三昧(四禅八定)能伏(制服)欲界烦恼,止息贪嗔嫉慢的躁动,使低沉、忧伤、焦虑、紧张等有损健康的不良情绪自然不起,即便生起也容易制伏,从而令人心理安恬平静,行为符合社会道德规范,具有很强的自我约束、自我平衡心理的能力,用心理学的术语讲,即具有很高的情商。《小止观》卷下说,初修禅定,可能发生内外善根发相,使宿世的善根种子成为现行,优化或改变心理素质,使私心淡薄,慈悲心、孝顺心、恭敬三宝心、谦卑心、精进心、惭愧心等善心自然增长,乐于持戒布施,改过迁善,热心助人,人格、气质、行为模式都会发生良性变化。《瑜伽师地论·声闻地》说,修习禅定,能使身心轻安,此起无间,能障乐断诸烦恼,心粗重性皆得灭除,能对治彼心调柔性、心轻安性皆能发挥助益作用。奢摩心若保持不失,能克服对治烦恼的心理障碍,使心易于调制,轻快柔和,大大增强制伏烦恼和排除不良情绪的能力。若进一步修习观(毗婆舍那),得出世间三昧,自宰其心、净化自心的力量更为强大,可以从根源上完全断灭或转化烦恼,将凡夫俗人有漏的、不自在的心理结构改造为圣者清净的、自在的超常心理结构,将情商提高到最大指数。

修习禅定者其人大多情绪稳定性、情绪愉快、意志坚强性、心胸开朗、控制情绪能力、行动自觉性、办事果断性、自制力、精力、生活及工作学习节奏感、工作和生活满意程度等项目,统计数值都明显要高,说明禅定有使心理全面健康、提高情商的作用。

在修习禅定进程中,既可能发生提高智商情商、优化心理结构的良好心理效应,也可能发生心理失衡、烦恼增盛、精神错乱等有害的副作用,导致心理、精神上的种种禅病。《文殊问菩提经》云:"禅定有三十六垢。"垢,指障碍、弊病，包括有害的副作用。禅定的负面效应，大多是因不善如法调摄自心，不理解禅定中的身心变化并对正确处理方法无知而造成的。对禅定中心理的种种不良变化、变化的机理和处理法则，佛学有详悉的论述，列举了多种治疗精神性禅病的方法。

佛典中所说禅定中可能导致的病态心理，主要有以下几种：

烦恼妄念增盛。禅定尤其是以佛法智慧为主导的出世止观，具有消除烦恼的作用，消除烦恼，也是佛教教人修习禅定的主要目的所在。但在修习过程中，特别是初修者中，烦恼、妄念、邪见反而比不修禅定时增盛，乃至不堪制伏的情况，也非罕见，甚至有因此造作恶业、违法乱纪者。这种情况，在禅籍中不乏说明解释。《小止观》卷下将这种现象称为"烦恼发相"，有性欲亢进、脾气变大、嗔怒异常、吝啬小气、嫉妒心强、坚执邪见、个人野心膨胀等表现，与所修的禅观往往相关。此乃阿赖耶识中所藏宿世的烦恼种子在止念澄心的过程中，浮现于意识层面，或被修行逼现于意识层面，不自觉地、往往是无缘由地孳生种种烦恼，或稍起联想即生烦恼，或妄念、杂念泉涌，难以遏止，严重干扰修定，甚至导致心理失衡，精神失常，酿成杀害、淫乱、诈骗、偷盗等恶业，称"恶业发相"。《大乘要道密集·道果延晖集》从气脉的角度解释密乘禅定修习中烦恼妄念增盛的现象，认为由于观想心间咒字等，身中之气集中于心脏部位，令人"无由自生种种烦恼"，修习至此，称"自生烦恼定"。继而，因气进入并充满左右二脉，精血增盛，提供了孳生妄念烦恼的生理基础，从而不假于境，也会自然生起种种妄念，称"自生妄念定"。这可谓修习禅定进程中最艰险的一段路程。正确处理，过此阶段，则烦恼妄念自会被降伏。从现代心理学看，佛教禅修者大多出家禁欲，在尚未达到堪以转化性能量的初禅以上禅定时，只能以持戒压抑凡人与生俱来的性欲等人欲，再加上随修定聚气而来的生命能量（精气血）的增长，人欲自然会比不修定时或比不修定者更大，甚而会导致性心理变态及整体的心理失衡，心理承受力太弱者则可能导致精神病。在弗洛伊德看来，压抑本能的性欲，害处极大，是许多精神病和犯罪的根源，这是有一定道理的。佛教禅定处理此类问题，主要用修不净观、慈悲观等相应的禅观和般若空观予以调治，再加上守护根门、初夜后精勤坐禅经行、修气脉明点等方法，若修习者具备正见、善调摄、潜静等条件，自不难度过这一难关。如若不然，修习者则往往难过此关，可能长期被增盛的烦恼妄念所困扰而不得安宁，甚至导致精神病。大概出于这种考虑，佛陀不教在家弟子持不淫戒禁欲而仅戒邪淫，也很少教在家弟子修不净观及四禅八定，《优婆塞戒经·禅波罗品》教导居家大乘佛教徒修习的，主要是在生活中随时观察、把握自心的禅定。

厌世及难以入世。观察世间苦空无常，人身不净，以期超出世间，是佛教禅定尤其是小乘禅的突出特质。就其超出生死轮回的宗教趋求而言，佛教禅定可谓效果昭著。但修习佛教禅定尤其小乘禅，若把握不当，也可能使人消极厌世，一味遁入自己的精神世界，与世俗社会和其他人格格不入，对现实看不惯，失去社会责任心，难以与社会合拍，难以与普通人和谐相处，丧失在社会中生存的能力，导致家庭关系、人际关系紧张，可能因此使自己心理失衡，性格乖僻，甚而以自杀了结。《杂阿含经》卷十三富楼那禀告佛：有佛弟子因讨厌自己的身体，"或以刀自杀，或服毒药，或以绳自系，或投深坑。"同经卷二十九记载：佛住金刚聚落跋求摩河侧萨罗梨林中，诸比丘修不净观后，极厌患身体，以各种方法自杀，或请求别人杀死自己，有一外道鹿林梵志子受魔所惑，持刀杀死自愿一死而得解脱的比丘六十人。佛从定出，知道此事，乃教众比丘修没有厌世自杀副作用的数息观和十六特胜观。又如南传佛教禅法中的食厌想，修习不当可能伤胃厌食，损伤身体。当代美国人杰克·康菲尔德于 1967 年赴泰国巴蓬寺，随阿姜查学习南传佛教传统的内观禅五年，对自己的定境和内观能力感到某种程度的满意，自己觉得能止息烦恼，但当他离开共修环境而回到美国后，却发现自己对人际关系怀有莫大的恐惧心理，用学得的定慧双修方法也未能得到改善。这种情况，在今日的不少佛教徒中大概都有不同程度的同感。佛教对此并不乏调治之道，如修十六特胜观、佛身观等，观想悦意境物，就有调治修不净观引起之弊端的特效。修四无量心观和大乘的菩提心、禅宗之禅、密乘的本尊法等，是为调治厌世病的良药。大乘世间、出世间不二，"佛法在世间"的思想，及在社会生活中力修六度四摄的积极精神，尤其是当今佛教界弘扬的以发达人生为本的人间佛教，提供了针治禅修者难以入世的良方。

情绪过激与心理变态。以净化世俗的烦恼妄心为主旨的佛教禅定，在修习过程中会引起情绪、心境的种种变化，若把握不当，或有强因障碍，可能导致某种情绪过激乃至心理变态。如修习不净观，由厌恶异性，可能导致同性恋癖、恋物癖等性心理变态，佛教律藏中便载有多起僧尼性心理变态的事例；观想死（死想）、观无常可能导致对死亡的极度畏惧，忧虑不安；修习慈悲观可能导致变态的慈悲，修习喜无量心、舍无量心可能导致过度激动欢喜和不理智的施舍心；修习无我观可能陷入自我丧失的迷雾而惶惶不安；耽着于禅定的喜乐可能因喜乐失控而导致精神病。《楞严经》卷九说，修三摩色阴而未破受阴者，心理可能发生十种不良的变态，或悲心过度，见人则悲，常泣无限，见到蚊虫亦怜悯流泪；或狂妄自大，傲慢增盛，自以为得定、开悟、证果成佛，见人自夸，成自大狂；或忧愁悲观，极端厌世，只求早日解脱，欲遁迹深山或自杀了事；或喜不自禁，见人便笑，自歌自舞；或贪心膨胀，性欲亢奋，爱极发狂；或卒起精进，勇猛异常，自以为可一念成佛，而旋即退悔；或沉空守寂，唯乐寂静，不求上进；或发邪见邪解，否认因果，宣扬杀盗淫骗无罪，教唆破戒，恣意饮酒食肉，纵欲无度。如此种种，在今日的修行者中并不难发现，严重者成为疯癫，只有进精神病院，因此自杀者、犯罪者也不无其人。《小止观》卷下说，即便是禅定中的善根发相，也都有邪正之分，忽然无端欢喜躁动、忧愁悲伤、快乐兴奋等，皆为病相。若不能正确对待，也可能导致心理变态。佛书中讲述了调治此类弊病的方法，要点在及时识破，以相应的方法自我调节，尤其是以人法二空的正见观照，使心情归于平静。

“魔事”与境界光影的错认。提起禅定修行，一般人大概都会联想到“走火入魔”一事。这是修行人最害怕的、但也是修定者中屡见不鲜的事。入魔之说，出于佛教所谓“魔事”，为修定的大障碍。经论中所讲魔事的表现，主要是在修定时所见的种种境界：或看见佛菩萨现身说法，令人欢喜难禁，自以为证果，从而增长傲慢，堕于邪见，乃至精神失常，严重者导致死亡；或看见可怕的魔鬼妖怪而被惊吓致病；或看见可爱的男女而起贪着，乃至陷于相思病、精神病；或听见某种声音告以来事或他人隐私，教以某种修行方法，依之修习，往往出问题。这些现象，经论中一般认为是天魔鬼神的干扰、附体，而被外魔所娆所附，关键还在内魔，在于自己缺乏正见，贪着境界，或贪便宜，心怀快速得道成佛的非分奢望，及对名利财色的贪爱，因禅定打开了外魔侵入的渠道（密教谓打开了天魔脉），与所入定心同一层次的外魔得以乘内魔之隙干扰和附体。佛学所举外魔扰害的表现，还有令人喜怒无常、多睡多病、得神通、发解悟、干扰禅定、执邪见、自然辟谷等，其结果终归是使人贪着名利财色，背离佛法正道。

其实，在修习禅定中看见可爱及可怕的境界、听见种种声音，未必都是外魔的作用，多数可能是自己心识的幻现。意识本来有独自制造境相、声音等作用，如梦境，即完全是梦中独头意识的作品。在修定进程中，由于有意停息意识的活动，当心稍趋寂静、放松对所缘境的注意时，储藏于阿赖耶识或脑中的各种信息，便得到了脱离意识监督而自动组合的机会，在半醒半睡似的心中现出种种形象、声音、境界，其原理与做梦十分相似。如果在这里由所念生起联想，或在意识深处有想看见某种境界、听见某种声音的主观意欲，便会起自我诱导和自我暗示的作用，使人见所欲见，闻所欲闻，有如催眠术者的诱导和暗示，会使被催眠者有所见闻，甚至连人格都会发生变化。形象思维能力强的妇女、体弱多病者、没有知识者，一修禅定往往容易出现意识制造的虚幻境界。若对意识的这种作用缺乏理解，执所见闻者为实，便会贪着或受惊，可能入魔，或导致心理变态、精神失常。

修定进程中，还可能出现相似神通和禅宗称为“光影”的相似悟境，相似，谓似是而非，若误认为真，容易入魔，对修行者来说是颇为危险的事。据《禅波罗蜜次第法门》等说，在进入初级的欲界定、初禅未到地定时，尤其是刻意追求神通时，可能有相似的天眼、天耳、他心、宿命等神通出现，使修定者自已幻知来事、言人前世、透视人体、发功治病，或自觉上天入地、游佛净土等，偶或巧合，多数虚假不实，是意识制造的幻相，并非真正的神通。若执以为实，不仅障碍修定，还可能闹出事端，贻误大事，被讥为骗子、神经病。真正的神通，须在第四禅极寂静心的基础上开发，即便是真的发通，也未必自在如意，事事皆灵，若有贪着，极易障道，故佛教戒律严禁僧尼显现神通。修定和参禅过程中，未入正定而误认为已入，未实开悟而误认为开悟，认如红日升空、月光明彻、大地平沉、地陷墙倒、金光闪烁等“光影”为开悟，会陷于邪见的深坑，所谓“无量劫来生死本，痴人认作本来人”，无异认贼为子，会贻误了生死的大事，自误误人，若自以为是而大言“我入正定”、“我已开悟”，便犯了大妄语罪，佛教认为这样必堕地狱。

修定中出现的种种魔事和相似境界，对具正见者而言，并不可怕。只要对其有如实的了解和理解，以佛法正心，以心识本空的般若正见冷眼观察，不怕、不执、不求、不拒，观其如梦如幻，魔佛一如，只是心识的幻现，皆空无自性,则一切魔事魔境,皆不足为碍,而且会转化为菩提资粮,增进道力。佛陀于降魔后成佛,便说明必须以智慧降伏内外诸魔,方能成就大觉。

6. 伊斯兰教与心理健康

伊斯兰教规定的礼拜和把斋,是精神升华的必要途径。人为万物之灵,由肉体与精神两部分组成,人的肉体属于物质,会随着时间的推移不断地改变、生长和消失。人的精神则不会象肉体那样消失。精神可以通过道德修炼使其得到升华、完美。真主给人类派遣众多的先知,就是为了引导人类走上正道,净化人的心灵世界,提高人的道德修养。

宗教心理强调精神和道德修养,认为健康的精神是身体健康的保障。精神力量能促使人克服面临的重重困难,能使生活变得更加幸福,更有价值和意义。对精神的重视主要以宗教为主,所以著名心理学家本亚明·拉什说:"宗教对精神的重要,犹如呼吸对身体的重要。"心理学研究对这一问题也给予了证实,并认为伊斯兰教信仰对治疗心理病和身心疾患能起到重要作用。

在当今现代化世界,很多人承受着强大的精神压力,经常会出现急躁、恐慌、忧郁、沮丧等病症。许多药物只能起到暂时缓解的作用,对从根本上治疗各种情志病显得无能为力。

然而伊斯兰教早在1400多年前就提出了精神治疗法。《古兰经》第十三章第二十八节经文说:"他们信道,他们的心境因记忆真主而安静,真的,一切心境因记忆真主而安静。"根据对伊朗大学生进行的一次调查显示,那些常常倾听和念诵《古兰经》的学生在考试前往往能保持镇静,不会出现恐慌现象。所以,常常记念真主,念诵《古兰经》能够使人心灵处于安宁的状态。

长期遭受精神压力会对生活产生失望,这种现象存在于很多人身上,所以有的人会产生自杀的念头,用死亡来解脱强大的精神压力,而这些现象对于信仰宗教的人来说,很少发生。因为信仰真主的人,无论面临任何困难,或处于任何逆境之中都会依托真主,求真主的佑助,并坚信只要坚韧,真主一定会佑助他摆脱困境。不信仰真主的人就没有这种精神力量，一旦遇到困难，就觉得前途暗淡无光，对生活失去信心和希望。伊朗伊斯法罕大学心理学教授阿赛杜拉在一篇文章中说："依托真主，相信后世能使人摆脱失望和沮丧，使他的思想从物质世界引向超物质世界。"

研究表明，虔诚信仰真主的人，对生活充满希望和信心，他的心始终保持宁静，即便在生活的道路中遭受挫折和失败，或遇到困难，他也能够用超物质的精神力量去克服和战胜困难，无论在任何时候都不会沮丧，不会对生活失去希望。因为《古兰经》明确强调，对真主的仁慈失去希望是一种犯罪行为。就此《古兰经》第三十九章第五十三节经文说："我的过分自害的众仆呀！你们对真主的恩惠不要绝望，真主必定赦宥一切罪过，他确是至赦的，确是至慈的。"

在人生的旅途中，免不了会有生死离别，有许多人无法承受生死离别的打击，有的因此而患上精神病。根据英国对丧偶或失子的妇女进行的一项调查结果表明，那些有伊斯兰教信仰的妇女忍受能力较强，即便面临丧偶或失子的沉痛打击，也不至于精神崩溃。

事实上，只有虔诚信仰宗教的人才真正懂得生活的价值和方法。在他们看来，宇宙间的一切都是真主创造的，相互之间有着密切的联系。万物都是真主的迹象，人类随时都在真主的监护下。人世间的一切悲欢离合都是真主对人的考验，人只有经得住真主的考验，才能在后世得到真主的恩赐，享受乐园的幸福生活。具有这种认识的人，他的精神生活是丰富的，很少出现精神病。

根据研究表明，信仰对人的身心健康都能起到积极作用。人的精神与身体有着密切联系，二者之间，无论任何一个出现病症，都会对另一个产生影响。人们看到有许多人因身体生病，而其精神也遭受折磨，同样也有许多人因精神有病，而身体未遭受痛苦。所以，为了健康，人应当既注重身体，同时也应注重精神。伊斯兰教信仰对保障身体的健康，或在生病时对加速病情的痊愈，都能起到事半功倍的重要作用。当代思想家穆塔哈利说："通过精神医治病症已得到当今世界的公认。"

医学家们一致认为，充满希望对一个病人来说非常重要，对病情痊愈能起到重要作用。而伊斯兰教信仰能给人注入强大的精神力量，使人对未来充满希望。癌症是一种顽症，在治疗癌症方面，精神力量起有关键作用，鉴于此，医生一般不会把癌症病情告诉给患者，以免患者的精神受到打击，使病情更加恶化。根据德黑兰大学癌症研究中心对患者的研究表明，有87％的癌症患者认为，信仰能使他们的精神得到安宁，对生活充满希望。这项研究还表明，有伊斯兰教信仰的癌症患者往往比没有伊斯兰教信仰的癌症患者痊愈得快。

在过去的半个世纪里，科学家们对四十名长寿的伊斯兰宗教学者进行了研究，其结果表明，他们的长寿与认真、全面履行伊斯兰教各项规定有着直接的关系，尤其伊斯兰教规定的礼拜、封斋、不暴食、不与人争吵、讲究卫生等对身体的健康和长寿都起有重要作用。

正因为以上事实，曾一度想把宗教从社会中铲除的西方国家，现在也开始关注宗教，重视宗教道德教育。

伊斯兰教生活习俗：念、礼、斋、课、朝是伊斯兰教的五大天命功课，穆斯林须日日练之。

“念”为五功之首，包括念清真言、念诵《古兰经》，念“迪克尔”（赞词）等。念时要求驱除杂念，一心一意，呼、吸、运气要定数，此功客观上具有心理保健作用。

“礼”指礼拜，亦称拜功，礼拜的要素是净、静、动三者结合。净指净身、净心。净身是要按照一定程序冲洗，“大净”或“小净”；净心就是要用伊斯兰教律审视自己的心理和行为，虔诚地礼拜悔过，然后加以改正，而达屏除愤怒、悔恨、忧愁之情，使心理平衡，灵魂净化；静指拜中平静、目不斜视、耳不外听、意念专一，精神内守、全神贯注、内心平静；动指按规定要求的形态与态势，有节奏的立站、鞠躬、叩头、跪坐等。穆斯林每日按规定进行晨、晌、晡、昏、宵礼拜功休，礼拜功有“静则养性、动则养形”的功效，长期坚持，形神得养，益寿延年。

“斋”是封斋，是按回历每年封斋一个月，在封斋月中，每日在太阳将东升之前要洗漱、进食完毕，在太阳刚落山后再进食。此功与现代医学的饥饿疗法相似，有化除积瘀、清心醒脑、磨砺人的意志、锻炼耐力、耐心。虔诚的穆斯林据说每星期要斋戒一天。

“课”和“朝”乃是对人生的教诲，对心理健康和社会安定有益。伊斯兰教徒十分讲究饮食卫生习俗，防止病从口入。

俄国作家托尔斯泰说道：信仰是人们赖以生存的东西。伊斯兰教信仰对人心身产生重要作用，如使人心情舒畅、改善社会关系、解除烦恼痛苦等。

伊斯兰教信仰所能够使人乐观和心情舒畅。伊斯兰教信仰能把世界以一种特殊的形式展现在人的眼前。以此使人懂得世界的创造是有目的的。其目的就是达到至善、至美和幸福。因此，它会使人对整个存在的机制以及存在的规律均感到乐观与和谐感。这一思想会使人精神奋发、信心倍增，并非常乐观和满怀信心与希望地去努力奋斗。然而，如果一个没有信仰的人生活在这个世界就好象是一个人生活在一个没有秩序社会一样。他对所面临的一切只有忍耐，再没有别的办法。这样的人任何时侯都是愁肠百结、心事重重、悲观失望。象这样的人永远都不会从世界中感到乐趣。正如《古兰经》二十章第一百二十四节经文所讲的那样：“谁违背我的教诲，谁必过窘迫的生活。”正就是信仰使得人们生命的内部世界变得更加广阔，同时也消除了精神压力。

在一个具有伊斯兰教信仰的人看来，世界在他的眼中充满了真理之光，这一明确的认识尤如一盏明灯一样会照亮人的精神世界。

伊斯兰教信仰又一个特征就是对自己辛勤的劳动成果充满希望。真主一直号召人们应在正确、公正、向善的道路中奋斗。

伊斯兰教信仰是要使人心安理得。人天生就是追求幸福的，人在憧憬着达到幸福之时会处于一片欢喜之中。但是，当人想到不幸的未来时就会颤抖不已，并处于一片惊慌和渺茫之中。但是，使人获得幸福的原因有两点。一是努力奋斗。二是对环境条件具有信心。人对自己所承担的义务与职责是明确的，从这一方面来说人是不会有恐慌的，因为恐慌会产生于怀疑和忧郁。人对与自己有关的东西是不会怀疑的。使人感到恐慌、忧郁、茫然若失和不知所措的是突发事件。

伊斯兰教信仰的另一个特征就是人可以从一系列的精神享受中获得乐趣。人有两种享受，一种是通过自己的感观、肢体与外部事物的接触而获得的。例如：通过视觉、听觉、嗅觉、触觉所获得的快感和享受。另一种是与人的精神和良心有关的享受。这一享受不受肢体的影响，也不会因为与外部的事物建立关系而受到影响。例如：人从行善、作好事、被爱、被尊重或是自己或自己的儿女取得的成功上所获得的乐趣与享受。对于一个虔诚崇拜真主的人，他从崇拜真主上所获得的乐趣与享受在宗教的语言中被称为“信仰的甜蜜”。信仰所具有的甜蜜是有别于其它所有的甜蜜的。人的精神享受会因为不断地求知、行善、服务、成功、胜利而不断的加强。因为他的这一切均是出自一种宗教感情和为了真主而做的。也是一种功修。

人以群分，有归属感，属于集体性，独自一人无法满足自己的需求。生活应该象是一个公司一样，大家在其中分工尽职。在这一方面，人与其它的动物之间有着区别。如蜜蜂之间就有着分工的不同，它们各自只按照本能和自然法则而履行着自己的职责，它们是不会自己犯错误的。人则完全相反，人是自由的和具有自由选择权的。他可以任意履行自己的职责。人的需求是集体性的，但是，人并不受集体的本能所控制。人的社会本能尤如人的本体内的一系列要求一样，通过教育和培养而成长。健康的社会生活是，人们尊重法律和相互间的权利。把公正视为是神圣的东西，相互尊重，相互热爱，己所不欲勿施于人，相互信任，人人都成为社会的主人翁而承担起社会的职责。无论是在有人的场合还是在无人的场合都言行一致，表里如一，互不欺骗，不贪图他人的钱财，不亏待他人，不骄奢淫荡，相互间应该团结一致。只有宗教才最尊重和倡导力行公正，相互友爱，相互信任，使虔诚和贞洁深入人心，尊重道德价值观，不畏强暴，使人们相互之间相敬如宾，团结一致。人类历史上那些杰出的人，正就是那些具有高度宗教感情的人。

人类的生活均充满了喜怒哀乐，酸甜苦辣和悲欢离合。只要人做出努力，其中的许多事情是完全可以预防和避免的。人有义务改变自然，使其能够被人所控制。人也有义务把一些辛酸苦辣的事变成甜美的事。但世界上还有许多事情是人所无法预料和避免的。例如：变老，死亡。当人想到这些就会感到一种折磨。伊斯兰教信仰可以使人产生达观的能力，能化痛苦为力量。一个有信仰的人会通过纪念真主和崇拜真主来渡过自己的一生。因此对于那些崇拜真主的人来说其老年时期的生活要比自己青年时代的生活更加有趣和充实。有信仰的人和没有信仰的人会用截然不同的两种观点来对待死亡。对于那些没有信仰的人来说，谈起死亡就尤如谈虎变色，会有一种恐惧感。对于那些有信仰的人来说，死亡并不是消失和灭亡，死亡只是人从一个世界过渡到另一个世界，从一个辛勤劳动的世界奔向收获和享受自己辛勤劳动成果的世界。因此，有信仰的人对于死亡是不会有任何忧虑和不安的，而是在死亡来到之前加倍的拼搏努力，多作善事，以便为自己未来的世界，更多的储蓄“财产”。在心理学家们看来，大多数精神病患者，其病因都是由于精神烦恼、痛苦和生活不幸所致。精神病患者大多数都是没有信仰的人。人的信仰越是坚定，患精神病的可能性就越小。

伊斯兰教是一个全面和注重现实的宗教，伊斯兰教对人的全部需求，包括今世和后世、肉体和灵魂、思想与感情、个人与社会的需求均给予重视。伊斯兰教的信仰原理分五个部分：信仰真主独一、信仰真主的公正性、信仰先知、信仰众伊玛目的领导权和后世。伊斯兰教认为，每一个人应该通过学习来坚定自己的信仰，只凭继承和效仿是不够的。每个人应该独立自由的通过学习而掌握正确的信仰，伊斯兰教认为，功修并不只局限于肉体和钱财，例如：礼拜、斋戒、交纳天课等，而且还有思想性功修，人如果在自醒和自觉的道路中进行思考和参悟的话，这种思想性功修要远远胜过肉体的功修。

《古兰经》倡导人们要勤于思考，并通过思考而得出结论。《古兰经》认为，思考是一种功修，不符合逻辑思考的信仰是不正确的信仰，同时，《古兰经》对一个根本性的问题给予了特殊的关注。《古兰经》中讲述了一系列导致人犯错误的原因。如人没有完全依靠知识和信念而只是依靠了猜测所致。《古兰经》第六章第一百一十六节经文讲道：“如果你顺从大地上的大多数人，那么，他们会使你叛离主道。他们只凭猜测，他们尽说谎话。”《古兰经》第十七章第三十六节说道：“你不要追随你所不知道的言行。”又如人的个人倾向和私欲。人如果对某一问题做出正确的裁决，首先应该对这一问题进行认真的思考，并完全保持中立，也就是说，应该尽力的成为一个追求真理的人。人在自己的思考中如果不保持完全中立，要么偏向积极。要么偏向消极的一面，使自己的私欲偏向一方，这无形中会不由自主地使自己的思想倒向了自己的私欲和个人倾向的一方。这就是《古兰经》所说的，私欲犹如猜测，是使人犯错误的一大因素。正如《古兰经》第五十三章第二十三节经文说道：“他们只凭猜测和私欲。”还有草率。无论做出什么样的决策和表示，都需要必要的证据，只要是对某一问题没有拿到足够的证据，就不应该发表任何观点。否则，草率地做出决断会导致思想上犯错误。《古兰经》一再的重复人对一些重大问题是知之甚少的，因此也是不足以做出判决的，人对一些重大的问题发表观点时应当持小心谨慎的态度。《古兰经》第十七章第八十五节经文说道:“你们只获得了很少的知识。”先知家属的众伊玛目之一伊玛目萨迪格说道:真主在《古兰经》中以两节经文教导人,一节是当你们没有充分地认识一件事物之前,不要轻易的相信。第二节是当你们没有掌握确凿的证据之前,你们不要随便否认。真主在《古兰经》第七章第一百八十九节经文中说道:“难道天经中没有明文教导他们只能以真理回归于真主吗?”再就是守旧。人由于受其天性的影响,当他看到他的前辈们继承或接受一些信仰和思想时,他自己也就不加思索地去接受它们。《古兰经》教导人们,古人所接受和信仰的一些东西只要它是不符合理智的就不应该接受,而是应对前辈们的思想和信仰进行思考。《古兰经》第二章第一百七十节经文说道:“有人劝他们说:你们应当遵守真主所降示的经典,他们就说:不然我们要遵守我们祖先的遗教。难道,假若他们的祖先无知无识,不遵循正道,他们仍要遵守他们的遗教吗?”导致思想犯错误的因素就是崇拜伟人。《古兰经》号召人们每个人都应该独立思考,不要盲目草率地去追随伟人而使自己陷入永久不幸的深渊之中。

《古兰经》在号召人们要深入思考的同时,也向人们启示了一些导致人的思想犯错误的途径。同时,也向人们展示了思考的源泉,即那些值得使人思考的问题。使它们成为人们的知识和知识的源泉。《古兰经》展示出了三个有益的思想源泉:

①自然　《古兰经》认为所有人能感觉到的大自然,都是人应该思考的内容,比如,大地、天空、星星、太阳、月亮、云彩、雨、风的走向、船在大海中的航行、花草树木、动物等。

②历史　在《古兰经》中有许许多多的经文号召人们对过去的民族文化进行研究,把这作为是获得知识的源泉。从《古兰经》的角度来说,人类历史及其变化均遵循着一系列规律。人类的荣辱、成功与失败、幸福与不幸均是遵循着一系列精密规律的。认识那些规律将会使当代历史受到控制。从而使其向人类幸福的方向前进。《古兰经》第三章第一百三十七节经文说道:“有许多常道在你们之前已经逝去,故你们应当在大地上旅行,以观察否认真主者的结局是怎样的。”

③人的良心　《古兰经》把人的良心称为是特殊的认识源泉。《古兰经》

认为所有的创造物都是发展真理的迹象。《古兰经》把人之外的世界称作是天际，而把人的内部世界称作是自身。《古兰经》第四十一章第五十三节经文讲道："我将在四方和他们的自身中，把我的许多迹象昭示他们，直到他们明白《古兰经》确是真理。"鉴于此，人的良心具有着特殊的重要性。德国哲学家康德留有一句世界名言。这句话写在他的墓碑上。他说道："有两个东西使人类感到赞叹不已，一个是人头上布满了星星的天空，另一个是人的良心。"

沙特阿拉伯吉达市一家阿文日报(OKAZ)报道：《古兰經》使英国科学家瞠目結舌。根据《古兰经》进行的人类心灵学的研究和心理治疗的讨论使阿瑟·J·艾利森博士信服了伊斯兰教的科学真理。出席在开罗举行的一次科学会议时，艾利森博士皈依了伊斯兰教。然而他说：迄今为止，穆斯林们尚未做到向信奉其它宗教的人们展示伊斯兰教的科学真理。

现取伊斯兰教名阿卜杜拉的艾利森博士，是英国某大学和电子学工程系的系主任。他呼吁西方科学家了解认识伊斯兰教，因为这一宗教既唤醒人们的理智，又激发人们的感情。西方科学家在偶然接触并研究了《古兰经》之后，发现伊斯兰教是完完全全科学的宗教，因为它不但不反对现代科学研究，而且还证实了许多科技理论，这一点是伊斯兰教完全不同于其它别的宗教和哲学派别之处。在其学术研究证明了上述事实之后，这些科学家们都最终信奉了伊斯兰教。

阿卜杜拉·艾利森博士说，他曾任英国心灵学和心理学研究会主度六年之久。因工作关系，他曾对各种宗教，包括伊斯兰教在内，和形形色色的哲学派别进行过深入的研究。他现在参与欧、美和日本进行的许多项科研，还写过许多篇关于电学和电子学的研究论文，此外，还担任许多驰名世界工业企业的顾问。2004 年在开罗举行的《古兰经》关于医学方面的奇迹的国际讨论会上，他宣布信奉伊斯兰教时，这位英国科学家曾说过，他当时是以心灵学研究员的身份参加会议的。由于在心灵学研究方面发表过数篇研究论文，他应邀赴会。同时出席的还有在牛津大学心理研究院工作的教授叶哈亚·艾尔·穆什里菲博士。

艾利林博士向开罗会议提交了一篇论文，他运用电学和电子学仪器所做的大量翔实的研究为依据，而写成论述睡眠与死亡的关系的研究论文。他说，在为开罗会议撰写论文时，他的主要目的是根据《古兰经》来研究心灵学和心理学方面的问题。艾利森博士说：关于睡眠和死亡的性质、条件及其它相关的现象的研究取得了优异的成绩，令人惊叹、信服。“研究结果令人深信不疑，欣喜若狂，而我则由此才发现并认识了伊斯兰教”他补充说。西方世界对于伊斯兰教具有的科学性这一事实完全无知，对此他表示十分遗憾。这位英国科学家还说：会议进行讨论的过程中，人们获得了确凿的证据，即伊斯兰教与科学并不矛盾，因此人们拟定继续根据《古兰经》进行更深入的心灵学研究。

艾利森博士说，在为开罗会议准备论文期间，当读到一节《古兰经》时，他惊呆了：“安拉收取将死者的灵魂，与那睡卧中未死者的灵魂。而后他拘留已判定必死的那一个，而放还别的，直到一定的时期，此中对于参悟的民众确含有种种表征。”(《古兰经》39:42)为了更好地从科学的角度理解这节《古兰经》，艾利森博士曾与艾尔·穆什里菲博士合作，并设法证明正如《古兰经》所言睡眠和死亡是同样一个过程。艾利森博士曾表示，他以往并不知道《古兰经》中的这些论述，同时还指出穆斯林忽略了这一点，而没有向非穆斯林说明《古兰经》中包含着科学真理的论述。他声称，他做的许多试验都表明，人们(无论男女)在睡眠时，有一种东西从人体里面出来，而过一段时间返回人体，人就醒来。然而人在死亡时，那种东西就不再返回人体。《古兰经》用明白的语言描述了这一点。艾利森又说本人深信《古兰经》所论述的这一切。

艾利森强调穆斯林忽略了《古兰经》中包含着许多科学真理，以及没能向非穆斯林展示这些真理时，他还提到其它宗教，如印度教等，竭力渗入高度文明的社会，并建立起自己的文化和信仰。艾利森博士说：形势所迫，穆斯林只有加倍努力宣扬伊斯兰教，并使之更容易为非穆斯林所认识和理解。

他说现在英国居住着成千上万印度教徒，他们还接受宗教人员的教育，但可以断言，他们不可能取得穆斯林们能够达到的成就，因为伊斯兰教吸引人们的理智，而西方人恰好倾听理智的召唤。于此，他再次强调了伊斯兰教同时吸引理智与激发感情这一事实。

会上艾利森博士宣布，他打算在英国建立一所学校，利用现代手段把《古兰经》研究与应用科学结合起来，向非穆斯林儿童教授《古兰经》。他说西方人，尤其是科技人员应该通过科学方法更多地了解认识伊斯兰教。他还说，在解释《古兰经》的真理和意义时，穆斯林们应运用科学知识和理论。

艾利森博士的同事艾尔·穆什里菲博士是北也门的一位阿拉伯科学家，他介绍说，艾利森如今信奉了伊斯兰教，今后一定会有助于向世人传达伊斯兰教的召唤。移居英国以前，艾尔·穆什里菲博士曾是苏丹喀土穆大学的教授，从事心灵学和心理治疗研究，现任牛津大学心理学教授。

开罗会议结束时，埃及基金大臣艾尔·艾哈麦迪·艾布·艾尔·努尔宣布，阿卜杜拉·艾利森博士被选入伊斯兰教事务专家委员会。

7. 其它有关宗教的医学心理学问题

伏都综合征又称教徒病，是与原始宗教有关的一种心因性疾病。在北美洲南部、西印度群岛的黑人部落里此病发病率颇高，在他们信奉的原始宗教里，“伏都”是位居至高无上的神，认为它有神奇的法力，能使人寿年丰，六畜兴旺，也可以与之相反，降灾于人间，带来灭顶之祸，人们对伏都神敬畏心理特重，对其顶礼膜拜，将自己及部落的一切都寄托在伏都的保佑上了。在这种文化氛围中，由于没有医生，诊治疾病全靠祈祷伏都。人们误以为生病是伏都所致，患者于是精神萎靡，忧心忡忡，行为也变得异常怪癖，遂进入迷妄的幻境状态。这时须请巫师作法禳治，念动咒语，摆弄法器魔铃，病人就会随着巫师的诱导而身心失控，甘愿承受伏都神的惩罚，愚昧的患者最后就成为原始宗教的牺牲品，患上了这种精神病。类似的教徒病在利比亚男性教徒和马来西亚教民中发病率也相当高。

科学家通过对此类教徒病的调查研究认为，本病是由于这种宗教中荒诞的理论说教长期麻痹腐蚀教徒心灵意识的结果。虔诚或狂热的宗教信仰和信俗，都会在人们的大脑皮质的不同部位产生病理变化与联系。形成潜在意识和条件反射，当外界一旦有某种信息刺激，身心失常的教徒病便会立即出现。

对伏都综合征的治疗首当进行科学和卫生知识的宣传普及，推广医药科技，逐渐占领医疗阵地，使人们逐渐享受现代文明的恩泽，自觉起来与不卫生的心理及生活方式绝裂。养成健康文明的精神生活和物质生活。

采取措施限制乃至取缔巫师的迷信活动和骗钱行为，铲除社会病根和病源，不使其干扰千百万善良人的心灵，诚能如此，本病可除。患者须增强自我意识和自信心，树立正确的人生观和世界观，以自己勤劳的双手创造新生活，抛弃旧观念，淡化乃至消除巫术迷信心理。积极参与有益的健康的社会活动和生产劳动，实现并使人生的意义得以升华。病情较重、病史较长者，应设法就医，在接受治疗的同时，再辅以保健诸法，或本地区本民族传统的保健方术，亦有裨益。

“伏体”病又称“鬼魂附体”病，或称为“信息病”，俗称“踩邪”，是世界各地普遍存在的一种民俗文化精神病。据统计，在全世界大约90%以上的传统社会中均可见到此病。本病的特征是相信被神灵、鬼魂、精灵、亡故之人的灵体附在病人的身上而使患者出现一系列相应的戏剧性身心变态，患者在言语、声调、行为上都不是自己在常态下的情况，所说的多为亡灵的话语，神态如痴如醉，或全身抽动、发颤，或哭闹不安等。当患者清醒过来恢复了常态时，对自己发病时的情况多一无所知，患者常有头痛、头晕、乏困等感觉。

据临床表现，附体病人的主人格（被依附者原来的人格）和副人格（依附者的人格）关系及有无意识变化（主要是有无健忘）等而分类：

继时的两重人格：表现为一时性的主人格消失，依附人格代之出现（交代人格）。当患者恢复正常后，完全忘记发病时的情况。

共时的二重人格：自己意识到主人格被依附人格所占据或支配，并不伴有意识障碍和健忘。

梦幻样状态：患者有幻想、幻视、幻听及神的指教，并伴有意识障碍，但多无健忘。主人格被依附人格和内容优先占领，不能判断其境界。

附体病患者多为精神创伤性意识朦胧状态，具有歇斯底里性格。易受暗示，情感脆弱，性格偏执，及有内向自闭等倾向，接受教育的程度低等。

对“附体”病，各家观点不尽相同。民俗学认为，“附体”病是人们相信被某种病魔缠住，或有神灵确实存在的迷信心理。宗教心理学认为，“附体”病是某人被不属于自我人格的、神圣的异质力量所支配的体验。精神医学认为，“伏体”病患者大多是平时受暗示性较强的那些人，如果遇到某种不安和恐怖感时，就常与特定的迷信联系起来了，或触景生情，顿生“伏体”的幻觉，从而发病。

对于“伏体”病患者，要进行科学知识的的教育，增强身心锻炼，注意克服迷信心理，平时要远离不良的精神刺激，远离迷幻药。一旦发病，可行针刺，冷水激面，安眠等。埃及人对于“附体”病采用具有催眠性质的扎尔仪式来调治，据报道，颇有良效。

北亚各族的流行性癔病，北极圈地区居民的集体歇斯底里，北美印第安人群中的食人狂，马来西亚的杀人狂，模仿性“反响语言”、“反响动作”，俄罗斯人群中一种狂症流行病，亚、欧北部寒冷地区及北太平洋与斯堪的那维亚、美洲的印第安民族等信奉萨满教地区的萨满病，几乎都具有流行性癔病的性质。弗·格·博格拉兹在《楚克奇人》一书中说：“可充任萨满者，往往是那些神经质的，易于激奋的人。在楚克奇人中，我所遇到的萨满，无不动辄即如癫似狂。许多人几近歇斯底里，有些简直到了半疯癫的地步。”在利比亚信教男子中约有10%的人患有癔病，他们在恐惶、悲伤、凄凉、迷惘中度日。爱斯基摩人平时温文尔雅，热情好客，但其中有些妇女在发病时会在光天化日下脱光自己的衣服，模仿狗叫、鸟鸣，在雪地上打滚，被称为“北极圈癔症”。

因流行性癔病往往以群体形式出现，并且与原始宗教和迷俗潜意识有着密切关系，所以在保健方面多采用精神疗法和保健方法，以校正其致病的各种不利因素，如行为方式、生活方式、心理调疏等。

曾在意大利东南海岸的阿普利亚地区盛极一时的塔兰泰拉病，有类似流行性癔病的证候。而采用当时流行的塔兰泰拉舞曲和集体乐舞，有效地制止了本病的流行。

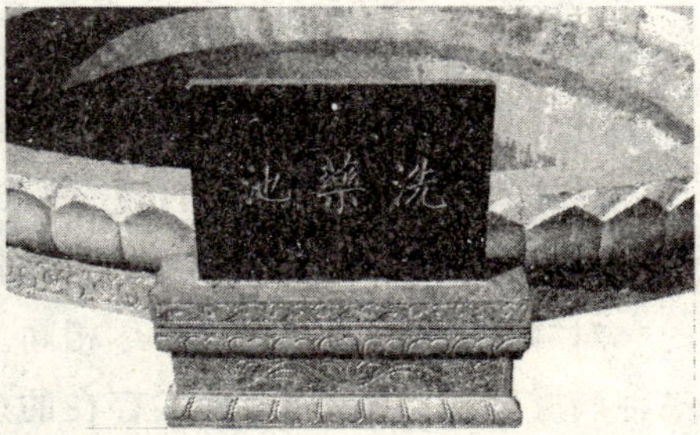

洗药池

人类有发达的大脑，有复杂的心理和极丰富的思想情感。古人也有许多因心理原由而引起的疾病。在长期的生活实践、生产实践、医疗实践与各种社会实践中积累了防治情志疾病的经验，逐渐地形成了对情志疾病及其它有关疾病进行治疗的情志疗法。许多行之有效的情志疗法是产生于中国。J·corille 等在《变态心理学纲要》一书中指出：“中国人首创信仰治疗、转移兴趣、改变环境”。而医学博大精深，许多关于情志治病的方法皆可在古代医学、民族医学和民间医学中找到其源头。

最早的情志疗法可能与远古人类的原始文化有一定的联系。那个时代的巫，不同于后来的巫婆神汉，而是拥有一定知识、技能和从事一些精神活动的人，他(她)可以给人以心理导向，情绪疏导或安慰，或配合一些药物与导具来为人防治疾病。《黄帝内经》所说的祝由。”一说认为，通过这种祝由术而向病人解释生病之由和防治之道。另一说则说“祝由”二字是“咒”字的合音，是用精神的力量来防治疾病、鼓励病人以抗病魔。无论还有其它多种不同说法，“祝由”作为远古至上古时期的情志疗法之一，则基本是公认的。祝由有它的历史的治疗作用，也有其局限性。在《黄帝内经》成书的那个年代，该书的作者已经认识到：“当今之世不然，忧患缘其内，苦形伤其外，又失四时之从，逆寒暑之宜，贼风数至，虚邪朝夕，内至五脏骨髓，外伤空窍肌肤，所以小病必甚，大病必死，故祝由不能已也。”后世的祝由科虽继承了上古的祝由术合理部分，终因历史与科技文化的局限而未能得到应有的发展。甚至成为骗术，走向其原本的反面。

在古代医巫尚未分化的时代里，文化的传承人，常兼有一定的医术，他(她)们所采用的方法，有相当一些就是属于情志疗法的。这从一些民族志学资料中可得到证实。中国古时候傩文化和萨满文化中，都曾广泛地应用过情志疗法，不过都是在巫文化的氛围中进行的，有其合理的一些朴素成分。这种文化的余续影响比较长。

医学与巫术的分离，使得医学朝着科学与文明的方向发展。学者、医家们在广泛的实践与总结人民群众防治疾病的经验中，采撷了许多实例，作了不少理论上的探索，并诉诸于文献记载。

唐代名医孙思邈《千金》两方书中对情志疗法多有记载，特别在《千金翼方》最后记载了具有一定情志疗法的“禁经”，他特意指出：“余早慕方技，长崇医疗，偶逢一法，岂怯千金，遂使名方异术莫能隐秘。……斯(禁咒祝由)之一法，似是神秘，详其词采，不近人情，故不可得推而晓也。但按法施行功效出于意表。”早在秦汉魏晋之际，由于医疗实践的深入及历史文化的影响，使禁咒祝由术进而成为一个医疗学科与临床分科。隋唐太医署均设有祝禁科，还有祝禁博士、师、工、生等编制。孙思邈生活在隋唐，所以说他的学术思想是对当时医史的真实写照，带有那个时代的文化印记。但这是一种古老的方法，虽然在许多民族民间及国外还有一定的流传，但有浓厚的神秘色彩，有些内容属于糟粕，理当抛弃。从文化现象来看，这一疗法有效也有限，不可包医百病，然而对一些身心疾病与情志病患也有一定疗效。孙思邈还重视性与情志的关系，认为和睦的婚姻与和谐的性生理，对防治某些疾病、对养生保健也是很有益处的。《唐书·孙思邈传》记载，唐初四杰之一的文学家卢照邻，因不幸患上了麻风病，悲观至极，痛不欲生。孙思邈在长安广德坊与卢照邻有一段语重心长的交心与海阔天地的宏论，实际是一种语言疏导性情志治疗。孙思邈从天地自然的变化，人的身心修养和对待疾病的态度等方面，深入浅出地阐述“体有可愈之疾，天有可赈之灾”的道理，释解了卢照邻思想上的沉重包袱，消除了心理上的死神阴影，鼓舞他人生的勇气，使卢照邻倍受感动，并拜孙思邈为师，评赞孙思邈“道合古今，学殚数术，高谈正一，则古之蒙庄子，深入不二，则今之维摩诘。其推步甲乙，度量乾坤，则洛下闳，安期先生之俦。”实践证明，医生的知识越渊博，学术上愈有权威性，文化素养愈高者，也愈能取得患者的信任和配合，所施行的情志疗法其效果可能最佳。

《轩辕黄帝祝由科》序文说：“凡药针灸所不及者，以此（祝由）佐治，无不投之立效。”。其记载有配合药疗的腹痛、防暑、催生、止惊狂、解相思病、行路不倦等方法。祝由本有进行心理调治等作用，但也带有一定的神秘文化色彩。在传统医学中仍有人试用，可供医家尤其是医学心理学家参考。

吸毒是一种极恶劣的嗜好与不良习气，已成为当今世界的一大公害。毒品的种类不一，吸毒的史事由来已久。最早吸食的毒品主要的是大麻和鸦片。公元7世纪，亚述人在宗教仪式上已开始使用大麻来产生快感。公元5世纪时，有些开化较早的地区的人们已把大麻放在烧热的石头上烘烤，大口地吸这种冒出来的烟气。在14世纪时，中亚西亚吸食大麻的风气已相当普遍，甚至连淑女也有染上这种不良嗜好者。鸦片又名“阿芙蓉”，原产于地中海东部小亚细亚半岛和阿拉伯半岛，后来传到欧洲和世界各地，因其有止痛等药用价值，久用易成瘾依赖。现代的毒品既有老字号，又有新品牌，可分为镇定剂、兴奋剂、致幻剂等，仅麻醉品就有百余种，精神毒品竟达成百种。毒品象“白色的瘟疫”一样流行，其危害不亚于艾滋病和沙漠化，吸毒成为严重的社会顽症，甚至已经远远超出公共卫生的范围。

吸毒的原因主要有：一是社会亚文化，这里指吸毒团伙的影响，引诱吸毒，最后成瘾；二是因医源性，如给伤病患者使用吗啡、杜冷丁而成瘾者；三是出于好奇、模仿、或有某些人格障碍、心理变态者最易误入歧途。由于毒品的种类不同，患者的症状也有所差异。如鸦片、吗啡、海洛因、可待因、美撒痛、杜冷丁等鸦片类毒品依赖患者，吸毒后有欣快感、忧愁消散、飘飘欲仙、白日梦等即时效应。进而出现躁不安，瞳孔变小如针尖，血压降低，谵妄，体温降低，久之则出现共济失调，人格障碍。其戒断症状，表现为哈欠连连，流眼泪，淌鼻涕，全身疼痛，睡眠不安等。又如巴比妥类镇定催眠剂依赖，患者吸毒后昏昏沉沉，忘却一切。进而昏迷，血压下降，少尿休克，瞳孔缩小，呈中毒症状。久之萎靡不振，眼球震动，思维迟钝，构音困难，发生人格改变。其戒断症状，表现为厌食、呕吐、抑郁、错觉、幻觉、谵妄、抽搐、昏迷等。再如可卡因、咖啡因、苯丙胺、利他林等兴奋剂依赖患者，吸毒后有欣快感，血压升高，心率快，精神状态一时颇佳，进而则失眠、震颤、谵妄、瞳孔散大、呼吸衰竭等，甚则可见有被害妄想，行为刻板。戒断后想瘾难消。还有大麻、麦角酸二乙胺等致幻剂依赖的患者，吸毒后颜面充血，情绪起落如潮，进而感觉障碍，有恐怖性幻觉错觉，或被害妄想等。一旦戒断，全身无力，木僵。

吸毒患者从第一次吸毒到开始成瘾产生依赖现象，为早期阶段，主要表现为对毒品的即时效应，也可因过量吸食而出现某些急性中毒现象。一旦成瘾而产生时毒品的依赖性，已至中期。患者的慢性中毒症状、戒断症状明显，表现有神经症综合征、记忆障碍、人格改变等。当长期吸食毒品而使大脑器质发生病变、精神障碍，因为、痴呆，失去工作能力与生活自理能力时已到晚期。此时及其以前，就有男儿丧志，女子丧德的表现，已成为家庭与社会的包袱，并且随时都会干出越出常理的事情，也有随时毙命的可能。

治疗的方法除药物疗法之外，其心理疗法（包括宗教心理疗法在内）也不少。

认知疗法：使吸毒患者通过影视、图书、广播宣传、健康教育等，认识到毒品的危害，启发自己的良知，逐渐树立起戒除毒瘾的坚强信心和决心，重新做人。同时让患者远离毒贩子，与吸毒团伙彻底绝交，重新回到健康的家庭与社会环境中去。俗语说："近墨者黑，近火者赤。""跟着啥人学啥人。"让患者弃旧图新，朝着光明的康庄大路走，对人生与未来充满着希望。

厌恶疗法：对身体状况尚好，无严重并发症的患者，可用催吐的刺激法，对鸦片类依赖的患者尤为有效，借此对患者身心症状是一种很好的截断治疗，或于毒品中掺以难闻的气味，形成对毒品的截断治疗，或于毒品中掺以难闻的气味，形成对毒品的恶心条件反射，有利于戒除毒瘾。

冷火鸡疗法：为直接戒断法之一种。这种疗法据说起源于六百年以前的佛教之国泰国。当时外族入侵泰国，国王阿育德亚发现士兵中吸毒成瘾者很多，因而严重影响到国防和抗击力。1360 年国王颁布一道法令，要求对吸毒者严惩不怠，如没收吸毒者的全部财产，游街示众六天（其中在陆上和船上各游三天），然后投入监狱，一直至吸毒者本人改正恶习，本人与其家属发誓再不重犯时方可获释，用这种方法解毒一般 1～3 周时间，不用任何药物，实行强制性措施。此法曾在东南亚和其它许多地区也实行过，有一定疗效，尤其对那些吸毒时间不太长，对毒品依赖程度轻，意志坚强的“轻病号”比较适宜。

瑜珈术与劝诫疗法：通过瑜珈师的指导进行身心修练，同时又配合医生与患者的劝诫疏导的方法，使患者从心理上彻底克服“想瘾”，从而解除吸毒的行为。并接受他人的监督。

民间宗教戒断疗法：也非常有效。社会工作者，曾利用西南少数民族的宗教仪式，成功地为凉山地区的一些吸毒者集体进行戒毒，取得了可资参鉴的经验。媒体对此已作过报道。

吸毒者在戒除毒瘾后一定要进行很好的心理治疗，这是至关重要的。

在历史上，清代的真空教也曾对于当时的戒毒产生过重要的影响，本书已在第九章“民间宗教与医学”中作了谈讨。

参考文献

[1]《菩提道次第略论》卷六。

[2]吴邦惠主著《人体科学导论》第 348～349 页，四川大学出版社，1998。

[3]《释禅波罗蜜次第法门》卷四。

[4]叶均译《清净道论》第 129 页，中国佛教文化研究所印行。

[5]美国《时代周刊》1995 年 10 月文，转引自《心理潜能》第 269 页。

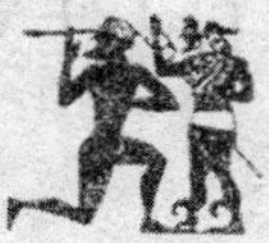

十一　宗教习俗与医药卫生

当医药卫生文化史的序幕刚刚拉开的时候，正是民俗习惯这一文化的载体，把人类史前医疗保健的经验带进了文明的大门，从而也形成了独具风采的医药卫生民俗。在其传承发展中，又与宗教中的有关医药卫生文化结下了不解之缘，具体体现在人生礼仪、岁时节令、行为模式、信仰习俗、避讳禁忌、医药神话等许多方面。宗教、医药、民俗三者在文化上形成了许多的边缘交叉和亮丽的景观。民俗具有功能的特点，民俗有其流变性，有些以物化或文字的形式传承了下来，有些已成为以往的民俗事象，有些则变为新的习尚，有些竟以“活态”文化的形式而流传至今。总之，它们都是大众文化的组成部分之一，是很值得研究的一种医药卫生文化现象。但民俗文化精芜俱存，特别是与医药卫生有关的宗教习俗，不可盲目地崇拜，也不要简单地否定。在尊重各民族宗教信仰自由和尊重其风俗习惯的基础上，对于那些与医药卫生有关的宗教习俗，要有分析、有鉴别地看待，吸其精华。在科学昌明，文明高度发展的当今社会，更应提倡移风易俗，破除迷信，革除陋俗，崇尚科学，树立新风，要为构建和谐社会、和谐世界而努力。

1. 人生文化化过程中的卫生习俗

在人生文化化过程中，南太平洋诸岛的岛民有其传统的习俗，凡生育的子女，由谁来抚养，都有严格的规矩。一般在妇女生产前，就要事先商洽妥当，子女是留在父家，还是留在母家(即外公家里)。萨摩亚群岛妇女在临产时，家主要向父系的氏神祈祷，祝福分娩安全顺利；如果孕妇分娩延迟，家主则向母系的氏神祈祷，生下的子女属于母氏。马奴安王家的祖先以岩石为父，以泥土为母，生下来的子女，如果因诞生时受伤的则被称为“马奴安”(意思是“伤”)，并以此命名。如果初生的为双生子，那么就要在孩子出生之后，由父亲在一个洞穴里捕龟，所以双生子中的一个取名为“芝安”(乌龟)，另一个则起名为“安乃”(洞穴)等。

越南人禁止孕妇带珠宝和其它女性饰物，据说是怕生下的孩子长像难看，或长大以后粗野。特别禁止孕妇戴金手镯、珍珠项链、银项圈等，他们认为戴这些东西还会导致孩子在母腹中就被脐带勒死。越南人又主张孕妇要穿宽袍，并随身带一些符咒饰物(缝在衣服内或挂在脖子上)，人们相信戴上符咒饰物就可能正常分娩，而这些符咒饰物，一般是从道士或乡村巫婆神汉那里买来的。流过产而害怕再次发生流产的孕妇，还可戴一黄色或红色的画有一些符号的胸罩，或在脖子上挂一些由当地巫婆神汉设计的、带有神秘色彩的小包；而那些只生过女孩的，或非常想要生一个男孩的孕妇，则在衣袋里装小块雌黄，据说雌黄有一种神秘力量，可将所怀的胎儿变成男孩。这恐怕就无有什么道理了，并且雌黄使用不当还会有害而无益。越南南部乡村有一种习俗：要求孕妇尽量待在自己家中，避免参加婚丧过事；中午和下午5点左右不要走路。他们的俗信认为，这些时辰是鬼神离开祭坛而四出走窜的时间。越南传统习俗中还强调孕妇的行为要合乎道德，认为其行为会影响到他未来孩子的行为。因此，孕妇不可说污言秽语，不要偷盗、撒谎，也不能做其它违法的事情。在越南农村，人们还认为，孕期要专门设坛祭祀祖宗，祭祀期间，广邀亲戚朋友，让其尽情吃喝和欢乐。在怀孕第三个月时，还要由巫婆来举行仪式，祭祀一位叫做Ba Ba Mat的神（三面女神）。所有这一切，都被认为是为了保证孕妇的正常怀孕，以便如期生下健康的小宝宝。越南人认为，孩子出生时的姿式是很重要的，若孩子生下时面部朝天或侧身而出，则该孩子将来就健康、容易养活，如果出生时孩子面朝床（即朝下），则可能会夭亡或易生疵病。这似乎是没有多少道理可言。而当孩子生下之后，一家人都会急切地等待孩子的啼哭声，若没有哭声，接生婆就会对婴孩的屁股上打一巴掌，或对婴孩吹一口气。有时，接生婆还会赶忙念念有词，请"地王"来帮忙，求地王给孩子一个灵魂。真是人啼笑皆非。

由于巫文化的影响，为某些邪教组织在客观上提供了温床。据越南《今日农村报》报道说，在越南国内特别是在乡间，计有51个邪教组织。这些本土孳生的邪教，也曾恶性地发展，严重影响着社会的和谐稳定与发展繁荣。

盗用医药科学的名义，违背科学的宗旨，散布歪理邪说，干伤天害理的事，也是当今各种邪教的一个共同特点。在一定意义上说，"邪教"也是医学发展行程中的绊脚石，反邪教也能为医学的发展，清除前进道路上的障碍。由于邪教不仅仅会给社会生成毒瘤，邪教还会污染医学科学的圣洁。因此说，只有医学，才能对社会的和谐与发展提供健康方面临的保障。

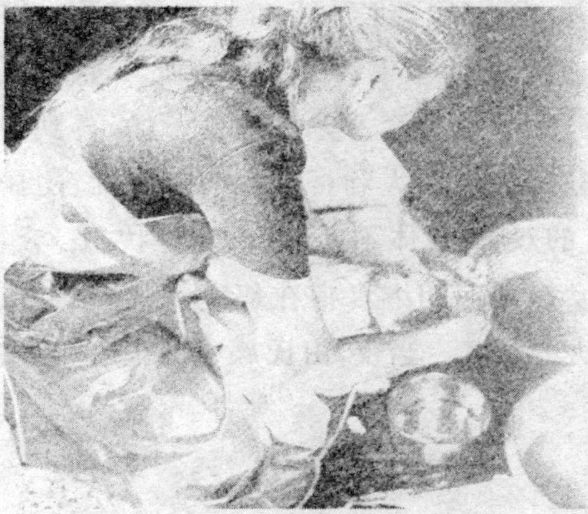

菲律宾助产士为新生儿洗浴

尼泊尔人信印度教。印度教规定人生的圣礼繁多。小儿降生以后，其父首先要给新生儿喂口蜂蜜，并用一种名叫“拘舍”的圣草蘸上圣水抖在产妇和新生儿的头上。然后以婴儿的名义宣告：“我来到这个家，在降生的时刻进行了纯洁的洗礼，我是圣洁的人。”之后在产房四周洒圣水、供米、檀香粉和鲜花瓣，同时祷告：“用此洗去婴儿在母腹中的不洁与过失，请神赐给他智慧与健康。”一般在3～7天内为婴儿行命名礼。要打扫清理产房、产床、为婴儿洗澡。

孟加拉特里普拉人在婴儿出生后先用热水洗澡，然后给新生儿喂一口蜂蜜。当婴儿肚脐的伤口痊愈后，要清蛇医来为婴儿身上头上喷圣水，以除不洁。

印度马尔瓦人在婴儿出生后第九天，或第十一天，孩子的母亲要向太阳神祈祷，并把孩子抱到室外，让孩子接受日光浴。在婴儿出生后的第十天，或第十二天，举行命名礼。在此前夕，要清扫房子，产妇和婴儿都要沐浴洁身。在信印度教的人家，婴儿出生后的六七个月，父母要择吉日为其举行首次喂饭仪式，用金银器皿盛上加了蜂蜜和酥油的奶粥，在宗教气氛中为孩子喂。

在密克罗尼西亚的马绍尔群岛上，男子长到十五六岁，女子在婚嫁时，都要进行思春礼仪，即男子必须剃额发，女子必须剃眉、染齿，结发等仪式，表示已达到了思春期。在当地，酋长女儿行思春仪式时，酋长管辖下的人民都要携带食物、鲜花、席等东西聚集到庆贺的场所。青年人在礁湖附近的小屋内接受巫人的洗礼，然后全身涂上芳香的椰子油，再到海滨祛邪，以此象征着祛除不祥，从而获得大吉和大利。之后两三周内，闭居于小屋，严格服戒斋。白天紧绑伸直的双脚，身体不动，处于安静状态。夜间把身体横卧在席上。那时，岛上的女孩子们相继食宿在邻室，一直相伴她到仪式的结束。而当仪式一结束，就大办飨宴。当夜，由氏族中的长者（除父亲外）散发鲜花进行狂欢。

2. 岁时节令中的医药卫生习俗

在陕甘一带流行打醋坛神的习俗，是在除夕夜，用烧红的几块石头向盛醋的钢勺或铁勺中激，并且口中还要念《打醋坛神歌》："醋坛神，醋坛神，封神榜上您为尊(指姜尚)，今夜除夕来家内，驱除邪魔离家庭，一不打……，十单打的盘魔疫疠，泼神乱神。醋坛有灵，扫除疾病，保佑全家，如意吉庆。"打醋坛神的人端着热醋走遍家中各室，到处都可闻到酸醋的味道。看起来，其形式是迷信的，但却有其科学内核。有经验的人都知道，酿醋坊中的人很少感冒。有的地区，在办丧事后，或"疫病流行之时，烧石浇醋，以其蒸气熏蒸居室，盖能驱逐传染之疫气。"(《远西医方名物考》)现代实验证明，用醋熏房室，可防治感冒等病，如果在节日、过事时，用醋熏蒸，就相当于集体消毒预防。

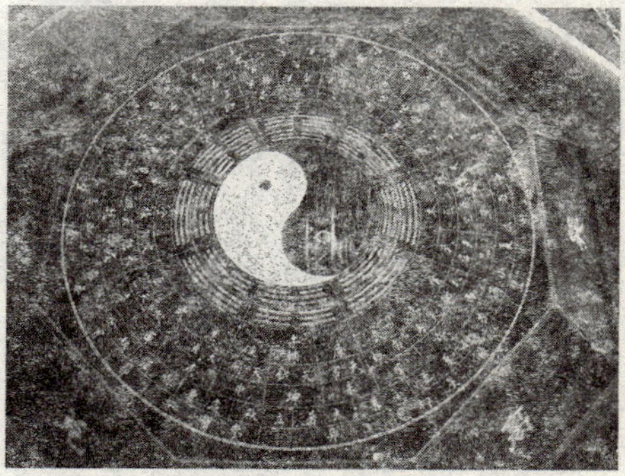

时空表

中国古代原有"腊祭"的风俗，祭祀门神，宅神、灶神和祖先等。汉代以后，沿用夏历，以每年的十二月为"腊月"，即以冬至后第三个戌日为"腊日"，后来"腊日"定在每年的十二月初八日。中国佛教徒认为，释迦牟尼也是在十二月八日成道的，故称为"腊八节"。《五灯会元》卷十七说："我大觉世尊，昔于摩揭陀国，十二月八日，明星现时，豁然悟道。"唐代的道宣律师在《祇洹图经》中记载，天竺"每至腊月八日，舍卫城中士女竞持香花来听法音。"宋代北方多在"腊八"即佛成道日举行盛大的浴佛活动。如宋代赞宁的《僧史略》卷上说："今东京以腊月八日浴佛。"宋代丹霞禅师诗云："屈指欣逢腊月八，释迦成道是斯辰。二千年后追先事，重把香汤浴佛身。"(《丹霞子淳禅师语录》)

关于“腊八粥”的由来，可以上溯到释迦牟尼成道前夕的一件事。据《佛本行集经》等记载；释迦牟尼出家后，在尼连禅河附近的树林中修了六年苦行，以致消瘦乏力。他自知一味苦行是不能解决生死问题的，于是放弃了苦行，接受了牧牛女苏耶妲奉献的乳糜，洗去了积年的污垢，决定用智慧去实现成道的弘愿。“乳糜”即乳粥，也就是用牛马等乳汁和粟米而煮成的粥。印度人善于煮各种粥，而以“乳糜”为上品。（见唐善无畏《大日经疏》卷七）牧牛女奉献乳糜，使苦行后的释迦牟尼恢复了体力。这件事是有很大功德的，粥因此而受到了僧人的青睐。如《释氏稽古略》卷三记载了五代齐已的《粥疏》说：“粥名良药，佛所称扬；义冠三种，功标十利。”

在宋代笔记中，广泛记载有关“腊八粥”的资料。《东京梦华录》说：“（腊月）初八日，……诸大寺作浴佛会，并送七宝五味粥与门徒，谓之‘腊八粥’。都人是日，各家亦以果子杂料煮粥而食也。”吴自牧《梦粱录・十二月》谓：“此月八日，寺院谓之腊八。大刹等寺，俱设五味粥，名曰‘腊八粥’。亦设红糟，以麸乳诸果笋芋为之，供僧或馈送檀施贵宅等家。”周密《武林旧事・岁晚节物》谓：“（腊月）八日，则寺院及人家用胡桃、松子、乳蕈、柿、栗之类作粥，谓之‘腊八粥’。医家亦多合药剂，侑（劝人服用）以虎头丹、八神，屠苏，贮以绛囊，馈赠大家，谓之‘腊药’。”又清顾禄《清嘉录・腊八粥》谓：“（腊月）八日为腊八，居民以菜果入米煮粥，谓之‘腊八粥’。或有馈自僧尼者，名曰‘佛粥’。”唐李福《腊八粥》诗云：“腊月八日粥，传自梵王国。七宝美调和，五味香糁入。用以供伊蒲，藉之作功德。”

从以上引证中可见，“腊八粥”又称“七宝粥”、“五味粥”、“佛粥”等，是用果蔬等料混合制成的美味食品。“腊八粥”本是寺院斋僧施俗做功德的，因为佛门认为一切众生都是“未来佛”，都应该供养的。后来，民间竞相仿效，“腊八粥”成为脍炙人口的节日佳肴。清富察敦崇《燕京岁时记・腊八粥》中，还记载了详细的配料和制作方法，录之以供参考：“‘腊八粥’者，用黄米、白米、江米、小米、菱角米，栗子、红豇豆、去皮枣泥等，合水煮熟，外用染红桃仁、杏仁、瓜子、花生、榛穰、松子及白糖，红糖，琐琐葡萄，以作点染。”《本草纲目》引妙齐和尚曰：“山中僧，每将旦一粥，甚系利害。如不食，终觉脏腑燥固。盖粥能畅胃气生津液也。”这是僧俗以药粥养身之明证。

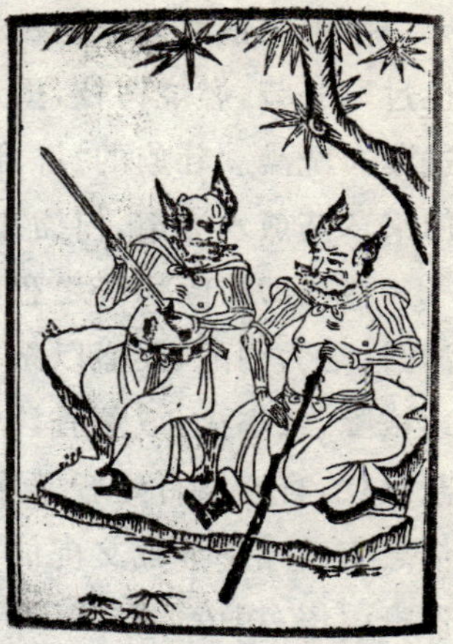

神荼与郁垒是桃符的初形

民俗中的饮屠苏酒，与孙思邈关系极大。在《备急千金要方》卷九“辟温”中，有关屠苏酒的文献记载，说屠苏酒可“辟疫气，令人不染温病及伤寒，岁旦屠苏酒方：大黄十五铢，白术十八铢，桔梗、蜀椒各十五铢，桂心十八铢，乌头六铢，菝葜十二铢，一方有防风一两。右七味㕮咀，绛袋盛，以十二月晦日日中悬沉井中，令至泥。正月朔日平晓出药，置酒中煎数沸，于东向户中饮之。屠苏之饮，先从小起，多少自在。一人饮一家无疫，一家饮一里无疫。饮药酒得三朝，还滓置井中，仍能岁饮，可世无病。当家内外有井，皆悉著药辟温气。”正月饮屠苏酒之风，遂延及后世。宋陈元靓《岁时广记》卷五“屠苏散”条称：“《岁华纪丽》：俗说屠苏者，草庵之名也。昔有人居草庵之中，每岁除夕，遗里闾药一帖，令囊浸井中。至元日，取水置于酒樽，合家饮之，不病瘟疫。”今人得其方而不识其名的来由，只曰屠苏而已。所谓结庐居草庵者，当是道士者流，但不知是否是孙思邈所传，究其方法则略同，作为民俗已流于全国。王安石诗云：“爆竹一声旧岁除，东风送暖人屠苏。”至今民间仍多饮屠苏酒者。

侗族每逢端午节，清晨都要去拔菖蒲，采九里光、荷麻草、马蹄菜、地星宿等药，并切碎，用大蒜头捣烂浸泡在盆里，并掺和烧酒雄黄，到了中午，便将药酒洒在室内及房屋周围，菖蒲插在门窗上。因菖蒲叶酷似长剑，故借此为象征符号来驱鬼怪。俗信认为雄黄具有某些祛魔避疫毒的功用。人们将菖蒲根切片和大蒜瓣，然后用线串着挂在脖子上，垂在胸前，借气味来驱除蚊虫。喝雄黄酒前，要用雄黄酒在小孩额上画一个“王”字，其意是：“额画王字，可威百兽，室洒雄黄，可解疫毒。”扫寨是侗族宗教活动中的一种禳解仪式。夏秋时节，气候炎热多变，容易发生瘟疫疾病。这时，侗族要组织打扫寨宅，禁止购买死牛烂肉。同时，在庙中设置法坛，摆上供品，请道士或法师来做法事，祈祷禳解，驱送瘟神。法事结束后，法师带着助手，抬着用竹篾扎的小船，打着响器，逐家逐户清扫。

中国的俄罗斯族也在端阳(端午)节悬艾,饮雄黄酒,驱邪除秽。普米族也过端午节,燃烧树枝,熏走鬼邪病痛,饮菖蒲、雄黄酒,吃蜂蜜粑粑,然后跳进瀑布洗澡。壮族的"辟邪节"由汉族的端午节演变而来,是日家家户户上山采草药煎水沐浴,门插艾、菖蒲,佩带香草香囊等。

祓禊即祓除病气之意,如《墨子·尚同》所说:"天之有疾病祸祟,必斋戒沐浴,洁为酒醴,粢盛以祭祀天鬼,则天能除之。"通常于每年三月三日在水边祓除,或举火,或薰香沐浴,或沐于水边,或用牲血涂身,并举行禊饮。时至汉代,官家及百姓皆于东流水上,洗濯祓除,去宿垢。此为上古以祓禊流俗之变。端午节戴艾虎的习俗,可能与上巳节祓禊相关。还有以赤小豆粥禳疫习俗,相传远古共工的儿子化为疫鬼,但怕赤小豆,故以此禳祝。

鬼世界中最著名的是钟馗。民间传说他本是唐朝终南山秀士,生前曾应武试而未中,遂屈死人间。传说他到阴曹地府后大闹了一通,反而被玉皇大帝封为驱邪斩祟将军,专管人间妖魔邪祟。他手持青锋斩妖剑,斩除了无数恶鬼,保佑了世间平安。他又托梦嫁妹,充满了人间爱意。据《梦溪笔谈》所说,当年唐明皇于病中梦见一个大鬼捉一小鬼而食其肉,问大鬼是谁,大鬼说自己是钟馗,唐明皇睡醒之后,命画工吴道之将所梦大鬼钟馗绘成画。于是民间有了除夕、端午挂钟馗画像的习俗。

中国古代人也认为三为阳数,"三者,参也",即天上的三颗明星,又名参(shen,音申)星。在中国人心目中,三是一个吉祥数字,后经引伸、推衍,如俗语所说"天有三宝日月星,人有三宝精气神",三乘三等于九,为阳之极数,两个九为重阳,故农历九月九日为"重阳节"。该节期间的登高、饮茱萸酒等,这与古人医药保健及其神话俗信有关。

公历每年二月、六月曾为罗马人对格尼乌斯的祭祀节。相传格尼乌斯是古罗马神话中最早的生殖神、男性保护神。人们还崇拜古希腊的男性生殖神普里阿斯,此神像见于希腊、意大利、德意志、高卢、达尔马提亚、色雷斯、非洲和西班牙等地。

3. 禁忌与卫生

禁忌自古有之，是世界各地各民族所共有的一种习俗和“精神防卫”现象。有些禁忌在今天的人看来有其积极意义，有的则秘奥莫测，有的甚至荒唐可笑，无论怎样，它都是人类文化积淀的一个组成部分。当人类思维能力发展到一定水平，才可能出现所谓“禁忌”。在距今几十万年前的尼安德特人，以及中国史前社会的马家窑、半坡文化遗存中，就已反映出了远古人类禁忌的端睨。如原苏联尼柯尔斯基在《原始人的文化》中所说：“蒙昧人因为对自然界束手无策，所以便对于自然恐惧了起来，要把自然当做超自然的神界来崇拜，这种恐惧的心理，深深地印入各种迷信和仪式中，广泛地充满了蒙昧人日常的生活，因恐惧神灵的关系，于是产生了斋戒，产生了科学上所谓‘塔布’；遵守者长命百岁，违犯者疾病缠绵。”“塔布”即禁忌。

远古先民由于生产力水平的低下和认识上的愚昧，误以为某种物质，或动物、或植物，或无生命的物体，与自己及氏族有着密切的关系，于是就产生了“图腾”崇拜与禁忌的心理。认为这些图腾对自己有保护作用，如果触犯了它，将会招致疫病和死亡的惩罚。因而一般禁食这些动物图腾或植物图腾。由于从众心理的作用，禁忌作为民俗在史前社会中已经存在了。只是愈到后来，情况愈复杂，几乎涉及到人类生活、思维、语言、文字和行为的各个方面。

相当一些禁忌是建筑在对超自然力量恐惧和迷信基础之上的，莫明其妙。但也有些禁忌是有科学道理的，具有积极的意义。医疗保健中的禁忌，基本上是属于后者，其内容相也当丰富，如药物禁忌、食物禁忌、摄生禁忌等。又如蒙古族的博教认为，火具有使一切东西纯洁的能力，故蒙古人素有以火净化万物的习俗，有人死后，死者所居住过的帐幕和所用物品，以及他(她)的亲属都要施以净化仪式。《蒙古史》记载：送葬人“应行过两火之间”。水族信仰火和鬼神，凡死于难产、麻疯症、刀枪、摔跌的人，常用焚尸葬法，再请法师念鬼驱邪。“忌门”是土族一种宗教性禁忌。凡遇危重病症、传染病人，一定要“忌门”，即在大门口煨一堆火，或门旁挂饰避邪，断绝一切对外往来，谢绝外人入内，以防止邪气来犯。这些方法客观上起到消毒隔离和防止传染病扩散的积极作用。

英国弗雷泽在《金枝》一书中谈禁忌的原则说：“如果某种特定行为的后果对他将是不愉快的和危险的，他就自然要很小心地不要那样行动，以免承受这种后果。换言之，他不去做那类根据他对因果关系的错误理解而错误地相信会带来灾害的事情。简言之，使他自己服从于禁忌。”这样，禁忌就有可能应用了巫术的作用。积极的巫术或法术说：这样做就会发生什么事。”而消极的巫术或禁忌则说：别这样做，以免发生什么事。《金枝》又说：“如果那个设想的不幸必然要跟随犯忌而到来，那么禁忌就不成其为禁忌，而是一种劝人行善的箴言或一种普通的常识了。不要把手放在火中，这句话并不是禁忌，而只是一种常识性的道理，因为这种行为如不禁止，必然要造成实在的后果，而不是一种想象的不幸。”《金枝》对禁忌这一文化现象，在这里作了较为全面的评述。

禁忌的积极方面，表现在它对人们的行为的规范和所起的社会契约的作用上，这在医疗保健方面也是有积极意义的。但有些是属于迷信的禁忌，则束缚着人们的头脑和手足，阻碍了人们对自然、对科学的探索精神，因而使人们不敢去研究“禁区”和“死角”的问题。朱天顺在《原始宗教》一书中说过：“原始宗教的一些作用，还常常引起人们精神上的恐怖，在一些文字记载中可以看到，有些人在无意识中因犯了禁忌而恐怖致死的事实，如南洋群岛有个人因误用酋长的烟管吸烟，后来知道自己违犯了禁忌，立即产生极度恐怖的心理，不久就死掉了；又某人因误食属于本族图腾的鱼类，知道后引起很大恐怖，不久也死了。这些事实说明原始社会人们犯了禁忌和冒渎神灵后引起的恐怖情绪，是人们所难以想象的。”又如弗洛伊德在《图腾与禁忌》中所举例叙述的那样：“在新西兰，有一次，一位僧王在吃完饭后将残肴留置在路旁，就在他刚走不久，一位饥饿的奴隶发现了这些剩菜，于是，他没问清楚即囫囵吞下，就在这一瞬间，一位惊恐的旁观者告诉他那些食物乃系属于一位僧王的。”当这位健康青年男子“听完了这个致命的消息后，全身开始抽筋且胃部发生激烈的绞痛，这种症状一直延续到当天傍晚，他终不治死亡了。”“一位毛利族妇女在吃完某种水果以后，才被告知这种水果是来自于某个被禁忌的地方。同时，人们宣称：她将被杀死，因为她已亵渎了国王的神圣灵魂。这件事发生在下午，就在隔一天中午，人们发现她已经去世了。”“有一次，一盒毛利族酋长的火绒匣就曾经杀死了好几位人民。因为，当这盒遗失的火绒匣被捡到的族民利用来点燃烟斗时，他们发现了匣子的所有人，竟然便都因惊恐而吓死了。”所以不可忽视禁忌的负效应和消极作用。

南朝鲜人认为“四”是个不祥的数，因为“四”与“死”同音。一般建筑物都不用四，尤其是医院，更无四楼之号数。

4. 茶与宗教

自古以来，中国习俗中就有“茶为万病之药”、“茶解百毒”的说法。民间故事相传，神农氏尝百草中毒，得茶而解，说明中国用茶的历史更久远。中国的《茶经》、《茶谱》中对茶的医疗保健价值多有所论述。中国被誉为“茶叶王国”，当今世界上把茶、咖啡、可可看成是三大饮料。而茶又优于后两者，茶还可防治疾病，保健身体。历代本草文献，史志诗文中均保留下有关茶叶及饮茶的资料，其内容相当丰富。

魏晋之后，兴起了以茶代酒的风气。北魏时，印度高僧达摩来华，在嵩山少林寺面壁静坐，禅学大兴。僧人坐禅，时间一久容易疲困，因而多借助茶叶之功，提神醒脑。于是，饮茶便与坐禅结下了不解之缘。有些僧人对茶学还颇有研究，因此被人们称之为“茶僧”。

佛教僧侣重视坐禅修定，正襟危坐，专心思维。长时间的坐禅，可能使人昏沉疲倦；而且僧侣一般持斋，过午不食。为了消除昏沉，补充液体，茶便自然成为僧侣们最合适的饮料了。僧侣饮茶可以上溯到东晋。《晋书·艺术传》记载，后赵昭德寺的僧人道开，昼夜不卧，除日服数枚药丸外，“时复饮茶苏一、二升而已。”所谓“茶苏”，是一种用茶叶掺和果汁、香料而制成的饮料。

盛唐时代，禅僧盛行饮茶。唐代陆羽在《茶经》中记载的“煎茶法”，即源于禅林中。中唐以后，特别是由于僧人坐禅的需要，而使饮茶之风在北方兴起。唐代封演《封氏闻见记》谓：“（茶）南人好饮之，北人初不多饮。开元中（713～741），泰山灵岩寺有降魔师大兴禅教，学禅务于不寐，又不夕食，皆许其饮茶，人自怀挟，到处煮饮，以此转相仿效，遂成风俗。”一时从山东到长安，市镇多有开店卖茶的，以供游方僧等人饮用。

佛与茶所结下的深厚情缘，有文献可鉴，有史可征。僧人往来相酬，多是清茶一杯，所谓“青云名士时相访，茶煮西峰瀑布冰”。（五代人贯休的《题兰江言上人院》）唐代僧侣嗜茶成风。僧人好茶，是因为茶可提神。《全唐诗》中，李咸用《谢僧寄茶》诗说：“空门少年初志坚，摘芳为药除睡眠。”唐代著名诗僧皎然在《饮茶歌》中吟道：“一饮涤昏寐，清思朗爽满天地。再饮清我神，忽如飞雨洒轻尘。三饮便得道，何须苦心破烦恼。”皎然善于烹茶，故多有咏茶之作。他在《饮茶歌诮崔石使君》中，还赞叹了剡溪茶的清香隽永，并称饮茶可以使人少烦恼，增学识。

大约隋唐时代，中国的茶文化就传入日本。南宋绍熙二年（1191），日本僧人荣西来华留学，学成回国时带去了中国茶种。荣西还写了一部叫《品茶养生记》的书。宣传吃茶的养生妙用，饮茶遂风靡东瀛，后来发展成为茶道。饮茶之风从寺院传到全社会，成为一种招等嘉宾、修心养神、叙谈交际的民俗风情和仪式。此后，日僧南浦昭明禅师在中国浙江余杭县的径山寺求法，他学习了中国的茶宴文化，又一次的将中国的茶道带入日本。所以日本的《类聚名物考》说：“茶道之起，在正元中筑前崇福寺开山南浦昭明由宋传入。”另外日本的《本朝高僧传》也说：“南浦昭明由宋传入归国，把茶台子、茶道具一式带到崇福寺。”使中国的茶文化进一步传入日本国，并在日本发展了起来，传承了下来。日本茶道所用的“抹茶”，还保留了中国宋代制茶的特色。不仅仅是日本，就是朝鲜及东南亚国家，这些国家的饮茶习俗，也都受到了中国茶文化的影响。

据报道，全世界有一百多个国家和地区的人民都喝茶，并有舔茶、吸茶、摇头茶、嚼茶等饮茶的民俗。

饮茶的养生的意义有两个方面：一方面是开水沏茶，可以减少胃肠道感染的机会；另一方面是茶叶的药用。中医学认为，茶能清热明目、消食利尿、提神醒脑。茶的这些清心、醒神、明目、消暑、止渴、生津、解毒、利水、去痰、固齿、保健延年等作用，早已被实践所证实。据英国的一次调查表明，儿童经常饮茶可使龋齿减少60％。

散在于民间的健身茶方很多，近年来有不少被研制为保健品，在市场很畅销，如枣茶可增益精神，宁红茶（主要是茶叶、决明子、菊花、山楂）有明显的减肥作用，而无厌食、乏力、腹泻等不良反映。日本人称中国乌龙茶为“美貌和健康的妙药”；法国人称普洱茶为“减肥茶”。

现代药理研究也证实，茶叶中含有五百多种化学物质，其中有硒、碘、锌等多种人体所需的微量元素。紫阳茶中富含微量元素硒，适量的硒对人体是有益处的，而且有预防肿瘤的作用。茶多酚能清除自由基废物，茶红色素能抗氧化、抗衰老、降脂、降糖、防癌变，茶多糖有抗血栓、降血糖、增强身体的免疫功能等作用。而绿茶中则含有丰富的维生素C，具有降低血脂和副肾上腺皮质兴奋性的作用，其中所含的叶绿素能促进血液代谢。在末茶中，维生素A的含量较高，服用末茶，可以增加血液中血细胞数量，有助于恢复视力。

茶叶主要由其所含的黄嘌呤衍化物（即咖啡因和茶碱）、鞣酸等起作用：茶叶可兴奋高级神经中枢、使精神兴奋、疲劳消除；兴奋心肌、扩张冠状动脉，对末梢血管也有直接扩张作用；可驰张平滑肌，用于治支气管哮喘、胆绞痛，能增强横纹肌的收缩力；有利尿、增强胃液分泌作用；具有抑菌作用，花茶和绿茶的抗菌作用大于红茶。总之，饮茶可以说是是有益而无弊的。在边疆一些少数民族中，有“宁可一日无食，不可一日无茶”的说法。足见茶对人的重要。

中国的儒家崇尚茶文化，道家也如此。中国的道教崇尚清静，这对茶道的文化精神是有影响的。中国伊斯兰教的茶文化内容也相当丰富，如三泡台茶是非常有名的茶，深受人们的喜好。现在茶文化已风行世界。在茶文化的传承与发展中，佛教、道教、伊斯兰教等宗教界人士对茶的研究和推广起了重要的作用。茶文化，已经成为一种具有丰富科学内涵的大众文化。

5. 神话与医帜

神话是人类文化的瑰宝。早在人类社会未有文字之前，已有了口传的神话，那是人类对世界最初的思考或想象的产物，它反映了人类童年时期的天真和稚气。神话是运用想象、投射和幻化的方式去记述、描绘世界，并通过对自然力的形象神化，藉以激励人们征服和改造自然，有其积极意义。

在神话中，既有人类认识世界、改造世界、推动社会前进的史影，也有人类的聪明智慧，更有生活经历的辛酸苦痛的历史回忆。在古代社会中，神话占有重要的地位，成为人们世代相传的一种文化，神话的内容传承变异、也发展，有些神话中的英雄人物，可能就是某一具体人物，或者是由氏族首领、巫师演化而来的，他们的事迹与那些代表恶势力的魔鬼、瘟神、邪恶术士相对立，相比较而存在。在神话故事情节中，往往反映出了当时的人们赞美英雄、善神和诅咒、惩治邪恶的鲜明的态度，并通过传承而融入到世俗和意识之中了。

在世界各国、各地区、各民族的神话中，有很多关于医药保健的民俗，千百年来在民间流传，除口传之外，有诗歌、戏剧等各种艺术形式，有的被载入文献，有的甚至物化为胜迹，文物等。医药保健的神话以人物及其事迹为多。

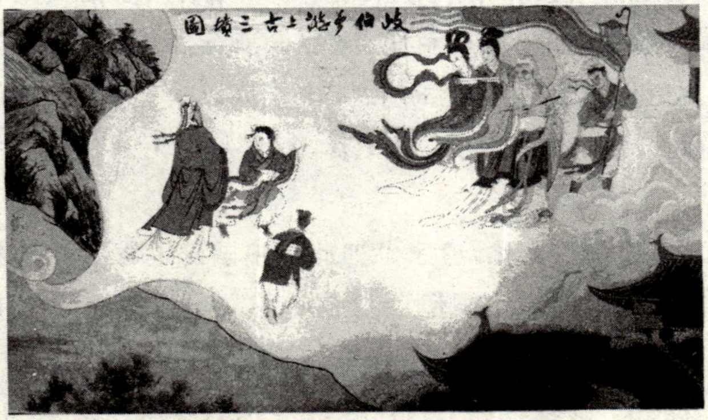

岐伯云游访先圣

东方一直被视为神话般的世界。有关医药保健的神话各具特色，除过前面所述的两河流域、尼罗河流域和恒河流域的有关神话之外，古代波斯人的神话也颇奇特。古波斯人于每年一月十日和八月十日都要欢度河神节。河神阿邦在过节时被称为“阿邦·伽赫”。节日时若有雨，男子们要到附近的河水中去洗浴；若无雨，则妇女们去河中洗浴。据说只有这样，河神才会保佑人寿年丰。古波斯神话中还有描述窒息魔鬼的作恶被惩治的故事。

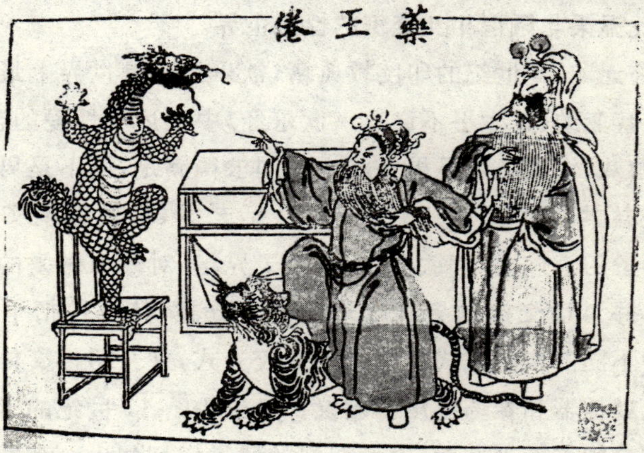

杨柳青版画药王爷

北亚汉特人的生命女神普戈斯，能保佑妇女受孕怀胎，给成年男女以生育能力。当产妇临盆时，她还能赋予新生儿以生命，并在产后的数月内关照母子，使之平安。北亚满一通古斯语族神话中称灵魂为“奥米”，这种思想观念与远古人万物有灵的原始思维习俗有直接关系。该神话中说，如果谁家有人生病，萨满则准备小盒、小袋、或小篮为病人暂时保存“奥米”，直至其病愈。如果人死了，萨满则把“奥米”打发到阴间冥域中去，以免它再回阳世作祟。北亚鄂毕河流域乌戈尔的水神“维特·卡恩”，能为人医治疾病。所以每当有疫病流行，人们都要去祈祷水神来救治染病的人。

印度是一个充满神秘色彩的宗教国度，然而印度的宗教既有象佛教这样提倡禁欲主义的宗教，又有纵欲享乐的宗教，甚至有艳欲主义的文化传统。公元10世纪之后，佛教在印度逐渐衰落之后，印度教一反佛教的禁欲主义，从而形成了自己的艳欲主义传统。更使性爱艺术与宗教紧密相连。古代印度人不贬低爱欲，在其所有合法的享乐生活中，性被认为是最富于激情和最为完美的人生享受，甚至房事也被视为是一种具有积极意义的宗教性的义务。印度艺术习以为常地关切着性爱，想方设法来刺激性感，艳情之风甚至也给佛教蒙上了富有性感的面纱，阿旃陀石窟壁画描绘佛教传说的场面，大多数都被描绘成带有明显的艳情风格壁画。民族文化心理中的潜意识，往往也会自然而然地流露出来。只有印度特有的世俗色情的艺人，才可能创作出如此温柔与激情相互交织的性感世界。

问世于公元 4～6 世纪的印度教典籍《欲乐经》，是世界上最著名的性手册，作者是瓦察亚纳(其生平不详)。《欲乐经》中记述了性爱的艺术，认为性爱是复杂的游戏，性爱必须是男女双方共同求得满足，而不是男人的性欲发泄；性爱也是温柔与激情交织在一起的生活艺术，是超越现实世界的有效手，是最为神圣的。该书对"欲乐"一词作了界定，对修饰做爱的艺术与词语进行了诠释，并对性交前的男女嘻戏作出了分类，其中包括十六种拥抱方式、近二十种不同的亲吻方式和无数种抓咬方式，并介绍性交体位。最后还就美化容貌、助性器和春药提出了建议。建于 10～11 世纪的卡朱拉霍印度教寺庙，雕刻着很多性爱场面，男女拥抱的场景栩栩如生。克纳尔科神庙是印度教性力派活动的一个主要场所。在中世纪印度的宗教思想中，性神秘主义占据着非常重要的地位，这些性爱场面可以指代天国的快乐。在这样一个充满温柔与奇特激情的艳欲世界，精神层面的艳欲与现实世界中的苦行形成了显明的对照，可能是为了一种心理上的平衡，或者心理上的补偿，用精神上的虚幻性感来充填尘世间的苦痛与伤感。

印度保留下了大量的神话故事和传说。《阿耆尼往世书》是古印度带有神话传说特色的典籍，其中包括了一些有关医药的内容。古印度的吠陀医药书，相传为神医檀架陀哩所著。"吠陀"神话中的风神伐多，可以祛除人间疾病，使人长寿。"宇宙统摄者"伐楼拿也兼通医术，使善人健康长寿，使坏人得到恶报。古印度神话中的耆婆，是位有很高修养和道行的神医。

佛教典籍浩繁，哲理深邃，故事生动，很有教化感染力。《生经・佛说是我所经》记载，从前有座大香山，山中生长着胡椒和荜拨，还有其它药材。在荜拨药树上栖息智一种鸟叫"我所鸟"。每当人们上山采药医治疫病时，"我所鸟”就发出悲鸣，“不要采药，这些药都是我的。”可是众人不听，继续采药，“我所鸟”及香身的神话在亚洲流传很广。佛教神话中有药王菩萨，医神檀梁陀哩、药师如来，和善治众生之疾的阿弥陀迦良国王，能治麻风病的太阳神苏利耶，广济众生和普撒天药以救命的天帝，通过修行而获得长生不老永葆青春之药的阿那苏耶。同时，又有关于疟鬼阿婆魔罗、癫病鬼阿婆肈摩罗的神话。

中亚神话中的布尔库特——巴巴，是农神和萨满神的混合体，主管人的生与死，能使不孕妇的女受孕生子。西伯利亚南部雅库特人曾有一种习俗，进入产妇房间时要轻脚轻步，不得高声喧哗，否则会对母子不利。

世界各地都有关于月亮的神奇传说。在非洲、近东、南亚及大洋洲等广大地区都流传着月亮能赐给人类长生不死的神话。关于月亮里有捧水人的神话，在太平洋波利尼西亚也有流传。在大洋洲新西兰人的故事传说中，说月亮里有个叫希娜的女性，她手中捧着水瓢，这水是能使人返老还童、死而复生的“生命之水”。

中国人关于月亮的神话传说和有关科学的猜测更为丰富多彩。远古的一些器物、象形符号中有些很近似月象，古文字中早有“月”字。从月相的朔望及其移动变化，从而推演到节气与月份，并进一步与人的生理、心理变化联系了起来。《黄帝内经·素问·八正神明论篇》认为，人体的营卫气血与月亮的运行变化有着密切的联系。“月始生，则血始精，卫气始行；月郭满，则气血实，肌肉坚；月郭空，则肌肉减，经络虚，卫气去，形独居”。当时人们不一定就很清楚月球引力问题，但对这一自然现象精细的直觉观察却难能可贵。

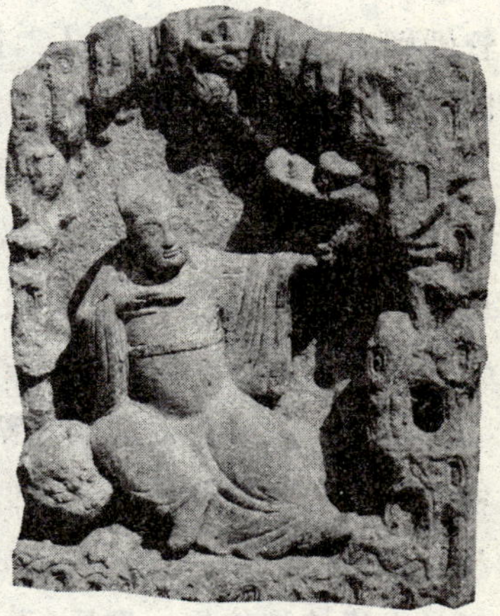

坐虎针龙

据现代生理学资料表明，人体体液、水份约占体重的70％左右。月球的吸引力能使海洋发生潮汐现象，对人体内发生的引力现象被称为生物潮。

因月相的盈亏而对人体的影响也各不相同。例如，满月时节，人的头部和胸部电位差较大，人的气血也最充沛，内分泌机能最旺盛。因而也最为使人激动，对月高歌、或月下习武、或采月华以充元气。在病理变化方面，月圆时，酒鬼和精神病人易发病，出血病人多于此时病情加剧，癫痫病易发作。此时，暴力行为和各种刑事案件出现也较平时高，如谋杀、自杀等。外国人称之为“月疯狂”。而在新月时，人体气血最虚，所以休克、衰弱性疾病多于黑夜出现，死亡人数相对高些。

月亮所产生的强大的电磁力除了影响体液，神经系统外，还直接影响人体荷尔蒙。这一点，古人也早有认识，妇女例假每月一次，故名“月经”。宋代名医陈自明在《妇人大全良方》中指出：“经血盈亏，应时而下，常以三旬一见，以象月则盈亏也。”说明妇女月经周期往往与月亮绕地球旋转一周的时间相一致，月经准时，身体自然安康。

月色、月光常被人将它与婚恋联系在一起。《诗经·陈风》有“月出”的诗篇。《诗序》说：“《月出》刺好色也。在位不好德而悦美色焉。”古人还把主管婚姻之神称为“月下老人”，简称“月老”。李复言《续幽怪录》中说“唐人韦固，少孤，旅行至宋城，遇异人，倚囊坐，向月检书。韦固问，异人回答：“天下之婚牍耳。””（韦）固问囊中何物，曰：赤绳子，以系夫妇之足，虽仇敌之家，贫贱悬隔，天涯从宦，吴楚异乡，此绳一系，终不可逃。”这一民俗传说较为深远，雅俗共知。据有关资料表明，人类怀孕期也与月亮有关，正好孕期为九个太阳月，而婴儿的诞生，则多在下弦月，这一切都非偶然，与月相有关。

在人类未登月以前的沧桑岁月中，人们对月曾产生过无限遐思联想，虚构出无数令人神往的神话、仙话。在这一点上，中华民族的先辈更富有诗意和想象力，奇妙的是多与医疗保健文化有联系。早在战国以前，人们就有关于月中蟾蜍的信俗。屈原《天问》中有：“夜光何德，死则又育？厥利维何，而顾菟在腹?”这里的“顾菟”，俗称虾蟆。故月亮又被誉为“蟾宫”、“蟾盘”。汉代，人们又在月亮中发现了“玉兔”。

1975年，在绥德四十里铺后街出土了一组东汉画像石，据考证为永元至永建年间（公元89～126年）的文物。其中有两块石刻与医史有关：一是刻画周穆王会见西王母的场景，左边有西王母的形象，其身旁有一鸟首人身手持灵芝侍药之状。有两玉兔在捣药。九尾狐听命于前，右边，在穆王队伍前有一玉兔，一手执铲，一手执帚，作清道状。还有一蟾蜍，其后是穆王的车队。在另一块画象石上，右边在西王母跟前仍有一羽人，作侍药状，还有二玉兔捣药，三足鸟、九尾狐等。从这两个画像石中，可以看出共同之处。在西王母跟前侍从的有玉兔，古代传说月中有玉兔捣药。张衡《灵宪》："月者，阴精之宗。积而成兽，象兔"。至今各地流行摆放"兔儿爷"塑像的习俗还存在，据说也是为了乞求吉祥和健康。三足鸟，传说中有长着三足的鸟。九尾狐，《山海经·南山经》："青丘之山……有兽焉，其状如狐而九尾，其音如婴儿，能食人。食者不蛊。"为吉祥之物。蟾蜍，月中精。这些珍禽异兽都被认为是西王母的侍从，以示祥瑞。唯独西王母跟前侍药的那个羽人，鸟首人身，甚似传说中的扁鹊形象。将这两块东汉画像石与山东曲阜所藏的东汉扁鹊画像石相比，可见绥德东汉画像石中羽人形象，也可能是扁鹊。不同的是，曲阜的扁鹊画像石中以鸟为主，带有东夷诸族鸟图腾崇拜的遗风和蓬莱神话的特点；而绥德的扁鹊画像石中，却有显明的昆仑神话的色彩。均为研究"扁鹊"的实物史料。

许多的民族都认为，占卜可以驱邪，并能诊测疾病和医治疾病。它是一种不求实证而求冥证的方式方法。在科技不发达的社会里，那是可以理解的。奇怪的是在人类文明倡盛的今天，仍有它的市场。占卜是通过神谕或占星学手段，或从神秘文化中获得对隐秘的或对未来事物预知的过程。这在人类医疗史上也曾存在，巴比伦人、亚述人、希腊人都知道用占卜作为医疗的一种手段。占卜者自称可通过这种方式和方法揭示病因、疾病的诊断、疾病的发展和预后，以及治疗等。这种文化现象迄今在一切国家仍以神秘的方式而继续存在。据世界卫生组织（WHO）报道，在意大利托斯卡纳等地民间，仍流传着一种方术，即用一个挂在线上小的金属铃悬在病人身体前移动，以测定疾病的位置、病情的轻重、治愈的机会和治疗的效果。非洲一些巫医用许多贝壳诊治疾病，一般是将贝壳系上铜铃，在水中洗涤，用手摇动后投掷在地上，再从贝壳落地性状中推测疾病的起因、预后，及治疗的有关事宜。北极的巫医，特将豢养的剪了翅膀的鸟扔在划有神秘记号的地方，然后用以占卜疾病，并揭示病因和治疗的效果。占卜是巫医治疗疾病时常采用的一种方式方法，其间自觉或不自觉地采用了一些心理疗法、药物疗法、或物理疗法等。占卜本身是一种术式，并非科学，作为一种古老的习俗，即使在发达国家，民间也有其文化遗存。

日耳曼人在征服罗马的时候，他们的医学知识还处在原始民族的状态，医学几乎完全是魔术的和信奉魔鬼的一套方术。一般说来，那时的医生不过是巫者而已，利用符咒和象征性仪式将魔鬼从人体内驱逐出去。这显然是神秘主义的本体论疾病理念。他们献血祭以媚鬼神，术士用手指蘸了牺牲者的血去触摸患者。药草须在特殊的日子，用魔术的仪式去采集。魔术性的字母，一种画在木板上的红色记号，在这种仪式中占有重要的地位。魔术的石头，魔术的短句，魔术的植物，这些就是治病的主要工具。他们还有各种各样的符篆，用以保护儿童，并治疗疾病。在魔术医疗的同时，经验医学也从实践中产生并发展了起来，并逐渐地占据了重要的地位。在传说，故事里和民歌里，常将药用植物的神奇效用加以夸张，并用许多的礼仪加以尊崇。在日耳曼和克尔特人早期的医疗活动中，对于槲寄生的药理及保健功能发挥得很好，他们认为用槲寄生做的饮料，可以防御各种毒物，并能促使生育。其它许多植物，例如曼陀罗花、车前草、马鞭草、鼠尾草等，都被认为是有魔力的药品，但应用时须经过特殊的手续和仪式。

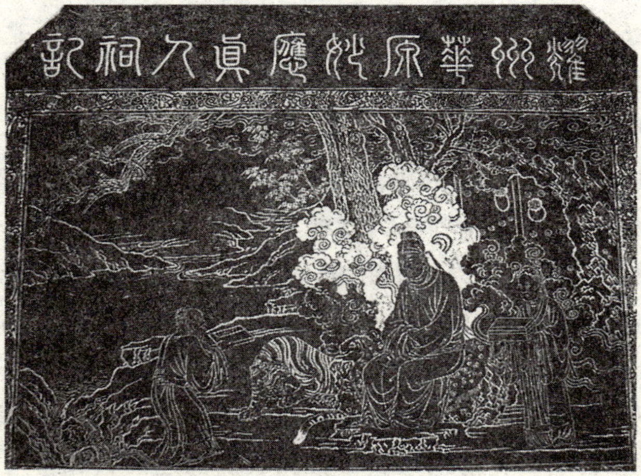

“海上方”神话

妇女在古代日耳曼医学中所起的作用是值得记述的，为了治疗与协助患病的人,人们求助于有医护经验的妇女。塔西佗论及古代日耳曼人时写道:人们将受伤的人送到了他们的母亲与妻子面前去,这些妇女敢于查看并治疗他们的伤病。这些妇女中有所谓“圣者”,以其具有神奇的能力而得名。日耳曼人的男子到了后来才开始从事于医疗。要治愈疾病,最主要的是献祭,时常是带血的祭品,以此来博得神对人的谅解。他们崇拜“窝坦”为医术之神。高卢－克尔特的早期医学,几乎完全是由僧侣所把持,并且仅限于“德鲁伊教派”的僧侣,他们既是科学和诗歌的管理人,也是宗教和医学的管理人。

高卢、爱尔兰和不列颠等地古克尔特人崇拜女神、医神“布里青特”,她是人首鸟身。颇与山东出土的汉画像石上的“人首鸟身”的医神相象。当然这可能只是一种医史的相似,不见得有其文化上的必然联系。意大利神话中的医药女神安吉提娅,与古希腊神话中“基尔克”相似。普鲁士神话中的医神“奥斯韦基斯”,相传他可以祛除病邪,保护人们并使之康泰。斯堪的纳维亚神话中的司药女神、保护神“艾拉”,掌握草药,可使人神无病患之苦。神话人物“辛德里”是位侏儒,说明神话中也注意到对病证体形的记述。

古克尔特人神话中有司妇女生育的女神,他们还崇信圣栎树,认为它可防治癫痫、偏瘫等。

西伯利亚南部雅库特人的神话中,护婴之神叫“吉尔加·汗”。传说他能在妇女分娩时决定新生儿的命运,不使小儿夭折。女神“奈尔贝·艾厄瑟特”,不但可赐给人类以孩子,还保护产妇。人们还惯常于在产妇分娩后向“奈尔贝·艾厄瑟特”献祭,举行送神仪式。如果她不赐小孩给人,人们就要去向“吉尔加·汗”祈子。当地的人们还在瘟疫流行、灾荒之时求“吉尔加·汗”神来保护他们。

西伯利亚神话中的霍姆波·伦·霍托伊,为鸟类的保护神。霍姆波·伦·霍托伊也在随时都准备惩罚那些伤害鸟类和不敬鹰的人,会使这些人变得呆傻或发疯,并患上各种皮肤病。霍姆波·伦·霍托伊还能赐给无子妇女以男孩。而黑萨满安·阿尔格尔·奥伊翁则能使盲人重见天日,使死者得以复生。这是人们为求光明和生存而创造的神话,说明早期的巫师也握有一些治病的方术。

生活在西西伯利亚和喀山的鞑靼人，以及巴什基尔人，在他们的神话中，都有关于吸血鬼“乌贝尔”的神话。相传他能为巫师换魂。被“乌贝尔”附体的巫师叫“乌贝尔雷·克舍”，也危害人类，对孕妇的危害更大。“乌贝尔”能偷走胎儿，使孕妇流产。当“乌贝尔雷·克舍”死后，“乌贝尔”即随之住进其坟墓中，夜间继续出来作恶事。在突厥语各民族以及马里人、乌德穆尔特人、东斯拉夫人民间神话中，也有类似的神话。

大概是生存条件艰苦的原因吧，西伯利亚、高加索神话中的瘟神故事较多。相传“阿巴斯”是一个形体硕大、独眼、独臂、独脚的人面怪神。他能诱人作恶、降灾生病、使人癫狂，专吃生灵的魂。所以雅库特人如果生了病或伤亡，都要献牲祭祀“阿巴斯”，企图从魔怪那里拯救出那些受苦受难的人及其灵魂。又传说有死神“阿斯茨瓦哈”，他是一个来无踪去无影的不速之客，常隐迹于病者老人的床头，再乘机把病人带走，从而使病者和老者死亡。高加索亚尼亚神话中的风神、雨神“卡吉”，常偷摇篮中的婴孩，或暗中用病孩调包，害人。有时她住在森林和峭壁，会使相逢、过路的人发癫狂。高加索奥塞梯人的灶神“贝纳蒂·希查乌”是一位老妪的形象，她能使人、畜患病。因此人们每年都要用家禽、家畜来献祭她，以求消除灾病。高加索阿布哈兹人的瘟神“阿尤斯塔”，会使人生病。高加索阿布哈兹人神话中的“济兹兰”女神，能使人疯傻，对女人尤为危险。因此，古时妇女常向她献祭祈安。高加索神话中危害产妇和新生儿的恶魔“阿尔克”，是个全身布满长毛，长着火眼、熊掌、铁齿的家伙。她住在山洞或房舍、畜棚中。据基督教神话所说，“阿尔克”本是上帝为亚当配的女伴，可是亚当不爱“阿尔克”，上帝又造了夏娃伴亚当。于是“阿尔克”就怀着仇恨之心来以妇人和小儿为敌。

西西伯利亚和克里米亚的鞑靼人、哈萨克人、巴尔基什人、图瓦人、阿尔泰人、乌兹别克人、土库曼人、吉尔吉斯人、卡拉卡尔帕克人，中亚的诺盖人，阿塞拜疆人、库梅克人、巴尔卡尔人，高加索的卡拉恰伊人，都有关于邪恶水妖“阿尔巴斯蒂”的故事。相传她是个丑陋的女人，披头散发、乳房特别大，甚至可一甩将其乳房搭在背上。她能变形。“阿尔巴斯蒂”若是在河边梳头，饮用该水的人就会生病，或夜做恶梦。她对产妇和新生儿的危害最大。传说她能偷走产妇的心肝，一旦被她扔进水里，人就真的要死去。她还常喝人血，是个名副其实的吸血鬼。但她有个缺点，就是怕被抓住头发，谁若抓住“阿尔巴斯蒂”的头发便能制服她。还可使她为产妇除邪妖。伏尔加河流域马里人神话传说中的房屋和家庭的保护神，还为人消灾灭病。如果对神不敬，则会使人生病。

中国人曾将葫芦作为药物的标志，葫芦（壶芦）也曾是一种图腾。葫芦是中国南方许多民族的图腾标志。据考证，伏羲与女娲两人最初就是葫芦的化身。瑶族民间传说中有葫芦在洪水时救了伏羲、女娲兄妹的故事。《后汉书》等文献说，壶公，不知其姓名。费长房为市椽，忽见公从远方来，入肆卖药，人莫识之。卖药口不二价，治病皆愈。常悬一空壶于屋上，日入之后，公跳入壶中，人莫能见。唯长房楼上见之，知非常人也。长房乃自扫公座前地及供馔物，公受而不辞。如此积久，壶公知费长房笃信，对费长房说，在天色将晚无人时再来。长房如其言前往，壶公对费长房说，见我跳入壶中时，你就跟我跳。长房依言，果然在不觉中已入壶里。只见玉堂俨丽，楼台重门阁道，壶公左右有侍者数十人，他们与费长房共饮，酒器如拳头大，饮到日暮还不能散席。后来壶公让费长房住在华山西北的孤峰石室里，授以方术。长房遂能医疗众病，治病皆愈，传为神话。故历来卖药的常置药于壶中。炼丹术士更是置金丹于壶中。药铺招牌，常以葫芦为标帜。俗话有“不知他葫芦里卖的什么药。”中医一直将开业行医称悬壶，其典故盖导源于此。药壶芦竟然成了中医的医帜。

杏林是人们对医林的雅称。东汉时福建侯官（今长乐）人董奉医术高明，医德高尚，曾在庐山行医，不图有谢，但求在其诊所附近植杏几株，或以杏子兑换粮食，周济穷困之人。时人感其德，因而演义出许多优美动人的故事传颂，同时也对后世医学产生了深远的影响。据《陕西通志》、《扶风县志》记载，宋代江苏常州道士石泰行医至扶风县东南十五里的一个地方住下，他学习董奉风范，治愈疾病不图人报，只求在其住地植杏树一株，久而久之，被石泰治愈的人愈多，所植的杏树也愈多，蔚然成林，该地遂名曰“杏林”。石泰也被称呼为“石杏林”。人们还常用“春暖杏林”、“誉满杏林”，来作为对医林、医道、医风的赞美之词。

6. 美洲的神秘医术

南美印第安人发现厉害的致命毒物名叫箭毒，曾经被广泛地应用于狩猎和防御外敌侵入，或作为蘖物和玩弄魔术的手段。迄今箭毒的许多特性及当时印第安人共知的制毒方法，已猜测不出。因为印第安人的部族文化几乎全被西方殖民者所灭艳，他们的秘方也已失传。15 世纪的学者们注意了箭毒的极其强大的作用，箭毒能使猎物无声息地死亡.甚至是有箭毒香胶的微小箭伤，也足以致死。印第安人称此毒为 wraery，有其药用价值。

美洲固有的医药学是不被外人所知的，也是相当神秘的，绝不许传于外人。例如奎宁，本是印第安人治疗疟疾的良药。相传西班牙伯爵琼库，偕同夫人安娜于 1630 年逗留秘鲁首都利玛时，当时秘鲁正流行疟疾，安娜患上了疟疾，先是寒战，后是高热，日复一日，求遍名医均无济于事。当时医治疟疾的方法是为患者放血，但是放血往往导致病人更早死亡。在无可奈何之时，有个印第安姑娘朱玛看护安娜，两人相处很好，朱玛对安娜的健康很担忧。而在朱玛所在的部族中有一种治疗疟疾的秘方，他们称为“生命树皮”。但决不许外传。朱玛偷偷地将药粉放在安娜的药中，想把安娜的病悄悄治好，不慎被伯爵发现，误以为朱玛要害死安娜。朱玛不愿讲出真情，因为泄露秘方，印第安人会处死她的。不讲真情，伯爵准备烧死朱玛。在危急之时，安娜感到病情减轻，又得知朱玛将遭杀身之祸，冲出去抢救了朱玛，安娜也奇迹般地得救了。西班牙伯爵琼库和夫人安娜得到了这种妙药秘方，随后他们将这种药带到欧洲，后经药物学家研究，以金鸡纳命名该药。

当这种生长在南美西部金鸡纳树皮的提取物被耶稣教传教士洛培士掌握后，又称之为“耶稣会粉”。后来英国医生塔尔博特研究确认了金鸡纳树皮的作用。1678 年，塔尔博特因使用金鸡纳树皮治愈疟疾而名声大振，被查理二世国王封为男爵。塔尔博特接着又治愈了法国王儿子的疟疾，于是路易十四以重金劝塔尔博特公开秘方。塔尔博特同意了，但条件是等他死后才能公开。当他于1681年40岁逝世时，国王才得到治症秘方，并写在一本小册子里，一年之后将其公布于世，原来秘方就是浸泡在葡萄酒中的大块金鸡纳树皮。1737年，瑞典植物学家林奈把取自金鸡纳树的一类树皮命名为辛可那属。1826年，法国药师佩雷蒂尔和卡文顿从金鸡纳树皮中提取到奎宁，并发表论文敦促医生们对纯金鸡纳生物碱的治疗性质进行研究。奎宁这个词是源于秘鲁“Kina”，其词含有“治疗发热的树皮”之意。此后有几位著名的法国巴黎医生证实，奎宁能阻止疟疾病人的发热，可替代难以吞咽、使人恶心的金鸡纳树皮粉。为了满足临床对奎宁的急需，佩雷蒂尔和卡文顿分别在雅各布和吉隆的私人药房里生产奎宁。佩雷蒂尔和卡文顿公开了从金鸡纳树皮中提取奎宁的详细工艺，其它地方也相继生产奎宁。

美洲印第安人拥有多种治病的草药，已采用了传统的麻醉剂，不但能治疗内科、妇儿科等多种疾病，而且在骨伤、外科病的治疗上也很有成就，在印加文化考古中也发现有关于穿颅手术的壁画。

向日葵原产于美洲，16世纪，分别从南洋群岛、俄国向东方传播。17世纪初，中国的《群芳谱》、17世纪末的《广群芳谱》，都记有向日葵，名曰“文菊”、“西番花”、“迎阳花”、“西番葵”。1688年的《花镜》中正式用“向日葵”作为本植物之名。

口香糖曾在美洲居民中受到青睐。当1518年西班牙殖民者侵入阿兹特克帝国时，发现那里的人有嚼口香糖的习惯和化妆美容的习俗。不过这种口香糖是一种野生果树上分泌的黏稠乳状液体。从玛雅人的神话传说中可以看出嚼口香糖的遗风。由于西班牙殖民主义者的破坏，使这一文化传统基本中断，只在墨西哥的山林居民中间才得以保存。后于1870年被美国的小托马斯·亚当斯发现后，被开发出来成为商品。

蜂蜜酒是一种酒精饮料，中美洲玛雅人早在公元250年左右就饮用蜂蜜酒了。他们将蜂蜜和海蟾蜍一起放在陶罐中发酵后饮用。虽然海蟾蜍有毒，但蜂蜜和海蟾蜍都有一定药效。

黄色是美洲阿兹特克女子认为最时髦的面部颜色，爱美的女性常于双颊搽抹赭石，或用一种蜡黄色的面霜涂面，据说这种面霜是由一种小昆虫煮后压碎而制成的。

在美洲塔皮拉佩人萨满常用吸吮法治病。喷术的应用范围也相当广泛,巴西塔皮拉佩人是印第安人的一个部落,当热病流行期间,萨满用喷术对村民们进行集体治疗,消毒驱邪。发挥了一定的防疫作用。

居住在北美达科他一带的印第安人的传统祈祷仪式中,有所谓幻觉祈祷,是先点燃一堆堆松枝,当松枝冒出缕缕轻烟时,他们便一个接一个地从烟雾中走过,以表示对心身的净化。随后来到山坡上,一连数天不吃不喝。在夕阳西下的时刻,他们立于山头,脚下堆放着野牛的头颅,双手举起一柄长约两尺的烟管,指向天空,以此象征沟通心灵与天空的桥梁。同时,心里默默地向天空、大地以及万物的主宰者进行祈祷,并期望眼前出现各种神秘的幻觉。如幻觉中出现男人或女人,便以为是月亮的助手猫头鹰的化身,意味着健康和长寿。这些,都反映了当时印第安人对世界的认识水平,是一种原始思维的表现形式。它往往与宗教和嗜好有紧密的联系。当年哥伦布登上美洲之后,当地人送给了他许多烟草,他开始大惑不解,后来终于明白这是供吸服的烟草。巴托洛梅·德·拉斯·卡萨斯的《西印度群岛史》一书记载了哥伦布手下船员路易斯·德·托雷斯和罗德里戈·德·赫雷斯二人见到欧洲人吸烟的情景:"在路上,这两位基督徒见到许多人,男女都有。男人手里总拿着燃烧的木头和一些草药,吸它们冒出的烟。这些草药都是干的。包在另一种干叶子里,样子很像用纸作成的火枪管……。这些卷起来的小管一头点燃,他们用嘴在另一头边嚼边吸,吸进冒出的烟气后,肌肉变得麻木僵硬,好像烟里有毒一样。他们说,抽过烟后,他们不觉得疲劳。不管怎样称呼,他们把那些火枪管都叫作'烟草'。"墨西哥的玛雅人说,烟草是一种万应灵药,是治疗哮喘、鼻塞、头痛、消化不良、牙痛、烫伤、蛇咬,乃至妇女产后所患的各种病症的良药。而阿兹特克人则将木炭粉与烟草掺在一起,加上其它东西吸食。据说,阿兹特克人的末代皇帝蒙提祖马(1502～1520)于每晚睡觉前都要吸烟,以放松自己的身心。美洲土著人对烟斗的制作工艺与材料要求都很考究。美洲的印第安人认为吸烟能消除疲劳、醒神、治病、神而化之,名曰"神草"。相传有一位印第安人的酋长的女儿死后因烟草气味的刺激而复活,又名"还魂草"。自从哥伦布发现新大陆以后,烟草开始传入欧洲。当哥伦布第二次抵达美洲时命名了一个地形酷似烟斗的多巴哥岛，于是西班牙人就把烟草称之为“多巴哥”，葡萄牙语谓 Tobaco，法文称 Tobac，德文称 Tabak，英文的烟草名为 Tobacco，延用至今。大约在 16 世纪，烟草相继传入非洲，亚洲许多国家和地区。

明万历年间(1573～1620)，烟草从吕宋(今菲律宾)传入中国。中国人最早称烟草为“淡芭菇”或“相思草”。认为可以提神、消胀、祛寒、疗百病、辟瘴。同时也认识到多吸有损于身体健康。从用烟锅抽烟，进而发展为卷烟、纸烟、鼻烟。抽烟的风气在全世界普遍存在，在中国抽烟也久已成俗，尽管曾禁过，但屡禁不止，并且作为一种习尚，尤其是汉族民间来客敬烟的风气很盛。在俄罗斯人家中，吸烟须征得主人的同意，点烟不能一根火柴连点 3 支烟，吸烟借火忌拿别人已经点燃的香烟引燃。回族群众也一般较少抽烟，认为吸烟是一种令人憎恶的行为。依科学的观点看，抽烟不但有损害健康，而且浪费钱财，同时也因其污染空气而影响环境卫生。据说被动吸烟比主动抽烟更有害。又据在抽烟习俗普遍的地区调查，肺癌病人中有 90％有抽烟史。如果不抽烟，癌症死亡率可减少 25％。上海胸科医院曾分析了一百个肺癌病例，其中有抽烟史者占 75％。抽烟还引起口腔、咽部、食道、喉部等处癌瘤增加，在抽烟者中患胰腺癌的危险性也在增高。男性抽烟者膀胱癌的死亡率是不抽烟者的两三倍。所以世界卫生组织报告曾指出，如果停止抽烟，世界上每年将有千百万人免于死亡。

大约在公元前 2500 年左右，秘鲁人就有嚼食古柯叶的习惯。他们先把古柯叶揉成小团，与石灰(如苛性土)一起放入口中咀嚼，从而使可卡因成分析出并被人吸收。这些史实皆可从考古发现的一些遗址、金质器皿、陶质文物上放映出来。秘鲁的印加上层人如军官、医生、祭司、学者、皇家信使等，把嚼古柯叶当作一种特权，他们常随身携带古柯叶袋子。另外，他们还发现种植古柯树有损于健康，故常派囚徒去种植古柯树。考古专家与法医人类学家通过对秘鲁和智利古尸头发进行分析，发现大约至少有 1/3 的印加人在两千年前就有嚼古柯叶的习惯。

自然疗法在美国最早就被人们所接受，美国自然疗法的先驱者，是创建巴特尔克里克疗养院的约翰·凯洛格，他是“耶稣再生论”的信奉者，据说他使自然疗法曾在美国现代的“耶稣再生论”的信条中占有非常重要的地位，并得到许多宗教团体的赞许,最表赞同的是"基督教科学派"。纽约市的莫里斯·利克顿斯坦犹太教士,曾在1922年创建"犹太教科学派",他写了许多这方面的作品,包括《犹太教科学与健康》等。这部作品基本上模仿埃迪夫人的学术理论,但他反对细菌学说,似不近情理。

埃德蒙·雅格布森杜威曾为一部名曰《宇宙》(1921)的著作写了一篇序言,《宇宙》这部书是由马萨诸塞州温切斯特的退休海军军官斯卡德·克莱斯自费出版的,据克莱斯本人的自我介绍说:"本书把科学、宗教和哲学融于一炉,并从本质上给予解决:一切都建立在通过实验并可证实的证据之上……,人类所提出的一切本质问题,即宗教、科学和哲学所提出的问题,在书中得到明确、肯定并可证实的答案。"

美国天主教作家托马斯·萨格鲁所著《有一条河》(1943),这是关于凯西的最好的参考文献。这本书在许多方面与肯尼思·罗伯茨赞扬亨利·格罗斯魔杖的作品相似。萨格鲁是凯西的朋友,完全相信后者的通灵能力。与罗伯茨一样,他以类似小说的形式叙述他朋友的种种本领。但这本书并没有对凯西的医术作出客观描述,然而它却鲜明地勾画出这个人物及其经历。凯西幼年时喜欢梦想,性格内向。他和想象中的伙伴玩耍,能看到幻影。他笃信宗教(天主教)。他每年通读《圣经》一遍。虽然他只有九年级的学历,但他博览群书,一度在书店中工作。毫无疑问,凯西具有自我催眠的本领。凯西早期与按骨疗法医生和顺势疗法医生交往,这些对他的诊断技艺产生过重要影响。他曾为数以千计的病人作过函诊,所用的术语则主要是采借于按骨疗法和顺势疗法的有关文献。他一再地发现这种或那种脊柱病灶是导致某某病症的病因,并建议患者采用脊柱按摩法来进行治疗。凯西是一个神秘主义者,他试图把自己的新观点和基督教协调起来,认为基督就是一位"得道者"。从医学科学的观点来看,他的这些"医疗"理论和疗法都是难以使人信服的,但却竟然能在美国这样一个医药卫生文明程度如此之高的国度里得到盛行,也是不可思议的。

1620年11月,当102位旅居荷兰的英国清教徒经历了65天的海上冒险之后,终于踏上北美土地,他们所面临的最大生存威胁是疾病与死亡,他们最初的医生是一些学过几天医的牧师,或江湖医生,或学徒出身的医生。

治疗手段始终如一的是放血、发汗、催吐、发疱、通便及止痛，这大概就是当时欧洲一些地区的民间传统疗法。这些欧洲的民间传统疗法传入美国后，曾被当作治病的法宝，例如美国的开国总统华盛顿，就死有这种野蛮的疗法，当时人们称这些疗法为“英雄主义疗法”。据杜菲披露的文献：1799 年 12 月 14 日晨起，华盛顿患喉部急性感染而疼痛难忍，召来私人医生克雷克，实施第一次放血，并用斑蝥给他喉部发疱，将水蛭放到他的喉部吸血。在灌肠无效的情况下，克雷克再次放血。使病人进入更危险的状态。当日下午 3 时，召来布朗、迪克两位大夫，又给华盛顿作第三次放血，布朗和克雷克还不顾迪克的反对，决定再放 32 盎司血，其结果血液逐渐变稠，出血变慢。华盛顿一天被四次放血，三次服甘汞，其病情相应地也在加速恶化，终于在当晚 10 点逝世，死得是那样的凄惨！

美国殖民地出现的另一个职业群体是牧师医生。17 世纪很多有异议的牧师开始在他们的大学学习中加进医学的内容，以便将来可以另谋生计。第一批移民经常只有一个内科或外科医生，殖民地的迅速发展使医生的缺乏愈加明显。圣公会教徒、牧师，常被请去为人治病。那时的大多数牧师，不管是圣公会教徒或清教徒，都备有一两本医书。牧师医生撒切尔曾跟随哈佛的第二任校长学过神学和医学。撒切尔是个圣公会教徒，他写了一本名曰《普通新英格兰人在小痘疱或麻疹时怎样处理自己或其亲属的简要指南》的书，从而在美国确立了自己的社会地位。在整个 17～18 世纪，新英格兰的医学一直是在牧师等人的控制之下。医学只不过是神学的一种辅助手段。似乎中世纪经院医学复现，披着神学外衣的医生，来在新大陆旧伎重演。

神秘主义曾一度为美洲的医药科学带来几分迷雾。科学包括医学在内无疑是要冲出迷雾，走向光明。而神学却要把医药卫生科学拉入神秘主义的殿堂，行得通吗？事实并不象一切善良的人们所想象的那样，由于宗教的政策上的宽疏，意识形态方面的不同，文化背景的差异等多方面的原因，使一些异端歪理与邪说在美国有了其庇护所。据美国加里幅尼亚州伯克利大学心理学教授玛格丽特·辛格在写给白宫的一份报告中估计，仅美国的邪教组织就多达两千至五千个，约有一千万～两千万人不同程度地卷入了邪教组织。邪教虽非宗教，既有其“邪恶”的一面，又有“宗教”的某些特征，是不可忽视的社会问题。美国的邪教组织“拉尔雷恩运动”的反动头目，曾妄图在达华洲的克罗耐德公司的秘密实验室里进行克隆人的实验，以证明地球人是外星人克隆的谎言。邪教除了利用高科技进行犯罪之外，更多的是以玄秘的歪理与邪说，神秘的方术与方药，其如“科学神教”，以及有害气功等等，用以进行个体和集体的精神控制，来残害人命。但反邪教是人类以正义反对邪恶的斗争，所以在新世纪伊始，美国的《发现》杂志就将邪教视为21世纪威胁人类生存的二十大危险之一。

反邪教（这里主要指的是医界参与反邪教）并非是一朝一夕之事。反邪教既是一项系统工程，那么医学界义无返顾地是反邪教的一支重要力量。

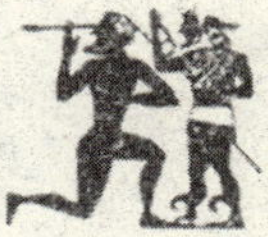

十二　宗教与医药文化的交流

宗教与医学虽然是两种不同质的文化，但作为文化，皆有其传播的功能，并随着人流、物流、信息流而四处传扬。在文化的交流、交通中，往往出于传教的需要，教徒会主动地借用于医药，或以医药为手段，来接近群众，打通关节，甚至跻身于上层社会。宗教的人文关怀与医学的科学精神并非绝缘，有时则可以相容互通。“穷则变，变则通，通则久。”历史的辩证法就是如此，世上没有一成不变的事物，也没有纯之又纯的东西，流变才能流通、变通，医学才可能成其为海纳百川有容乃大的气象。文化的交流沟通是最为普遍的现象，“青山挡不住，毕竟东流去。”险峻绵延的山岭，水波浩森的海洋，广袤无垠的沙漠，往昔的战乱、闭关、锁国等诸多的屏障，都不曾隔阻文化的交流。然而流通的道路是曲折的，但是人类对文化价值的取向，始终是趋于光明的。随着当今高新技术日新月异的发展，以及东方文化西方化、西方文化东方化、世界文化大同化的进程在加快，地球在人们心目中的形象变小了，天各一方的地球村民更需要互通有无，彼此交流信息，包括对宗教与医药卫生文化的相互了解。所以自古以来的这种文化定势，将会在新的历史条件下得到更进一步的发展。

1. 东西方文化交互流通中的医药与宗教

人类文化是多元的，在其交互流通中，如经贸交流中往往带有医药、宗教的内容，或者交织在一起，或者互为载体。甚至在文化交流的通道上，医药文化与宗教文化的关系更为密切，这在古代尤其是如此。

古埃及人与腓尼基、叙利亚、红海沿岸地区早就有了文化方面的交往。《旧约全书》中记载当时西亚与东北非交易的药材，有没药、阿月浑子果、杏仁、蜂蜜、香油、酒、香料等。横贯欧洲的"运锡之路"、"运盐之路"、琥珀贸易等等，也都历久而不衰。

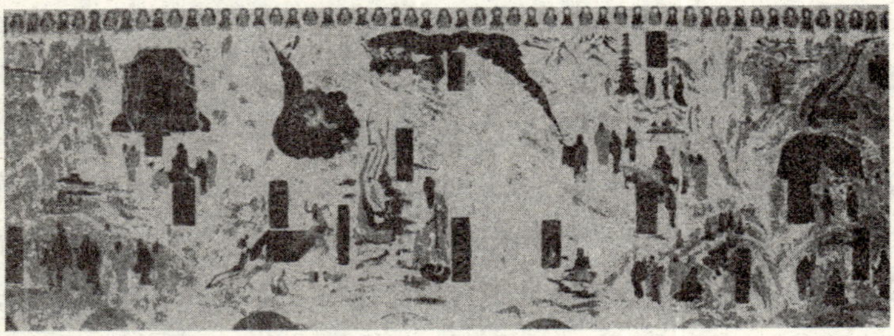

文化交往古画①

当年亚历山大在进入伊朗后，继续推行其希腊化，遂将所有的拜火教经书焚烧殆尽，但他没有烧掉医学书籍。以后将这些医学书籍译成了希腊文，传播到西方。印度人于公元前1000年以前就秉持的那些"地、水、火、风"四元素说，也经伊朗而传到了希腊，并对西方人的文化思想产生了深远的影响。西方早期的体液病理学，莫不与此有着文化上的渊源关系。

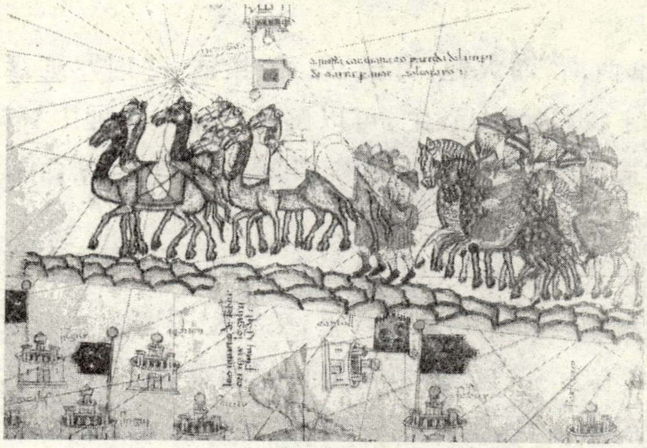

文化交往古画②

古罗马时代，从北非至罗马有一条商道。另外，当时还有一条从东南亚至北非沿海之间的“肉桂之路”，以肉桂、丁香、豆蔻、胡椒贸易为主。公元前7世纪后，亚述帝国、波斯帝国、马其顿、罗马等先后统治埃及，使埃及这一文明古国的医学逐渐地处于停滞状态中。幸喜的是公元前6世纪后，埃及的希利俄波利斯的学校中有许多希腊人、犹太人、腓尼基人、波斯人来此受业。据说，古希腊著名的哲学家泰勒斯、毕达哥拉斯、历史学家希罗多德、医圣希波克拉底都曾来埃及游学，所以埃及的文化包括医药文化在内，对希腊的影响也很大，如“气动脉”、“灵气说”等等。埃及人认为人体是由固体的骨骼、肌肉和液体的物质组成的，他们将脉搏类比为尼罗河潮汐的涨落。如果灵气和血一旦失去了平衡，人就要生病。埃及人的这些医学思想直接地影响了希腊医学。希腊人还对埃及的医神伊姆霍特普非常崇拜，他们将伊姆霍特普与古希腊手持蛇杖的神医阿斯克雷庇亚齐名并称，同等敬奉。

大抵秦汉以前，中原便于西域乃至南亚已有经济文化上的一些交往。张骞出使西域，从西域一些国家地区带回不少中原不产的药物，如胡桃、安石榴等。汉代又从南方传入了犀角、象牙、玳瑁等等。当时中国丝织品、药材包括肉桂、大黄大量出口。中国也从域外换得了各种物产，如来自中亚的毛皮、毛织品、玉和牲畜，来自波罗的海的琥珀，来自罗马诸行省的玻璃、珊瑚、珍珠、亚麻布、羊毛织品和黄金等。随着“丝绸之路”的开拓、发展，中西方经济文化的频繁交往，西域的安石榴、胡桃、苜蓿、苏合香、茉莉、胡豆、胡麻、酒杯藤子（食之消酒）等药用植物和一些可入药的动物、矿物也相继传入中国。

汉武帝用事西南，而大宛、月氏、筇笮、康居，一时尽通汉朝中央。其如射洪酒，擅名天下，据说夏月饮之，可以解暑。后人诗词中有“射洪春酒郁金香”，“自从筇竹通西夏，汉使年年出夜郎”等名句。可见西部当年医药文化频繁交往的一些情况。

汉武帝时，月氏国曾派使臣渡过弱水，向汉朝贡返魂香。据《汉武内传》所载：返魂树状如枫、柏，花叶香闻百里，采其根于釜中水煮取汁，炼之如漆，乃香成也。其名有六：曰返魂、惊精、回生、振灵、马精、却死。凡有疫死者，烧豆许熏之再活，故名“返魂香”。郭宪的《洞冥记》载：元鼎五年（公元前112年），郅支国贡马肝石百斤，常以水银养之，纳入柜中贮藏之，再用金泥封于其上保存。或将马肝石舂碎，以和九转之丹，据说服了马肝石制成的灵丹妙药，可以使人弥年不饥渴。诚然如此，那是多么的神奇啊！

考古学家在楼兰汉简中发现，汉代的医官制中有“医曹”之职，楼兰汉简文书中记有“扁鹊”、“卢医”等医家的名字，在所记的药方中也颇多经验方。13世纪波斯著作《各国传》中记载说，曾有一名叫哈孜瓦衣的医生，生活在塔里木地区，他发现了小茴香、黄诃子、紫花地丁、番泻叶等药物。哈孜瓦衣医生的药书传到了希腊，并影响到药物命名。西域龟兹国地扼丝绸之路要冲，造酒业甚为发达，曾在该地的一个遗址中出土了大型的陶缸33个，估计这是装酒用的大酒缸，由此推测，这里可能曾是一个酒库遗址。葡萄酒及三勒浆（菴摩勒、毗梨勒、诃梨勒）制法，当是从西域传到中原的。在新疆考古中，除了发现有植物药之外，还发现了一些矿物药，如沙盐、雌黄、胡粉等，至今仍为民族医所多用。在哈拉墩遗址中，还出土了一枚用鱼鳍骨磨制的骨针，无孔，据分析，这可能与放血刺络疗法或中原所传的针刺疗法有关。另外出土的还有缝制的小药袋、用牛角制成的吸乳器，以及装朱砂的陶罐等，这些也都与医药卫生有关。

西汉开通的“丝绸之路”，逐渐成为一条横贯亚洲、非洲和欧洲的国际大通道。它曾是中国联结印度、埃及、巴比伦、希腊、罗马文明的的纽带；也是贯通马其顿、伊朗等国的必经之路；还是佛教、基督教、伊斯兰教，以及萨满教、祆教、景教、摩尼教、也里可温教等宗教文化的通途。根据罗马地理学家斯特拉波的考证和德国地理学家李希霍芬的进步证实，“丝绸之路”当导源于“赛里斯”即“蚕丝产地”的中国，起点于长安，陆地上的“丝绸之路”有“沙漠之路”、“高原之路”、“草原之路”、“森林之路”。陆地上的“丝绸之路”与海上的“丝绸之路”曾长期紧密联系着世界的东方与西方。上述的这五条交通干线，如同五座桥梁，与若干支线交织成一张巨大的东西方文化交流网络。五条“丝绸之路”网罗着东西方无与伦比的人类生存空间，强有力地吸附着亚、非、欧洲各民族的文化，其中也包括着医药文化在内。由于这些通道多以丝绸、绢、帛贸易为媒介而联系各国政治、经济、军事、文化，故名“丝绸之路”，也得到了人们广泛的认同。

1973 年 8 月，在福建泉州湾出土的一艘宋代沉船，发现船舱中有大量的药物，其中有乳香、水银、朱砂、槟榔、胡椒、玳瑁、沉香、檀香、龙涎香、降真香等，未经脱水时，其重量达四千多斤，这些药品产地在今印尼、柬埔寨、越南、阿拉伯半岛，甚至非洲等国家，它真实地反映出了这一时期中外传统医药通过海上“丝绸之路”交流的空前盛况。据《宋史》记载，经“市司”由阿拉伯商人运往欧、亚、非等地区的中国药材计有：朱砂、人参、牛黄、茯苓等六十多种。马可波罗在他的《游记》中记述，他在马拉巴看到中国大批船只载着大宗药材，被阿拉伯人运往亚丁港，这些药材再被转运到亚历山大等地。

世界各国的传统医药学在其形成过程中，并不是封闭的，它一方面注重吸收外来医药文化，另一方面也把本国本地区的医药文化传播于其它国家和民族。

在前苏联布良斯克共和国汉加诺夫地志博物馆收藏有《藏医学图册》，这部藏医学图册，大概是在 19 世纪末，是一个名叫苏努耶夫的俄国医生在西藏东部的一座喇嘛寺庙中发现的。那时他正在该寺中学习藏医，回国时他可能顺手将这些挂图带走了。这条史料是苏联学者巴尔丹热波夫在《印藏医学源流研究》中提到的。苏努耶夫把此图册带回赤塔，并在 1936 年把它放在当地的反宗教博物馆，也就是现在的汉加诺夫地志博物馆。另外还有一种不同的说法，认为这是由俄国的巴兰今教授在 1905～1907 年在在拉夫兰获得的，这段时间他正在当地旅行。俄国所收藏的这一套挂图总计有七十七幅图，其中第六十二幅短缺，故实际上只有七十六幅。挂图的大小为 54 厘米×62 厘米，加上裱底的缎子，其大小可达 65 厘米×68 厘米，挂图的前十五幅，每一幅的上端都有藏族文化史上的重要人物，尤其是藏医史上重要人物的肖像画，据说俄国收藏的这一套肖像画有人物肖像一百八十二幅。大多数的挂图是由一个个小图所组成的，每幅约有小图一百九十多个，多的可达二百七十四个，据说全套的小图总计约有一万个左右。

在医药学彩画“唐卡”中，就有多幅人体的解剖图谱，它对人体结构的描摹是较为确切的，丝毫不逊于汉族医学中的解剖图谱所达到的学术高度，甚至有过之。与此相联系的是藏医对人体胎生学的知识也特别丰富。对胎儿在母体中孕育过程的主要形态的认识很准确。藏医说人体胚胎生长发育成胎儿历经了鱼期、龟期和猪期三个阶段，这与早期西方医学对胚胎发育过程的认识是基本一致的。

20 世纪初，德国曾出版过一本图册，刊出了十二幅“唐卡”，据说这是美国的汉学家列辛格从北京的一个寺庙中所得，现收藏在美国加利福尼亚州大学东方图书馆内。这图册于 1967 年在巴黎重印。保存有“唐卡”实物的还有印度藏学家钱德拉，法国的藏学家梅耳等人，以及达赖设在印度的藏医学中心（曼孜康），另外还有瑞典的斯德哥尔摩、英国伦敦的威尔康医史博物馆等。目前，新出现的有关医药及其文化的“唐卡”，据说在世界各地也都有所流传。正可谓春风关不住，红杏出墙去。

2. 中国宗教和医药向朝鲜扶桑的传播 ▶

在朝鲜的“三国”时期以前，正值朝鲜史称的“上古时期”，当时朝鲜的经验医学带有巫术特色。公元 1～7 世纪，朝鲜半岛进入史称的高句丽、百济、新罗三国鼎立时期。高句丽的针灸相当发达，因冶炼技术的进步，这时已有了铁针应用。日本曾派留学生赴朝鲜学习针灸。高句丽医生还从鲜卑人那里学会了灸法和刺烙法。朝鲜的有些医籍后来传入中国，而中国的有些医籍可能早就传入朝鲜半岛。高句丽与中国的医药交流较频繁，梁陶弘景的《名医别录》和《本草经集注》里记载有十多种朝鲜药材。高丽人参在 5 世纪以前就闻名海外。百济从高句丽医生学习医术,政府置药部,统管药材,又置医博士和采药士。《百济新集方》是一部记裁本草学知识的民间医方集。514年中国南朝梁武帝应百济国的请求,派医生去传授医术。而百济的医博士陵陀,采药士潘量丰、丁有陀等则向日本人传授其医药技术。

新罗的医学是从高句丽和百济学得的。《新罗法师方》是一部法师的秘密方书,其中采用了佛教的咒术和药物治疗的方法。他们从中国学人那里所学的针灸术也得到了相当的发展,日本曾派纪河边畿男磨来新罗学习针灸学,此人后来在针灸上一举成名,被誉为日本针灸学的鼻祖。新罗国于693年仿中国医事制度,置医学博士二人,并以中国医书《本草经》、《甲乙经》、《素问》、《针经》、《脉经》、《明堂经》、《难经》、《广利方》等医药学典籍来教授学生。

唐时日本来中国的学者多乘新罗船以归,中国的医药文化经朝鲜而传入日本,日本《医心方》中,曾引用了新罗法师的"要术方",并明文指出露蜂房治虚损的经验,是从中国的沧州传入朝鲜的。同时,朝鲜医学也传入了中国。在《广济方》中强调应用高丽昆布治膀胱结气者。又如《外台秘要》说:"若毒气攻心手足脉绝,此亦难济,不得已作此汤,十愈八九……。此方是为起死,是高丽老师方。"商州有一病人,足不履地已有数十年之久,良医莫能疗,所亲置之道傍,以求救者。一新罗僧见之告曰:此疾一药可活,但不知此地有这种药否?遂入山采挖,果得,是药为威灵仙。使服之,不数日能步行下地走路。其后山人邓思齐遂传此事。所以《唐会要》说:"贞元二年(786)九月,山人邓思齐献威灵仙,出商州,能愈众疾,上于禁中试用,有效,令编附本草,授(邓)思齐太医丞。"反映了朝鲜僧人入唐传播佛教及从医的一些情况。朝鲜的人参、牛黄、昆布、白附子、海松子、延胡索、海藻、腽肭脐、芝草等药,也曾不断地被输入中国,这些在一定程度上也丰富了中国药物学的内容。

高丽与元朝有医药往来关系,王室有病人时才互请医生诊治,当元世祖、元成宗患病时,高丽曾派遣薛景成前去医治,其后留居中国未归。14世纪中叶,高丽与新兴的明朝交往频繁,曾派张子温和吴季男使明,带回明王朝赠送的药物。高丽后期,医药机构中置典医寺、奉医寺;置博士、医正、医针史、注药、药童,同时置咒禁博士、咒禁师、咒禁工。

后期的高丽医学，在学习国外医药的基础上，尤注重本土化。崔宗俊在乡药古方的基础上，撰写了《御医撮要》。郑晏等编著《乡药救急方》，初刊于1236年，其后在1417年和1427年又得以重刊。当《乡药救急方》于1417年重刊后，即传至日本。《乡药救急方》共三卷，上卷叙述中毒症及卒死、人事不省等症的特征及治疗方法；中卷为外科（尤其是疮疽）及五官科急救症、辨证论治法等；下卷为妇科及小儿杂方、服药法及药性鉴别、古传经验等，卷末附录一百八十多种乡药的俗名、药性及采药法等。

经过兼并，百济、高句丽先后被新罗所灭，从而结束了朝鲜半岛上千年来的分裂局面，形成了统一的国家。其医学是以高句丽、百济的药物疗法，新罗、高句丽的针灸术，新罗的《法师方》为基础，更吸收鲜卑的灸、烙法，蒙古的熏法，而逐渐地形成为自己民族的医学。

公元3世纪以前，日本还处在由原始社会发展的阶段。日本诸岛上存在着上百个部落小国，尚未形成完备的稳固的国家机构，经济发展水平比较低下，文化上更是落后，没有文字，人们普遍的相信万物有灵。在日本史上，那时是一个充满神话传说的年代。在医学方面，日本先民认为世界的万般现象都出于神灵所为，疾病的发生也是缘于神的旨意。以后才逐渐认识到，人身中的秽气恶毒也可致病，甚至可祸及子孙后代；即就是偶然的事故及秽毒之物，也是属于致病的因素。

在日本，医方的鼻祖及医药的始祖被认为是大已贵命和少彦无命二神。此二神同心协力，主持天下，制定疗病之方，为除鸟兽昆虫之灾异而定禁厌之法。

相传日本远古时代的疗病方法，主要是祈祷、禁厌、内服及外敷药物等诸法，也有用水治法，如灌洗，沐浴，温泉等疗法。其中温泉浴治病的方法，相传起于大穴牟迟神，少名昆古那神。其后世代相传，温泉疗法是富有日本民族特色的一种疗法。内服药物最初是从酒开始的，逐渐发展到内服草根树皮，果实及植物的叶子，动物的脏器等。《古事记·神农卷》中记载的动、植物药有：雉、鸡、千鸟、鸭、翠鸟、鼠、蜂、蝇、白兔、猪、鹭、蛾、蟾蜍、葛、苇、薄、比比罗木、桦、桃、赤酸酱、萝、佪、真贤木、茜、葡萄、蒲黄、海布、竹等。受外伤后，大多用自然粉末外敷。大约在公元前150年前，日本人才开始用砭石治病，随后进一步采用石针放血疗病。在产科方面，日本人早已经有了产婆，还有建造产房的习俗，但产后即要烧掉产房。胎儿分娩出后，用竹刀切断脐带，以母乳喂养婴儿。对眼科儿科等科疾病的治疗方法，在早期的文献中却未见记载。以上这些治法都是原始的，初级的，因此，称这一时期为日本医学的“草昧时代”。

与日本医药文化有关的是秦代方士徐市（音“福”，是“韨”的古字，与“市”异），或称徐福、徐阜，字君房。《史记·秦始皇本纪》说：秦始皇二十八年（公元前219年），“齐人徐市等上书，言海中有三神山，名曰蓬莱、方丈、瀛洲，仙人居之，请得斋戒，与童男女求之。於是，遣徐市发童男童女数千人，入海求仙人。”“徐市等费以巨万计，终不得药”。又《史记·淮南衡山列传》说：“又使徐福入海求神异物，还为伪辞曰：臣见海中大神，言曰：汝西皇之使邪？臣答曰：然。汝何求？曰：愿请延年益寿药。神曰：汝秦王之礼薄，得观而不得取。即从臣东南至蓬莱山，见芝成宫阙，有使者铜色而龙形，光上照天。于是臣再拜问曰：宜何资以献？海神曰：以令名男子若振女（即童男女）与百工之事，即得之矣。秦皇帝大悦，遣振（童）男女三千人，资之五谷种种百工而行。徐福得平原广泽，止王不来。”《汉书·郊祀志》说：“始皇遣徐福……入海求神采药”，《太平广记》说：“东海中祖洲有不死之药，始皇乃遣福求之，福求得童男童女各三千人与偕，乃乘楼船入海，一去不返”。

《史记》记徐市为“齐人”，曾奉命带“男女三千人”、“五谷种”、“百工”，入海求仙。至于他具体是何地人，最后又到了何处，一直是个悬而未解的问题。通过民俗的调研，找到了线索。在今江苏省赣榆县金山乡徐阜村（已往称为“徐福村”），过去每逢农历二月十九日、六月十九日、十月十九日，该村有徐市庙会，方圆百里之内的老妈妈常赶来进香。相传这是徐市三次东渡的日子。后来，在该地区又发现了石锚，据考古学家认为，古代航船用的是石锚。在徐阜村还出土了石药碾。相传徐市家族在秦代为名门望族，徐市长于采药炼丹，医术也不错，颇受乡邻尊敬。徐市一行最后入海未还，于是人们在徐市的故里建庙以祀之。1982年，当地政府根据调查研究，在该村立“徐福村”石碑一座。在日本佐贺郡诸富町浮杯有“徐福上陆地”的标柱，波田须等地有“徐福墓”。阿须贺神社有徐福宫，人们常来此祭祀，日本一些文献中也有关于徐市在日本的事迹记载。日本民间还有穿印有“徐福”二字和服的风俗，并尊徐市为“司药神”。诚然如此，中国医学有可能在秦始皇时就传入日本。

公元3～7世纪，相当于日本的封建制早期，这时已受到中国文化的影响，佛教已于6世纪中叶经朝鲜半岛传入日本，隋唐时期，日本几乎把中国文化全盘地接受了过去。

中国医学传入日本也是首先从朝鲜半岛开始的。据载，在4世纪末的仁德天皇时代，朝鲜半岛南部就有人把流传于朝鲜的医方带到了日本，日本学者认为这是外来医学传入日本的最早记载。日本曾于允恭天皇三年(459)正月，日本天皇患病，曾派遣使节到新罗国求良医诊治。同年8月，新罗王派遣调贡大使金武赴日本。金武由于精通医术，所以治愈了日本天皇的疾病，天皇以丰厚的赏赐送金武回国。这在日本《古事记》、《十训钞》、《日本医事大年表》均有文字记载而可考。这是日本邀请外国医生，并采用国外医方为天皇治病的最早医事活动。雄略天皇三年，下诏征聘百济国良医，百济王派遣高丽医生德来应诏。德来赴日后，定居于难波(今大阪)行医，他的子孙后代也大都以医为业，世人称其世医为“难波药师”。日本在此后的二百年间曾多次从朝鲜引进中国医学及其技艺。

公远562年，中国人知聪携《明堂图》等医书160卷到日本，此为中国医学传人日本的一件有意义的史事。知聪定居日本，其子也精于医，日皇曾赐名为“和药使主”。

隋代大业四年(608)，日本推古天皇派遣药师惠日，倭汉直福因等来中国留学，专攻医术，历时十五年，于公远623年倭汉直福因、药师惠日学成回国，带回了《诸病源候论》等重要的中国医著，惠日后来又于630年和654年两次随遣唐使来中国唐朝学习医药学，并将中国的医药学传入日本，为引进中国医学和发展日本医学而做出了自己应有的奉献。这是现存史料所记载的最早来中国学医的日本留学生。

此后，日本研究中国医药的风气日益兴盛。日本文武天皇大宝元年(701)颁布了“大宝律令”，其中医事制度、医学教育、医官设置均仿唐制。这对于古代日本医药学的发展，起到了重要推动作用。

日本奈良朝时期(710～794)，因统治者信奉佛教，中日两国通过佛教徒的往来，医药文化也得到交流。

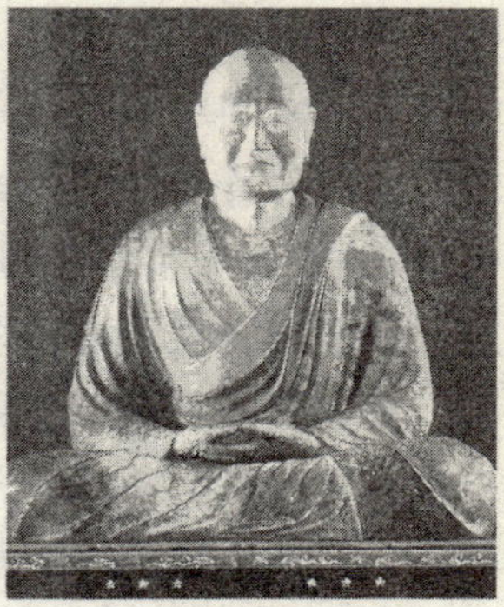

鉴真

唐代的佛学大师鉴真(688～764),俗姓淳于。他原籍扬州,幼时家境清贫,14岁时,随父在扬州大云寺(后改名“龙兴寺”)出家。唐中宗神龙元年(705),鉴真从道岸禅师受菩萨戒。景龙初年(708),随师到洛阳、长安,屡从名师受教。开元元年(713),鉴真回到扬州,此时他已成为对佛学具有较深造诣的高僧了,任扬州大明寺主持,讲经传律,度人授戒,很快成为江淮间知名的授戒大师,其弟子三十五人,如祥彦、法进、法荣、灵柘、志恩、思托、法瑜、乾印等,众弟子也都各自倡导一方,多是江淮间的著名僧人。

鉴真博学多才,除佛学以外还涉猎文学、建筑、雕塑、艺术和医药学等。他善于鉴别中药,经常济贫施药。

唐开元二十一年(733),日本遣僧人荣睿、普照随遣唐使来中国留学,并邀请高僧赴日弘法授戒。天宝元年(742),鉴真接受日本僧人邀请,准备赴日本。天宝二年(743),鉴真和他的弟子祥彦、道兴等开始东渡。十年之内曾先后五次东渡,历尽艰辛,均遗憾地一一失败,这时他已62岁,且双目失明,他的大弟子祥彦圆寂,邀请他的日本僧人也病故了。但鉴真东渡的宏愿始终坚定不移。唐天宝十二年(753)十一月十五日,他率弟子四十余人,第六次启程渡海赴日,同年在日本萨摩秋妻屋浦(今九州南部鹿儿岛大字秋月浦)登岸,经太宰府、大阪等地,于次年到达当时的日本首都平城京(即今日本奈良),受到日本圣武天皇及各界的热烈欢迎。

鉴真到达奈良后,传授戒律,兴建佛寺,行医治病,把大量的佛教经典,雕刻,绘画,书法,医药等唐代文化艺术的菁华,毫无保留的传授给日本人民。鉴真在日本期间,培养了很多精通“五明”的高僧,其中有精通“医方明”(内容包括按医理运用方剂、药物、针灸和咒禁法治疗疾病)的学生。鉴真的东渡,进一步促进了中医药学在日本的传播、植根和发展。鉴真到日本之后,于765年治愈了光明皇太后的病。日本孝谦天皇授鉴真“大僧正”的称号。756年,圣武上皇患病,先后经历许多精通医道的僧人(126名)诊视,鉴真及其弟子的诊治效果最好,受到日本朝廷的褒奖。当年鉴真到达日本时,中医药学已流传于日本。由于中药的输入量已经很大，但日本人却在药材的鉴别技术和用药经验方面尚且不足，日本医师经常把药名搞错，更难分辨输入药品的真伪优劣。鉴真仅用鼻闻、口尝的方法，就能辨别出药物的真伪优劣，并传授以鉴别药物的技术，以及药物的收藏、炮制、配用等方法。鉴真还向求学者讲授了各种丸、散、膏、丹、酒剂等制作方面的知识。

鉴真把大量的唐代药物带到了日本。据《唐大和尚东真征传》记载，鉴真带往日本的药物，有麝香、甘脐、沉香、甲香、甘松香、龙脑香、瞻唐香、安息香、栈香、零陵香、青木香、熏陆香，共有六百余斤；还有荜拨、诃梨勒、胡椒、阿魏、石蜜、蔗糖等五百余斤；另有蜂蜜十斛，甘蔗八十束。现存日本奈良正仓院里的唐代中药，有鉴真带去的药物，也有历次遣唐史带回日本的药物。鉴真东渡的随从人员中，许多人都精通医学，在传播中医药学方面起到了重要的作用。智慧在日本讲解过张仲景的《伤寒论》，还把许多药物的功效列举出来；华文汉介绍了中国针灸，结合人体经络示图，指点穴位及针灸的方法；唐德芳介绍了《新修本草》；法进向各寺僧人传授鉴真的秘方等。

鉴真不仅在日本传播了佛教的律宗，还把盛唐时代的高度发达的科学技术和高雅的艺术，以及中国博大精深的医药文化传播到日本，从而为繁荣日本天平文化，注入了新的内容，增添了新的活力。

鉴真在日圆寂后葬于日本下野药师寺，立塔立方形，正面题"鉴真大和尚"五字。

鉴真留传下来的医书《鉴上人秘方》一卷，成了当时日本的医学宝鉴。该书曾见载于藤原佐世于885～879年间编成的《日本国见在书目》，以及深根辅仁于918年编成的《本草和名》，丹波康顿于984年完成的《医心方》等目录学专书和医药著作中。德川幕府时代（19世纪）日本包药袋上还印有鉴真大师的画像。日本医药界至今沿用的方剂，如"奇效丸"就是鉴真带到日本的验方。日本医家一直把鉴真奉为医药始祖。称鉴真为"药王"、"日本神农"，"过海大师"。直到江户时代，日本的药袋上还印着鉴真大师的肖像。

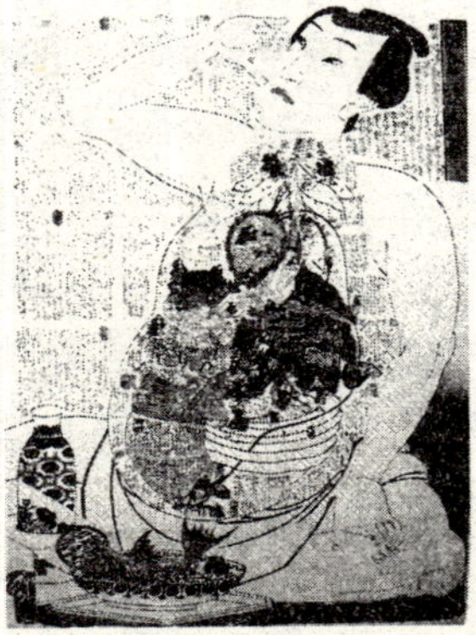

日式内景图

1974年，中日友好协会副会长赵朴初访问奈良唐招提寺时，森本孝顺长老以印有鉴真肖像的药袋郑重相赠，足见鉴真在日本医学发展史上影响之深。

鉴真逝世后，日本人民为了纪念这为来自日本的有好使者，用楠木雕塑了一尊坐像，一直供奉在唐招提寺。日本古代名医虽多，得祀像者只有鉴真与田代三喜两人。《日本医学史》、《日本药学史》均对鉴真给予了高度的评赞。

今存鉴真大师的主要遗迹为日本良唐招提寺。该寺为鉴真生前创建，寺中鉴真漆塑像经过一千二百多年，仍存放在御影堂中。御影堂东为鉴真和尚御庙，乃鉴真埋骨之所，墓塔在静穆的松林中任游人凭吊。寺中所藏鉴真带去的释迦、多宝两佛像及铜如意、铁钵等已被日本定为国宝，1980年鉴真塑像回国，在扬州、北京举行了极隆重的纪念仪式，并在扬州原鉴真种药的药铺旁栖灵塔遗址筑成唐式殿宇“鉴真纪念堂”。中华医史学会特刊专集以志纪念。

日本人曾学习唐政府设立太医署的经验，设立了自己的医学教育体系，在宫内省设典药寮、有医、针、按摩等博士，培养医生、针生和按摩生。中国医学的古典著作，如《黄帝内经》、《伤寒论》以及《千金方》、《新修本草》等书，也成为日本医生必须学习的书籍。中国医药学经日本人民结合本国实际加以补充和发展，形成“汉方医学”。日本皇室仓库“正仓院”保存至今的几十种中药，正是千余年前两国医药交流的历史见证。

在医史上，日本的多次遣唐使、学问僧和留学生回国时带回了大批医籍。据藤原佐世所编的《日本国见在书目录》(891)所载，当时日本所存的中医书籍已达一百六十三部，一千三百〇九卷。其中包括不少后来在中国散佚的医书，如《新修本草》、《小品方》、《集验方》等。日本医学家在学习中国医药学的同时，结合本国医药学术经验形成了日本的汉医学体系。808年日本平城天皇的侍医安培真直、出云广真等编成《大同类聚方》一百卷，此书参考《黄帝内经》、《黄帝针经》、《脉经》、《甲乙经》、《小品方》、《新修本草》等书，这是日本医家自己编撰的最早的卷帙浩繁的医书。984年日本著名医学家丹波康赖(911～995)参考南北朝和隋唐年间二百余家方书，编成《医心方》三十卷，此书保存了许多中医书籍，如《范汪方》、《虾蟆经》、《葛氏方》、《小品方》、《玉房指要》等，具有重要的医史文献价值。丹波康赖的后裔世代业医，大都任侍医、医博士等职，是日本著名的医学世家，如丹波康赖曾孙丹波雅忠（1021～1088）撰有《医略抄》、《急救选方》、《医心方略》等书，被称为"日本的扁鹊"。

984年，日本医家丹波康赖依据中国医籍而编成了《医心方》。16～17世纪，中国金元医学传入日本，日本学者从中国学医有成者，对传播中国医药起了很大作用。公元12世纪中叶，日本镰仓幕府时代，有大批僧徒来中国学习禅宗，通过僧徒的往来，中日之间的医药也得到交流。

3. 中国与南亚及东南亚的宗教和医药交往

中印两国间的友好交往，始于中国春秋战国时代，兴盛在魏晋南北朝隋唐时期。充任两国友好往来的使者大都是僧侣和商人。中国医学在两汉时就已传入印度。特别是随着佛教文化的传播，对中印两国的医药交流的影响甚为深远。

印度医学是伴随着佛教传来中国的，并由此与中医药发生了撞击与交流。它对中医药的渗透与影响集中体现在三个方面：一是对中医养生、预防等有关科学卫生原则的确立起过积极作用；二是在中医眼科方面有杰出的成就，僧医推动了"金篦术"的传播和发扬光大；三是中印两国间的医书、医术、药物、药方的互传，也是富有历史性成果的。

古代印度医药比较发达。随着佛教在亚洲各国的传播，印度医学如拨除白内障的"金篦术"，眼科，瑜伽术，药物方剂等也开始传入其它国家，并与这些国家的传统医学结合起来。早在两千多年以前，印度文化已传入印度尼西亚，吠陀医学也传播到这一岛国，在那里保存有二百五十多种写在棕榈叶上的医书。1890年，Bowen氏在中国新疆库车的佛塔中发现了写于公元前350年前后的七部古梵文著作，其中有梵文医书三部：第一部论述大蒜的医疗作用，认为大蒜可防治消化系疾病，咳嗽和眼疾，长期食用还可保健长寿。第二部名《精髓书》，荟萃了古代印度诸名医的方论。第三部是处方学专集，收录了油剂，丸药，酊剂，擦剂等及其配制法。

东汉时著名的佛教徒安世高，从天竺三藏僧伽罗刹的《地道经》里得知印度已有了从中国传去的针灸。公元6世纪时中国高僧宋云在其《行纪》中也记述了他向印度人介绍三国神医华佗的史事。其后更有不顾山高路远，毅然前往天竺求法而知医的中国僧人，他们在求法游历程中，沿途为印度病人用中医药施治，使印度国人对中国医学有所了解和认识。唐代的义净和尚就是其中最杰出的代表。而中国输出到印度的药物也有不少，且品种繁多，其中有一些药物，为印度医生所常用，故其功效为他们所熟知。这些药物曾被古代天竺国人赞誉为“神州上药”。而携带这些药物前往印度从事具体诊疗活动的正是中国僧医。

据《隋书·经籍志》的如实记载，当时已被译成汉文的印度医药著作有《龙树菩萨药方》、《龙树眼论》、《婆罗门药方》等。后来又传入了《西域婆罗门仙人方》、《婆罗门诸仙药方》、《耆婆所述仙人方》等。在孙思邈的《备急千金要方》卷十二中，就载有“耆婆万病丸”（简称“耆婆丸”）。据称此丸能治七种痞块、五种癫病、黄水病、大风、心腹疾病等等。这种药丸因其以牛黄为主药，又名“牛黄丸”，传说可医万病。《千金翼方》卷十二里还载录了“耆婆汤”，卷二十二里实录了“耆婆大士活人五脏六腑内万病及补益长生不老方”等。耆婆是印度良医，再经佛教徒的广泛宣扬，在其盛名之下，他的药方也被赋予了神奇的色彩，这些方药的临床作用无疑被夸大了，其实也许是其主治功用相对拓展罢了。当然也不排除是托名之方的可能。而《宋书·艺文志》进一步载录了一些印度医著，如《耆婆八十四问》、《耆婆要用法》。《崇文书目》还著录了《耆婆五脏论》等书。

玄奘《大唐西域记》中有关箭泉的传说，说的是“人有疾病，饮沐多愈。远方之人，持泥以归，随其所苦，渍以涂额，灵神冥卫，多蒙痊愈。”《大唐西域记》又记油河水的传说，“是摩耶夫人产孕已，天化此池，光润澄净，欲令夫人取以沐浴，除去风尘。今变为水，其流尚腻。”似说毕竟带有传奇性，医疗的功用也会因此而被染涂上神奇的灵光。

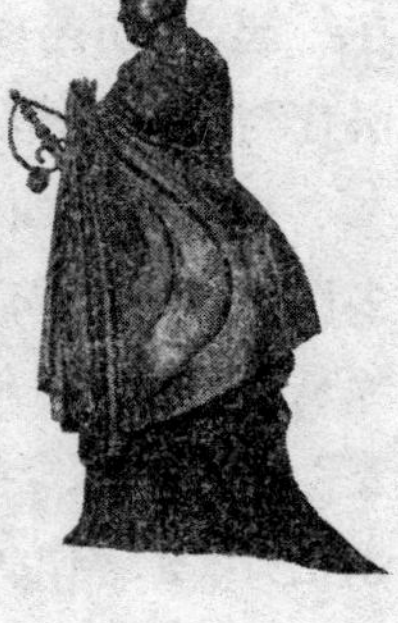
玄奘

唐玄奘去印度取经，在其著《大唐西域记》记述了有关印度人的宗教及其饮食习惯、口齿卫生、僧侣医生、卫生习惯，以及印度医疗用药等随佛教传入中国的一些情况。如"馔食：凡有馔食，必先盥洗，残宿不再，食器不传，瓦木之器，经用必弃，……馔食既讫，嚼杨枝而为净。""教育：七岁之后，渐授五明大论：……三医方明，禁咒闭邪，药石针艾。……其婆罗门学四吠陀论；一曰寿，谓养生缮性。二曰祠，谓享祭祈祷。三曰平，谓礼仪、占卜、兵法、军阵。四曰术，谓异能、伎数、禁咒、医方""病死：凡遭疾病，绝粒七日，期限之中，多有痊愈，必未瘳差，方乃饵药。药之性类，名种不同；医之工伎，占候有异"。玄奘弟子惠立曾说，玄奘在所住过的那烂陀寺等寺院，对医药、天文学、数学等都进行了研究。

唐僧义净，于公元671～695年间去印度，在印度期间，他用自己掌握的中国医学技术作为个人保健，治愈自己的疾患，还向印度人介绍中国的医药学。他在《南海寄归内法传》中记述，他曾向印度人介绍过中国本草学、针灸学、经脉学、益寿延年方术等。又说："须知西方(指印度、尼泊尔、巴基斯坦等玄奘取经称作西域的地方)药味与东夏不同，互有互无，事非一概。且如人参、茯苓、当归、远志、乌头、附子、麻黄、细辛，若斯之流神州上药，察问西国咸不见有，西方则多足诃黎勒，北道则时有郁金香，……唯斯色类是唐所需，自余药物不足收采。"唐义净译的《佛说疗痔病经》，介绍了风痔、热痔、三合痔、血痔、屎痔等有关的知识。

陈诚《使西域记》说：古国"塞蓝，在达失千之东。……四面平旷，居人稠密，树林深蔚，五谷蕃殖。秋夏间，草上生黑蜘蛛，甚小，噬人，遍体皆痛。治之法，以薄荷枝扫痛处，又以羊肝擦之，诵经一昼夜，痛方息，而遍体皮肤皆脱。六畜被伤者，多死。凡止宿，必择近水之地，可以避之。"不难看出，在神秘的文化氛围中，医学的知识，药物的功效，往往会与宗教的心理慰籍杂拌在一起，扑朔迷离，且不知当时的人们是怎样认识的，是神秘的力量？还是医疗与保健的作用？

在阿里王朝时，从孟加拉请高僧阿狄夏入藏传授佛法。他还带来了许多医学著作。如印度吠陀医学的《八支心要集》及其注释本《月光》。阿狄夏除从事讲经外，他也深谙印度古代医学，在西藏亲自传授印度的"医学八支"，对于藏医学的发展起到了一定的影响。他还编译过《头伤固定外科手术治疗》等著作。

印度医学对藏医学的影响主要集中表现在以下两个方面：一是表现在

医学理论方面;二是在医疗技术和药物知识方面。

在藏医宁妥宁玛·元丹贡布所编著的《四部医典》里,就充分反映出印度生命吠陀、医方明对藏医学的深刻影响。如认为人之疾病共有四百〇种,其中一百〇一种是无药可治;一百〇一种不药而愈;还有一百〇一种病只需祈祷,才能摆脱病魔,自己康复,这类似汉医中的祝由、咒禁疗法;剩下的一百〇一种病则必须用药物治疗方能奏效。很明显,"四大"学说的烙印深刻而明显。藏医对印度医学、汉族医学和阿拉伯医学采取了兼容并包、吸收改造的方法,它成功地解说了人体生理、病理和诊疗,具体指导着实际的临床用药。从中可以看出,藏医对外来医药采取了消化吸收,为我所用的务实态度,并没有囫囵吞枣,机械生搬硬套,而是结合藏区人的体质、病种、药物、医疗的实际,创造性地融汇了众多的外来医药,自成一体,从而确立了藏医学的地位。在医疗技术和药物方面.藏医主要采用了印度医学中实用有效的部分,为拓展藏医的治疗领域,提高临床疗效,发挥了一定的积极作用。

印度医学中的有关修持、瑜伽、按摩法、净身洁齿诸内容,对中医养生、预防医学输入了新的养分。如在佛法修持十戒里就有:不杀生、不偷盗、不妄语等内容,这些修持都能使人心地坦荡,光明正大,绝无过度紧张之忧,因而自然有利于人的心理健康;而不纵欲淫荡,不胡乱进食,提倡有节制地饮食,当然对保养自己的身心是有益。

净身,是佛门僧徒一项良好的卫生习惯,他们在举行重大佛事活动之前,都要进行斋戒沐浴,熏香礼拜,以示庄重。洁齿,也是基本的保健方法。从目前所掌握的有关佛教养生的史料分析,僧徒亦是倡导养生修心的实践者。

佛教徒死后都以焚化方式处理遗体.这是从佛祖伊始的一项完全合乎卫生原则的做法。

关于金针拨障术,在古巴比伦医学上已有记载。而古印度的医典《妙闻集》中关于眼科有专论,其中论及针拨白内障技术,建议眼科外科医生左手以针刺入眼球,以有手持针具刺入载眼球,行白内障拨除术。巴比仑、印度的眼科对西方医学的影响不少,塞尔萨斯把针拨内障的技要称之为"白内障压下术",要求手术用针非常锋利,以便于穿刺,但又不能太细,要从瞳孔和靠太阳穴的夹角间直接刺入,不可伤及血管。针尖至内障部位时,要将针身倾斜，顶住晶状态而缓缓旋转，直至把白内障移到瞳孔下方，并将其压住固定，然后把针抽出。用蛋清滴伤口，或贴些药物以防发炎，最后外敷作过手术的部位，缠绷带包扎至伤口愈痊。

在中医眼科方面，僧医的所传播“金针拨内障术”，也是永铭史册的。正是僧医们的不懈努力，从而使从印度传入的“金针拨内障术”在华夏大地上生根、开花、结果。“金针拨内障术”在佛教经典里称之为“金篦术”，古印度最伟大的医学家妙闻集其大成，后经龙树的推广，使这项较为复杂的眼科技术得以广泛的传播，从而成为以手术来治疗眼科内障病症的有效方法。在来华的印度僧医的指导下，中国医家也可熟能生巧，得心应手地从事金针拨内障术。中国医家在学习和运用的实践活动中，对金针拨内障术不断地改进与提高。明清之际，中国医家对于“金针拨内障术”已有相当丰富而成熟的临床经验了。到了18世纪，眼科学家黄庭镜汇集前人的成就，并结合自身的体会，写作了《目经大成》，其中将“金针拨内障术”的实际操作步骤归纳为“八法”，即审机、点睛、射复、探骊、扰海、卷帘、圆镜和完璧。按部就班、有条不紊地实施，就会操作安全，疗效确切。新中国成立后，中国医学科学工作者继承先辈的事业，推陈出新，经过改进，使此项技术有了新的突破，以金针拨内障并套出内障术而用于临床，使无数白内障患者重见光明。

在翻译的佛经中，有散在或较集中的医药学文献，如天竺三藏图那崛多译的《不空绢索咒经》中有苏摩罗（栀子）、因陀罗波尼草（香附子）、药丸等。《曼珠宝利菩萨咒藏中一字咒王经》介绍用咒语及药物治疗疾病的经验。另外在天竺三藏宝思惟译的《观世音菩萨如意摩尼陀罗经》、于阗三藏叉难陀译的《观世音菩萨秘密藏如意陀罗尼神经》等也有关于医药的一些记载。

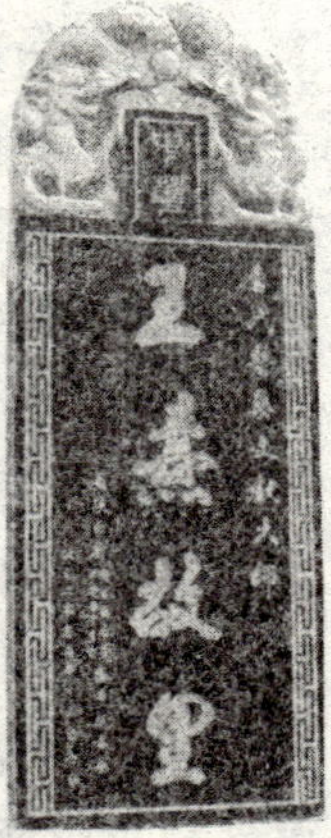

《外台秘要》作者王焘的故里碑

隋唐时传入的印度医籍还有：《龙树菩萨药方》四卷，《西域诸仙所说药方》二十三卷，《西录波罗仙人方》三卷，《西域名医所集要方》四卷，《婆罗门诸仙药方》二十卷，《婆罗门药方》五卷，《耆婆所述仙人命论方》二卷，《龙树菩萨和香法》二卷，《龙树菩萨养性方》一卷，《干陀利治鬼方》十卷，《新干陀利治鬼方》四卷等。隋唐时期印度的僧人带来了不少印度的药物因医术。从白居易的“案上漫铺《龙树论》，盒中虚贮决明丸”诗，和刘禹锡的《赠眼医婆罗门诗》“师有金篦术，如何为发蒙”，皆可窥其一斑。王焘《外台秘要》中引述了“天竺经论眼”。在《唐大和尚东征传》记述，天宝七年鉴真患了严重的眼病，有胡人医生为其治疗。据推测，给鉴真治眼病的可能是印度医生。

大量印度医药不仅通过佛教的关系对汉族医学有一定的影响，印度、尼泊尔等国医药还对藏医学的形成和发展也产生了明显的影响。如《备急千金要方》、《千金翼方》中记载有印度耆婆方、印度婆罗门按摩法等。这位耆婆就是佛陀时代的名医。

东南亚国家拥有本国固有的传统医学，越南古称交趾、安南。据越南史书记载，远在公元前257年，中国有位名叫崔伟的医生，曾去当地，治愈了雍玄和任修的虚弱症，并著有《公余集记》一书，流传于越南。这是中国国医学传入越南的较早记载。汉代，越南的一些药物如沉香、真珠、龟壳、槟榔、鲛鱼皮、蚺蛇胆、丁香、庵摩勒、毗黎勒、詹糖香、诃黎勒、苏方木、白茅香、榈木、琥珀、犀角、郁金香、龙脑香等药，药食两用的薏米等传入中国。甚至连药王孙思邈的神像也被供奉在越南先医庙中。南宋绍兴六年(1136)，长安僧医明空用精神疗法治愈了越南王李神宗的“心神恍惚”疾患，被越南王廷封为“国师”。越南人称中国为北，与此相对自身为南，故称中药为“北药”，越南当地产的药材为“南药”。又因中国和越南的医学相对于西方医学为东，故有“东医”之称。在越南一般好用“南药”，而民间祖传的东医主要使用“北药”。国家公立医院的“东医”医生需通过学习西医学并取得医师执照，他们多运用“北药”或“南药”等各种方法进行治疗。

在传统医学医院使用的药品中，“南药”和“北药”占80％～90％，“西药”占10％～20％。除此之外还有针灸、按摩、体育疗法等治疗方法。“东医”必须具有“南药”、“北药”、针灸、按摩、体疗等知识，还应掌握一定的西医知识。“东医”通过对病人逐个进行临床检查，以探讨各种传统治疗方法的疗效。还要研究天然药物、方剂、中医理论等。脉诊在“东医”的传统诊断中发挥着重要作用。

在泰国的茶旺拉曼七世时，按佛教信仰，在现泰国东北部建立了102所医院，并已有使用传统药物的历史。在素可泰时期(1238～1377)，泰国已有泰医学、印度医学及中国传统医学。据泰国兰甘亨石碑的记载，当时在泰国素可省基瑞玛士区建立了一个规模较大的药园，以提供治疗疾病所用药材。阿瑜陀耶时期（1350～1767），泰国传统医学是集佛教的四元素哲学思想、印度的阿输吠陀医学体系和中国汉医学体系。信仰超自然、神秘和占星术为一体的医学体系，其基本思想更侧重于佛教的“玛哈步他”哲学思想，即保持四元素（风、火、水、土）之间的平衡的理论。据文献记载，在此期间，泰国开设有许多药房为公众服务。公元1659～1661年，由众多泰医生集体编纂的泰国第一部本草《纳耐处方集》问世，该本草书所收集的处方均为植物、动物和矿物类药。1767年夏，泰缅战争中，部分宫廷官员及大量囚犯被送到缅甸，其中包括泰国传统医生。古老的贝叶经和教科书被毁，仅有23种药物的记载被保存下来。实在可惜！

曼谷王朝或克里王朝的拉玛一世（1782～1809）时期，将药物文献整理成册以公世。皇宫中建立了一个药房。拉玛二世（1809～1824）时，在皇家的指导下，收集更多的药方，以补充泰缅战争中流失的泰医药文献，此举推动了泰医药的发展。1816年颁布了管理皇家药房的法令。拉玛三世（1824～1851）时，在对 Wat Phra Chetupon 佛寺进行修缮的同时，还命令将一千多个药物处方及对疾病的诊断和治疗方法刻在大理石碑上，并镶在佛寺中主要建筑物的墙壁上。同时，大量常用的药用植物（包括稀有的药用植物）被种植在佛寺院内。这是泰国药用植物首次被移植的记录。

中国的傣族和泰国的泐人（泰族的一支系）是跨中泰两国而居的民族。长期以来，由于地缘、血缘关系，语言文字和宗教信仰相同等方面的因素，一直保持着友好往来的关系。佛寺中的僧侣还为民众诊治疾病。具有较高医术水平的傣泰传统医生，大都是曾在佛寺中受过教育的僧侣。从傣医的文献来源来看，傣泰医药文献与傣泰民族的佛经存在密切的关系。如在中国西双版纳发现的傣医文献《嘎牙山哈雅》，是傣族一部古老经书的一部分。

在泰国，有许多用西双版纳傣文记载的医药文献。泰国曾有几位学者，将把用西双版纳傣文记载医药方面的文献译成泰文。在泰国，记载有关传统医学知识的大理石碑文是在佛寺中发现的，教授医药学知识也是在佛寺中进行的。傣泰医学理论中的四元素理论（风、火、水、土）与傣泰民族信仰的小乘佛教中的“四大”（风、火、水、土）几乎是一致的。傣医学理论中的“五蕴”(色、识、行、想、形)与小乘佛教中的“五蕴”(色、识、行、想、行)差不多是相同的。傣泰医学与傣泰民族所信仰的宗教之间,存在着内在的、不可分割的关系。

傣泰医学都认为人体是由风、火、水和土四种元素组成。当人体内的四种元素处于相对平衡时,人体生理功能正常。当人体内四种元素失去相对平衡时,人就会产生疾病。

傣泰医学的四元素理论都将风分为四种、火分为四种、水分为十二种、土分为二十种。

从上四元素理论和药性理上比较的结果来看,泰医与傣医的医学基本理论差异甚少。

《帷苏提玛嘎》,是一本讲解傣医人体生理解剖学比较全面的古文献,由南传佛教传入斯里兰卡。公元前2世纪由觉音编著为巴利语梵文经典,后译为《清净道论》。主要从病理生理变化的角度较系统地论述了人体内土、水、火、风的动态平衡关系,认为它是促进和构成人体不可缺少的四种物质元素,又谓“四大生机”,现称“四塔”。

4. 西亚的宗教和医药交流 ▶

伊朗位于西南亚伊朗高原,是一个文明发祥较早的国家,史称“波斯”、“安息”等。波斯人本有自己传统的医药卫生文化。他们又从欧、亚、非各地汲取有益的文化,来充实本国的文化。据希罗多德《历史》记述,在公元前六世纪至公元前五世纪的希腊—波斯战争中,波斯的大流士王在打猎时扭伤足踝,“以致他的踝骨的球窝都脱臼了,大流士于是就找来了埃及的那些最有名的医生,这些人他是一直留在自己身旁的。”但埃及医生未能治好大流士的伤痛,于是又找来希腊名医戴莫凯代斯,他“使用了希腊的方法,他不象埃及人那样用粗暴的手段而是使用了十分温和的疗法,他先使国王能够入睡,而在很短时间内便把大流士自己认为无法恢复的脚伤完全治好了。”希腊医学还因战争等原因而传入波斯帝国。如萨玛拉伊在《阿拉伯医学简史》

中写道:“希腊一些医生也由于成为阿契美尼德朝(波斯帝国)诸王的战俘而进入波斯,其中就有迪穆西地斯(戴莫凯代斯)”。“阿契美尼德人也聘了著名的医生迪西亚斯(405～359 年,希腊史学家兼医生,他成了那个王朝御医。”研究古波斯帝国时期的医药文化,主要文献依据《阿维斯塔》。书中奉阿里曼为医神,崇尚洁净卫生,认为麻风病人不洁,故实行严格的隔离,是麻风病人远离健康居民。凡接触过死人或动物尸体必须行洁净礼。《阿维斯塔》第六卷《律法书》规定,身体与心灵洁净是同等重要的。人们往往把治病的希望寄托在善神阿胡拉·玛兹达和他的圣言上,治疗身体上的疾病时非常注重精神疗法和心理强调理。还规定,医生治坏了病要受处罚,治病须付酬金。医生在出师行医之前要经过考试。

古波斯人的医药卫生习俗,许多方面与犹太人,即犹太教的卫生习俗相近似,并且国教琐亚斯德教(拜火教)也在神学的外衣下,保留了一些有关的医药卫生的内容。公元 330 年,亚历山大大帝东征攻入波斯首都,波斯帝国被推翻。据《阿拉伯医学简史》所说:“据伊本·法梯克讲,亚历山大在进入波斯国后,将所有的拜火教经书焚烧殆尽。但是,他没有烧掉医学、哲学、星宿学的书籍。以后将它们译成希腊文并传到他的家去了。……那些从波斯传到希腊的知识其根源是印度的。这是因为波斯同印度相邻或者是因为与之进行过多次战争所致。”这表明,受到印度医学影响的波斯医学又传到希腊。与此同时,中国的医药文化可能对波斯也产生了一定的影响。

新波斯帝国即萨珊王朝,继承了波斯帝国以来的文化传统,又注意吸收外来文化的优点。萨珊王朝时的文化不仅是波斯人的创造,而是中亚和西亚各族人民智慧的共同结晶。伊朗处于东西方交通要道,文化易于交流。萨珊王朝的萨卜尔(224～272 年在位)登基后,优待战俘中的医生,喜欢通晓医学的希腊人。当萨卜尔有病时,就请希腊医生梯尤杜斯尤斯为他治疗。他从此以后更加关心医学,并吸引希腊,叙利亚的医生来波斯,允许他们行医。这些外籍医家对波斯医学的发展,乃至对阿拉伯医学的繁荣,都曾产生了重要影响。其中来自希腊的巴迪古拉斯撰写有医书,后来被阿拉伯哈里发帝国的学者译成阿拉伯文。据文献记载,新波斯帝国时的医药较发达,许多药物传到国外,如胡荽、胡瓜、胡蒜、胡豆、胡芥、胡椒、胡萝卜、番红花、茉莉、指甲花、没食子、砂糖、菠薐、巴旦杏、无花果、橄榄、皂荚、水仙、葱头、冬葱、菽豆、满郁、阿魏、瓦尔拔细谟、柯米、符米、番木鳖、渴树罗、波斯枣、米饧安（即白瑞香皮、治风湿、梅毒等）等。《本草图经》说："没药，生波斯国，……木之根，之株，就如橄榄，叶青而密，岁久者则有膏液流滴在地下，凝结成块，或大或小，亦类安息香。"又《唐本草》记载："荜茇，生波斯，丛生，茎叶似蒟酱，其子紧细，味辛烈于蒟酱，胡人将来入食味用也。"有些方剂如荜茇牛乳煎，是曾盛行中亚一带的食疗补养方，后来传到东方许多国家。

菲尔都西于999年所著成的《列王记》中可以管窥到早期波斯医学的史影。古波斯人已开展外科手术，用草药、咒语、符篆治病，对孕妇和产妇特殊照顾、流产时用牛尿内服和灌肠，禁止月经期和妊娠晚期性交，禁止非法堕胎、堕胎药。难产时先以酒麻醉，后施行剖腹手术。《列王记》这样描述："他不能自然降生，带福的神赐归你，一把蓝色钢刀，找到一位巧妙的人；使妇人酒醉，以减轻她的疼痛和恐惧；然后让他施术，要在她腰部完全失去知觉的时候，从窝里挖出这个狮子（胎儿）；她浸满了鲜血，缝合伤口。"《列王记》还对擅长于作剖腹产手术予以描述："巧妙的摩伯得来到，将美如秋月的妇女荣达白灌醉。当她失去知觉时剖开腹部，移转儿头向开口部，于是胎儿安然产出。""她昏睡了一日一夜，他们缝合创口并给她止痛。她醒后看见婴儿说道："我生了（卢斯坦），我不再疼了。"此外记述了药疗、心理治疗，妇女及孕期卫生等内容。这些可作为对新波斯帝国时期医学的补衬与形象的一些再现。

古印度的"地、火、水、风"四元素说，是经波斯传给了希腊，并且成了古希腊哲学的基础理论。公元5世纪，伊朗成了景教僧人（聂斯托里派）的避难地。这些景教僧人世居希腊、罗马帝国的亚洲领土——小亚细亚、叙利亚、巴比伦一带，世代行医，兼通希腊的科学文化，西医东渐，使东方有了古叙利亚文的希波克拉底、盖伦等人的各种医学专著。

唐朝宰相段文昌之子段成式（803～863）是一位博学之士。他凭借其父位居宰相之便，广游各地，在长安和成都等地对各种药用植物做过详细的观察，他还搜集了不少唐朝皇室、达官贵人、寺院僧侣所留传的波斯医药的掌故，并且广泛结识外国人，向他们学习、了解异国的本草知识。他在《酉阳杂俎》前集卷一中写道："天宝（742～756）末，交趾（在今越南境内）贡龙脑，如蝉蚕形。波斯言：老龙脑，树节方有。禁中呼为瑞龙脑。"段氏门下的医生吴士阜曾在岭南(广州一带)同外商接触颇多,因此,段成式就通过吴医师了解异国情况。经过大量的积累,他终于写成一部出色的博物学专著《酉阳杂俎》,书中对各种外来的植物、动物、矿物药品的性状及其称谓,描写的颇为精详。其中与波斯有关的药物,有龙脑、阿末香、西域蘑葡花、娑罗、安息香树、无石子、阿魏、婆那娑树、波斯枣、偏桃、齐暾树、波斯皂荚等。

相当于中国宋元明时期(960～1644)的波斯,其医药文化已传播到整个西亚,乃至于整个帕米尔高原以西的中亚地区。从宋代起,波斯地区的诸政权同中国之间的往来是以海上交通为主。到中国做生意的波斯人颇多。在此期间,又有很多新的药物被介绍到中国来。由于西亚各地都成了大食国的疆土,因此波斯人多以大食人的身份出现于中国。事实上,在印度洋从事航海贸易的仍以波斯人为主。他们从波斯湾出发,到非洲去采购象牙、龙涎香、丁香;去索科特拉岛采购血竭和芦荟;去阿曼的席赫尔采购乳香;去阿拉伯半岛的麦加采购旃那香;去印度的占吉拉特邦及其南面的马拉巴尔海岸采购胡椒和其它热带香料。

到了南宋和元代,波斯人同中国人之间的贸易与文化交往达到了最为繁盛的时期。从海上来华的外商中,波斯人来得较多,所贩卖的胡药也比以前更多。见载于汉文书籍中的各种外国药材不可胜计。

中文文献中所载的波斯药不少,略举其中颇有名的数种:

金线矾　《广州志》云:生波斯国,味咸、酸、涩,有毒。主野鸡、瘘痔、恶疮、疥癣等疾。

银屑　《南越志》云:出波斯国,有天生药银,波斯国用为试药、指环。大寒,无毒。主坚筋骨,镇心,明目,风热癫疾等。

绿盐　《古今录》云:波斯国在石上生。入药用。

胡桐泪　《岭表记》云:出波斯国,是胡桐树脂,名胡桐泪。又有石泪,在石上采。主风疳齿,牙疼痛,骨槽风劳。能软一切物。多服令人吐。

蒟酱　《广州记》云:出波斯国,其实状若桑椹,紫褐色者为上。黔中亦有,形状相似,滋味一般。主咳逆上气,心腹虫痛,胃弱虚泻,霍乱吐逆,解酒食味。近多黑色,少见褐色者。

莳萝　《广州记》云:生波斯国。药食两用。

芜荑　《广州记》云:生大秦国,是波斯芜荑。

安息香 《广州记》云:生南海、波斯国。树中脂也,状若桃胶,以秋月采之。又方云:妇人夜梦鬼交,以臭黄合为丸,烧薰丹穴永断。又主男子遗精,暖肾,辟恶气。

没药 《南州记》说:生波斯国,是彼处松脂。状如神香,赤黑色。味苦、辛,温,无毒。主折伤马坠,推陈置新,能生好血。凡服皆须研烂,以热酒调服,近效。堕胎,心腹俱痛,及野鸡漏痔,产后血气痛,并宜丸散中服尔。

婆罗得 《大观》说:生西海波斯国。似中华柳树也,方家多用。

荔枝 《广州记》云:生岭南及波斯国。树似青木香。味甘、酸。主烦渴,头重,心躁,背膊劳闷,并宜食之。

无食子 《南州记》云:波斯国,大小如药子。味温平,无毒。主肠虚冷痢,益血生精,乌髭发,和气安神,治阴毒痿,烧灰用。

中国医药传到波斯,大约在宋元以前。在一部用波斯文写的医书中,载有中国西晋太医令王叔和《脉经》的内容,并附有临摹于汉文医书的几幅脉相图,于元代及其以前就在波斯流传。

1258 年蒙古军队攻入巴格达之后,建立了伊尔汗国,伊尔汗国在医药文化方面与中国保持着广泛而密切的联系。伊尔汗国的诸汗十分重视中国科学、医药、艺术等,当人们患病时,也常请中国医生治疗。

主持译编《伊儿汗的中国科学宝藏》一书的为伊儿汗国的著名政治家、医生兼学者拉施德·阿尔丁·阿尔哈姆丹尼(1247～1318),他为中国医学在伊利汗国的传播付出了辛勤劳动。

拉施德生于波斯的哈马丹,他的父亲是一个犹太药剂师。他 30 岁时皈依了伊斯兰教,从阿八哈汗在位时(1265～1282)起担任御医。1298 年,他被合赞汗选任为丞相,至完者都汗在位,仍得特殊宠幸。拉施德学识渊博,声望颇高。他用毕生精力著书立说,传播科学文化。他所编撰的世界通史性巨著《史集》,至今倍受各国史学家的重视。1316 年冬,完者都汗病死。次年,拉施德的政敌向完者都汗的幼子、继任汗位的不赛因进谗言,使拉施德被黜去职位。1318 年,拉施德又被指控在主持完者都汗的治疗工作时向国王进毒,于是拉施德被逮捕审讯。同年 7 月 18 日,71 岁的拉施德与其幼子一起被腰斩处死。

《伊儿汗的中国科学宝藏》约成书于 13～14 世纪相交时。由于拉施德十分重视中国医学，他为了便于波斯医学家和学者学习研究中国医学，掌握其中的奥妙，于是由他主持译编了一部波斯文的中国医学丛书，书名为《唐克苏喀纳麦》（唐克苏喀系蒙语，其意为珍宝、宝藏，后为波斯人所使用），即《伊儿汗的中国科学宝藏》，又名《中国人的医学》。拉施德亲自为该书撰写了前言，把它作为最珍贵的礼物奉献给波斯朝廷。他在《伊尔汗的中国科学宝藏》的前言里说："哈赞汗王特别关心当是世界上各种科学技术的推广、传播、以及新发明创造的应用。他特别重视引进这些新技术、新发明、使之得以在本国推广、传播……哈赞汗王在这方面确实付出了努力，他的美名传扬，百世流芳。"拉施德在该书前言的最后部分还说："我费这么多笔墨，目的在与专家、学者们去学习研究它，掌握其中的奥妙，可以相信，这本书会给许多益处。"赞扬了哈赞汗国王在发展医药科技方面所起的巨大作用。另外还介绍了中国其它方面的情况，如印刷术、造纸、当是使用的纸币、汉字的特点和乐谱等方面的知识。

参加编译《伊儿汗的中国科学宝藏》工作的医生和学者中，有波斯人、汉人和波斯裔中国人。从该书的前言可以看出，参加这次编译工作的有：伊朗学者莫拉纳·萨福丁，中国学者沈万西（此人可能是元朝派往伊朗工作人员），另外还有一个伊朗血统的中国人，他名字没有记载。此人出身于医学世家，从祖辈时就迁往中国，他出生在中国，精通两国的语言，对医学很有研究。

据介绍，《伊儿汗的中国科学宝藏》内容丰富。其中的《王叔和脉诀》译本，分前言、目录与正文儿部分，凡十二章。书前面附有采自中国医书的内脏解剖图和切脉部位图。译文采取了先音译歌诀，然后在下面解释其意的方法；译文完整、准确，在释意时还引证了《内经》、《难经》，以及其它脉学医论。

《王叔和脉诀》波斯文译本，既是《伊尔汗的中国科学宝藏》一书的组成部分，又自成系统。这部医书是穆罕默德·本·艾哈迈德·本·马哈茂德于1293年在伊朗大不里士（当时伊尔汗王朝的首都）手抄而成的。他更为人所熟悉的名字叫喀瓦姆·克尔曼尼。现在所见到的版本是德黑兰大学文学院1972年的影印本。封面设计是佛教故事——释迦摩尼涅槃的画面。在影印出版时，德黑兰大学文学院教授吉塔保·明纳维先生为该书加了新的序言。他介绍说:"在土耳其保存着一个珍贵的手抄本,书名为《伊尔汗的中国科学宝藏》(按:实际上只包括《王叔和脉诀》一部医书的译本,而没有其它三部医书的译文,其原因不详)是中国医学科学文献的波斯文译著。该书藏于土耳其伊斯坦布尔阿亚·索非耶图书馆,书号为3596。苏联有学者研究过这个译本,并与苏联亚洲博物馆内所藏的《王叔和脉诀》中文刊印本进行过对照,与原文相符。土耳其也有学者就这个译本发表过文章,论述过他的伟大意义。"

除《王叔和脉诀》之外,《伊尔汗的中国科学宝藏》的其它内容,则在前言中作了简单介绍,据说无有译文,并且手抄的书名很不清楚,拼音也不甚准确。音译书名为《探问》的书,论述人体十二经脉,血液循环起止线路,针灸疗法;《部陆和太素》记述了古代君臣之间围绕草药和治疗疾病的问答对话;名为《本草》的书,叙述草药名称、用途、用法、和配制方法,以及如何从矿物、植物、人体和动物中提取药物等,还分栏介绍希腊和中国医生的常用药物,附有用法和用途说明,以便查阅;"泰和论"则重点谈保养身体,预防疾病。

中国医药卫生知识对波斯的影响,元亡之后的明代仍可看到。明代的郑和下西洋,曾三次到波斯,发现该国不少地方的"医卜技艺皆类中华",这种现象显然是与元代中国医学在当地的传播不无关系。直到现在伊朗的传统医药文化中,仍流行着具有中医特色的脉诊。

1939年,伊斯坦布尔大学的苏海尔·因韦尔曾将《伊尔汗的中国科学宝藏》译成土耳其文出版。该书的内容翔实而颇具代表性,对当时波斯人民了解中国医药文化起了积极的促进作用。1972年,德黑兰大学文学院出版过《伊儿汗的中国科学宝藏》一书的影印本。

伊朗百科全书中说:拉施德"靠自己的才华从一个普通的宫廷医生晋升为一位大臣,成为当时人人皆知的人物。他用毕生的精力著书立说,传播科学文化,为后代留下了十分有价值的著作。他撰写的《史集》备受各国史学家的重视。"

中医对伊朗的传统医药文化的影响是相当深远的。1982年8月27日,伊朗《世界报》曾报道一位伊朗医生名叫"侯赛因·伊布拉欣米阳,以诊脉行医而闻名,被人称谓'草药医生',他出身医药世家,能治好风湿病、坐骨神经痛、肾结石、周期性偏头痛等疾病,到目前为止,他已收集草药3765种。"伊朗流行的传统医学的脉诊与草药，在其医药文化史源上与中国传统医学的关系是不言而喻的。

由伊朗诺斯拉特·佩塞施基安医学博士所创作的“积极心理疗法”，又称“主动新理疗法”。风行于亚、欧、澳等许多国家与地区。这是一种纯粹精神动力学与行为疗法为一炉的心理疗法。借用讲述故事的方式，使患者能了解故事中的寓意，并通过对比联想而使患者认识自己，最终达到调理身心的目的。如选讲了《一千零一夜》的故事，说明一位才女为患有精神情志病的国王治愈疾病的过程。这种心理疗法，有不少方面借用民间的心理疗法的内容与方法，而又扩展到跨文化比较的方法，能使不同文化圈中的人皆可因地制宜的受益。他认为故事是心理治疗的工具，所以主要采取讲故事的方式，寓理于故事之中，能使病人在潜移默化中痊愈康复。

大食，即阿拉伯帝国，是7世纪崛起于阿拉伯半岛的伊斯兰教国家，与中国关系密切。

据《本草纲目》记载，从大食输入的药物，计有马脑、无名异、阿芙蓉、薰陆香、麒麟竭、苏合香、无食子、诃黎勒、丁香。另外中国炼丹术、脉学、本草等传入阿拉伯，在阿维森纳的《医典》中均有所反映。

阿拉伯医学大师拉齐曾为将要离开巴格达的一位中国学者读过盖仑的著作，这位中国学者用“速写”的方法将拉齐的口述完全记录了下来。由此证明，盖仑的著作可能在唐末曾引起中国医家的重视。

元代，蒙古统治者四处征召医生为自己服务，当时在蒙古贵族的周围有一些名医，如信奉景教的医生，因为受宗教迫害而流亡东方。景教徒大都谙熟西方医学。元代曾把西域东来的各族人统称为“回回”，而回回医生绝大多数信伊斯兰教。回回医生掌握回回医药，成吉思汗第二子病重时，波斯医生曾予以诊治。成吉思汗的三子身边也有一位回回医生。1220年3月，成吉思汗的四子拖雷患病时，中亚伊斯兰教大帝国花剌子模（今撒马尔罕）名医撒必替他祈祷医治而愈，于是撒必被聘为太医。

刘郁撰《西使记》中，记载了一些回回医药的史事、医家、药物。在忽必烈时期，先后设立了西域医药司、京师医药院、广惠司、大都（今北京）与上都（即今内蒙正蓝旗东）回回药物院及回回药物局等六个回回医药机构。这些机构的创始人是来自叙利亚西部的拂林（东罗马帝国）的爱薛。爱薛出身于景教徒世家，他继承家学，通晓西域诸部语言文字、星相学、历算、医药。他代父应诏，来到蒙古国当侍医，得到忽必烈的赏识，转而侍奉忽必烈。在世祖中统年间(1260～1264)，他建议设西域星历、医药署。1263 年，忽必烈命爱薛掌西域星历、医药二司事务，后改广惠司。1287 年，爱薛任秘书监卿，掌历代图籍和阴阳禁书。在秘书监中藏有《忒毕(医经)十三部》等回回医籍。爱薛的妻子曾经主持过京师医药院。爱薛的五子鲁哈，曾继其父业任提举广惠司事。在《元史》中立有专传的回回医家就是爱薛。爱薛及其家人在元代为回回医药事业功不可没。在太医院、典医监等中国传统的医药机构中，尚有爱薛长子野里牙及铁柯、曲枢等诸多名医家。

据元人杨瑀《山居新语》、陶宗仪《辍耕录》等书记载，回回医生的外科手术水平相当高。王沂《伊滨集》的《老胡卖药歌》中记述了一个回回老医生："西域贾胡年八十，一生技能人不及。神农百草旧知名，久居江南是乡邑。朝来街北暮街东，闻掷铜铃竟来集。居人相见眼终青，不似当时答木丁。师心已解工名术，疗病何烦说《难经》。……灯前酌酒醉婆娑，痼疾疲癃易得瘥。金丝膏药熬较好，伤折近来人苦多。川船南通有新药，海上奇方效如昨。眼中万事不足论，流寓无如贾胡药。"这位回回老医生以回回医药为群众治病。

元代回回药物大量输入，诸汗国曾多次向朝廷进贡，贡品中回回药物占了很大比重。当时回回商人也最活跃，而回回药物也是他们经营的主要货物之一。甚至有些回回商人就以卖药为业，这种习俗可能是从唐代一直传下来的。波斯人的橄榄油、丁香、豆蔻、苏木、麝香、水银、硫黄、苏木、大风子、肉桂等药物大量传入，并逐渐成为中国本草学所吸收习用的舶来品。与此同时，大量的回回方剂也输入到中国，如《饮膳正要》、《回回药方》等医著中，均收录了众多的回回方剂，如糖浆制剂、果实浸剂等。

《回回药方》中载有古回回医人姓名约二十个，他们大多为中世纪阿拉伯医药学家。如雅黑・牙宾・马锁牙，是东哈里发著名的医学家兼译著家马萨华。他曾任巴格达医校校长，先后五十年间担任四代哈里发的御医。虎乃尼・宾・亦西哈黑，是马萨华的学生，著名医学家兼哲学家胡内恩。胡内恩精通希腊文，用阿拉伯文翻译过大量的古希腊医学文献，晚年成为名医。可是马萨华和胡内恩都是景教徒。

中国传统医药于元代时在西亚、西南亚一些主要的伊斯兰国家广为传播。旭烈兀西征时，曾征调汉族工匠、医生、历算等各类人才，有不少人就留在那里。

随着中医药材在阿拉伯国家和地区的传播，阿拉伯药学著述中也收载了中国内地的大黄、生姜及新疆地区的药物学内容。

5. 中国内地与边疆宗教和医药的密切关系

吐蕃王朝(629～842)是中国西藏地区历史上的一个奴隶制王朝。唐贞观十四年(640)，松赞干布向唐王朝请求通婚，为唐太宗准许。次年，文成公主入藏，这是唐蕃之间医药交流中的一个组成部分。文成公主笃信佛教，她在入藏时，带去了释迦牟尼佛像和三百六十部佛经，佛教附属于政治而初传吐蕃。文成公主的崇佛思想影响了松赞干布，他于是也开始信佛并支持文成公主倡导的汉地佛经的翻译，曾聘请汉僧圣天(玛哈德哇，或大天和尚)到吐蕃与吐蕃译师一起从事翻译。同时，文成公主还带进了“治四百四种病的医方百种，诊断法五种，医疗器械六种，医学论著四种”。这是汉地医药向吐蕃的一次大传入。这些医学论著，后来由汉族医僧圣天和藏族译师达玛郭卡综合编译成第一部藏文医著《医学大全》，其中包括汉地医学的各种医学理论，对藏医药的影响很大。可惜此书后来散佚。松赞干布时还有一位汉族医生名叫韩文海应聘入藏，他将《汉地大小杂病疗法》译成藏文。后来，他又与天竺医生巴拉达兹阿，大食医生嘎列内一起合编了一部综合性医书，名为《无畏的武器》，全书共分七章。这是一部以中医为主兼收大食和印度医学的著作。后来把这部书献给藏王，藏王命令医生传习，如果学而有大成者就给予“救命医生”的称号。

第二次唐蕃联姻是唐景龙四年(710)，唐中宗把金城公主嫁给吐蕃王朝第四代藏王赤德祖赞，进一步促进了汉、藏民族的文化交流。当时随金城公主入藏的人员中也有医生。赤松德赞信仰佛教。在翻译医药著作方面有汉族医僧有善恕、圆净和善思。

据《藏医史》记载，汉地和尚善恕与于阗译师盖珠卡根、藏族译师琼布孜兹、琼布顿珠、觉拉门巴等人一起，把金城公主带来的医药书籍译成藏文。公元781年，吐蕃遣使求沙门中善于讲经的人入藏。这些入藏的人员两年轮换一次，有汉僧悟慎、汉医东松嘎瓦和僧医僧能、敬虚等先后应邀入藏。悟慎又称大乘和尚，他应吐蕃赞普延请，除了将汉地禅宗初次传向吐蕃之外，还和藏族译师维洛札那合作，根据善恕等人有关金城公主带入医著的译稿，并吸收西藏民间以及印度、波斯等民族的医疗经验，编译而成一部医书《月王药诊》（藏名《门杰代维给布》，印度文名《宿马拉札》），这是现存最早的藏文医籍。《月王药诊》共分一百一十二节，它论述了人体的解剖生理、病因病理和各种疾病的诊治方法，并介绍了西藏特产地道药材三百多种，较为详细地描述了当时西藏多发的天花、炭疽、雪盲、痛风、关节炎、腮腺炎、瘿瘤等疾病。书中所介绍的灌肠、放血、艾灸等许多治疗方法，至今仍被藏医所沿用。书中还记有汉医的五行学说、脉诊等。悟慎还编了《配药十二品》，被吐蕃人誉为“紫册”并为之作了注释。

后来悟慎还与来自于阗的王室侍医比吉·赞巴希拉、天竺名医达玛热札合作，编写过《汉地脉诊妙诀》、《消肿神方》、《放血铁莲》、《穿刺巧技》、《养生晶珠》等三十余部医药著作，并翻译《秘宝详解》、《杂病精解》等多部医书。善恕还翻译了《医学万宝全书》等，后被收入《紫色王室保健经函》。入藏的汉族僧医圆净与天竺人米旺赞札合作译出了《精治宝灯》和《医药概论》。善思一人翻译了《温病明鉴》、《临症精髓》等二十余部医籍。

从赤松德赞中年起至赤祖德赞止，是吐蕃佛教的发展时期。此时，从汉地请来的名僧比以前还要多。

赤松德赞除了聘请悟慎和尚之外，赞还请来了“四方九名医”，其中竟有三位是汉族医生：东松嘎瓦、和尚僧能（帕拉）及敬虚（航笛巴达）。他们都被藏王授予王室侍医的职衔。他们三人为吐蕃翻译了十部汉地医著：《验毒火焰轮》、《大小（病）辨证》、《杂病特诊》、《肢体无垢宝》、《手示五宝库》、《洞察体腔内脏幻化汉镜》及《妙吉祥菩萨所传配药蔓》等。藏王还命令藏族译师将九位名医编写的医药著作全部译成藏文，其中东松嘎瓦、僧能和敬虚编写的《杂病治疗》、《艾灸明灯》、《配方玉珠》等被收入《紫色王室保健经函》之中。不久,“四方九名医”陆续返回故乡,而大唐名医东松嘎瓦则应聘二次入藏,为赤松德赞治病,他在途中还编写了献给藏王的《白色医疗指路明灯》等书。当他治愈了赤松德赞的病之后,名声大震。藏王聘他为御医,赐名为“东松嘎瓦”,意为“名贵四方三千界者”,并在藏南给他赐予了一块封地,从此东松嘎瓦定居西藏,成为塔西家族的始祖,他的后代多承其业,成为藏医的北方学派。

赤松德赞还从全吐蕃选拔九位优秀青年,随东松嘎瓦学医,其中最著名的是宇妥宁玛·元丹贡布,有资料记述,东松嘎瓦曾经把他的《医治中风生命轮》等医著传授给了宇妥宁玛·元丹贡布。宇妥宁玛·元丹贡布经历二十余年编写成了《四部医典》(藏名《居悉》),后来成了藏医学经典著作。

唐蕃医药交流是双向的,如《千金翼方》中就记有吐蕃向中原出售姜黄。公元837年,吐蕃使臣到长安,他献的方物中就有“杂药”。据不完全统计,吐蕃时期约有二十七部重要的汉地医书传入藏区。至少有一十位汉族医生及和尚入藏。

第五世达赖喇嘛所著的《西藏王臣记》说,藏王赤德祖赞时,藏族学者“依据汉文泽出《金光明最胜大乘经》及律中的分辨教义和医方明类的一些典籍”。萨迦寺喇嘛索南坚赞主编的《吐蕃王朝世系明鉴》也记载了由“贝兹旃檀希于汉地翻译医书多种”。这说明在8世纪初叶,中国内地的医药曾大规模地输入吐蕃的有关情况。这对于藏族医药的形成和发展无疑是相当重要的。

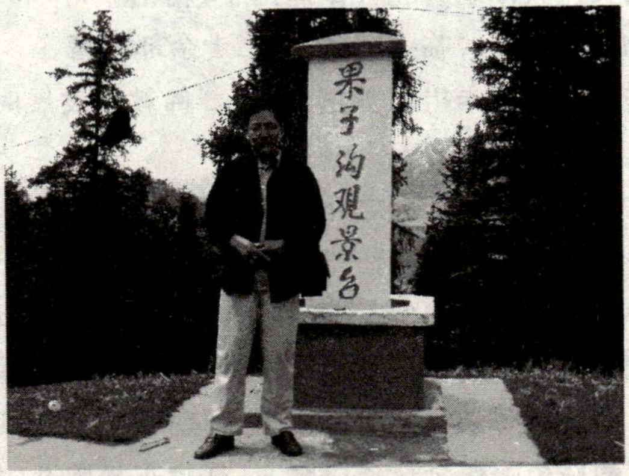

作者在西域古道考察

中原人饮茶的习俗相当的悠久，并将茶入药用，以此来治病养生。据藏史记载，吐蕃初无茶，后来赤德祖赞的父王因久病不愈，听说茶叶可以治病，遂派人赴内地寻取，在一座浓密的汉地森林中找到了茶叶之后，使者便自背一些茶叶，又让鹿驮了一驮茶，返回吐蕃献给赞普。赞普饮了茶水后病随即痊愈，于是吐蕃饮茶的风俗日渐形成。据藏史所载，赤松德赞平时身边常放有汉地茶叶和泥婆罗的槟榔。《唐国史补》曾经记载："常鲁公使西蕃，烹茶帐中，赞普问曰：此为何物？鲁公曰：涤烦疗渴，所谓茶也。赞普曰：我此亦有。遂命出之，以指曰：此寿州者，此舒州者，此顾渚者，此单斤门者，此昌明者，此浥湖者"。从赞普所说的茶的产地来看，当时从内地传入吐蕃的茶的品种已经相当多样了。

在云南洱源县火焰山砖塔发现了一批以汉文题记的药物，计有金箔、珊瑚、玛瑙、珍珠、干姜、檀香、荜拨、草果、槟榔、荜澄茄、胡椒、桃仁、琥珀等三十多种，此为八百年前的遗物。反映了傣医与汉医和佛教的关系。

中国传统医药学是多元一体的，各民族的医药文化交流是经常性的，在内地的医药文化中，包容了不少各少数民族的医药文化，而各少数民族的医药文化中也汲收了内地优秀的医药文化，形成了你中有我，我中有你的医药文化现象。特别是从20世纪50年代以来，内地与边疆的医药文化交流愈来愈密切，研究性的论著也不断问世，从思路和视野上广开了相互交流的途径。

主要参考书目

1.[美]劳费尔著,林筠因译.《中国伊朗编》,商务印书馆 1964 年版。

2.林志纯.《世界通史资料选辑·上古部分》,商务印书馆 1964 年版。

3.郭守田.《世界通史资料选辑·中古部分》,商务印书馆 1964 年版。

4.刘家和.《世界上古史》,吉林人民出版社 1980 年版。

5.任继愈.《宗教词典》,上海辞书出版社 1981 年版。

6.中国社会科学院近代史研究所.《近代来华外国人名辞典》,中国社会科学出版社 1981 年版。

7.[美]马丁·加德纳著,贝金译.《西方伪科学种种》,知识出版社 1984 年版。

8.罗伯特·路威著,吕叔湘译.《文明与野蛮》,三联书店 1984 年版。

9.Rober H·Bannerman,《Traditionai Medicine ang Health Care Coverage》,WHO Geneva 1983。

10.[西德]文士麦著,马伯英等译.《世界医学五千年史》,人民卫生出版社 1985 年版

11.陈恒.《古希腊》,华东师范大学出版社 1985 年版。

12.[意]卡斯蒂格略尼著,北京医科大学医史教研室主译.《世界医学史》(第一卷),商务印书馆 1986 年版。

13.宁强.《非洲黑人文化》,浙江人民出版社 1987 年版。

14.温少峰,袁庭栋.《殷墟卜辞研究——科学技术篇》,四川省社会科学院出版社 1987 年版。

15.李经纬、程之范.《中国医学百科全书·医学史》,上海科技出版社 1987 年版。

16.[美]魏勒著,史频译.《性崇拜》,中国文联出版公司 1988 年版。

17.朱潮.《中外医学教育史》,上海医科大学出版社 1988 年版。

18.陈道瑾.《中国医学史》,上海科学技术出版社 1988 年版。

19. 樊圃，孔祥序，康行军等.《中国医学史》，贵州人民出版社 1988 年版。
20. 知识出版社.《世界宗教人物传》，上海，1989 年版。
21. 张瑞贤.《〈龙门药方〉释疑》，河南医科大学出版社 1990 年版。
22. 赵红钧，武鹏译.《希波克拉底文集》，安徽科学技术出版版社 1990 年版。
23. 张殿英.《东方风俗文化辞典》，黄山出版社 1991 年版。
24. 刘小枫.《20 世纪西方宗教哲学文集》(上下)上海三联书店，1991 年版。
25. 施奠邦.《中医学》(上)，上海科学技术出版社 1991 年版。
26. 侯光，蒋永志.《图腾崇拜·生殖崇拜》，四川人民出版社 1992 年版。
27. 陈佛松.《世界文化史》，华中理工大学出版社 1992 年版。
28. 宽忍.《佛学辞典》，中国国际广播出版社、香港华文国际出版公司 1993 年版。
29. 马伯英.《中国医学文化史》，上海人民出版社 1994 年版。
30. 郑怀林.《中外医药保健民俗述略》，西安地图出版社 1994 年版。
31. 丛春雨.《敦煌中医药全书》，中医古籍出版社 1994 年版。
32. 蔡景峰.《中国藏医学》，科学出版社 1995 年版。
33. 刘维新.《新疆民族辞典》，新疆人民出版社 1995 年版。
34. 成高.《烟文化》，中国经济出版社 1995 年版。
35. 江晓原.《历史上的星占学》，上海科技教育出版社 1995 年版。
36. 卢希谦.《陕西省志·卫生志》，陕西人民出版社 1996 年版。
37. 顾晓明.《犹太的技艺》，上海三联书店 1996 年版。
38. Roy Porter.《The Cambridge Illustrated History of Medicine》，Cambridge University Press，1996。
39. 程之范.《中外医学史》，北京医科大学出版社 1997 年版。

Roy Porter.《Medicine a history of healing》，Barnes&Noble Books New York，1997。

41. 马书田.《中国民间诸神》，团结出版社 1997 年版。
42. 王学礼，郑怀林.《世界传统医学养生保健学》，科学出版社 1998 年版。

43. 冯克诚，田晓娜.《世界通史》，青海人民出版社 1998 年版。
44. 李经纬，等.《中外医学交流史》，湖南教育出版社 1998 年版。
45. 左言富.《国外中医药概览》，人民卫生出版社 1998 年版。
46. [英]詹姆斯，索普著，颜可维泽.《世界古代发明》，世界知识出版社 1999 版。
47. 曹增.《传教士与中国科学》，宗教文化出版社 1999 年版。
48. 沐涛，倪华强.《埃及》，华东师范大学出版社 1999 年版。
49. 艾周昌.《非洲黑人文明》，中国社会科学出版社 1999 年版。
50. 薛公忱.《论中医儒佛道》，中医古籍出版社 1999 年版。
51. 解光云.《世界文化史》，安徽大学出版社 1999 年版。
52. 孟庆云.《中国中医药发展五十年》，河南医科大学出版社 1999 年版。
53. 宋岘.《回回药方考释》，中华书局 2000 年版。
54. 奇玲，罗达尚.《中国少数民族传统医药大系》，内蒙古科学出版社 2000 年版。
55. 李经纬，林绍庚.《中国医学通史》(1～4 卷)，人民卫生出版社 2000 年版。
56. [美]杜菲著，张大庆译.《从体液论到医学科学》，青岛出版社 2000 年版。
57. 宋岘.《古代波斯医学与中国》，经济日报出版社年 2001 年版。
58. 陈晓红，毛锐.《巴比伦》，华东师范大学出版社 2001 年版。
59. 范梦.《世界美术史》，中国青年出版社 2001 年版。
60. 林河.《中国巫傩史》，花城出版社 2001 年版。
61. 梁子.《独闯非洲高山王国》，国际文化出版公司 2001 年版。
62. 郭长刚.《古罗马》，华东师范大学出版社 2001 年版。
63. 郭淑云.《原始活态文化》，上海人民出版社 2001 年版。
64. 单怀海，徐一峰.《社会精神病学实践》，上海科学技术文献出版社 2001 年版。
65. 盖建民.《道教医学》，宗教文化出版社 2001 年版。
66. 裘沛然，《中国医籍大辞典》，上海科学技术出版社 2002 年版。
67. 廖果，梁峻，李经纬.《东西方医学的反思与前瞻》，中医古籍出版社

2002 年版。
68. 蔡景峰.《藏医学通史》,青海人民出版社 2002 年版。
69. 车尔夫.《人类古文明失落之谜全破译》,中国戏剧出版社 2003 年版。
70. [英]凯伦·法林顿著,秦学信,杨春丽译.《宗教的历史》,希望出版社 2003 年版。
71. 叶金.《人类瘟疫报告》,海峡文艺出版社 2003 年版。
72. [英]罗卜特·玛格塔著,李诚译.《医学的历史》,希望出版社 2003 年版。
73. 朱建平.《中国医学史研究》,中医古籍出版社 2003 年版。
74. 杨韶刚.《神奇的炼丹术》,黑龙江人民出版社 2004 年版。
75. 杨国安.《佛教与健康》,黑龙江人民出版社 2004 年版。
76. 徐德伟.《炼金术》,哈尔滨出版社 2006 年版。
77. 王琬.《佛治百病》,陕西师范大学出版社 2006 年版。

索引

（词条以汉语拼音字母次序分别排列，后赘数码以逗号分其章节）

1. 医药卫生人名

A

B

N

P

Q

R

S

Z

2. 医药卫生文献

A

B

C

D

E

F

J

K

L

M

N

P

T

W

X

Z

3. 相关名词术语

C

D

J

K

L

M

S

T

W

X

Y

Z